누구나 쉽게 배우는
아로마테라피 교과서

영국 IFA 인정 아로마테라피스트 와다 후미오 지음 · 임정희 옮김

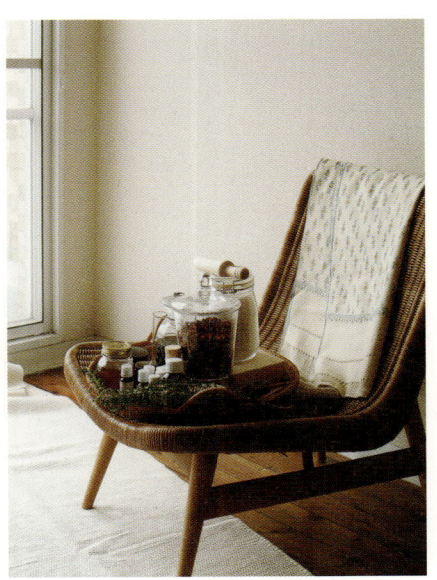

이아소

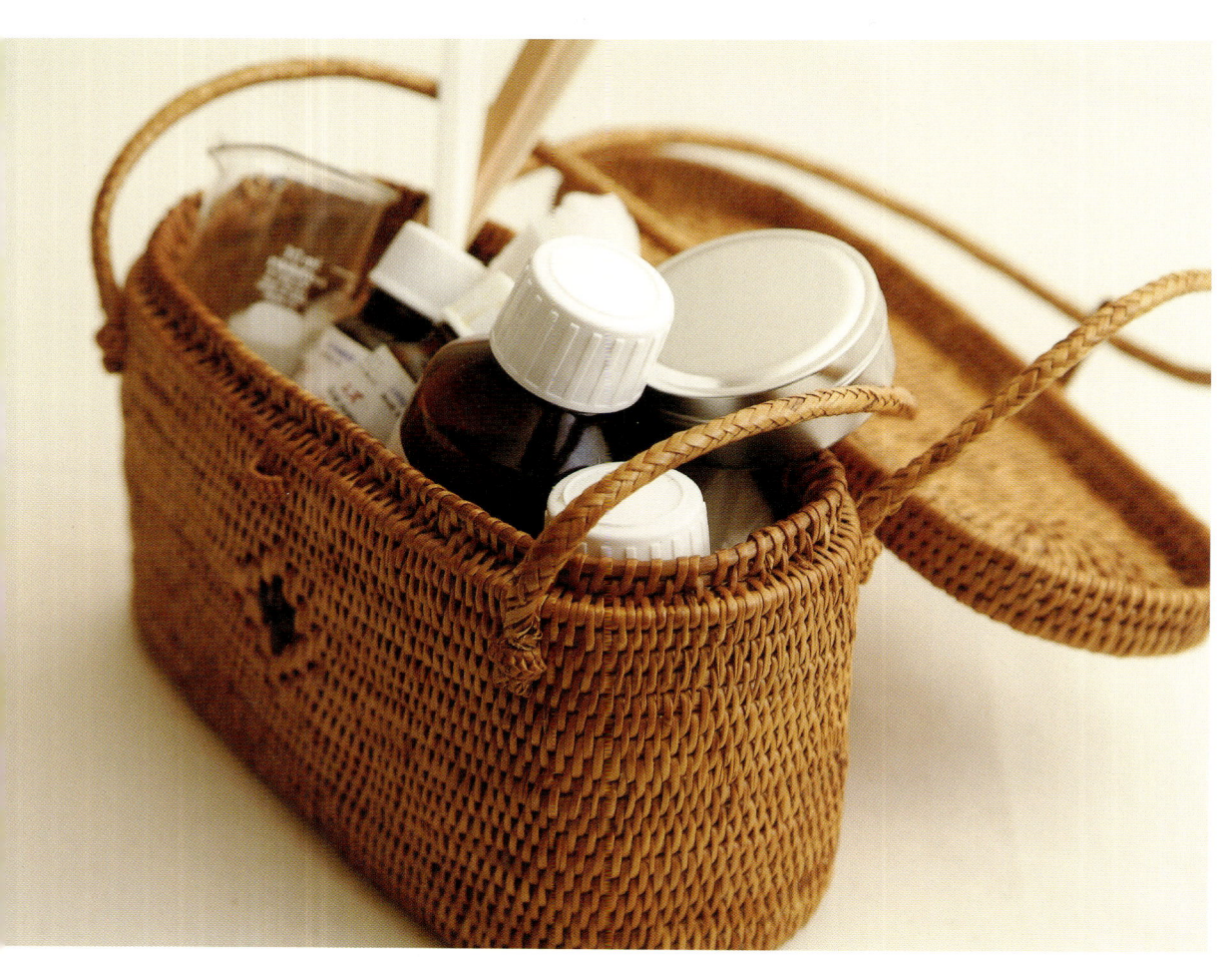

들어가며

저는 아로마테라피가 참 좋은 것이라는 생각을 늘 하고 있습니다. 손만 있으면 어디서나 바로 실행할 수 있기 때문입니다. 향기가 퍼져 나갈 때, 그 장소는 특별한 공간으로 변합니다. 향기가 흐르는 공간에서 이야기를 나누는 것만으로도 치유가 이루어집니다. 몇 가지 주의할 점이 있기는 하지만 아로마테라피는 어린아이부터 나이 많은 분, 임산부까지 제한 없이 널리 적용할 수 있습니다. 또 약처럼 강력한 작용을 하지는 않지만 몸과 마음의 긴장을 천천히 풀어주면서 치유력을 회복시켜줍니다. 응용할 수 있는 방식이 무궁무진합니다.

이 책에서는 이처럼 매력적인 아로마테라피의 세계를 소개하고자 합니다.

집에서 간단히 이용할 수 있는 아로마테라피도 있고, 전문 테라피스트가 행하는 치료법도 있습니다. 어느 쪽이든 다 효과가 있습니다. 향기에 관심 있는 분, 꽃이나 허브를 좋아하는 분, 몸과 마음을 자연에 가까운 방식으로 돌보고 싶은 분, 활기를 되찾고 싶은 분, 긴장 상태에서 놓여나고 싶은 분, 모두 환영합니다. 아로마를 시작해보세요.

이 책은 아로마를 이제 막 시작한 문외한부터 전문 테라피스트에 이르기까지 모든 분이 폭넓게 활용할 수 있도록 꾸몄습니다. 그리고 아로마에 관한 모든 것을 알기 쉽게 정리하고자 노력했습니다. 에센셜오일과 캐리어오일 가이드에는 원료 식물의 설명, 학명의 어원이나 라틴어로 읽는 방법을 덧붙였으며, 꽃이 피는 시기와 열매 맺는 시기를 설명해 놓았습니다. 그리고 가능한 한 그 식물을 가장 잘 알아볼 수 있는 시기에 찍은 사진을 함께 실었습니다. 아로마 식물이 어떻게 생겼는지, 역사가 어떤지, 쓰임새는 어떠했는지, 어떤 곳에서 자라는지를 알게 되면 아로마를 더 친근하게 느낄 수 있을 겁니다.

이 책이 여러분에게 조금이라도 도움이 된다면 행복하겠습니다.

와다 후미오

contents

들어가며 3

AROMATHERAPY For Everyone! 9

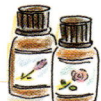

PART 01
아로마테라피의 기초 지식

LESSON 01
아로마테라피 입문 22
01 아로마테라피란? 22
02 세계의 식물 요법 역사 26
03 아로마테라피 메커니즘 30

LESSON 02
에센셜오일 38
01 에센셜오일이란? 38
02 에센셜오일의 추출 40
03 에센셜오일의 작용과 흡수, 배설 경로 44
04 에센셜오일의 화학 48

LESSON 03
아로마테라피의 실제 52
01 아로마테라피의 기본 규칙 52
02 실행에 필요한 기초 지식 56
03 블렌딩 62

PART 02
아로마테라피 셀프케어 기본 가이드

LESSON 01
준비해야 할 재료와 도구 70
캐리어와 재료 70
아로마테라피를 즐길 때 있으면 편리한 것들 72
아로마 응용 소품을 만들 때 필요한 도구 73

LESSON 02
기본적인 아로마 응용 소품 74
만들어보자 74
입욕제 74 / 허브 비누 76 / 화장수 77
허브 팅크처 78 / 크림과 젤 종류 80 / 점토 팩 83
아로마 스프레이 84 / 오드콜로뉴와 향수 86
초간단! 섞기만 하면 되는 아로마 응용 소품 88

LESSON 03
기본 마사지(아로마 마사지) 89
마사지를 하기 전에 89
마사지를 하면 안 되는 경우 90
세팅 91
가정에서 하는 마사지의 기본 방법 92
홀딩 92 / 문지르기 92 / 주무르기 92
쓰다듬기 92 / 너클링 92 / 기본 자세 93
손을 사용하는 방법 93
테이블을 이용할 때의 마사지 방법(목과 어깨, 등과 팔 일부) 93
다른 사람을 마사지하는 방법 94
등 94 / 허리와 엉덩이 95
다리(뒤쪽) 96 / 배 97
손과 팔(오른쪽) 98 / 머리 99
자기 스스로 마사지하는 방법 100
손과 팔(오른쪽의 경우) 100
다리(무릎 아래쪽)와 발바닥 101
명치와 배 102
얼굴 102
데콜테·목·어깨 104

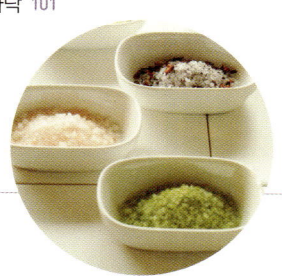

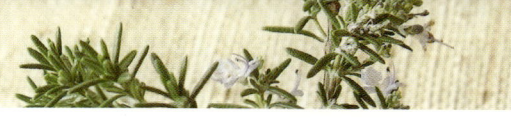

PART 03
에센셜오일과 캐리어오일 가이드

LESSON 01
에센셜오일 가이드 읽는 법 106

- 안젤리카 107
- 일랑일랑 108
- 스코치파인 109
- 오렌지 110
- 저먼 캐모마일 111
- 로만 캐모마일 112
- 카르다몸 113
- 캐럿시드 114
- 클라리세이지 115
- 그레이프프루트 116
- 클로브 117
- 사이프러스 118
- 샌들우드 119
- 아틀라스 시더우드 120
- 재스민 121
- 주니퍼 122
- 진저 123
- 제라늄 124
- 타임 리날로올 125
- 티트리 126
- 니아울리 시네올 127
- 네롤리 128
- 스위트 바질 129
- 파출리 130
- 팔마로사 131
- 편백 132
- 페티그레인 133
- 블랙페퍼 134
- 프랑킨센스 135
- 베티버 136
- 페퍼민트 137
- 베르가모트 138
- 벤조인 139
- 스위트 마저럼 140
- 머틀 141
- 만다린 142
- 미르라 143
- 멜리사 144
- 서양톱풀 145
- 유칼립투스 글로불루스 146
- 유칼립투스 시트리오도라 147
- 유칼립투스 라디아타 148
- 유자 149
- 라빈트사라 150
- 라벤더 앙구스티폴리아 151
- 레몬 152
- 레몬그라스 153
- 로즈 앱솔루트 154
- 로즈우드 155
- 로즈 오토 156
- 로즈메리 캠퍼 157
- 로즈메리 시네올 158
- 로즈메리 버베논 159

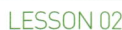

LESSON 02
캐리어오일 가이드 읽는 법 160

- 살구씨 오일 161
- 아보카도 오일 161
- 올리브 오일(엑스트라버진 오일) 162
- 동백 오일 162
- 포도씨 오일 163
- 참깨 오일 163
- 소맥 배아 오일 164
- 스위트아몬드 오일 164
- 달맞이꽃 오일 165
- 복숭아씨 오일 165
- 헤이즐넛 오일 166
- 호호바 오일 166
- 보리지 오일 167
- 마카다미아너트 오일 167
- 로즈힙 오일 168
- 아르니카 오일 168
- 칼렌둘라 오일 169
- 캐럿 오일 169
- 세인트존스워트 오일 170

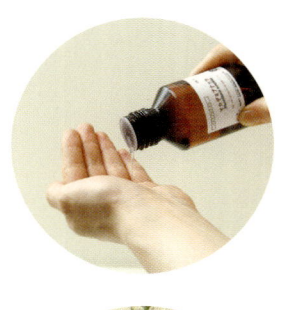
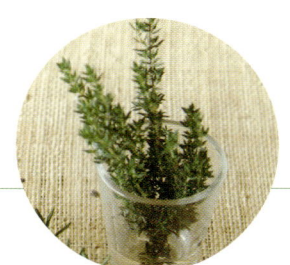

contents

PART 04
셀프케어 증상별 가이드

셀프케어를 시작하기 전에 172
셀프케어는 어떻게 하는가? 172

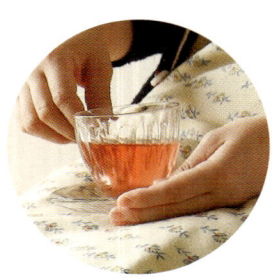

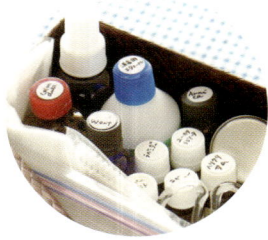

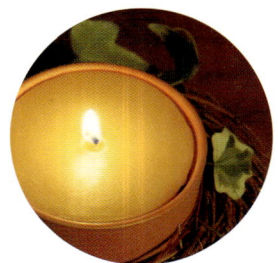

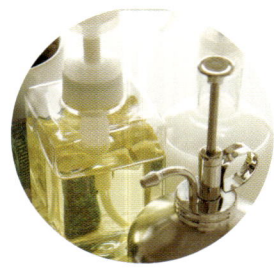

Self Care Guide
몸과 마음 편 174

1 운동기관의 문제 174
어깨 결림·요통·근육통·다리에 쥐가 날 때 176
무거운 몸, 피로감 177
관절통, 좌골신경통, 류머티즘, 건초염 178
돌발성 요통, 염좌, 타박상, 근육 열상 등의 응급처치 179

2 호흡기 계통의 문제 180
감기, 인플루엔자 182
목의 통증 183
기관지염, 기침, 가래 183
콧물, 코막힘 184
발열, 무거운 몸 184

3 소화기 계통의 문제 186
소화불량, 설사(식중독) 188
변비와 설사 같은 불규칙한 배변 리듬 189
위통, 발작성 복통(산통) 189
숙취 190
장내 가스(복부 팽만) 191

4 비뇨기 계통의 문제 193
신장 기능 강화와 이뇨 작용 194
정신적 긴장에 따른 빈뇨 194
방광염 예방과 처치 195

5 순환기 계통의 문제 196
냉증 198 / 가슴 두근거림(빈맥) 199
저혈압, 기립성 저혈압 199
부종, 정맥류, 치질 200

6 스트레스성 문제 202
스트레스를 가라앉히고 마음을 진정시키고 싶을 때 204
불면, 깊은 잠을 못 이룰 때 205
불안 또는 근심 걱정에 싸여 있을 때 205
스트레스성 어깨 결림이나 두통 등에 206
충격을 받았거나 의기소침하거나 우울할 때 207
정신적인 피로, 무기력함을 느낄 때 207
목표를 향해서 열심히 노력할 때 208
기분 전환이 필요할 때, 집중하고 싶을 때 208

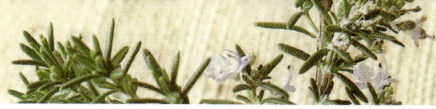

7 여성의 생애 주기에 따른 문제 210
사춘기의 문제 212
성숙기의 문제 213
갱년기의 문제 214
노년기의 문제 215
8 면역력과 생활습관병 216
생활습관병 예방 218
비만 예방 218
고지혈증과 당뇨병 예방 219
고혈압과 동맥경화 예방 219
꽃가루 알레르기 예방과 대책 220
천식 예방 221
9 피부 관리 222
지성 피부 224
여드름 피부 225
건성 피부 225
민감성 피부 226
햇볕에 탄 피부 227
흉터, 색소 침착, 기미 등의 예방 227
안티에이징(노화 방지) 228
모발 관리 229
10 응급처치 231
다치거나 상처가 났을 때의 응급처치 232
화상, 타박상, 염좌의 응급처치 233
벌레에 물렸을 때 233

Self Care Guide
가족 생활 편 234
1 아기와 아이의 아로마 234
불면, 불안, 스트레스 234 / 감기 235
2 입원 중의 아로마 236
편안한 마음으로 기분 전환을 할 때 237
3 동물의 아로마 238
동물에게 아로마를 행할 때 주의할 점 239
4 청소·세탁의 아로마 240
구석구석 집 안 청소에 242
의류 관리와 빨래에 243

아로마테라피의 현황과 전망
**편안한 휴식에서 의료 영역으로,
의료 영역에서 다시 편안한 휴식으로**

의료 01 현대 의학과 대체의학을 융합해 더욱 높은 수준의 간호를 제공하고 싶다 246
의료 02 의료와 자연 치료를 연결해주는 코디네이터 247
교육 01 식물과 인간을 연결할 줄 아는 인재를 키우고 싶다 248
교육 02 환자에게 더 가까이 다가가는 간호학을 지향하며 249
스포츠 선수 입장에 서서 현장에서 바로 대응할 수 있는 아로마테라피를 제공하고 싶다 250

책을 마치며 251

색인 252

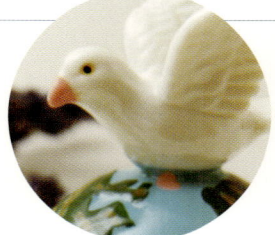

아로마 체험기
01 여행하는 중에 몸과 마음의 피로를 풀 때 178
02 폭음 폭식 후에 빨갛게 여드름이 났을 때 188
03 수술 후에 생긴 배의 통증이 완화되었다 191
04 출근 시간에 찾아오는 복통 191
05 가족의 수족 냉증 대책 200
06 끊을 수 없었던 두통약 대신에 206
07 다리가 아플 때의 아로마 셀프케어 215
08 에센셜오일을 기침과 감기를 예방하는 약으로 쓰고 있다 221
09 아로마 덕분에 활력을 얻었다 221
10 가려운 두드러기에는 아르간 오일이 잘 듣는다 226
11 아로마는 남성들에게도 좋다 228
12 아이가 족욕으로 활기를 되찾았다 234
13 티트리와 유칼립투스의 뛰어난 양치 효과 235

아로마테라피의 효용 사례
01 아로마가 건강 관리에 도움이 되고 있다 185
02 로즈메리가 생활에 리듬을 주고 있다 201
03 아로마테라피로 전반적으로 몸 상태가 개선되었다 209

칼럼
차크라와 아로마테라피 68
발바닥의 반사구 170
주요 림프절 위치와 관리 198
임신 중의 아로마테라피 244

꼭 읽어주세요

아로마테라피는 의료가 아닙니다. 또 에센셜오일은 의약품이 아닙니다. 이러한 사실을 잘 이해한 후에, 에센셜오일을 다룰 때는 제품의 취급 설명서와 주의 사항을 잘 읽고 바르게 사용해주세요. 특히 임신부나 건강 상태에 문제가 있다고 느끼는 분, 의료기관에서 치료를 받고 있는 분은 의사나 전문가와 상담한 후에 안전하게 사용하시기 바랍니다. 이 책에서 소개하고 있는 에센셜오일의 특징이나 레시피, 임상 사례는 저자의 경험과 연구를 바탕으로 한 것이며, 건강과 일상생활의 질을 향상시키는 데 도움이 되는 것을 중심으로 기술하고 있습니다. 그 내용이 모든 분들에게 딱 맞아떨어지는 것은 아님을 양해해주시기 바랍니다. 이 책의 저자 및 출판사는 여기서 소개하고 있는 아로마테라피 시술이나 에센셜오일을 사용함에 따라 발생하는 문제에 책임을 지지 않습니다.

AROMATHERAPY NO KYOKASHO
ⓒ FUMIO WADA 2008
Originally published in Japan in 2008 by SHINSEI Publishing Co., Ltd.
Korean translation rights arranged through TOHAN CORPORATION, TOKYO.,
through SHINWON AGENCY CO., SEOUL.

이 책의 한국어판 저작권은 신원에이전시를 통한
SHINSEI Publishing Co., Ltd.와의 독점 계약으로 도서출판 이아소에 있습니다.
저작권법에 의해 한국 내에서 보호를 받는 저작물이므로 무단전재와 무단복제를 금합니다.

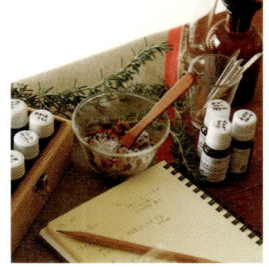

AROMATHERAPY for Everyone!

식물의 생명력이 가득한 향기의 이야기.
에센셜오일 한 방울에서 아로마의 세계가 시작된다.

에센셜오일 한 방울의 양은 겨우 0.05ml이다. 그 작은 한 방울이 넓게 확산되어 우리의 생활을 윤택하게 만들어준다.
에센셜오일이 갖고 있는 힘은 굉장히 강하다. 한 방울의 에센셜오일이 우리의 몸과 마음을 얼마나 움직이는지를 실감하려면 직접 체험하는 것이 가장 좋겠지만, 우선 어떤 향기에 관한 이야기부터 시작해보려 한다.

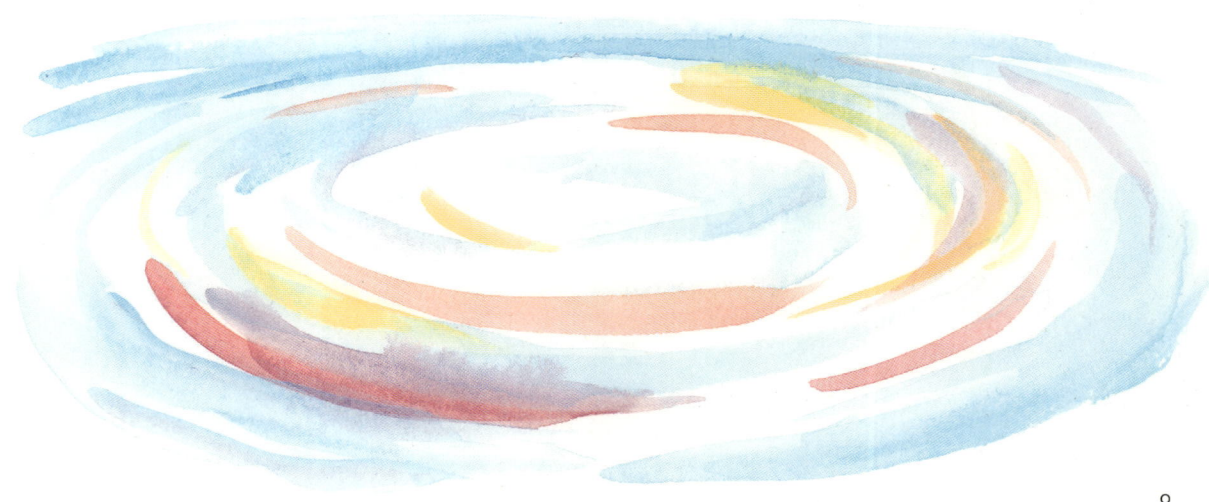

어떤 향기에 눈을 뜨다

나는 네롤리 향기를 유난히 좋아했다. 향을 배합할 때마다 네롤리를 반드시 첨가했다. 이토록 네롤리에 끌리는 이유가 있을 법도 한데, 딱히 짚이는 것은 없었다. 아로마 책에는 네롤리가 마음을 가라앉혀 주는 진정 작용이 있다고 쓰여 있었다. 그러나 진정 작용이라기보다는 오히려 고무하는 것 같았다. 내부에서 에너지가 솟아나는 듯 즐겁고 생기가 도는 기분을 느낄 수 있었다. 중요한 일을 앞두고 있거나 용기가 필요할 때면 꼭 네롤리 향을 몸에 뿌렸다. 그러면 이상하게도 일이 순조롭게 잘 풀렸다.

네롤리를 사용하기 시작한 지 2년이 지난 어느 날, 갑자기 머릿속을 섬광처럼 스치는 것이 있었다. 오래 전에 농장에서 온주감귤을 재배한 적이 있다는 사실이었다. 귤 농사는 손품이 많이 들어간다. 특히 꽃과 열매를 적당히 솎아주는 작업이 중요하다. 나무가 너무 힘들지 않도록 봄이면 꽃을 솎아주고 여름에는 파란 열매를 따주어야 했다. 파란 하늘 아래 넓은 바다를 굽어보고 있는 농장에서 상큼한 향기 속에 파묻혀 꽃이나 열매를 따는 작업은 참으로 즐거운 일이었다. 네롤리와 감귤 농장에 대한 기억이 겹쳐진 순간, 머릿속에서 안개가 싸악 걷히는 것처럼 깊이 감추어져 있던 기억이 떠올랐다. 네롤리에서 즐거움과 생기가 느껴졌던 이유, 그 향기에 그렇게 깊이 매혹된 이유를 깨닫게 된 것이다.

아로마테라피에서 네롤리는 오렌지꽃, 즉 감귤류에 속한다. 밝고 즐거웠던 경험과 향기가 서로 이어져 있었기 때문에 언제나 나에게 힘을 불어넣어 주고 있었다는 사실을 깨닫게 된 것이다. 그 순간부터 에센셜오일 한 방울이 마음을 온화하게 해주고 인생을 더욱 풍요롭게 만들어주는 존재가 된 것이다. 잊고 있었던 아름다운 시간을 생생하게 되살려준 네롤리 에센셜오일. 앞으로도 그 향기 속에서 넉넉하고 즐거운 마음으로 살아가고 싶다는 생각을 했다.

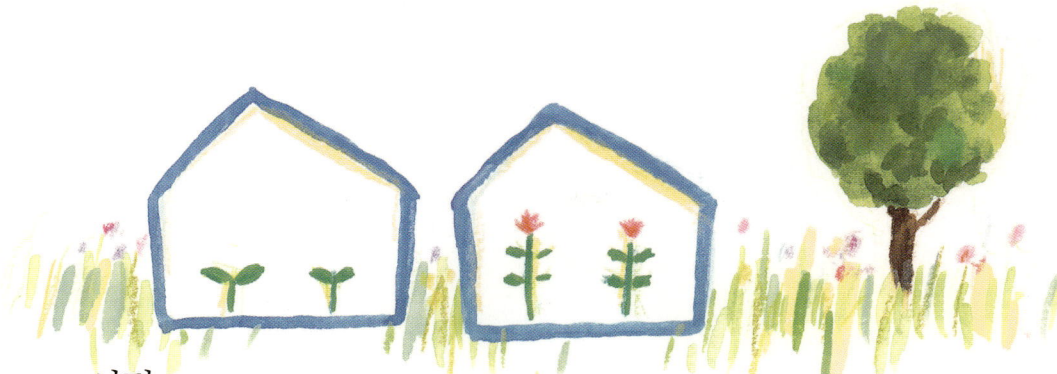

시작

농학을 공부하는 학생으로서 나에게 식물은 '작물'이자 관리하는 대상이었다. 밭에서 채소나 꽃을 재배할 때는 수확량을 늘리거나 생육을 조절하기 위해 호르몬제 등을 사용한다. 나 역시 실험용 식물을 무균실이나 온실에서 환경을 제어해가며 기르고 있었다.

그때 단지 잡초라고만 생각했던 허브가 흐트러진 몸과 마음을 어루만져주는 효능이 있다는 것을 알게 되었다. 아로마테라피라는 '요법'을 통해 유럽에서는 널리 활용되고 있다는 사실도 알게 되었다. 내가 관리하고 있다고 믿었던 식물의 색깔이나 모양이나 향기에, 실제로는 사람이 영향을 받고 있었다는 사실은 충격적이었다. 거기서부터 나의 아로마 인생이 시작되었다.

우리는 대개 에센셜오일을 파란색이나 녹색, 갈색 유리병에 들어 있는 제품으로 만난다. 그러나 그 이면에 수많은 식물이 존재하고 있다는 사실을 잊지 말아주었으면 한다. 에센셜오일이 단순한 향기 관련 상품이 아니라는 것을 이해하고, 아로마를 통해 식물에도 관심을 가져주기를 바라는 마음 간절하다. "아로마테라피를 알게 되면서 식물에도 관심을 갖게 되었어요."라는 아로마 교실 학생들의 말을 들으면 무척 기쁘다.

나는 대학을 졸업하고 고등학교에서 과학을 가르치다가 5년 만에 학교를 그만두었다. 교사 생활을 접고 아로마테라피 세계에 뛰어드는 결단을 할 수 있었던 것은, 아로마테라피를 가르치는 것과 생물 과목을 가르치는 것이 서로 다르지 않을뿐더러 그 근간이 하나라는 생각을 했기 때문이다.

아로마를 통해서든 과학을 통해서든 자기 자신의 몸과 마음, 꽃과 식물, 자연을 향하는 마음을 기를 수 있고, 사물을 객관적으로 관찰하는 태도도 가질 수 있다. 스트레스를 받거나 어려운 일에 부딪혔을 때 어려움을 극복하는 힘도 얻을 수 있으리라고 생각한다.

아로마 응용 소품의 즐거움

아로마 교실에 다니기 시작한 지 얼마 되지 않았을 때 일이다. 허브 팅크처가 시간이 지나면서 색과 향기가 변하고 숙성해가는 모습을 바라보고 있자니 즐겁고 기뻤다. 누군가에게 도움이 된다고 생각하니 허브로 작업을 하는 과정 자체가 큰 기쁨이었다.

    교사로 일하고 있던 시절이라 나는 꽤 바쁜 나날을 보내고 있었다. 그런데도 3개월이나 기다려야 완성되는 '헝가리 워터(최초의 증류 향수)'에 도전한 것이다. 처음에는 3개월이나 기다릴 수 없다고 생각했다. 그러나 정성이 들어간 만큼 애착이 생기는, 세상에 하나밖에 없는 것이 완성되었다. 1992년 가을에 처음 만든 헝가리 워터. 지금은 얼마 안 남은 그 헝가리 워터가 나에게는 아주 소중한 보물이다. 그 향기를 맡으면 아로마테라피를 처음 시작했을 때의 마음이 생각나고, 더 열심히 해야겠다는 용기가 샘솟는다.

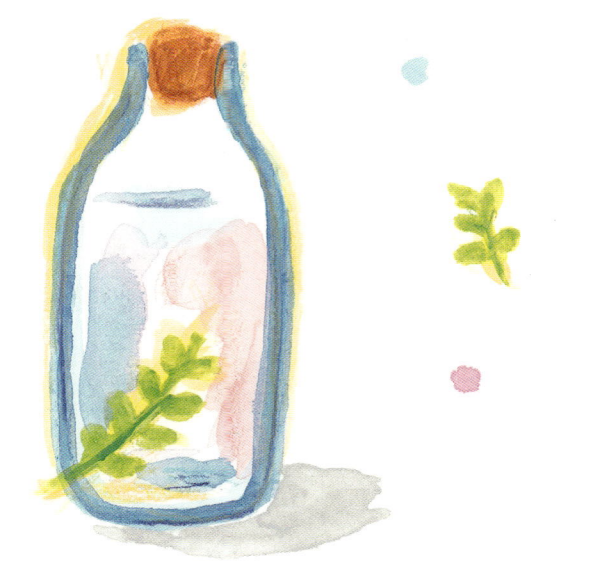

    나는 수예나 요리에 영 소질이 없고, 뜨개질을 해본 적도

없다. 패치워크가 좋아 보여 도전해본 적이 있었지만, 좌절로 끝났다. 나의 끈기 없음에 무지 실망했던 기억이 난다. 그런 내가 아로마는 해낼 수가 있었다. 재료에 에센스오일을 섞기만 하면 되었으니!

 밀랍과 식물성 오일로 크림을 만들었을 때, 선생님에게 "예쁘게 잘 만들었네요!" 하는 칭찬까지 들었다. 나는 너무나 기뻐 여러 개를 더 만들어서 친구들에게 선물하기도 했다. 선물 받은 친구가 끝까지 잘 쓰고 나서 "갈라터진 논바닥 같았던 발꿈치가 깨끗해졌어."라고 했을 때 속으로 환한 웃음을 지었다. 라벤더와 티트리, 오렌지, 벤조인을 적당히 섞었을 뿐인데 그렇게 효과가 있다니 정말 놀라웠다. 레시피나 기본 재료를 어떻게 할 것인지를 생각하는 일은 과학 실험 같아서 재미있었다. 마음을 비우고 묵묵히 만드는 작업 과정도 즐거웠다. 나는 그렇게 점점 아로마테라피에 빠져들어 갔다.

 향을 선택하는 것은 일단 걸음을 멈추고 자기 자신을 돌이켜보는 일과도 맞닿아 있다. 아로마 소품을 만드는 작업이 나 자신을 새롭게 창조하고 본래의 나를 회복하는 계기가 되고 있다는 생각이 든다.

얼굴 마사지

아로마테라피스트로 일하기 시작한 어느 여름, 근처에 있던 클리닉에서 한 가지 의뢰를 받았다. 환자의 집을 직접 방문하여 아로마테라피를 시술하는 일이었다. 병원에서 막 퇴원한 60대 남자 환자였는데, 암 때문에 생긴 하지부종과 전신 권태감을 덜어주고 긴장을 해소해주는 것이 목적이었다. '조금이라도 편안해질 수 있다면 뭐든지 해보자.'라는 마음에서 아내가 결정했다고 한다.

환자가 처음에 선택한 것은 사이프러스와 주니퍼, 오렌지 향기(에센셜오일)였다. "이 냄새 말이야. 꼭 야마나카코야." 그분은 이렇게 말했다. 야마나카코라는 곳에 별장이 있는데, 아주 좋아하는 곳이라고 했다.

환자는 복수가 차서 엎드린 자세가 불가능했기 때문에 다리를 중심으로 얼굴과 팔을 마사지했다. 처음에는 얼굴은 피했지만 어느새 자연스레 얼굴까지 마사지하는 것으로 분위기가 바뀌었다. 마사지를 받는 분이 스르르 잠이 들어 살그머니 방을 나오면 밖에서는 아내가 소파에서 잠들어 있는 경우도 있었다.

그분은 마지막까지 일을 하고 싶어 했다. 침대 옆에는 늘 원고 교정지가 놓여 있었다. 어느 날은 왜 아로마테라피스트가 되었느냐고 묻기에 내 이야기를 조금 들려드렸다. 그분은 잡지사에서 일을 하고 있었는데, 취재하고 편집하는 일을 무척 좋아했다고 한다. "정말로 열심히 일했지. 가족들은 어땠을지 모르겠지만." 그리고 이렇게

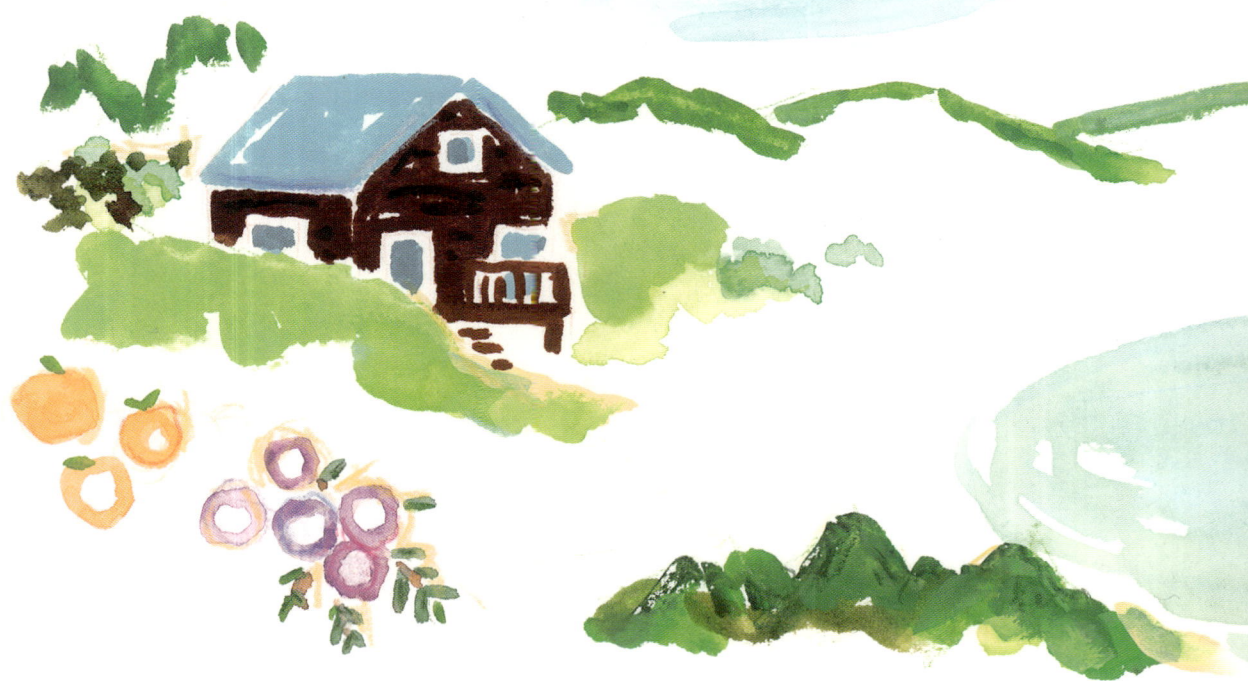

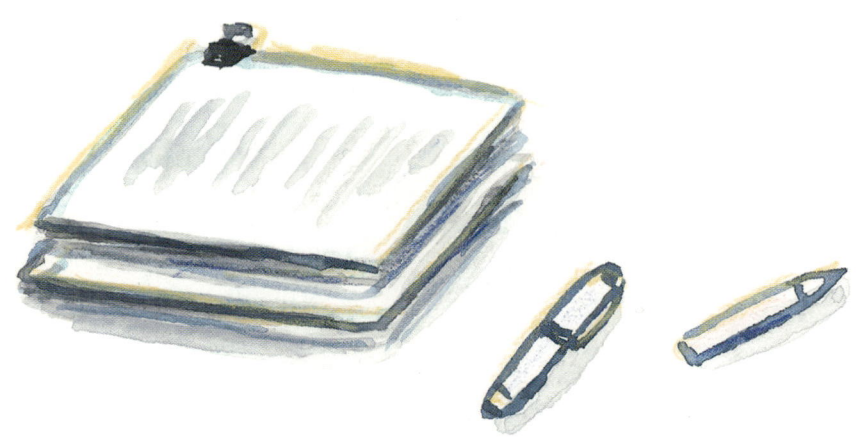

덧붙였다. "하지만 인생을 잘산 것 같아. 선생도 이 일이 힘들겠지만, 그래도 한 10년 계속 해요. 10년쯤 하다 보면 또 다른 상황이 전개될 테니 말이야."

얼굴을 포함해서 사람의 몸은 그 사람의 기쁨과 슬픔, 피로, 이런저런 생각과 삶의 방식을 말해준다는 생각이 든다. 향기를 매개로 접촉하는 동안 무엇인가 오고가는 것이 있다는 것을 실감할 수 있다. 재택 호스피스로서 방문 아로마테라피를 모색하고 있던 나로서는 고무적인 만남이었다. 그런데 안타깝게도 그날이 그분을 만나는 마지막 날이 되고 말았다. 다음번 약속 전날, 갑자기 상태가 나빠져 세상을 떠나고만 것이다.

몇 개월이 지난 봄, 취재 의뢰가 들어왔다. 그분의 유언이었다고 한다. 그분이 살아생전 근무했던 잡지의 첫머리에 아로마테라피와 내가 운영하는 전문점 기사가 실렸다. 큰 선물을 받았다는 기쁨과 함께 이런저런 생각이 떠올라 눈물이 나왔다. 지금도 그 기사를 보면 10년은 계속해보라고 말하던 그분의 얼굴이 떠오른다. 또다시 새로운 용기가 샘솟는 것을 느낀다.

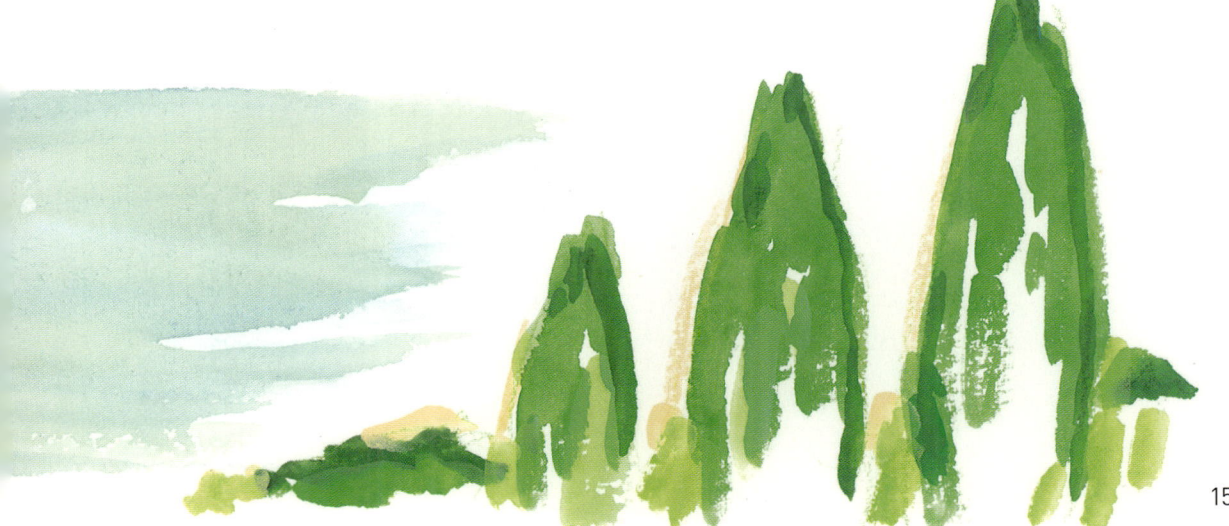

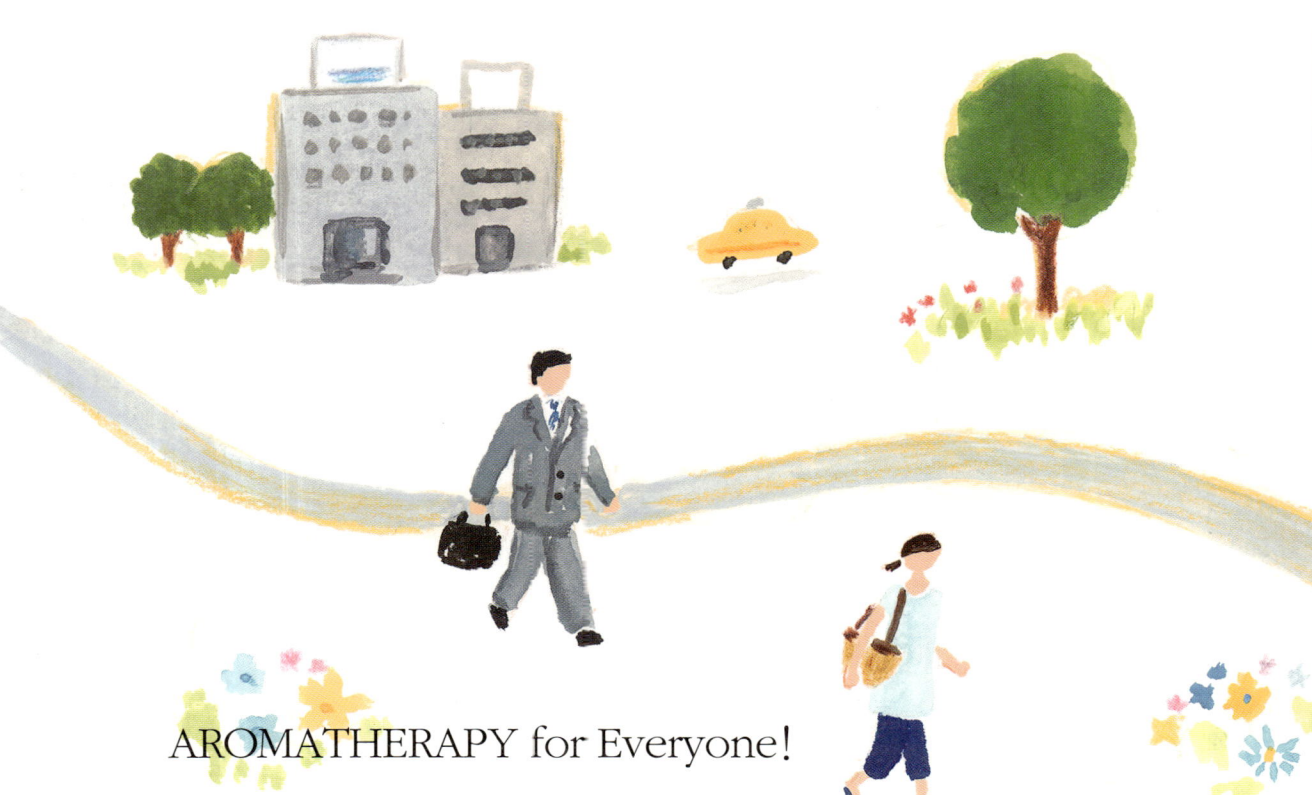

AROMATHERAPY for Everyone!

"아로마테라피는 아프지 않아서 좋아요." 어느 고객이 한 말이다. 무릎에 물이 고여 수시로 주사기로 물을 빼는 치료를 받고 있던 분이었다. 그는 주치의의 권유를 받고 정기적으로 아로마테라피를 받기 시작했는데, 차츰 무릎의 부종과 통증이 개선되었다.

아로마테라피에 사용되는 에센셜오일이 의약품으로 인가를 받은 것은 아니다. 그러나 혈액순환을 돕고 통증을 완화시켜주며 마음을 진정시키는 것과 같은 심신 작용이 있다는 것은 잘 알려져 있다. 약리 적으로 확실한 증거가 있기 때문에 해외에서는 병원에서도 활용되고 있다. 기분이 편안해지고 긴장이 풀리는 데 그치는 것이 아니라, 시술 방법에 따라서는 '치료' 수준까지 끌어올릴 수도 있다.

80대 고객은 이렇게 말했다. "아로마테라피를 받고 나면 등도 쭉 펴지고, 왠지 막 뛸 수 있을 것 같은 기분이 들어. 겅중겅중 뛰고 싶다니까." 그러고는 언제나 웃는 얼굴로 허리를 쭉 펴고 집으로 가셨다. 그러면 나도 왠지 기분이 좋아져서 미소를 짓게 된다.

이 세상에 아로마테라피가 있다는 것이 다행스럽고, 사람을 즐겁게 해주고 감사 받는 일을 할 수 있다는 것이 참으로 기쁘다. 아

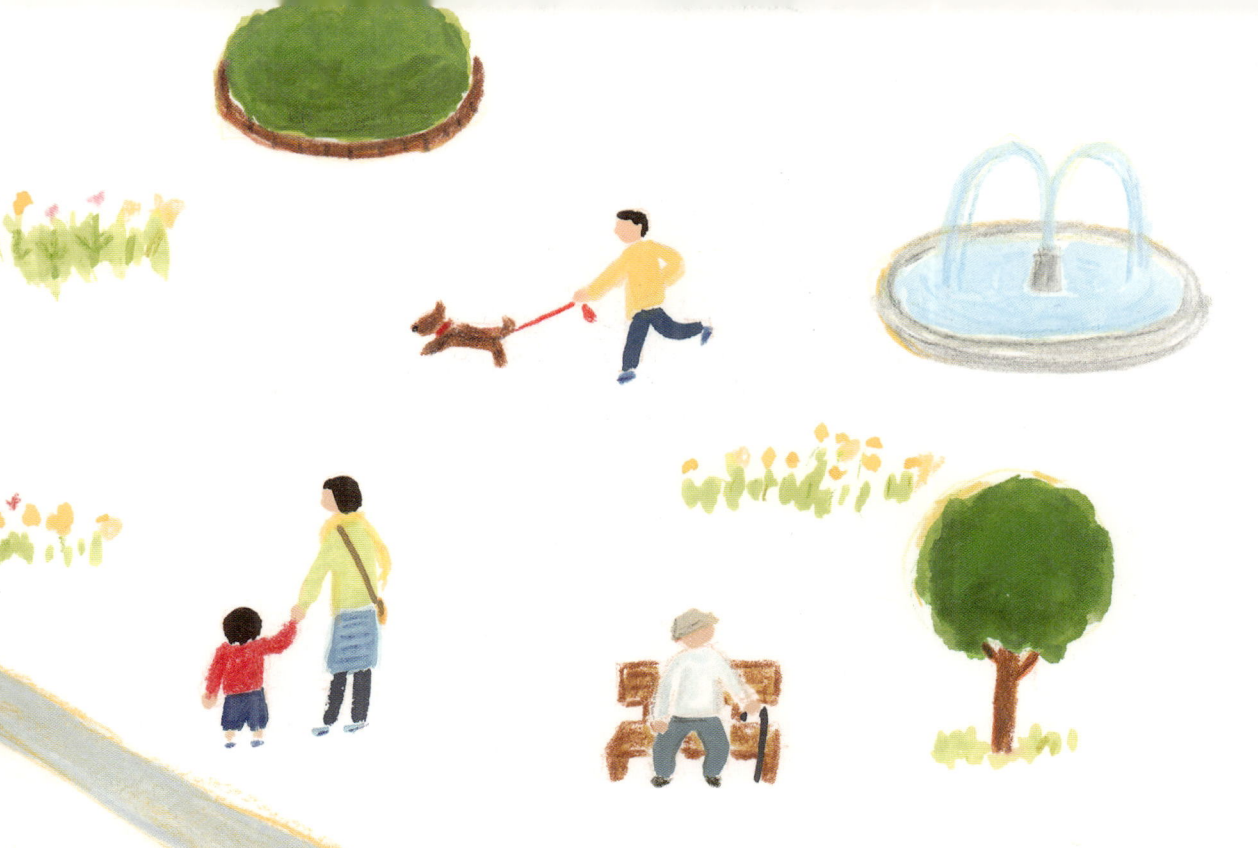

　아로마테라피는 누구에게나 해줄 수 있다. 직장인은 물론이고 어머니든 아버지든, 남성이든 여성이든 제한이 없다. 사람뿐만 아니라 동물한테도 적용할 수 있다. 또 일상에서 사용되는 소품을 직접 만들어 쓰고자 하는 사람들도 피부와 환경에 좋은 이 천연 재료를 즐겨 사용하고 있다.

　나도 취미로 배우기 시작해 애용하던 아로마테라피를 직업으로 삼게 되리라고는 생각하지 못했다. 처음에는 아로마 교실에 다니면서 하나씩 들고 온 에센셜오일을 다 쓰지 못하고 오래되어 버리는 일이 생겼다. 마음먹고 산 에센셜오일인데 아깝다는 생각이 들었다. 그래서 기한 안에 다 쓰려고 아로마 응용 소품이나 새로운 레시피를 연구하기 시작했고, 그것이 새로운 취미가 되었다. 이렇게 에센셜오일을 공부하다 보니 어느새 아로마테라피의 깊이에 푹 빠지게 되었다. 그러던 중에 마사지 기술을 익혀 아로마테라피를 직업으로 삼아야겠다는 마음이 자연스레 들었다.

　아로마테라피는 '테라피'의 현장에만 국한되지 않으며, 에센셜오일도 테라피스트만 사용하는 것이 아니다. 조금만 연구하면 어린아이부터 노인에 이르기까지 누구나 생활 속에서 쉽게 사용할 수 있다. 아로마가 생활 속에 들어옴으로써 몸과 마음이 얼마나 가벼워지고, 하루하루가 얼마나 즐거운지 모른다. "AROMATHERAPY for Everyone!" 모두를 위한 아로마테라피를 널리 알리고 싶다.

애완동물도 아로마를 좋아한다!

본래 자연에서 사는 동물은 강한 향을 싫어한다. 하지만 풀꽃이나 나무 같은 식물에서 추출한 에센셜오일이나 방향 증류수는 동물들의 몸과 마음을 보살펴주는 뛰어난 도구가 된다.

편백이나 페퍼민트처럼 항균 기능이 있는 에센셜오일은 철장이나 배변 용기를 청소할 때 그리고 배변 훈련을 할 때 유용하다. 혹시 실례를 했을 때는 중조를 탄 물에 에센셜오일을 섞어 닦으면 냄새도 사라질뿐더러 다시는 그 자리에 실례를 하지 않게 된다. 우리 집에서 기르는 토끼 해리도 그런 식으로 비교적 빨리 배변 훈련을 마쳤다.

우리 집 강아지 리키가 벼룩 알레르기로 고생을 한 적이 있었다. 그때 시중에서 판매하는 벼룩 퇴치용 샴푸를 썼는데, 내 손까지 거칠어진 기억이 있다. 그래서 에센셜오일, 시어버터, 샴푸용 비누와 같은 천연 재료만으로 샴푸와 크림, 그루밍 겸 모기 퇴치 스프레이를 직접 만들어 썼다. 덕분에 강아지 털에 윤기가 흐르고 내 손도 보호할 수 있었다.

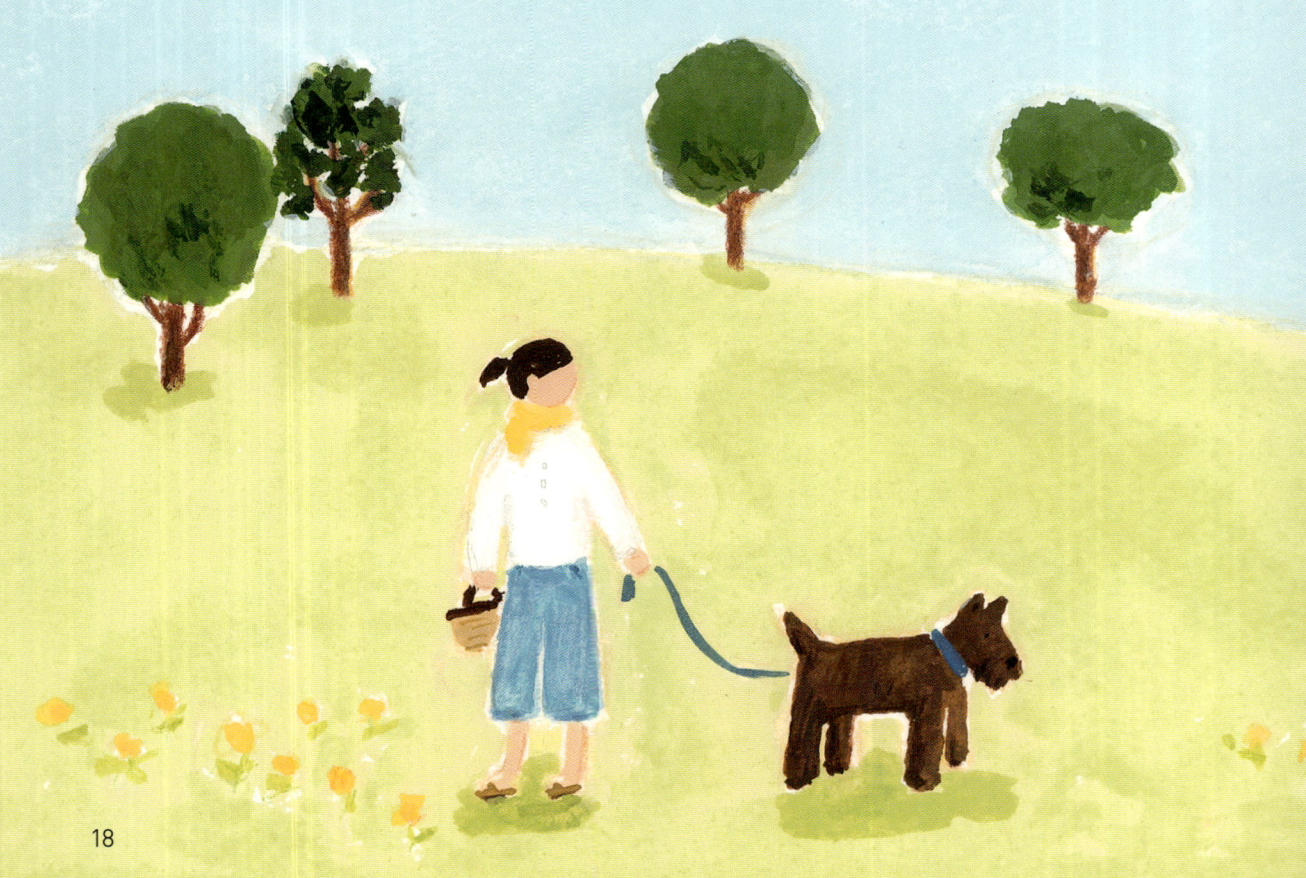

아로마테라피가 유효한 사례는 아주 많지만, 단골 수의사가 있다면 더욱 마음이 든든할 것이다. 양쪽의 좋은 점을 활용하여 애완동물이 건강하게 오래 살았으면 좋겠다.

마사지는 혈액순환을 돕고 위장, 신경, 면역계의 기능을 활성화한다. 동물의 몸을 자주 만지는 습관이 들면 어디가 안 좋은지 금방 발견할 수 있고, 수의사의 치료도 수월하게 받을 수가 있다.

우리 집 해리도 행복해했다. 병으로 마비되었던 다리와 한쪽으로 기울어져 있던 목을 매일 마사지를 해주자 다시 움직일 수 있게 되었다. 마사지할 때는 통증이 있는 부분은 무리해서 만지지 말고 그 주변부터 시작한다. 그리고 '방해하지 말고 내버려둬요.' 또는 '이제 됐어요. 그만해요.' 하는 신호가 오면 바로 그만둔다.

우리는 소중한 시간을 반려동물과 함께 지내고 있다. 반려동물에게 먹이를 포함한 일상적인 관리와 주거 환경 이상으로 중요한 것이 바로 주인이다. 사랑해주는 사람이 건강하게 있어주는 것이 즐겁고 행복한 것이다. 몸과 마음을 편안하게 해주는 아로마테라피가 반려동물과 그 주인에게 널리 받아들여지기를 바란다.

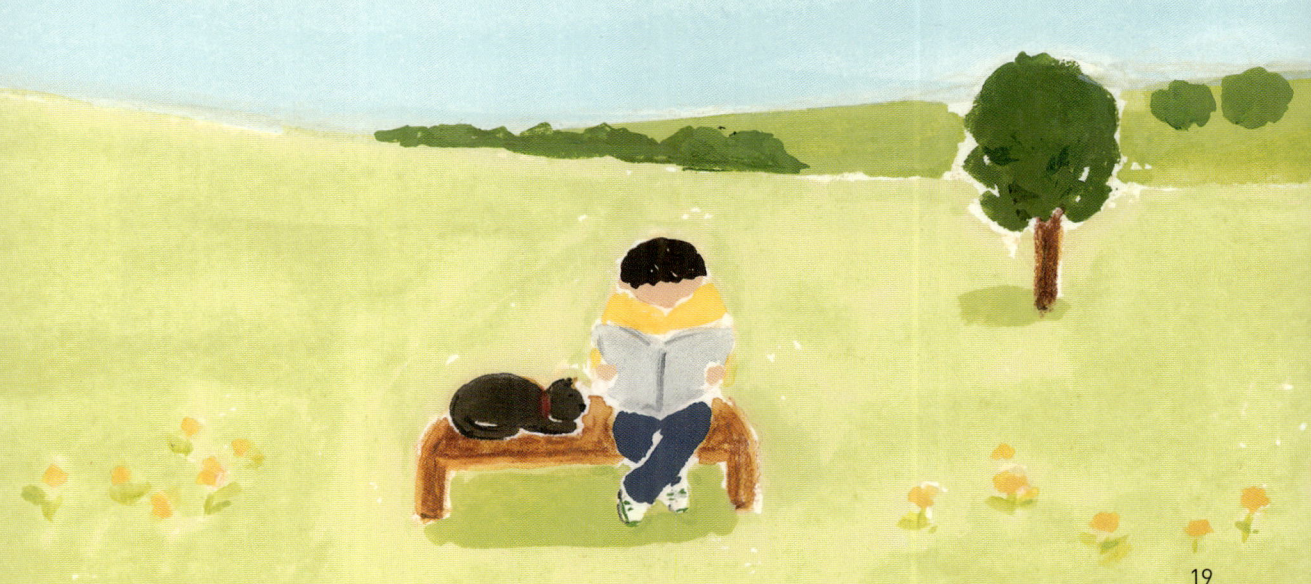

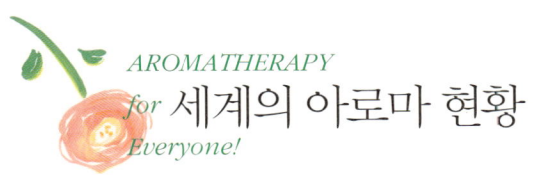

AROMATHERAPY for 세계의 아로마 현황
Everyone!

멸종 위기종 : 로즈우드
PALO DE ROSA

로즈우드(Aniba rosaeodora), 즉 스페인어로 팔로드로사라고 불리는 나무에서 리날로올이 풍부한 에센셜오일이 추출된다. 그 향기는 화학적으로 합성한 리날로올이 절대로 따라올 수 없다. 현재 이 나무는 멸종 위기에 처해 있다. 향료로서 수요가 확산되자 닥치는 대로 벌채한 것이 원인이다.

대형 에센셜오일 회사의 제품 목록에서는 이미 알붐(album) 종의 샌들우드나 로즈우드가 자취를 감추었다. 페루나 브라질 같은 원산국에서는 조림 활동과 벌채 규제를 강화하고 있지만, 로즈우드가 아마존 일부 유역에만 자생하고 있고 성장 속도가 굉장히 늦기 때문에 여전히 위기 상황이다.

해마다 아마존 삼림이 엄청나게 사라져가고 있다는 사실을 잘 알고 있을 것이다. 불법으로 벌채하고 단일 작물을 재배하는 경작지로 변하고 있기 때문이다. 일단 파괴된 땅과 사라진 좋은 다시 돌아오지 않는다. 에센셜오일뿐만이 아니다. 우리 주변의 의약품, 의류 원료, 비누, 샴푸에 이르기까지 식물에서 얻고 있는 자원이 우리 삶을 지배하고 있다.

아로마테라피 분야에서도 지속 가능한 농업 그리고 거기서 살아가는 생물들의 다양성을 후세에 이어주는 농업을 지원하고 있으며, 유한한 자원을 소중하게 사용하고 대체 종의 가능성을 검토하는 데에 관심을 모으고 있다.

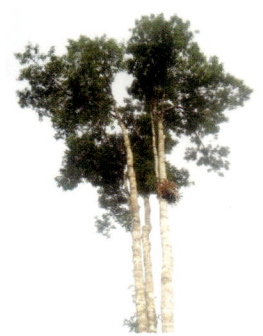

멸종 위기에 놓인 로즈우드 나무

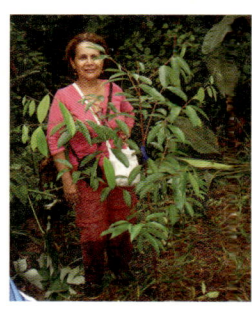

IIAP(Instituto de Investigaciones de la Amazonia Peruana)의 엘사(Elsa. Rengifo) 선생. 로즈우드 조림 활동을 하고 있다.

장미 계곡, 카잔루크를 방문하다

불가리아의 수도인 소피아에서 동쪽으로 140킬로미터 떨어진 곳에 있는 작은 마을 카잔루크는 오랫동안 가고 싶었던 곳이자 동경하던 곳이다. 이 지역은 두 개의 산맥으로 둘러싸여 있어서 습도와 일조량이 적당하게 유지되고 있다. 이곳에서 자란 장미에서는 향 성분이 풍부하고 밀랍 성분이 적은 품질 좋은 에센셜오일이 추출된다. 여기서 '불가리아 로즈'라는 유명한 브랜드가 탄생했다. 2007년에 EU에 가입한 불가리아는 국영 산업이었던 장미 산업을 전통을 유지하면서 새로운 형태로 개발하기 시작했다. 그런 와중에도 300년 동안 변함없이 유지되어온 것이 있었으니, 그해의 수확을 감사하고 다음 해의 풍작을 기원하는 '장미 축제'가 그것이다. 장미 축제는 매년 6월 초순에 열린다. 이때 마을 사람들은 민족의상을 입고 장미꽃을 따거나 장미수를 뿌리면서 전통적인 춤을 추는 퍼포먼스를 벌인다.

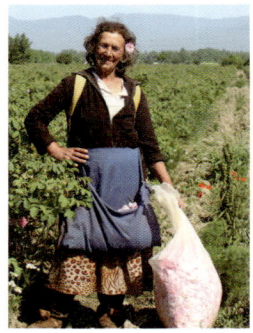 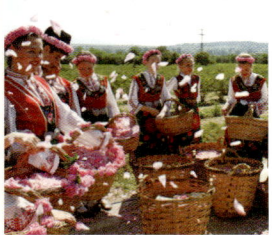

왼쪽 : 장미꽃을 따는 사람
오른쪽 : 장미 축제를 즐기는 젊은이들

일본의 에센셜오일과 홋카이도의 박하

예전에는 일본에서도 에센셜오일이 생산되었다. 1897년경에 홋카이도에서 박하풀(Mentha arvensis)을 재배하고 증류하기 시작했던 것이다. 한때는 박하 오일 생산량이 세계 최고였을 정도로 번성했으나, 외국산이 들어오면서 점점 그 지위를 잃고 말았다. 다나카 시노마쓰가 고안한 다나카식 증류기는 수령 200년이 넘는 가문비나무로 만든 것으로, 박하 오일 생산량을 크게 끌어올린 획기적인 발명품이었다. 지금은 제 역할을 마치고, 홋카이도 기타미 시에 있는 '박하 기념관'에 전시되어 그리운 옛 시절의 모습을 보여주고 있다.

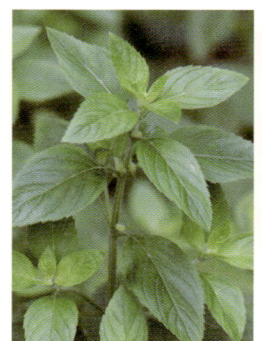 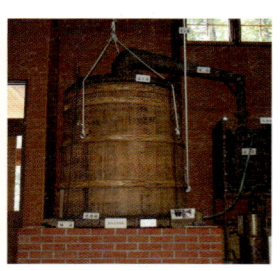

왼쪽 : 박하풀
오른쪽 : 다나카식 증류기/ 기타미 박하 기념관

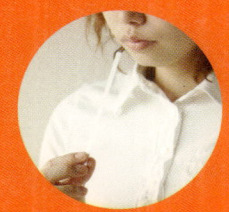

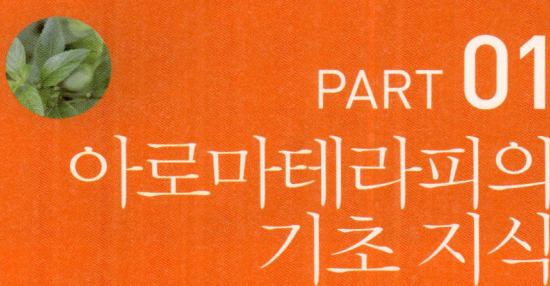

PART 01
아로마테라피의 기초 지식

아로마테라피는 식물에서 추출한 에센셜오일과
사람의 손이 함께 어우러져 완성된다.
전문적인 내용도 조금씩 다루면서,
꼭 알아두어야 할 아로마의 기초 지식을
사진과 일러스트를 곁들여 소개한다.

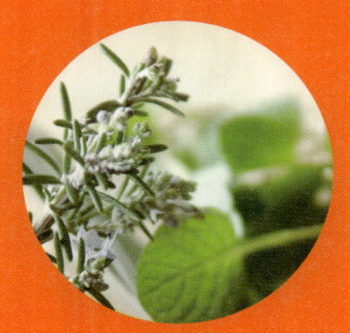

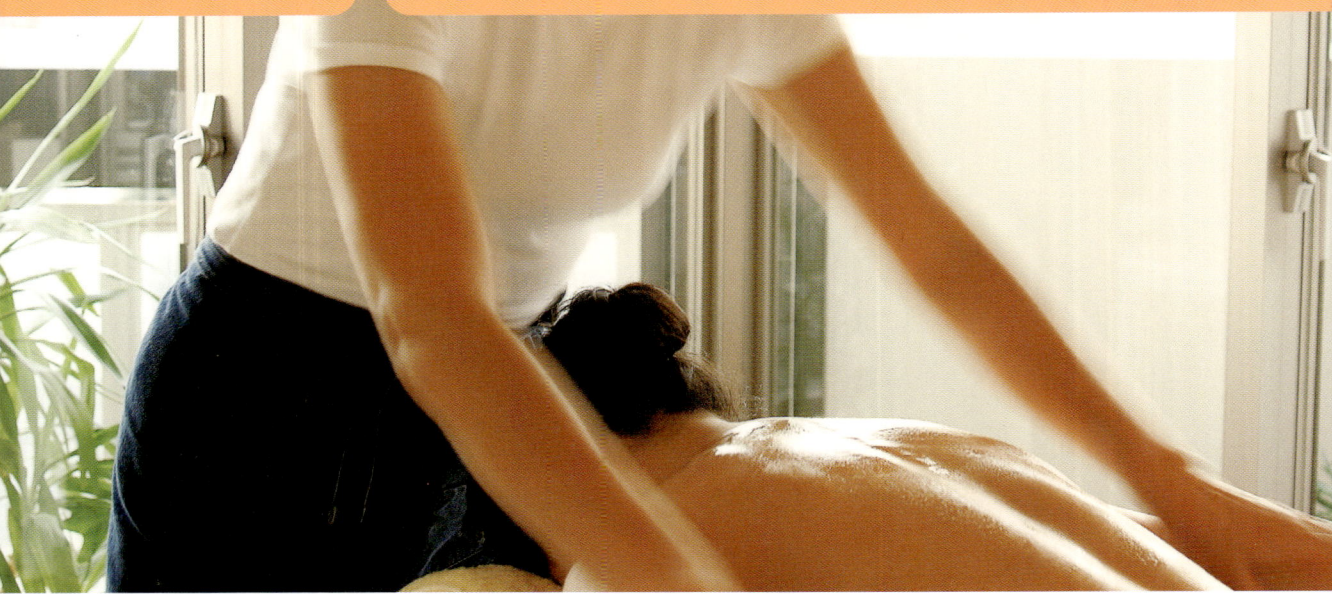

LESSON 01 아로마테라피 입문

01 • 아로마테라피란?

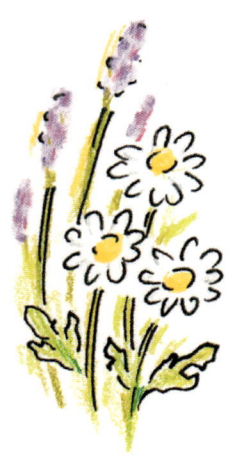

향기를 사용하는 요법

아로마테라피(aroma therapy)는 식물의 향기, 즉 에센셜오일(essential oil)을 사용하는 요법으로, 흐트러진 몸과 마음을 바로잡고 건강을 유지하는 데에 효과가 있다. '향기 요법'이라고도 한다. 최근에는 아로마 시술을 받을 수 있는 마사지 전문점이나 아로마테라피를 대체요법으로 도입하고 있는 병원도 늘어나고 있다.

아로마테라피라는 말을 들어본 적이 없다고 하더라도 단오에 머리를 감고 목욕을 하는 창포탕 이야기는 알고 있을 것이다. 이것이 옛날부터 전해 내려오던 아로마테라피의 한 형태다.

실제로 아로마테라피의 형태는 다양하다. 식물에서 얻은 방향 물질인 에센셜오일을 캐리어오일(carrier oil)로 희석한 것을 사용해 마사지를 하기도 하고, 향기를 확산시키거나 들이마시는 등의 방법을 통해 몸과 마음의 균형을 되찾아준다.

오래되었으나 새로운 요법, 아로마테라피

지금과 같은 형태로 아로마테라피가 행해진 것은 20세기에 들어와서다. 그러나 이미 고대인들은 향기가 지닌 힘을 알고 있었고, 방향성 식물을 치료나 의식에 사용했다. 이라크 북부 샤니다르 유적에서는 약 5만 년 전의 네안데르탈인의 묘가 발굴되었는데, 그 흙 속에서 많은 꽃가루가 발견되었다. 죽음을 애도하고 꽃을 바치는 마음은 지금의 우리와 다르지 않았던 것 같다.

어느 시대이든 인간과 식물은 함께 공존해왔다. 의학과 약학과 향수의 역사 속에서 우리는 아로마테라피의 역사를 그대로 볼 수 있다.

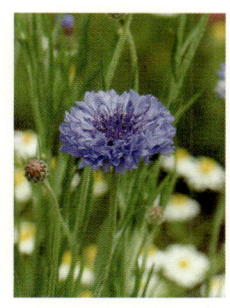

1968년 샤니다르 동굴의 흙에서 발견된 꽃가루와 종류가 같은 식물인 수레국화. 샤니다르 동굴에서는 그 밖에도 톱풀이나 접시꽃 등의 꽃가루가 발견되었다.

아로마테라피의 아버지 르네 모리스 가트포스

아로마테라피라는 용어는 프랑스어의 아로마(aroma, 향기)와 테라피(thérapie, 요법)가 합쳐진 것으로, 프랑스의 화학자인 르네 모리스 가트포스(1881~1950)가 만든 말이다.

가트포스는 1910년에 연구실에서 심한 화상을 입었다. 곧바로 치료를 받았지만 경과가 좋지 않아 상처가 괴저 상태에 이르렀는데, 이때 라벤더 에센셜오일을 발랐더니 놀라울 정도로 깨끗하게 치료되었다. 가트포스는 이 경험을 살려 에센셜오일을 이용한 치료법을 연구하기 시작했다. 그리고 이 요법이 앞으로 크게 쓰일 날이 올 것이라고 예견했다. 1937년에는 그의 저서 《아로마테라피》가 프랑스에서 출판되었다.

에센셜오일을 사용한 장 발네 박사

프랑스 의사인 장 발네(1920~1995) 박사는 제2차 세계대전 중에 부상당한 병사들을 치료하면서 에센셜오일을 사용했다. 이때 에센셜오일이 효과가 있다는 결론을 얻고, 그 이후 군대를 떠나 저작 활동을 시작했다. 1964년에는 저서 《아로마테라피》를 출판하였으며, 이로써 수많은 임상 경험에서 확인된 에센셜오일의 약리 작용이 의사와 약제사들에게 널리 전해지게 되었다. 박사의 연구 결과를 받아들인 프랑스와 벨기에 등에서는 의료 분야에서도 아로마테라피가 크게 발전하였으며, 에센셜오일을 복용하는 시술도 행해지고 있다.

향기를 미용 분야에 응용하다

오스트리아 출신인 마그리트 모리(1895~1968)는 젊어서 남편과 아이를 잃었으나, 그 고통을 극복하고 간호사 자격증을 땄다. 그 후 1930년대에 외과의사인 모리와 재혼했으며, 남편과 함께 동종요법(同種療法)이나 침구(鍼灸)와 같은 대체의료법을 공부했다. 모리는 향기를 미용 분야에 응용하여 심신의 불균형을 바로잡고자 노력했으며, 젊음을 회복하고 건강을 유지하는 전인적 아로마테라피라는 분야를 탄생시켰다.

모리는 고객마다 각각 다른 특성과 증상, 욕구에 따라 에센셜오일을 선택해야 한다고 생각했다. 그리고 척추를 따라 자극하면서 실시하는 오일 마사지는 그 편안함과 효과 덕분에 많은 고객들의 호응을 얻었다. 이와 같은 방식은 아로마테라피의 정통 기법으로서 지금도 그대로 행해지고 있다. 또한 1961년에 출판된 져서 《르 카피탈-주네스 Le Capital-Jeunesse》는 지금도 전 세계에서 널리 읽히고 있는 아로마테라피의 고전이다. 모리가 세상을 떠난 후에도 그의 가르침을 받았던 제자들은 수많은 아로마테라피스트를 육성하고 있다.

아로마테라피의 선구자 로버트 티저랜드

로버트 티저랜드는 가트포스나 장 발네 박사의 저서, 고대 이집트와 고대 그리스·로마 시대의 의학, 중국 의학, 아유르베다, 동종요법, 약초 요법 등에 관한 수많은 문헌들을 통해, 에센셜오일이 하나의 요법으로 쓰일 수 있는 가능성을 깊이 연구했다. 그리고 1960년대 후반부터 본격적으로 실행에 옮기기 시작했다.

1977년에는 아로가테라피의 원리와 에센셜오일 사용법을 정리하여 《향기 요법 The Art of Aromatherapy》이라는 책으로 출판했다. 이 책은 아로마테라피가 보급되는 데에 중요한 계기가 되었으며, 세계 10여 개 나라에서 번역되어 지금도 쇄를 거듭하고 있다. 또 아로마테라피스트 교육기관인 티저랜드 연구소를 설립하여 아로마테라피를 보급하는 데 힘을 쏟고 있다.

아로마테라피가 도입되기까지

예전부터 유자나 산초, 고추냉이 같은 향신료를 사용해왔다. 그런데 1970년 무렵이 되자 그 외에 허브(향초)가 생활 속에 조금씩 스며들기 시작했다. 요리에 곁들여 쓰는 파슬리가 이탈리안 파슬리로 바뀌면서 스파게티는 파스타가 되었고, 거리의 커피숍은 이탈리안 레스토랑으로 탈바꿈하면서 한층 멋스러워졌다. 허브와 포프리가 붐을 일으켰고, 그에 발맞춰 에센셜오일과 아로마테라피가 확산되기 시작했다.

1980년대 후반부터는 로버트 티저랜드의 강연회가 자주 열렸다. 그 외에도 영국의 저명한 아로마테라피스트들의 강연이 이어졌는데, 이는 일반인들이 아로마테라피를 접할 수 있는 좋은 기회가 되었다.

이와 함께 일본 아로마테라피 협회(현 사단법인 일본 아로마환경 협회), 일본 아로마코디네이터 협회, 나드아로마테라피 협회, 일본 아로마테라피 학회 등 아로마 관련 단체들이 속속 생겨나 보급 활동을 펴기 시작했다. 이와 더불어 아로마테라피도 다양한 분야에서 널리 쓰일 수 있는 자격을 갖추어갔다. 1990년대 후반에는 프랑스와 벨기에 등에서 행해지고 있는 의료 아로마테라피가 소개되기 시작했다. 지금은 아로마테라피가 의료 분야에서도 응용될 수 있는 가능성이 점차 확대되고 있는 중이다.

아로마테라피의 확산

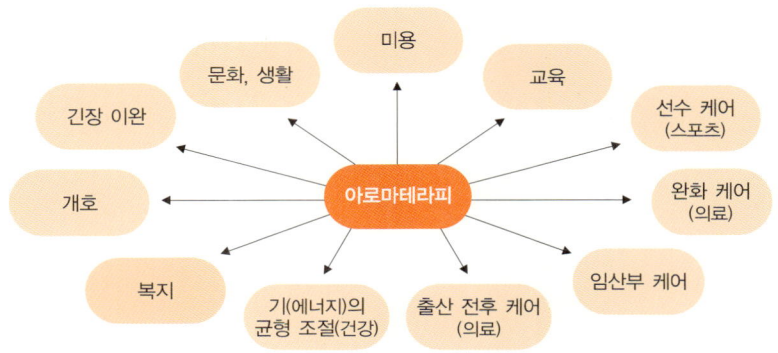

아로마테라피는 본래 긴장 이완을 목적으로 하는 분야에 도입되었으나, 지금은 다양한 분야의 전문가들이 이를 받아들여 폭넓게 활용하고 있다.

02 · 세계의 식물 요법 역사

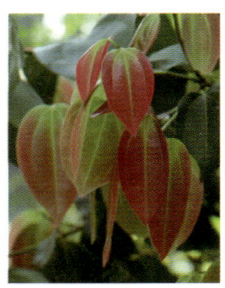

계수나무. 이 나무의 겉껍질을 벗겨 말린 것이 계피다.

메소포타미아

티그리스 강, 유프라테스 강 유역의 비옥한 땅에서는 기원전 6500년경부터 약 2000년에 걸쳐 수렵 문화에서 농경문화로의 이행이 일어났다. 그리고 기원전 4000년경에는 세계에서 가장 오래된 문명이 출현했다. 여기서는 약 처방 내용이나 기도문 등이 쓰여 있는 점토판 그리고 증류기의 원형이라 할 수 있는 초벌구이 그릇 등이 발견되고 있다. 그 당시에는 의술이 점성술이나 주술과 뒤섞여 있었고, 향을 피우고 주문을 외면서 치료가 행해졌다.

양귀비, 사리풀, 차풀, 계수나무, 유향, 몰약 같은 방향성 식물이 침제(浸劑, 생약의 약용 성분을 우려낸 것), 연고, 훈향(燻香, 불에 태워 연기로 향기를 내는 향료), 목욕용품 등에 이용되었고, 꿀, 올리브 오일, 참깨 오일, 포도주, 우유 등이 베이스로 사용되었다.

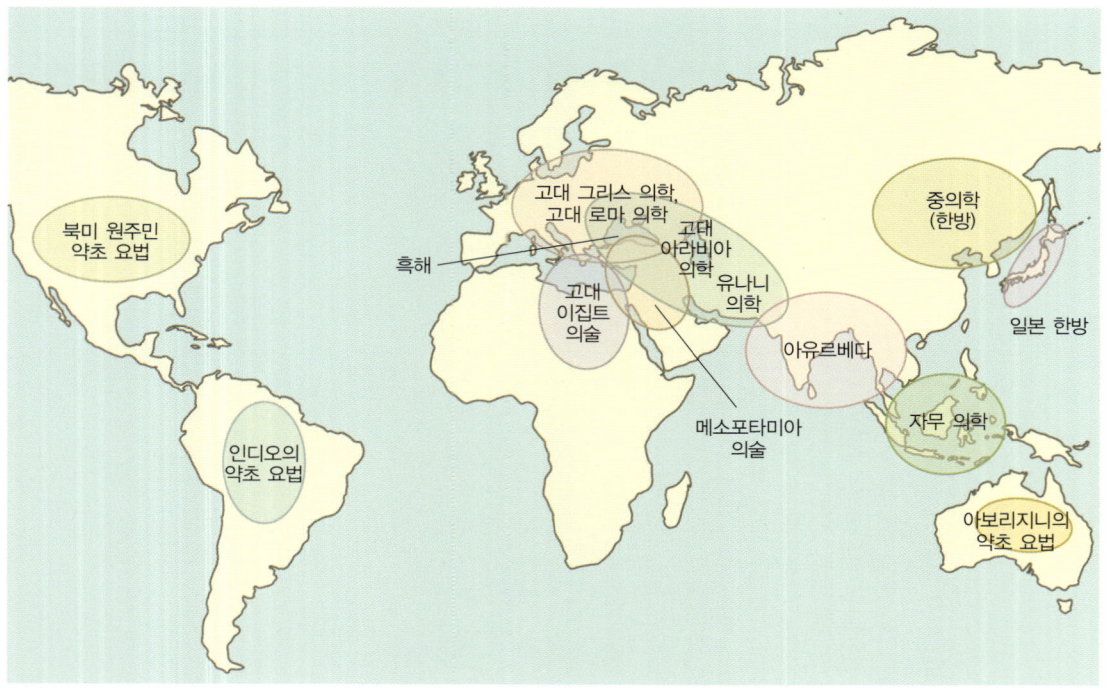

고대 이집트

기원전 4000~기원전 3500년경에 나일 강 유역에서는 이집트 문명이 탄생했다. 고대 이집트에서는 방향 식물이 의술, 주술, 화장품, 미라를 만드는 데에 사용되었다. 벽화에는 향료가 들어 있는 딱딱한 원추형 연고를 머리에 얹은 귀부인의 모습이 남아 있다.

향수(perfume)의 어원이 라틴어 'per(-을 통해서)'와 'fumum(연기)'이라는 데서 알 수 있는 것처럼, 의식을 행할 때는 미르라(몰약)와 프랑킨센스(유향)의 수지를 불에 태워서 훈향을 신에게 바쳤다. 향기로운 연기가 신과 인간을 이어준다고 생각했던 것이다.

귀중한 향료는 왕족과 성직자 외에는 사용할 수 없었으나, 기원전 1000년경에 이르러서는 일반 서민들에게도 널리 확산되었다. 키피(Kyphi, 최초의 조합 향료), 장미, 영묘향(靈猫香, 사향고양이의 분비물) 향기를 사랑했던 여왕 클레오파트라(기원전 69~30)는 향기의 힘을 계략에 이용하여 세계 역사를 움직였다고 한다.

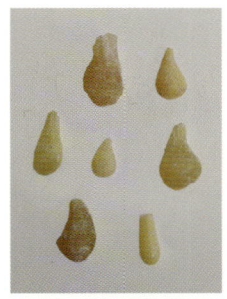

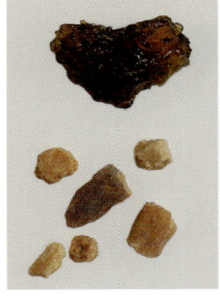

(위) 감람과, 보스웰리아(Boswellia) 속의 나무줄기에서 스며 나온 수지가 약간 노란색에서 유백색을 띠는 눈물방울 모양의 덩어리가 되어 있다. 프랑킨센스(유향)라 불리며 지금도 예멘이나 오만에서는 향을 피우는 데 사용하고 있다.
(아래) 미르라의 나무 수지가 적갈색 덩어리로 되어 있다(위). 벤조인(안식향)은 때죽나뭇과, 스티락스(Styrax)속의 나무 수지다(아래). 모두 의식을 행할 때 사용하거나 약으로 썼다.

고대 로마와 고대 그리스

이집트의 향기 문화는 그리스와 로마로 전해졌다. 이때부터 주술과 의학이 구별되기 시작했다. 의학의 아버지라 불리는 그리스 코스 섬 출신의 의사 히포크라테스(기원전 460~370)는 아로마의 방향 식물을 적극적으로 치료에 도입했고, 섭식의 중요성을 강조했다. 계절과 체질에 맞춰서 먹어야 한다고 주장하고, 방향 식물을 이용한 목욕과 훈증 그리고 마사지를 장려했다. 히포크라테스와 나중에 설명할 테오프라스토스, 디오스코리데스, 갈레노스의 주장과 사고방식은 훗날 유럽에서 식물 요법과 아로마테라피가 탄생하는 데에 중요한 바탕이 되었다.

아리스토텔레스의 제자인 테오프라스토스(기원전 370~288)는 《식물지(植物誌)》를 저술했으며, 식물학의 아버지로 불린다. 디오스코리데스(40~90)는 군의관으로 여러 나라를 돌아다녔으며, 《약물지(藥物誌)》를 저술했다. 이 책은 오랫동안 중요한 약학 문헌으로 사용되었고, 여기에 기재되어 있는 식물의 수는 600종에 이른다.

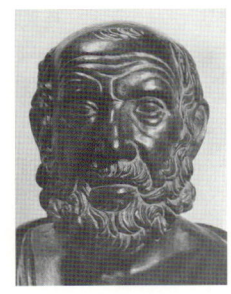

의학의 아버지라 불리는 히포크라테스는 "인생은 짧고 예술은 길다. 기회는 달아나기 쉽고 경험은 믿을 것이 못 되며 판단은 어렵다"는 잠언을 남겼다. (자료 제공 : 메이지 약과대학 명예교수 오쓰키 신이치로)

고대 이슬람

향료를 물 쓰듯이 쓰며 번영을 구가하던 로마 제국도 점점 쇠퇴하여 동서로 분열되었고(395년), 머지않아 서로마 제국도 멸망하고 말았다(467년). 도시는 황폐해져갔고 이제 유럽은 물질적으로나 정신적으로 문화 정체기에 접어들었다.

한편 아라비아에서는 제지, 인쇄, 화약 등의 신기술이 발명되는 등 종교와 철학과 과학이 독자적으로 발달해 나갔다. 그리고 그리스와 로마의 지혜가 동쪽으로 전해졌다. 히포크라테스와 디오스코리데스의 의학서가 아랍어로 번역되었고 이것이 아라비아 의학과 연금술과 융합해 더 높은 단계로 발달해갔다.

당시의 면면은 오늘날 '유나니 의학'으로 전해져오고 있다. 비금속을 금으로 바꾸고 불로장생의 약을 찾아내며 물질 속의 순수한 원소인 엘릭시르를 발견하고자 했던 연금술사들은 결과적으로 학문과 화학, 약학 등의 발전에 큰 공헌을 한 셈이다.

10세기경에 수증기 증류법을 완성시킨 것으로 알려진 이븐 시나(980~1037)는 의사이자 연금술사이고 철학자였으며, 장미 에센셜오일을 추출하는 데 성공한 사람이다. 이븐 시나의 저서 《의학 정전》은 16~17세기에 이르기까지 의학을 공부하는 사람들의 권위 있는 교과서로 사용되었다.

향수의 역사를 살펴보자면, 연금술을 통해 발명된 알코올 이야기도 빠뜨릴 수 없다. 그 당시에는 에센셜오일을 동물이나 생선 기름 또는 포도주에 섞어 사용했다. 그러나 에센셜오일을 알코올에 섞은 아라비아 향수는 식물 본래의 향을 즐길 수 있었고 이 때문에 큰 인기를 끌었다.

고대 인도

5천 년의 역사를 지닌 아유르베다 의학에서는 인간에게는 각각 고유한 3개의 도사(dosha), 즉 바유(공기와 바람의 요소), 피타(불과 물의 요소), 카파(물과 흙의 요소)가 있다고 본다. 그런데 이들의 균형이 깨지면 아그니(소화를 시키는 불)가 약해져서 아마(소화되지 않은 물질)가 생기고, 이것이 몸 안의 수많은 통로들을 막아 병이 된다는 것이다. 아유르베다에서는 이러한 도사의 불균형을 회복시키는 데에 유용한 방향 식물을 많이 사용하고 있다.

---

* '도사'란?
한의학에 '기운', '혈액', '물'이라는 독자적인 개념 체계가 있는 것처럼 아유르베다에도 독자적인 체질론이 있다. 도사란 체질, 즉 몸과 마음 상태에 관여하는 세 가지 힘 또는 생명 에너지를 말한다. 공기, 바람, 물, 불, 흙의 다섯 가지 요소가 집약되어 도사를 이룬다고 한다.

중세 유럽

로마 제국이 멸망한 이후로 500년이나 계속되었던 암흑시대가 겨우 막을 내릴 조짐이 보이기 시작한 것은 11세기 이후였다. 십자군 전쟁(1096~1270)을 통해 아라비아의 과학 기술, 향신료, 에센셜오일, 향수, 장미수 등이 유럽에 전해지면서 동서의 문화 교류가 부활한 것이다.

12~13세기에는 유럽에서도 에센셜오일을 증류하는 곳이 생겨났다. 또 아랍어로 쓰인 히포크라테스와 디오스코리데스의 저서들이 라틴어로 번역되었다. 이탈리아 남부의 소도시 살레르노에는 최초의 의학 학교가 세워졌고, 십자군 병사들을 치료하는 일도 여기에서 담당했다. 이곳에서 특히 유명한 것이 일상생활 속의 건강법을 기술한 저서 《살레르노의 양생법》이다. 이 시대에는 수도원이 병원의 역할을 겸하고 있었고, 약초를 만들기도 했다. 16세기가 지나면서 식물요법이 번성했고, 수많은 식물요법가들이 배출되었다. 페스트 같은 전염병이 창궐했던 시절에 아로마와 관련된 이야기가 있다. 향수 공장에서 일하는 사람들은 병에 걸리지 않았다고 한다. 그 이유는 향료에 살균 소독 작용이 있었기 때문이다. 의사들은 향료가 들어 있는 포맨더를 목에 걸고 있었고, 마루에는 캐모마일, 타임, 라벤더를 뿌렸으며, 소독이 되도록 로즈메리, 후추, 유향 등을 뿌렸던 것이다.

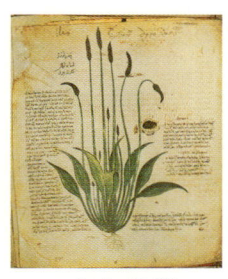

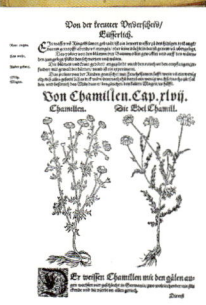

(위)질경이. 《디오스코리데스의 약물지 빈 사본》에서. 색깔도 곱게 칠해져 있다. 《약물지》는 1세기에 저술된 책이지만 중세에 이르기까지 의학과 약학에 큰 영향을 미쳤다.
(아래)캐모마일의 목판화. 《히에로니무스 보크의 본초서》 (1577년 초판)에서. 옛날 독일어로 해설되어 있다. 16세기에는 수많은 식물 관련 서적이 유럽 각지에서 출판되었다. (자료 제공 : 메이지 약과대학 명예교수 오쓰키 신이치로)

19세기~현재

19세기 초반부터 20세기에 걸쳐 의학과 유기화학은 비약적으로 발전했다. 식물에서 단일 유효 성분을 추출하는 방법, 항생물질, 백신, 항히스타민제, 호르몬제 등이 개발되면서 합성약이 주류를 이루기 시작했다. 이에 따라 에센셜오일이나 식물을 이용하는 요법이 점차 쇠퇴했다. 그러나 약의 부작용이나 내성균 문제, 생활습관병과 스트레스성 질환 등이 늘어나면서, 병은 왜 걸리는 것이며, 치료란 무엇인가라는 의료의 근본을 다시 생각하게 되었다. 전통적인 의료 방식은 몸과 마음을 전체적으로 치유해야 한다는 총체적인 사고방식을 바탕으로 하고 있다. 그런데 이제 그 전통적인 의료 방식을 다시 한 번 돌아보게 된 것이다. 식물요법, 아로마테라피, 동종요법, 아유르베다, 원예요법 등이 의료 처치와 함께 활용되는 경우가 앞으로 점차 늘어날 것으로 보인다.

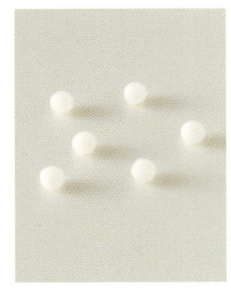

동종요법의 약제인 레미디. 레미디는 식물이나 광물, 동물에서 얻은 재료로 만드는데, 에센셜오일과 달리 원료 물질의 성분은 거의 들어 있지 않다.

03 • 아로마테라피 메커니즘

원시적인 감각계 : 후각과 촉각

동물에게 후각과 촉각은 없어서는 안 될 중요한 감각이다. 어린아이는 온몸으로 모든 것을 만지고 냄새를 맡는다. 이렇게 얻은 정보는 무의식 속에서 뇌로 전달되어 몸과 마음을 성장시킨다.

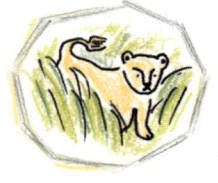

후각과 촉각은 진화 과정 초기에 발달했다. 생물이 살아가는 데 필요한 생식, 포식, 위험 회피 등과 밀접한 관계가 있는 감각이기 때문이다. 또 후각과 촉각은 상대가 적인지 친구인지 그리고 앞에 있는 것이 독인지 먹어도 되는 것인지를 구별함으로써 자신을 지키는 무기가 되기도 한다. 후각 기능은 포유류뿐만 아니라 어류, 양서류, 조류도 갖추고 있다.

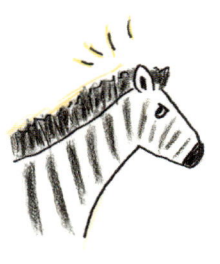

우리는 악취 또는 가스, 상한 음식 냄새 등을 바로 알아차린다. 그 이유는 그것이 우리 몸에 위험하거나 또는 피해야 하는 대상이라는 사실을 본능적으로 깨닫기 때문이다. 우리는 어떤 것을 만져보면서 확인하기도 하고, 분위기를 피부로 느끼기도 한다. 또 직감적으로 만지고 싶다거나 가까이 다가가고 싶다고 느끼면서 사람이나 대상, 장소를 판단한다. 피부의 감각은 이렇게 안테나처럼 작동하고 있다.

요즘에는 컴퓨터나 텔레비전 등에서 시각 정보와 청각 정보가 마구 쏟아지고 있다. 그러나 아로마테라피는 에센셜오일을 이용해 마사지 등을 행한다. 아로마테라피로 후각과 촉각을 적극적으로 자극하면, 어쩌면 잊어버리고 있었던 감각을 다시 불러일으킬지도 모른다.

마음이 편안한 향기를 맡으면 순간적으로 졸음이 쏟아지고, 기분 좋은 마사지를 받노라면 짜증스럽던 마음이 가라앉는다. 이것은 원시적인 동물 감각인 후각과 촉각이 작동하기 때문이다. 이들 감각은 감정이나 기분, 기억, 본능 행동, 지적 활동 등과 관계가 깊다.

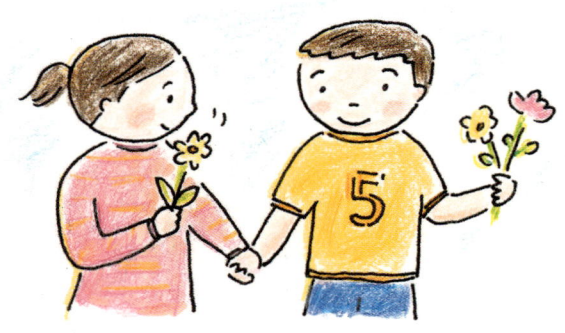

뇌에서 후각과 관련이 있는 부분

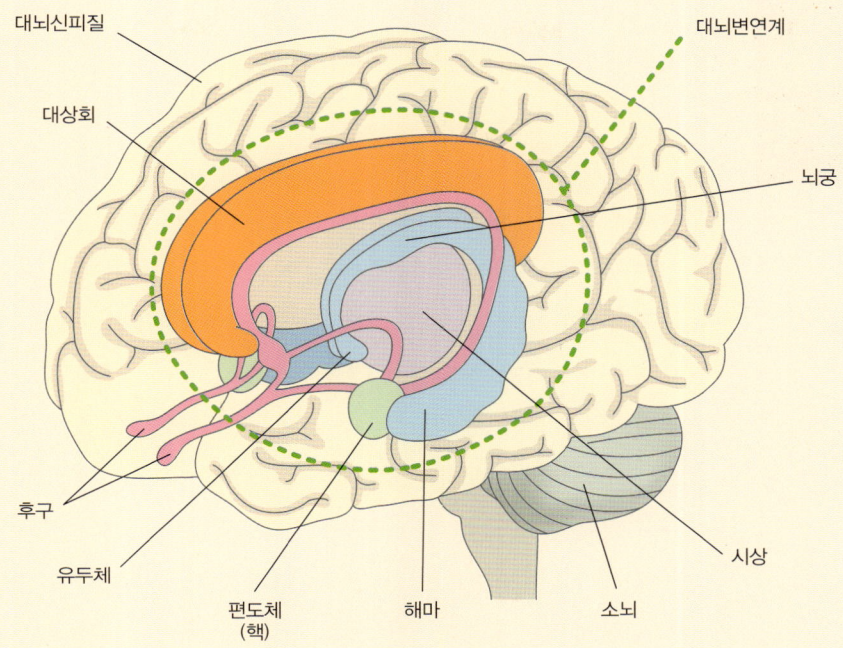

대뇌신피질 : 대뇌의 표면 부분으로 대뇌피질이라고 한다. 지성, 이성, 창조, 지적 활동 등을 담당한다.
대뇌변연계 : 뇌 안쪽에 있다. 대뇌의 오래된 피질과 해마, 편도체(핵), 대상회, 뇌궁 등이 있는 부분으로, 본능 행동, 기억, 정동 등을 담당한다.
편도체(핵) : 쾌와 불쾌, 희로애락과 같은 정동을 담당하는 중추다. 대뇌변연계에 포함된다.
해마 : 기억 중추로서, 대뇌변연계에 포함된다.
후구 : 대뇌 반구 밑면의 좌우에 있다. 후각신경에서 오는 신호를 맨 처음 받아들인다.

빛이나 소리 자극이 눈이나 귀 같은 감각기(수용기)로 들어오면, 그것이 신경을 따라 뇌에 전달됨으로써 감각이 느껴진다.

후각도 마찬가지다. 코 안쪽에 있는 후각 세포가 향기 자극을 받아들이면, 그 자극이 후각신경을 따라 뇌로 전달된다. 자세한 내용은 33쪽을 참고하길 바란다.

후각 중추는 측두부 약간 안쪽에 있으며, 대뇌변연계의 편도체(핵)나 해마가 그 신호를 직접 받아들인다. 그러나 시각이나 청각 같은 감각은 시상이나 대뇌신피질을 거쳐서 대뇌변연계로 들어온다. 그렇기 때문에 시각이나 청각보다 후각이 동물적인 본능 또는 감정을 뒤흔드는 힘이 강하고 반응이 빠른 것이다.

최종적으로는 대뇌신피질의 측두엽에 있는 후각령에서 처리되어 과거의 기억과 대조를 거친 다음에 어떤 향기인지를 인식하게 된다.

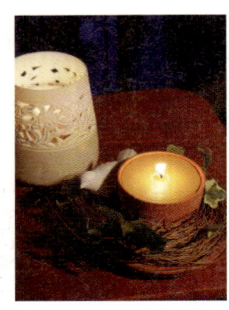

향기는 순간적으로 몸과 마음을 가볍게 만들어준다

아로마테라피의 메커니즘은 후각 그리고 뇌의 작용과 연결하여 설명할 수 있다. 향기는 순간적으로 몸과 마음을 가볍게 만들어주는 힘이 있다. 향기 자극이 뇌에 전달되기까지 걸리는 시간은 0.2초도 채 안 된다. 반면에 치통이라든지 몸 안쪽의 통증이 전달되는 시간은 0.9초 또는 그 이상이라고 하니, 후각이 전달되는 속도가 얼마나 빠른지 짐작이 갈 것이다.

한편 사람은 향기에 따라서 기분(정동)이 좌우된다는 사실이 밝혀졌다. 그 이유는 뇌에서 향기가 전달되는 부분과 쾌, 불쾌를 느끼는 부분이 아주 가깝기 때문이다.

혹시 어떤 향기를 맡았을 때 왠지 기분이 좋아지면서 불쾌한 생각이 사라져버렸던 적이 없는가?

대개 사람은 일주일 정도 생활하는 동안에 2천 가지 이상의 냄새를 맡는다고 한다. 자신도 모르는 사이에 수많은 냄새들이 우리 몸의 생리적인 반응이나 마음에 영향을 주고 있는 것이다. 어디선가 살짝 날아온 냄새 때문에 입안에 침이 고인다거나, 옛날 기억이 떠오른다거나, 화가 났던 사실을 잊어버리는 것 등이 그런 예다.

시상하부와 하수체

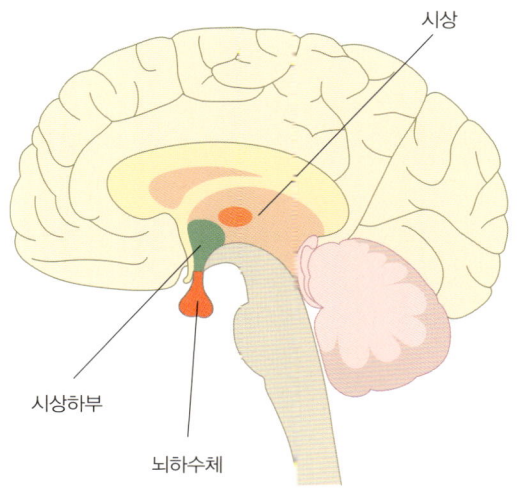

시상하부와 뇌하수체는 아로마테라피와 밀접한 관계가 있다. 시상하부는 위장이나 심장, 방광 등의 움직임을 조절하는 자율신경계의 중추다. 뇌하수체는 갑상선, 난소, 부신과 같은 다른 내분비기관이나 몸의 기능을 조절하는 호르몬을 분비한다. 뇌하수체 자신은 시상하부가 분비하는 호르몬에 따라 조절된다.

후각의 작동 과정

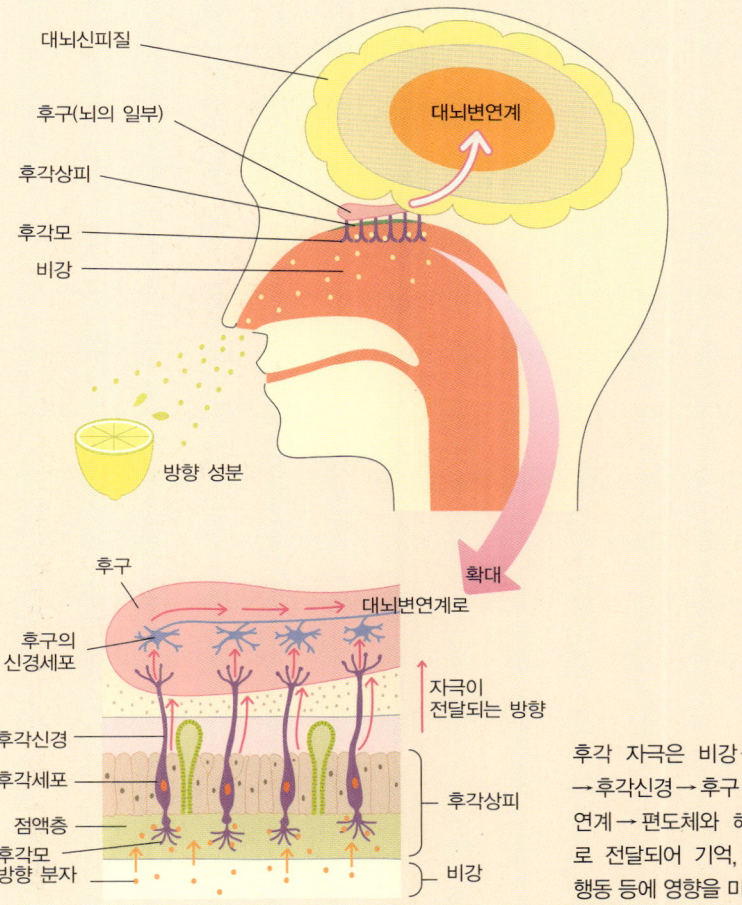

후각 자극은 비강 → 후각상피 → 후각신경 → 후구 → 대뇌변연계 → 편도체와 해마의 순서로 전달되어 기억, 정동, 본능 행동 등에 영향을 미친다.

코 안쪽의 공간인 비강에는 후각상피라 불리는 특별한 점막이 있으며, 이 후각상피의 점막층에는 후각모(후각 세포의 끝)가 노출되어 있다. 코로 들어온 방향 성분은 후각모에 포착되고, 그 자극은 전기 신호로 변환되어 후구를 통해 대뇌변연계의 편도체와 해마로 전달된다. 그래서 본능 행동(식욕, 성욕, 수면욕 등)이나 기억, 희로애락이라는 정동이 후각의 영향을 강하게 받는 것이다. 이처럼 후각 자극은 대뇌변연계와 신경끼리의 연락이 많은 시상하부나 대뇌신피질까지 전달된다. 그렇기 때문에 호르몬 분비나 내장의 움직임 같은 생리 기능, 면역, 지적 활동 등도 후각의 영향을 받고 있을 것이라고 생각된다.

아로마테라피의 작용

아로마테라피는 크게 다음의 세 영역에 작용한다. 첫째는 마음이고, 둘째는 몸이며, 셋째는 피부다. 몸과 마음에 대해서는 동시에 작용이 이루어지며, 피부에 대해서는 에센셜오일의 미용 효과를 기대할 수 있다.

세 가지 작용	
마음에 작용할 때	에센셜오일의 향기를 맡으면 엔도르핀, 세로토닌, 아드레날린 등이 분비된다고 한다. 이 물질들은 행복감, 정서 안정, 마음의 의욕과 활기, 진정 효과 등과 관계가 있는 신경전달물질(뇌내 호르몬)이다. 향기를 통해 자극을 받는 대뇌변연계, 시상하부, 뇌하수체라는 부분들은 정동, 기억, 본능 행동, 식욕, 성욕, 수면욕을 비롯해, 자율신경계와 내분비계의 기능을 조절하고 있다. 이 부분들은 마음의 영향을 쉽게 받는 곳으로서, 마음이 안정되어 있으면 그 기능이 원활하게 작동하고 질병에도 잘 걸리지 않는다. 편안한 마음으로 기분 좋게 쉴 수 있는 향기를 선택해보자.
몸에 작용할 때	에센셜오일에는 면역 기능을 강화하는 성분이 들어 있다. 이들 성분은 우리 몸이 바이러스나 세균 등과 싸워 이길 수 있도록 힘을 길러주고, 혈액과 림프액의 순환을 촉진한다. 또 신장과 간, 위 등의 각 기관을 자극하여 기능을 향상시키는 작용도 하는 것으로 알려져 있다. 마사지 또한 같은 효능이 있다. 마사지 자체가 근육의 긴장을 풀어주고 통증을 완화시키는 작용을 하기 때문이다. 아로마테라피는 에센셜오일의 효능과 마사지의 자극이 복합적으로 작용하여 더 큰 효과를 만들어내는 것이라고 하겠다.
피부에 작용할 때	에센셜오일에는 피부 상태를 정돈해주고 피부 손질에 효과가 있는 성분도 많이 들어 있다. 살균 소독 작용이 있기 때문에 여드름이나 상처에도 사용할 수 있다. 사람은 자신이 좋아하는 향기를 맡고 마음이 편안해지면 긴장이 이완되면서 혈관이 확장된다. 그러므로 이때 마사지를 하면 혈액 순환이 촉진되고, 결과적으로 피부의 신진대사가 활성화되는 것을 도울 수 있다. 또한 피부와 마음은 밀접한 관계가 있다. 그렇기 때문에 피부에 부드러운 촉각 자극을 주면, 정서를 안정시키고 스트레스 내성을 높이는 효과도 얻을 수 있다.

피부 접촉의 효과와 어루만진다는 것의 의미

따뜻한 손으로 부드럽게 감싸듯이 마사지를 하면, 뻣뻣하게 굳은 몸이 부드럽게 이완되고 머릿속의 피로까지 풀리게 된다. 그래서 마사지를 받다 보면 어느새 스르르 잠들어버리는 경우가 많다.

피부 접촉이란 곧 어루만진다는 것을 뜻한다. 이때 부드럽게 쓰다듬는 행위는 그 자체가 하나의 테라피(요법)로서 효과를 발휘한다. 누군가 등을 쓸어줄 때 마음이 차츰 가라앉는 것을 경험한 적이 있지 않은가? 접촉을 한다는 것은 친밀감과 애정을 전달한다는 것이며, 이때 말이 필요 없는 커뮤니케이션이 이루어진다.

굳이 말하자면, 피부란 자신과 외부 세계의 경계라고 할 수 있다. 피부 마사지를 통해서 우리는 무의식 속의 자기 자신을 재확인한다. 여기에 존재하고 있다는 실감, 제자리에 있어야 할 것들이 제자리를 지키고 잘 돌아가고 있다는 느낌 그리고 안에서 일어나는 기분 좋은 감각을 조용히 체감하면서 정신적인 안정을 찾아가는 것이다. 접촉할 때 발생하는 피부 감각은 바로 그 순간에 일어나는 생생한 느낌 그 자체이며, 그때 우리는 '지금'이라고 하는 순간을 실감한다.

일상 속에서 우리는 좀처럼 자신의 의식을 현재 상태에 붙잡아두지 못하고, 생각은 과거와 미래 사이를 이리저리 돌아다닌다. 그것이 우리의 머리와 마음이 피곤해지는 원인이기도 하다.

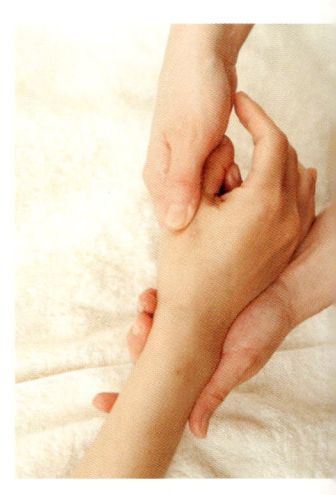

외배엽에서 유래한 피부와 뇌 : 피부는 밖에 나와 있는 뇌

피부를 쓰다듬으면 왜 뇌가 휴식을 취하게 되는지를 발생학의 관점에서 살펴보기로 하자. 언뜻 이해가 되지 않을지도 모르지만, 피부를 쓰다듬는다는 것은 뇌를 쓰다듬는 것과 같다.

처음에 수정란이 만들어졌을 때로 돌아가 보자. 이 수정란은 세포 분열을 거듭하여 외배엽, 중배엽, 내배엽이라는 3개의 배엽으로 나누어지는 시기에 이른다. 그런 다음에 각각의 배엽들이 심장, 위, 피부와 같은 각각의 기관으로 발달해, 이윽고 몸을 완성하게 된다. 이때 외배엽이라고 불리는 부분을 살펴보면, 바깥쪽에 노출되어 있던 부분이 피부가 되고, 안쪽에 들어가 있던 부분은 뇌와 신경이 된다. 이와 같이 뇌와 피부는 사실은 같은 부분에서 갈라져 나왔다. 그렇기 때문에 피부를 자극하는 것이 곧 간접적으로 뇌를 자극하는 것이 된다고 말하는 것이다.

접촉을 하면서 천천히 부드럽게 힘을 가하는 경우에도 뇌가 안정감을 느끼는 것으로 알려져 있다. 그러나 똑같은 접촉이라 하더라도 공포감이나 불안감, 고통을 동반한 경우에는, 그것이 마음 깊은 곳에 기억되면서 해마를 위축시킬 수 있다고 한다. 서로 즐겁고 편안하게 느낄 수 있는 접촉이 가장 중요한 것이 아닌가 싶다.

피부와 뇌가 연결되어 있음을 의식하면, 자연히 손놀림이나 마음가짐이 달라질 것이다.

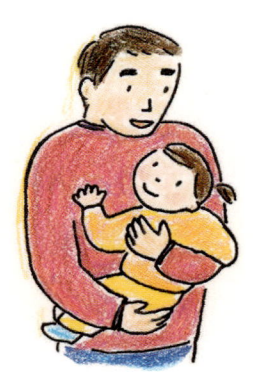

통증의 게이트콘트롤 이론과 향기, 피부 접촉

어디에 부딪히거나 상처를 입으면 그 자극은 말초신경을 통해 척수로 전달된다. 이어서 척수에 있는 관문이 열려 그것이 뇌로 전달되면, 그때 우리는 그 자극을 통증으로 인식하게 된다. 그런데 최근에 이처럼 통증을 느끼는 과정에 향기나 피부 접촉, 감정이 관련되어 있다는 사실이 밝혀졌다.

불안이나 공포 감정은 그 관문을 열고 통증을 증폭시키는 방향으로 작용한다고 한다. 또 오랫동안 계속되는 통증은 교감신경을 긴장시켜, 새로운 통증 유발 물질을 만들어낸다는 사실도 밝혀졌다.

반면에 기쁜 감정이나 고양감, 부드럽게 쓰다듬거나 어루만지는 촉각 자극은 그 관문을 닫아 통증을 감소시키는 방향으로 작용한다. 어린아이가 넘어져서 상처가 나면, 어른들이 상처 주변을 어루만지며 "호호, 쌔쌔" 하고 입김을 불어준다. 실제로 이런 행동은 효과가 있는데, 그 이유는 말을 통해 느껴지는 안정감과 어루만지는 피부 접촉이 통증이 전달되는 관문을 닫아주기 때문이다.

관문을 닫아서 통증을 차단하고 감소시킨다는 이 이론이 '통증의 게이트콘트롤 이론'이다.

손가락을 칼에 베이거나 바늘에 찔리는 것과 같은 순간적이고 날카로운 급성 통증은 신호 전달 속도가 매우 빠르고 중간에 차단되는 경우가 별로 없다. 그러나 만성적이고 둔한 통증 신호는 뇌로 전달되는 속도가 느리다. 그리고 비교적 피부 접촉이나 향기 자극으로 차단하기가 쉽다. 또 마음이 편안해지는 향기를 맡거나 피부 접촉을 하면, 진통 작용을 하는 신경전달물질이 활발하게 분비되는 것으로 여겨지고 있다. 아로마테라피에서 가능한 한 자신이 좋아하는 향기가 나도록 에센셜오일을 배합하려는 것도 그 때문이다.

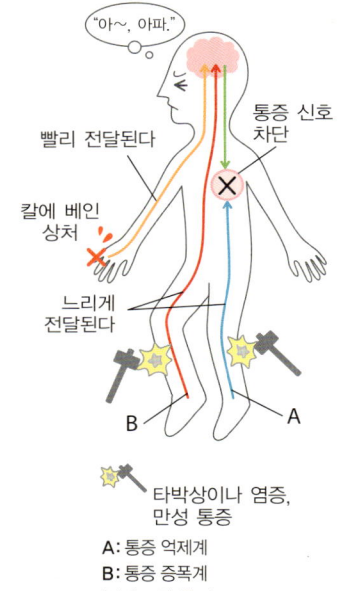

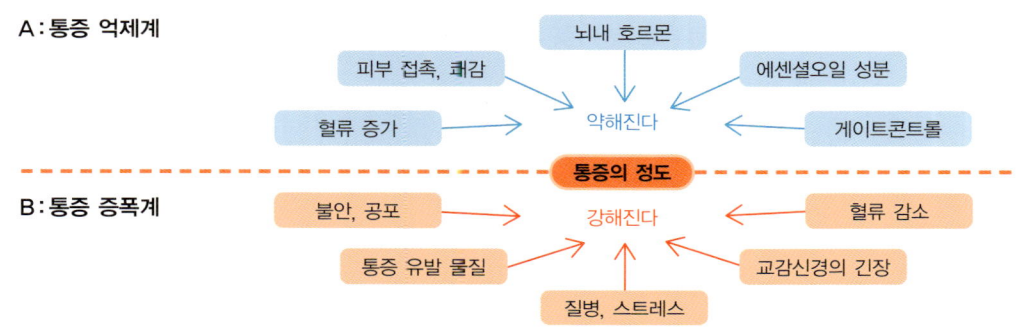

오일 바르는 법

마사지를 편안하게 하려면 처음에 오일을 잘 바르는 것이 중요하다.
어떤 식으로 하는 것이 좋은지, 그 방법을 확실하게 익혀두자.

① 마사지 오일을 만든다.

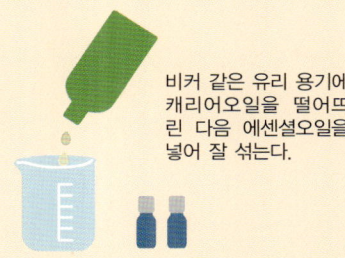

비커 같은 유리 용기에 캐리어오일을 떨어뜨린 다음 에센셜오일을 넣어 잘 섞는다.

② 오일을 손에 묻혀서 바른다.

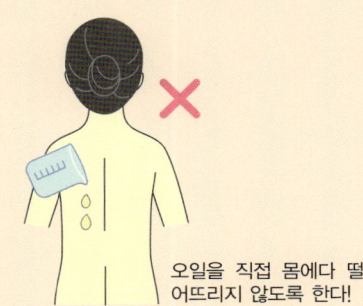

오일을 직접 몸에다 떨어뜨리지 않도록 한다!

③ 오일을 바른다.

몸

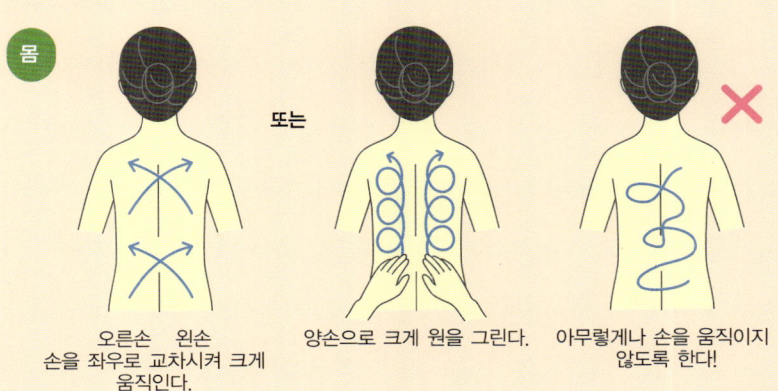

오른손 왼손
손을 좌우로 교차시켜 크게 움직인다.

또는

양손으로 크게 원을 그린다.

아무렇게나 손을 움직이지 않도록 한다!

다리

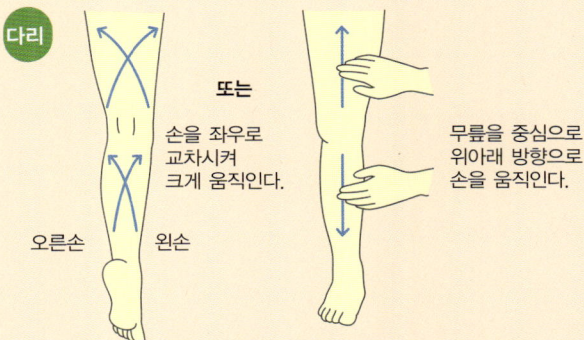

손을 좌우로 교차시켜 크게 움직인다.

오른손 왼손

또는

무릎을 중심으로 위아래 방향으로 손을 움직인다.

마사지를 행하는 부위에 골고루 오일을 바른다. 손바닥 전체를 피부에 밀착시켜, 손을 크게 움직이는 것이 핵심이다.

LESSON 02　에센셜오일

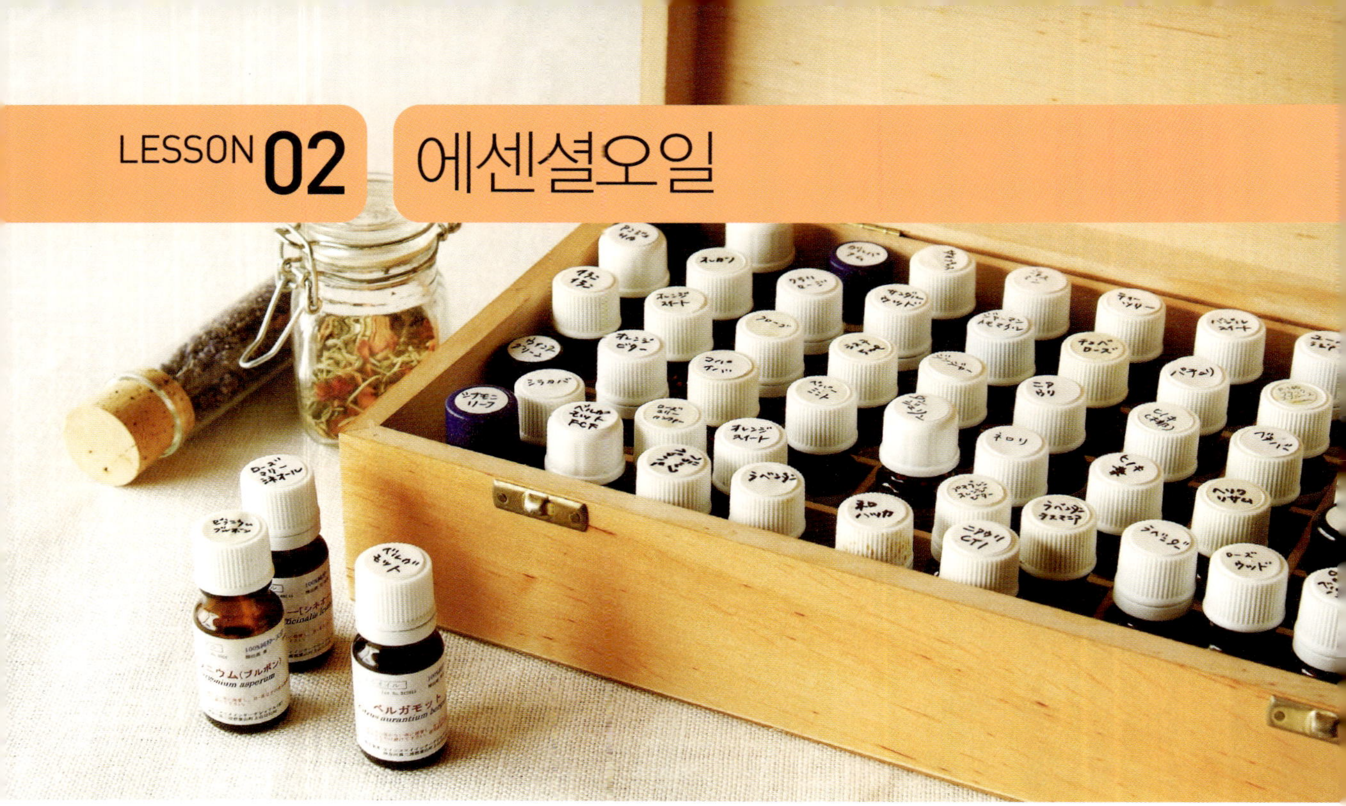

01 • 에센셜오일이란?

방향 식물 : 허브

향기가 나는 식물들을 떠올려보자. 정원수로 흔히 볼 수 있는 장미, 금목서(金木犀), 서향(瑞香), 산초, 유자 그리고 요리에 사용되는 로즈메리나 바질, 후추, 소엽(蘇葉) 등이 있을 것이다. 요즘에는 향기가 있는 풀이나 나무를 허브, 방향 식물, 약용 식물 등으로 부르고 있는데, 오랜 옛날에는 라틴어로 헤르바(Herba)라고 불렀다.

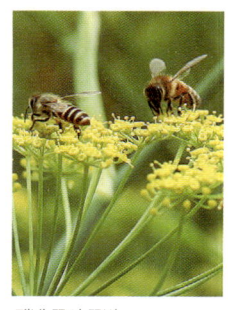

펜넬 꽃의 꿀벌

향기의 정체 : 에센셜오일

식물에서 풍겨 나오는 향기의 정체는 정유(精油), 즉 에센셜오일이라는 물질이다. 에센셜오일은 몇 가지 방향 성분의 혼합체이며, 그 성분 하나하나가 약리적 효능을 가지고 있다.

　방향 식물은 종류가 많은데, 그 가운데 비용 측면에서 채산이 맞는 것을 골라 에센셜오일을 추출하고 있다. 현재 구입할 수 있는 에센셜오일의 종류는 200개 정도에 이른다.

2차 대사 : 에센셜오일을 만드는 특별한 작용
식물은 뿌리에서 흡수한 물과 태양 광선과 공기 속의 이산화탄소로 생육에 필요한 포도당과 산소를 만드는 광합성 작용(1차 대사)을 한다. 그런데 기호품이나 의약품의 원료, 식물 자원으로 쓰이는 식물들은 거기에 더하여 2차 대사 작용을 하고 있다. 2차 대사로 만들어지는 그 식물 고유의 물질 중에는 허브 종류의 에센셜오일, 커피콩과 녹차의 카페인, 고무나무의 고무, 감의 타닌, 담배의 니코틴 등이 있으며, 투구꽃의 뿌리, 키나 나무의 껍질, 인도사목(印度蛇木)의 뿌리, 양귀비 등의 알칼로이드도 여기에 포함된다.

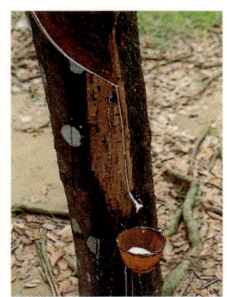

고무나무(*Hevea brasilien sis*) 껍질에 반 바퀴 정도 나선형으로 상처를 낸 후 천연 고무 원료인 수액을 모으고 있다. 타이어를 만드는 데 꼭 필요한 재료다.

에센셜오일이 축적되어 있는 조직
에센셜오일은 식물의 선모(腺毛), 유포(油胞), 유도(油道), 유실(油室)과 같은 이름을 가진 특별한 조직에 축적되어 있다. 이들 조직은 식물에 따라 각각 다른 위치에 있는데, 예를 들어 꿀풀과 식물은 잎의 표면, 산형과 식물은 줄기 속, 생강과 식물은 뿌리줄기의 속, 운향과의 감귤류는 과피에 있다.

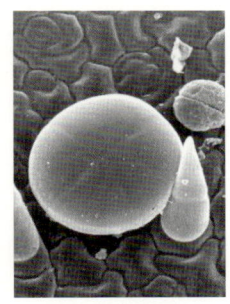

꿀풀과 식물의 잎 표면을 전자현미경으로 찍은 사진. 가운데 보이는 커다란 둥근 선모에 에센셜오일이 축적되어 있다. 오른쪽 위의 작은 선모는 성장 중이어서 아직 에센셜오일이 많이 들어 있지 않다.

식물이 에센셜오일을 만들어내는 이유
식물은 왜 에센셜오일을 만드는 것일까? 여러 설이 있는데, 무엇보다도 식물은 움직이는 동물과 달리 뿌리를 내린 곳에서 일생을 마친다. 이 때문에 자신을 보호하고 자손을 남기고자 일종의 무기로서 에센셜오일을 만들어내는 것이 아닌가 한다. 예를 들면 에센셜오일을 공기 중에 발산하여 바이러스나 세균 감염을 막고, 꽃가루받이를 도와줄 곤충들을 향기로 유인하는 것이다. 또 초식동물이나 곤충이 싫어하는 향기와 독을 분비하여, 먹이가 되지 않도록 자신을 보호하기도 한다.

에센셜오일의 특성
① 물에 잘 녹지 않는다.
② 알코올이나 유지에 잘 녹는다.
③ 휘발성 방향 물질이다. 강한 향기가 나며 공기 속으로 바로 증발한다.
④ 주성분은 탄화수소류, 알코올류, 알데히드류, 에스테르류의 유기화합물이다.
⑤ 분자량이 작다.
⑥ 여러 약리 작용이 있다.
⑦ 에센셜오일 성분은 열이나 산소에 닿으면 변화를 일으켜 품질이 떨어진다.

식물의 에센셜오일이 하는 일
① 곤충을 유인하거나 막는다.
② 포식자로부터 자신을 보호한다.
③ 세균이나 바이러스를 막는다.
④ 상처를 치유한다.
⑤ 다른 식물이 싹을 틔우거나 성장하는 것을 억제한다.
⑥ 건조되는 것을 막는다.
⑦ 식물의 생리 작용을 활성화한다.

02. 에센셜오일의 추출

에센셜오일과 추출 방법의 관계

에센셜오일을 추출하는 데에는 압착과 증류 같은 특수한 방법이 사용된다. 식물 속에 에센셜오일이 들어 있는 양은 보통 전체의 1~1.5% 정도다. 어떤 것은 그 양이 극히 적어 0.01~0.02%에 지나지 않는 식물도 있다.

식물은 부위에 따라서 방향 성분이나 에센셜오일이 들어 있는 정도가 다르다. 그러므로 식물의 어떤 부위에서 에센셜오일을 추출할 것인지 그리고 어떤 방법으로 추출할 것인지에 따라서 생산량, 즉 수유율(收油率)과 향기, 작용, 가격이 달라진다. 예를 들어 오렌지 나무에서는 네롤리, 오렌지, 페티그레인이라는 세 종류의 에센셜오일이 추출되는데, 이중에서 가장 가격이 비싼 것은 꽃에서 추출하는 네롤리다. 수유율이 낮아 원료가 대량으로 필요하기 때문이다. 장미꽃에서 추출하는 로즈 오토나 로즈 앱솔루트 에센셜오일도 마찬가지다.

로즈 오토는 다마스크 로즈의 꽃을 원료로 수증기 증류법으로 추출한 에센셜오일을 가리킨다. 그리고 로즈 앱솔루트는 다마스크 로즈 그리고 센티폴리아 종인 캐비지 로즈, 이 두 가지 꽃에서 유기용제법으로 추출한 에센셜오일이다. 일반적으로 센티폴리아 종을 원료로 한 앱솔루트가 더 많이 유통되고 있다.

같은 원료를 사용하더라도 추출 방법에 따라 방향 성분의 종류나 비율이 달라지며, 이에 따라 향기에도 차이가 나타난다.

위에서부터 오렌지, 네롤리, 페티그레인. 같은 식물에서 추출한 에센셜오일이라도 추출 부위(과피, 꽃, 잎)에 따라 다른 에센셜오일이 된다.

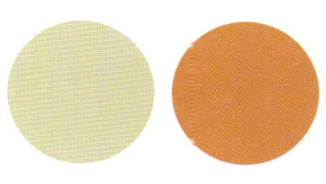 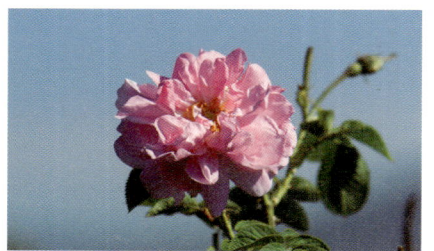

다마스크 로즈(오른쪽)에서 추출한 로즈 오토(왼쪽)와 로즈 앱솔루트(가운데). 추출 방법이 다르면 색깔뿐만 아니라 향기와 성분도 다른 에센셜오일이 만들어진다.

화학종 또는 케모타입 이야기

같은 쌀이나 감귤 또는 포도주라 하더라도 수확한 해나 산지에 따라 맛과 풍미가 다르다. 농작물을 가공한 에센셜오일도 마찬가지다.

　에센셜오일은 원료 식물의 생육 환경, 즉 기온이나 토양의 질, 일조 조건 등에 영향을 받으며, 그 향기가 해마다 조금씩 미묘한 변화를 나타낸다. 그 차이가 아주 큰 경우에는 아로마테라피의 효능도 크게 달라지기 때문에 별개의 에센셜오일로 취급한다. 그러나 식물학적으로는 같은 종이므로, 그 다른 경우를 화학종 또는 케모타입이라고 부른다.

　로즈메리, 타임, 니아울리 등의 경우에 화학종이 있다. 같은 로즈메리(Rosmarinus offcinalis)라도 산지에 따라 캠퍼 향이 강한 것, 버베논 향이 강한 것, 시네올 향이 강한 것이 있다. 이럴 때는 학명 뒤에 성분명을 표기하여 그 종류를 구별한다.

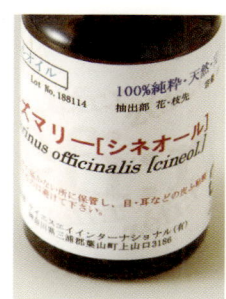

로즈메리 에센셜오일은 캠퍼, 버베논, 시네올이라는 세 종류의 화학종이 있는데, 라벨을 보면 각각 로즈마리누스 오피키날리스 캄페르(Rosmarinus offcinalis[cam pher]), 로즈마리누스 오피키날리스 베르베논(Rosmarinus officinalis[verbe non]), 로즈마리누스 오피키날리스 시네올(Rosmarinus officinalis[cineol])이라고 표기되어 있다(제조사에 따라 조금씩 차이가 있다). 학명은 같으나 주요 성분이 다른 것이다. 위의 사진은 시네올이다. 성분명 앞에 'ct.'라고 표기되는 경우도 있는데, 이는 화학종이라는 의미다.

재배한 것인지 야생의 것인지 또 수확 시기에 따라 향기가 달라진다

천연 물질인 에센셜오일은 증류 조건이나 원료 식물의 생육 환경, 재배 방법, 수확 시기 등에 따라서 품질이 달라진다. 일반적으로 허브는 개화 직전 또는 반쯤 피었을 때부터 70% 정도 핀 상태, 즉 에센셜오일의 양이 가장 많은 시기에 수확한다. 그것을 그대로 또는 그늘에서 말린 후에 에센셜오일을 추출한다. 에센셜오일은 과실이 덜 익었는지 완전히 익었는지에 따라서도 향기가 달라진다. 또 어느 시기에 수확하여 증류했느냐에 따라서 각각 다른 에센셜오일로 취급되기도 한다.

　생산지의 해발 높이에 따라서 향기가 달라지는 경우도 있다. 보통 해발 800~1600미터에서 재배되는 라벤더(Lavandula angustifolia)의 예를 들어보자. 라벤더는 해발이 높을수록 주요 성분인 초산리날릴이 증가하고 향기가 달콤해지며 진정 효과가 강해진다. 한편 해발 높이가 같은 곳에서 자랐다 하더라도, 밭에서 재배한 라벤더와 야생 라벤더는 향기가 아주 다르다. 1600~1800미터의 산악 지대에 자생하는 야생 라벤더는 향기가 매우 강렬하고 특별하여, 마치 경작지가 아닌 거칠고 울퉁불퉁한 땅에서 꿋꿋하게 살아가는 모습을 그대로 보여주는 듯하다.

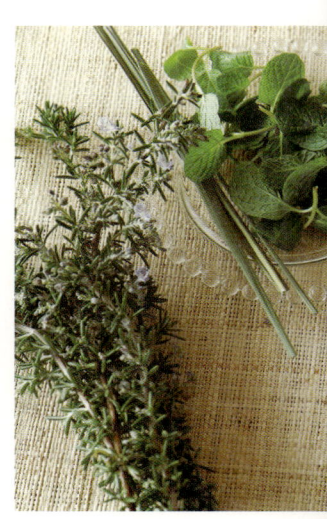

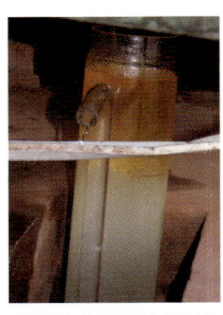

마다가스카르에서 라빈트사라 나무를 원료로 라빈트사라 에센셜오일과 방향 증류수를 얻고 있는 사진. 수증기 증류법의 최종 단계로서, 둘로 나누어져 있는 위쪽의 황갈색 부분이 에센셜오일이고, 아래쪽 부분이 방향 증류수다.

에센셜오일의 주요 추출 방법

① 수증기 증류법

에센셜오일을 추출하는 가장 일반적인 방법이다. 우선 원료를 증류기에 넣고 수증기를 불어넣어 가열한다. 쉽게 말하면 커다란 찜기에 넣고 찌는 것이라 하겠다. 그러면 수증기의 열로 에센셜오일이 들어 있는 세포가 파괴되고, 그 속에 있던 에센셜오일이 방출되어 휘발된다. 이렇게 기화된 상태로 증류기 윗부분에 몰려 있던 에센셜오일 증기와 수증기는 냉각관을 지나면서 그사이에 냉각되어 다시 액체 상태로 돌아간다. 최종 단계에서 물에 녹지 않고 떠 있는 에센셜오일을 분리한다. 남아 있는 물은 에센셜오일이 약간 녹아 있어 방향 증류수라 부르는데, 화장수나 마시는 용도로 사용된다.

수증기 증류법은 원리는 간단하지만 숙련된 기술을 요한다. 식물에 따라 시간, 온도, 압력 등 가장 적합한 증류 조건이 다르기 때문이다. 예를 들어 짧은 시간에 고온, 그압으로 한꺼번에 증류해버리면, 천천히 휘발되는 유용한 성분들이 미처 추출되지 않아서 향기나 품질이 떨어지는 에센셜오일이 나오게 된다. 아래 그림은 수증기 증류법을 나타낸 것이다. 증류기 안에 물과 원료 식물을 한꺼번에 넣고 직접 가열하는 직화 증류법도 있는데, 장미와 같은 꽃에서 에센셜오일을 얻을 때 사용한다.

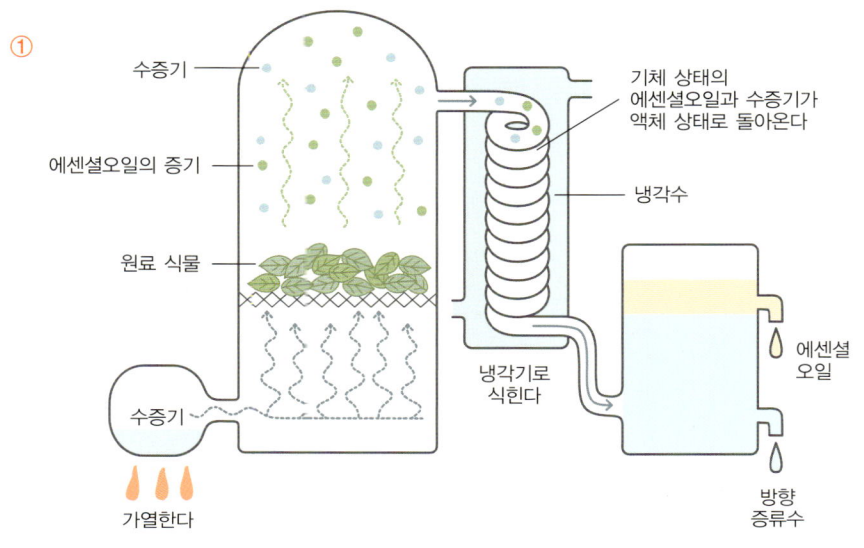

② 유기용제법

재스민, 장미, 월하향, 프랑킨센스 등 꽃이나 수지의 방향 성분을 용제에 녹여서 추출하는 방법이다. 처음에 원료 식물을 석유 에테르나 헥산 같은 유기용제에 넣은 후 용제를 증발시키면, 콘크리트라는 물질이 남는다. 이것을 알코올에 섞어 방향 성분만을 추출한 다음에 마지막으로 알코올을 제거하고 정제한 것이 앱솔루트다. 수지가 원료인 경우에는 레지노이드라고도 부른다.

이 방법을 사용하면 수증기 증류법으로 추출하기 어려운 성분이나 색소, 밀랍 성분 등을 더 얻을 수 있으며, 생산량도 약간 늘어난다.

③ 냉침법

라드(소, 돼지 기름)가 방향 성분을 흡착하는 성질을 이용한 전통적인 추출법이다. 최근에는 그다지 많이 쓰이지 않는다.

주위를 나무 틀로 두른 유리판(섀시)의 양면에 라드를 바르고, 빗으로 자국을 만든 위에 재스민이나 월하향 꽃을 조심스럽게 골고루 뿌리고 섀시를 겹쳐놓는다. 꽃이 시들면 수작업으로 새 꽃으로 바꾸어준다. 3주에서 1개월 정도 계속하여, 방향 성분이 스며들도록 한다. 방향 성분이 포화 상태가 된 라드를 포마드라고 한다.

포마드를 알코올과 섞어서 방향 성분을 추출한 뒤 마지막으로 알코올을 제거하고 정제하면 에센셜오일이 만들어진다. 이것도 똑같이 앱솔루트라고 하는데, 유기용제법으로 추출한 앱솔루트와 구별하여 섀시 앱솔루트라고 부르기도 한다.

④ 압착법

감귤류의 과피는 압착하여 방향 성분을 추출하는 방법이다. 가열하지 않으므로 자연의 향기를 그대로 추출할 수 있다.

정확히 말하면, 압착법으로 추출한 것은 에센셜오일이 아니라 에센스라고 한다. 과실의 껍질과 알맹이를 분리하여 껍질만을 압착하면, 더 고급스러운 품질의 에센스를 추출할 수 있다.

옛날에는 과피를 손으로 짓이겨, 해면으로 즙을 흡수하는 방법과 안쪽에 뾰족한 돌기가 많이 있는 깔때기 모양의 도구에 과실을 밀어넣는 방법(에퀴엘 법)으로 과즙을 추출해서 윗부분에 떠오르는 에센스만을 분리했다.

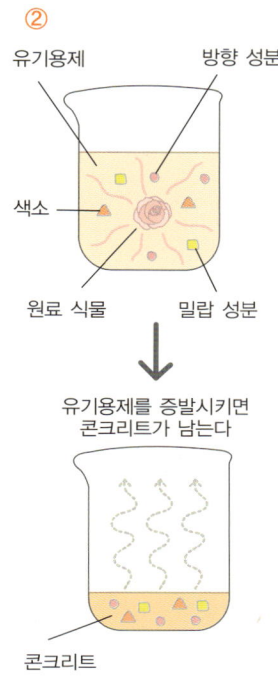

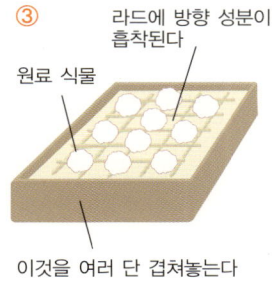

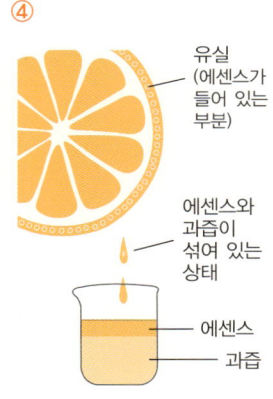

03. 에센셜오일의 작용과 흡수, 배설 경로

에센셜오일의 다양한 작용

에센셜오일의 효능은 여러 방면에 걸쳐 다양한 형태로 나타난다. 바로 이런 점이 아로마테라피가 주목을 받고 있는 이유 중 하나일 것이다. 어떤 한 가지 기능에 초점을 맞춰 블렌딩을 했어도, 결과적으로 나타나는 효과는 하나에 그치지 않는다. 실내용 방향제로 사용하는 것이 목적이었다 해도, 천연 에센셜오일은 어느새 몸과 마음에 작용하고 있는 것이다.

에센셜오일의 감염 방지 작용

에센셜오일에 들어 있는 카르바크롤, 티몰, 오이게놀, L-멘톨, 파라시멘, 게라니올, 리날로올, 테르피네올, 리모넨, α피넨, 1,8시네올, 테르피넨4올과 같은 성분은 세균이나 바이러스, 진균(곰팡이) 증식을 억제하여 감염증을 예방하는 작용을 한다고 알려져 있다.

특히 페퍼민트 에센셜오일과 그 주성분인 L-멘톨은 병원성 대장균 O-157을 억제하는 효과가 있다. 페퍼민트 향은 주방이나 화장실에서 쓰는 제품과 껌 등에서 많이 접할 수 있다. 페퍼민트와 잘 어울리는 레몬이나 유칼립투스, 티트리, 라벤더 등과 함께 항균을 목적으로 하는 아로마 소품을 만들어보자.

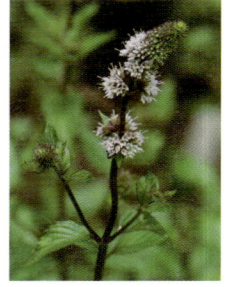

페퍼민트의 꽃

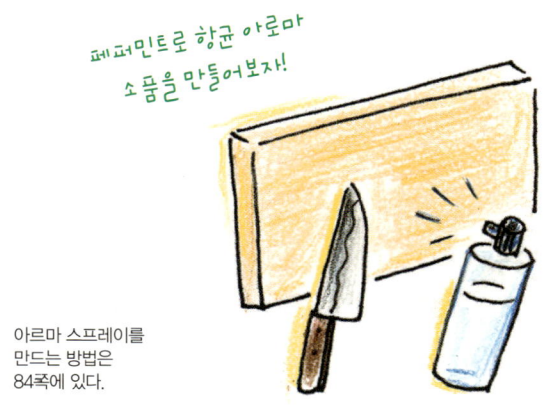

페퍼민트로 항균 아로마 소품을 만들어보자!

아로마 스프레이를 만드는 방법은 84쪽에 있다.

에센셜오일의 주요 효능

항균 작용 : 세균 증식을 억제하고 감염을 예방한다.
항바이러스 작용 : 바이러스 증식을 억제하고 감염을 예방한다.
항진균 작용 : 진균 증식을 억제하고 감염을 예방한다.
거담 작용 : 가래 배출을 촉진한다.
카타르 증상 제거 작용 : 코나 기관지 등에서 과잉 분비되는 체내 점액을 가라앉히고 배출을 촉진한다.
진해 작용 : 기침을 가라앉힌다.
신체 기능 활성화 작용 : 몸의 기능을 강화하고 활성화한다.
면역 기능 강화 작용 : 면역 기능을 높이고 몸의 방어 능력을 강화한다.
진정 작용 : 중추신경계를 진정시키고 기분을 가라앉힌다.
스트레스 완화 작용 : 스트레스 저항성을 높인다.
항불안, 항우울 작용 : 불안한 마음을 누그러뜨리고 기분을 밝게 해준다.
자율신경 조절 작용 : 자율신경의 균형을 바로잡아준다.
신경 강화 작용 : 신경을 튼튼하게 강화하고 활력을 불어넣어준다.
정신 안정 작용 : 정신적으로 불안정한 상태를 안정시킨다.
행복감 증진 작용 : 행복감을 높이고 안락한 기분을 갖게 해준다.
정신 고양 작용 : 긴장을 풀어주고 기분을 고양시킨다.
머리를 맑게 하는 작용 : 뇌의 움직임을 자극해 머리를 맑게 해준다.
최음 작용 : 긴장을 이완시키고 성욕을 높인다.
가온(加溫), 인적(引赤) 작용 : 혈관을 확장하고 국소적으로 체온을 높인다.
혈액순환 촉진 작용 : 혈액순환을 촉진한다.
울체(鬱滯)와 울혈(鬱血)을 제거하는 작용 : 몸 안에 정체되어 있는 혈액이나 림프액 등의 순환을 촉진한다.
지방 연소 작용 : 체내 지방이 연소되는 것을 돕는다.
해독(디톡스) 작용 : 체내의 노폐물이 배출되는 것을 돕는다.
항경련, 진경 작용 : 경련을 가라앉힌다.
근육 이완 작용 : 긴장된 근육을 부드럽게 풀어준다.
진통 작용 : 통증을 완화한다.
마취 작용 : 국소적으로 통증을 완화한다.
항염증 작용 : 염증을 완화한다.
항소양증 작용 : 가려움증을 완화한다.

항알레르기 작용 : 알레르기 증상을 완화한다.
반흔 형성 작용 : 상처에 새살이 돋는 것을 돕는다.
피부 상처 치유 작용 : 상처가 아무는 것을 돕는다.
피부세포 활성화 작용 : 세포의 신진대사를 촉진한다.
피부를 부드럽게 해주는 작용 : 딱딱하게 굳은 피부를 부드럽게 만들어준다.
피부 수렴 작용 : 피부나 조직을 끌어당겨 수축시킨다.
혈압 강하 작용 : 혈압을 낮춘다.
혈압 상승 작용 : 혈압을 높인다.
피지 분비 조절 작용 : 피지가 너무 많이 또는 너무 적게 분비되는 것을 조절한다.
소화 촉진 작용 : 위의 연동운동과 소화액 분비를 촉진하여 소화를 돕는다.
간장 기능 강화 작용 : 간장 기능을 강화하고 활성화한다.
담즙 분비 촉진 작용 : 담즙이 잘 분비되도록 촉진한다.
위장 기능 강화 작용 : 위의 기능을 강화하고 활성화한다.
변비 개선 작용 : 대장의 연동운동을 촉진하여 배변을 돕는다.
결석 용해 작용 : 결석을 용해한다.
장내 가스 배출 작용 : 장에 갇혀 있는 가스가 배출되는 것을 돕는다.
유사 에스트로겐 작용 : 에스트로겐과 비슷한 작용을 한다.
유사 코티손 작용 : 부신피질호르몬인 코티손과 비슷한 작용을 한다.
호르몬 조절 작용 : 호르몬의 균형을 조절한다.
통경 작용 : 월경을 촉진한다.
구충 작용 : 장내 기생충을 제거한다.
곤충이나 벌레 퇴치 작용 : 모기와 같은 곤충이나 벌레를 막아준다.
피부 또는 점막 자극 작용 : 피부나 점막을 자극해 염증이나 발적을 일으킨다.
신경독성 작용 : 뇌나 신경에 손상을 입힌다.
간독성 작용 : 간 기능에 손상을 입힌다.
신독성 작용 : 신장 기능에 손상을 입힌다.
감작성 작용 : 알레르기 반응을 유발한다. 소량을 사용해도 일어나는 경우가 있다.
광독성 작용 : 자외선 감작성을 높여 발적, 색소 침착, 염증 등을 유발한다.

에센셜오일이 흡수되는 경로와 배출될 때까지의 과정

아로마테라피는 목욕이나 마사지를 통해서 에센셜오일 성분을 몸 안에 흡수시키고, 이로써 몸과 마음의 건강을 유지하는 데 도움을 주는 요법이다. 그러면 에센셜오일의 성분이 어떻게 몸 안으로 흡수되고 다시 밖으로 배출되는지 그 과정을 알아보기로 하자.

네 가지 흡수 경로	
피부를 통해서	에센셜오일 성분은 분자량이 작기 때문에 우리 몸 안으로 쉽게 흡수된다. 일부는 모공, 땀샘, 피지샘 등으로, 또 일부는 피지막이나 피부 내부의 지질에 녹아드는 형태로 흡수된다. 피부의 진피층에 있는 모세혈관이나 림프관을 통해 몸 안으로 들어온 에센셜오일 성분은 혈액을 타고 온몸으로 운반되어 조직이나 기관에 작용한다.
호흡기를 통해서	공기와 함께 들어온 에센셜오일 성분은 일부는 코와 기관, 기관지, 폐의 점막을 통해, 또 일부는 폐포에서 가스 교환이 이루어질 때 모세혈관을 통해 몸 안으로 들어와 혈액을 타고 온몸으로 운반된다.
경구 투여 방법으로	에센셜오일을 직접 복용하는 방법으로 꽤 많은 양이 몸 안으로 들어오게 되므로 가정에서 실시하기에는 위험 부담이 크다. 의료용 아로마테라피를 행할 때, 에센셜오일 전용의 베이스에 섞어서 농도를 희석한 다음에 복용하는 경우가 있다.
직장이나 질을 통해서	좌약을 만들어서 직장이나 질의 점막을 통해 에센셜오일 성분이 흡수되도록 하는 방법도 있다. 다만 가정에서 하기에는 적합하지 않다. 적절한 방법으로 실시하지 않으면 점막에 심한 자극을 주거나 통증을 일으킬 수도 있다.

*주의 : 경구 투여 방법이나 좌약을 이용하는 방법은 개인적으로 실시하지 않도록 한다.

에센셜오일이 배출되는 경로

에센셜오일은 몸 안을 돌아서 신장이나 간으로 운반되어 해독, 대사 과정을 거친다. 그리고 불필요한 노폐물로서 소변이나 대변, 내쉬는 날숨, 땀 등의 형태로 몸 밖으로 배출된다. 에센셜오일 성분을 배출하는 것은 흡수하는 것 못지않게 중요하다. 그 성분들이 몸 안에 쌓여 있으면 안 되는 물질이므로 필요한 기능을 다한 후에는 깨끗이 배출해야 하기 때문이다.

따라서 생활 속에서 아로마를 즐길 때에는 목욕이나 족욕으로 혈액순환을 촉진하고 땀을 내며, 따뜻한 음료를 자주 마시는 것이 좋다.

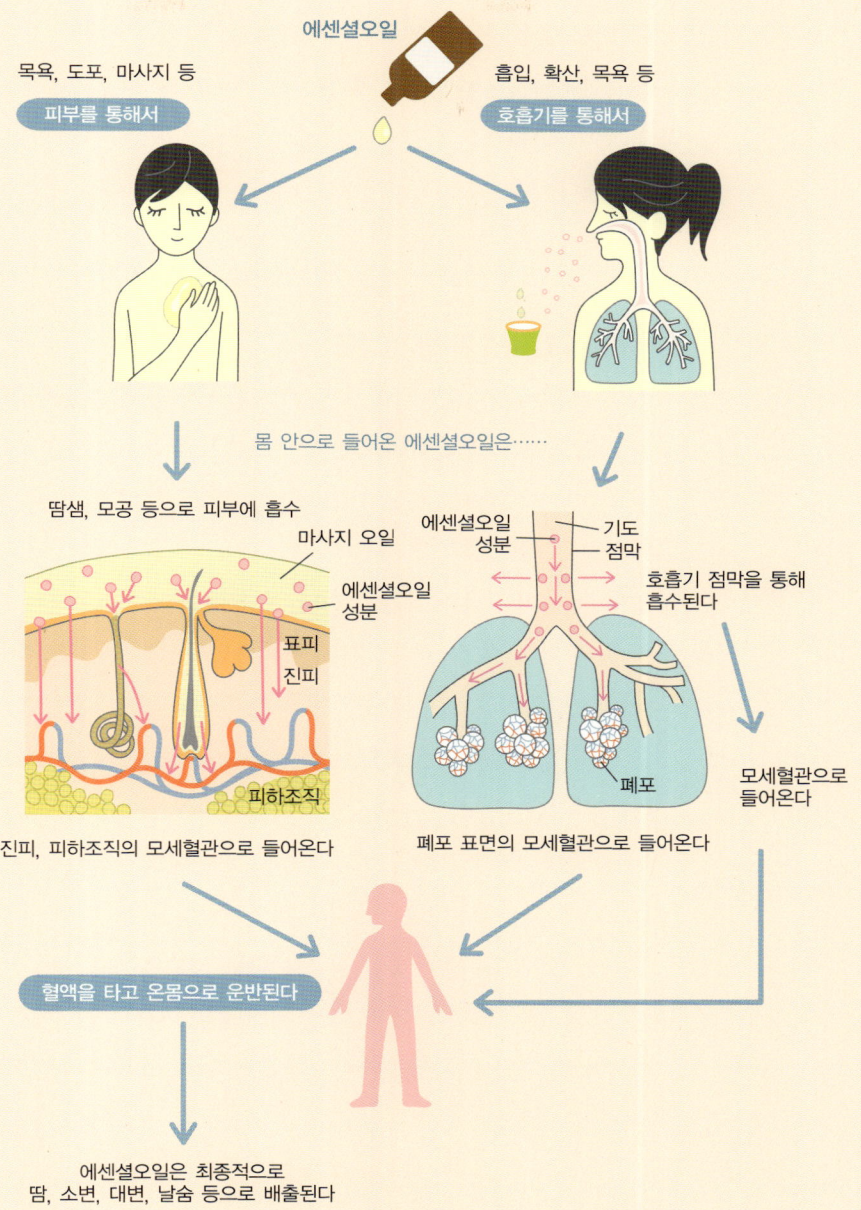

04 • 에센셜오일의 화학

감수 : 미카미 교헤이

에센셜오일을 구성하는 세 가지 원소

에센셜오일은 다종다양한 방향 성분들의 혼합체다. 주로 탄소, 수소, 산소의 세 가지 원소로 결합되는데, 배열 방식의 작은 차이가 다양한 향기를 만들어낸다. 그다지 익숙하지 않은 세계이겠지만, 아로마를 안전하고 효과적으로 사용하고자 할 때 알아두어야 할 화학적 지식을 소개할까 한다.

에센셜오일 성분과 향기 그룹

에센셜오일의 성분은 대부분이 테르펜 화합물 또는 테르페노이드라 불리는 화합물이다. 특히 수소와 탄소만으로 이루어진 탄화수소류가 많은 에센셜오일에 포함되어 있다. 모노테르펜 탄화수소류의 분자식은 $C_{10}H_{16}$이고 세스퀴테르펜 탄화수소류는 $C_{15}H_{24}$로서, 비교적 분자량이 작기 때문에 피부에 쉽게 흡수되는 특징이 있다. 탄화수소류가 변화하여 알코올류, 페놀류 등의 다른 것이 만들어진다. 에센셜오일 성분은 탄소와 수소의 배열 방식이나 결합하고 있는 작용기에 따라서 몇 가지 그룹으로 나누어진다. 이들 향기 그룹에는 공통적인 약리 작용도 있고, 각각의 성분에 고유한 약리 작용도 있다.

대표적인 향기 그룹을 정리해놓은 것이 다음의 표다. 이들 성분 중에는 안전하게 사용할 수 있고 효능이 좋은 것도 있지만, 바람직하지 않은 작용을 하는 것도 있다. 안 좋은 작용을 하는 성분이 많은 에센셜오일은 취급할 때는 물론이고 유아, 임산부, 고령자, 동물에게 사용할 때 세심한 주의를 기울여야 한다. 신경독성, 간독성, 신독성, 피부 자극성, 점막 자극성, 광독성이 있는 그룹은 그룹 이름과 성분명 그리고 그 성분이 많이 들어 있는 에센셜오일 이름 등을 차례로 정리해서 잘 기억해두도록 하자.

화학의 기초 ① 결합손
원자끼리 결합하는 데 필요한 손의 수는 각각 정해져 있다.

산소	수소	탄소
—O—	H—	—C—
2개	1개	4개

화학의 기초 ② 구조식
에센셜오일의 성분을 구성하는 원자의 종류와 결합 방식을 한눈에 알 수 있게 나타낸 것이다. 그 물질의 성질을 예측할 수도 있다.

보통은 C와 H를 생략하고 그린다.

리모넨($C_{10}H_{16}$)의 구조식

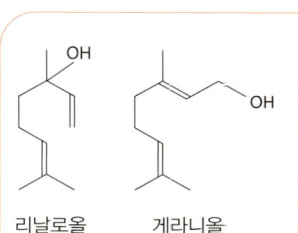

리날로올과 게라니올의 분자식은 둘 다 $C_{10}H_{18}O$이다. 구성 원소의 종류와 수는 같으나 구조식이 왼쪽과 같이 서로 다르다. 이 결합 방식에 따라 향기가 달라진다.

리날로올   게라니올

에센셜오일의 성분 그룹

성분 그룹의 이름	주요 성분	그룹의 주요 효능	주의 사항, 기타
모노테르펜 탄화수소류 성분 이름의 끝이 '-ene'으로 끝난다. 오렌지, 레몬, 스코치파인, 사이프러스 등 감귤류의 과피나 침엽수의 에센셜오일에 특히 많다.	캄펜, α-피넨, β-피넨, γ-테르피넨, 파라시멘, 펠란드렌, β-미르센, 리모넨, δ-3-카렌.	이 그룹의 성분이 들어 있는 에센셜오일은 여러 가지가 있다. 항균, 항바이러스, 항염증, 체액의 울체 제거, 혈액순환 촉진 작용이 뛰어난 것이 특징이다. 그 밖에 유사 코티손 작용, 진해, 거담, 신체 기능 활성화, 면역 기능 강화 작용을 한다.	고농도로 사용하면 피부에 자극을 준다. 휘발되기 쉽다. 반응성이 커서 쉽게 산화한다. 성분이나 효능이 변질되면 피부를 자극하는 원인이 되므로 냉암소에 보관하고 가급적 빨리 사용한다.
세스퀴테르펜 탄화수소류 저먼 캐모마일, 아틀라스 시더우드, 파출리, 블랙페퍼에 많다. 똑같은 세스퀴테르펜이라도 성분에 따라서 진정 작용을 하는 것도 있고 신체 기능 활성화 작용을 하는 것도 있다.	카마줄렌, β-카리오필렌, 커큐민, 게르마크렌 D, 진기베렌, 세드렌, 파출렌, 히마칼렌, 비사볼렌, 파르네센.	항염증, 항히스타민, 항소양증, 항알레르기 작용이 뛰어나다. 그 밖에 진통, 항경련, 신체 기능 활성화, 혈압 강하, 체액의 울체 제거 작용도 한다. 항바이러스 작용은 모노테르펜 탄화수소에 비하면 다소 약하다.	산화되기 쉽다. 이 그룹의 성분들은 향이 강하기 때문에 해당 에센셜오일은 블렌딩할 때 조금만 사용해도 효과가 충분하다. ★ 각각 고유한 작용을 하는 성분도 많은 그룹이므로 사용할 때 주의가 필요하다.
모노테르펜 알코올류 성분 이름의 끝이 '-ol'로 끝난다. 로즈우드, 팔마로사, 제라늄, 라벤더 등의 허브 계열 에센셜오일에 많다.	게라니올, 시트로넬롤, 투자놀, 테르피넨4올, α-테르피네올, L-멘톨, 리날로올, 라반둘롤.	탄화수소에 수산기(-OH)가 결합되어 있다. 항균, 항바이러스 작용이 뛰어나다. 그 밖에 항진균, 면역 기능 강화, 신체 기능 활성화, 신경 강화, 진정, 정신 고양, 구충 작용을 한다. * 모노테르펜 알코올류의 'L-체'는 대부분 진정 효과가 있다.	비교적 피부 자극성이 적고 독성이 낮으므로, 이들 성분이 많이 들어 있는 에센셜오일은 유아나 고령자에게도 부담 없이 사용할 수 있다. * 게라니올은 피부를 부드럽게 만들어주고 피부 탄력을 되찾아주는 작용을 한다.
디테르펜 알코올류 이 성분이 들어 있는 에센셜오일은 많지 않아서 기억해두기가 쉽다. 대표적인 것으로 클라리세이지, 재스민, 록로즈가 있다.	스클라레올, 피톨, 마노올.	유사 에스트로겐 작용을 한다. 그 밖에 신체 기능 활성화, 울혈 제거 등의 효과가 있다. * 록로즈의 지혈 작용과 같이, 에센셜오일에 따라 각각 다른 고유한 기능도 있다.	스클라레올과 마노올의 화학구조는 에스트로겐과 비슷하다. 호르몬제 치료를 받고 있는 사람은 이들 성분이 들어 있는 에센셜오일을 사용할 때 전문가와 미리 상담하는 것이 좋다.

에센셜오일의 성분 그룹

성분 그룹의 이름	주요 성분	그룹의 주요 효능	주의 사항, 기타
세스퀴테르펜 알코올류 성분 이름의 끝이 '-ol'로 끝난다. 샌들우드, 사이프러스, 니아울리 등의 나무 목질부와 잎에서 얻는 에센셜오일과, 저먼 캐모마일, 파출리, 캐럿시드 등의 일부 허브에 많이 들어 있다.	카디놀, 카로톨, 산탈롤, 세드롤, 네롤리돌, 파르네솔, 비사볼롤, 발레리아놀, 파츌롤, 비리디플로롤.	신체 기능 활성화, 면역 기능 강화, 체액의 울체 제거, 항염증, 항알레르기 작용이 뛰어나다. 모노테르펜 알코올류보다 항균, 항바이러스 작용은 다소 약하다. *카로톨에는 간세포 재생 기능, 비리디플로롤에는 유사 에스트로겐 기능이 있다.	비교적 피부 자극성이 적고 독성이 낮으므로, 이들 성분이 많이 들어 있는 에센셜오일은 유아나 고령자에게도 부담 없이 사용할 수 있다. ★ 각각 고유한 작용을 하는 성분도 많은 그룹이므로 사용할 때 주의가 필요하다.
케톤류 성분 이름의 끝이 '-one'으로 끝나는 것이 많다. 케톤의 종류에 따라 위험도가 다르다. 세이지, 페니로열, 쓴쑥은 투존이나 풀레곤 성분이 많아서 간독성이나 신경독성이 특히 강하다.	아틀란톤, 캠퍼, 카르본, 누트카톤, 피페리톤, 피노캄폰, 풀레곤, 펜촌, 버베논, 멘톤 시스자스몬.	카보닐기를 가지고 있다. 카타르 증상 제거, 거담, 면역 기능 강화, 지방 연소, 진통, 담즙 분비 촉진, 반흔 형성, 통경 작용이 뛰어나다. 신경독성과 간독성이 있다.	고농도로 사용하거나 장기간 사용하지 않는다. 간독성, 신경독성이 있으므로 전간 환자, 임산부, 수유 중인 사람, 유유아에게는 사용할 수 없다. *케톤류가 모두 위험한 것은 아니지만, 낮은 농도로 희석하여 사용한다. 투존과 풀레곤을 사용할 때는 특히 주의가 필요하다. ★ 각각 고유한 작용을 하는 성분도 많은 그룹이므로, 사용할 때 주의가 필요하다.
알데히드류 성분 이름의 끝이 '-al' 또는 '-aldehyde'로 끝난다. 사용 방법에 주의가 필요한 그룹이다. 알데히드류 성분이 많이 들어 있는 에센셜오일을 맨 먼저 기억해두는 것이 좋다.	시트로넬랄, 게라니알, 네랄, 신남알데히드, 아니스알데히드, 벤즈알데히드. *게라니알과 네랄 혼합체를 시트랄이라고 한다. 네라니알과 네랄의 비율은 식물에 따라 다르다.	알데히드기를 가지고 있다. 항균, 항바이러스, 항진균, 항염증, 진통, 혈압 강하, 진정, 해열, 소화 촉진 작용을 한다. 점막이나 피부에 강한 자극성을 나타내며, 간독성이 있다. *시트로넬랄은 모기를 퇴치하는 효과가 뛰어나다.	고농도로 사용하거나 장기간 사용하지 않는다. 원액을 바르면 피부가 거칠어지고 상한다. 낮은 농도로 단기간 사용한다. 알데히드는 반응성이 강해서 보존 상태가 나쁘면 금방 산화하여 변질된다. 잘못 사용하면 피부를 자극해 알레르기를 일으킬 수 있으므로 주의한다.
페놀류 이 그룹의 성분들은 벤젠 고리에 직접 수산기가 결합되어 있어서 향기가 자극적이고 효능도 강하다. 알데히드류, 케톤류와 함께 가장 먼저 기억해두는 것이 좋다.	오이게놀, 카르바크롤, 티몰. 벤젠 고리 OH 수산기 티몰의 구조식	알코올류와 마찬가지로 수산기를 가지고 있으나 성질은 다르다. 에센셜오일 가운데 항균, 항바이러스, 항진균 작용이 가장 강하다. 점막이나 피부를 자극하며, 간독성이 크다. 그 밖에 진통, 마취, 면역 기능 강화, 신경 강화, 진통, 구충 작용을 한다.	고농도로 사용하거나 장기간 사용하지 않는다. 원액을 바르면 피부가 거칠어지고 상한다. 낮은 농도로 단기간 사용한다. *페놀류는 타임 티몰, 클로브, 오레가노, 시나몬(잎)에 많이 들어 있다.

에센셜오일의 성분 그룹

성분 그룹의 이름	주요 성분	그룹의 주요 효능	주의 사항, 기타
페놀에테르류 이 그룹의 성분들은 페놀류와 마찬가지로 사용 방법에 주의가 필요하다. 아니스, 사사프라스, 타라곤, 펜넬, 넛메그, 바질 등에 많이 들어 있다.	아네톨, 사프롤, 메틸오이게놀, 메틸카비콜(에스트라골이라고도 한다), 미리스티신.	페놀에 에테르기가 결합되어 있다. 신경독성, 간독성이 있다. 진통, 항경련, 근육 이완, 유사 에스트로겐 작용을 한다. 항균, 항바이러스, 항진균 작용은 페놀류가 훨씬 강하다.	고농도로 사용하거나 장기간 사용하지 않는다. 낮은 농도로 단기간 사용한다. *아네톨이 많은 펜넬이나 아니스는 주의해서 사용해야 한다. *발암성이 있는 사프롤이나 흥분 작용과 환각 작용을 하는 미리스티신이 많이 들어 있는 에센셜오일은 아로마테라피에 사용하지 않는다.
옥사이드(산화물) 종류 니아울리, 머틀, 유칼립투스 라디아타, 유칼립투스 글로불루스 같은 나무의 잎에서 얻는 에센셜오일과 저먼 캐모마일, 제라늄, 장미 같은 일부 허브 계열의 에센셜오일에 들어 있다.	1,8시네올, 비사볼렌옥사이드, 비사볼롤옥사이드, 리날로올옥사이드, 로즈옥사이드, 아스카리돌.	가래를 제거하고 카타르 증상을 억제하는 작용이 뛰어나다. 그 밖에 면역 기능 강화, 항균, 항바이러스, 구충, 항염증 효능이 있다.	이 그룹의 성분이 많이 들어 있는 에센셜오일은 자극성이 강하므로 유아에게는 사용하지 않는다. 다만 유칼립투스 라디아타나 머틀 등 일부는 예외다. *아스카리돌이 많이 들어 있는 에센셜오일은 매우 자극적이고 신경독성과 간독성이 강하기 때문에 아로마테라피에는 사용하지 않는다.
에스테르류 달콤한 과일 향이 특징이다. 꽃에서 얻는 에센셜오일에 많다. '-산'이라는 이름이 많다. 알코올류와 산이 반응해서 생성된다(유기산+알코올 → 에스테르+물).	안젤산이소부틸, 안식향산벤질, 안트라닐산메틸, 초산게라닐, 초산벤질, 초산보르닐, 초산리날릴, 살리실산메틸.	신경계 진정 작용과 진통, 항염증, 근육 이완, 항경련 작용이 뛰어난 것이 특징이다. 그 밖에 항균, 항바이러스, 항진균, 신체 기능 활성화, 혈압 강하 효능이 있다. *초산벤질은 정신 고양 작용을 한다. *살리실산메틸은 피부 자극성이 강하다. 아스피린과 비슷한 작용을 한다.	살리실산메틸 외에는 성질이 부드럽고 독성이 낮아서 부담 없이 사용할 수 있다. *에스테르류는 시간이 오래 경과하면 알코올과 산으로 분해되어 에센셜오일의 부피가 감소한다. ★ 각각 고유한 작용을 하는 성분도 많이 포함되어 있는 그룹이므로, 사용할 때 주의가 필요하다.
락톤류 분자량이 크기 때문에 수증기 증류법으로 얻은 에센셜오일에는 별로 들어 있지 않은 경우가 많다. 압착법으로 추출한 감귤류 에센셜오일과 일부 앱솔루트에 포함되어 있다.	쿠마린, 재스민락톤, 푸로쿠마린 종류가 있다. 푸로쿠마린류에는 프소랄렌이라고도 부르는 푸로쿠마린, 베르가프텐, 베르가모틴, 베르가프톨, 크산토톡신, 안젤리신, 임페라토린이 있다.	쿠마린에는 간독성, 푸로쿠마린류에는 광독성이 있다. 그 밖에 혈압 강하, 진정, 정신 고양, 항진균, 항바이러스, 지방 연소, 카타르 증상 제거 작용 등이 있다.	이 그룹 성분이 들어 있는 에센셜오일을 바른 후에는 강한 자외선을 받지 않도록 주의해야 한다. *특히 베르가모트는 광독성이 강하다. 광독성은 자외선과 반응하여 피부에 색소 침착, 발적, 피부암을 일으킬 수 있는 성질을 말한다.

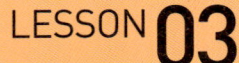
아로마테라피의 실제

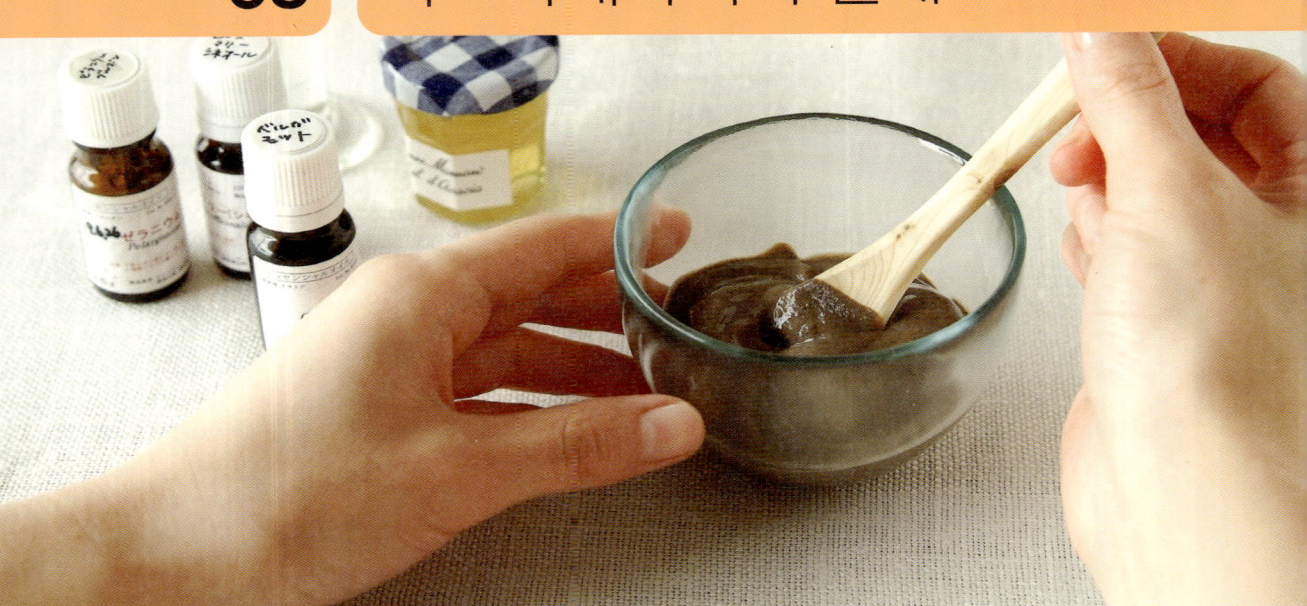

01 • 아로마테라피의 기본 규칙

반드시 지켜야 할 에센셜오일 취급법

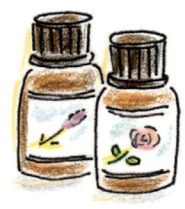

에센셜오일은 식물에서 추출한 천연 물질이다. 그렇다고 해서 100퍼센트 안전하다고 단정할 수는 없다. 에센셜오일은 그 성분이 식물체 안에 들어 있을 때보다 70~100배 정도 농축되어 있는 상태이기 때문에 작용성이 매우 강하다. 그러므로 사용하는 사람의 몸 상태와 체질, 사용 방법에 따라서는 피부염이나 가려움증, 자극감을 느끼는 원인이 될 수도 있다.

생활 속에서 아로마테라피를 즐길 때에는 에센셜오일 원액을 그대로 바르거나 마시지 않는다는 것, 아기에게는 기본적으로 에센셜오일을 사용하지 않는다는 것 등 기본 규칙을 철저히 지켜야 한다. 또 에센셜오일은 매우 민감하게 살아 있는 물질이다. 추출된 이후로 조금씩 향이 변하면서 성분이나 효능이 변질되므로, 일단 마개를 열었으면 1년 안에 다 쓰는 것을 원칙으로 삼도록 하자.

새로운 에센셜오일을 사용하기 전에

새로운 에센셜오일을 사용할 때는 사전에 다음과 같은 테스트 ①, ②를 실시하여 사용 기준을 정하는 것이 좋다. 생리 전과 같이 피부가 민감한 상태일 때는 피하도록 하고, 본격적인 패치 테스트는 피부과에서 상담한다.

① 에센셜오일을 섞어서 사용할 캐리어오일(베이스가 되는 재료)만을 팔 안쪽에 바르고 변화가 없는지 확인한다(바른 직후와 1~2일 후).

② ①의 캐리어오일 5ml에 에센셜오일 2방울을 떨어뜨려 잘 섞은 후에 팔 안쪽에 바르고 변화가 없는지 확인한다(바른 직후와 1~2일 후).

염증이나 가려움증, 발진이 생긴 경우에는 에센셜오일의 방울 수를 레시피의 절반 이하로 낮추어 연하게 만들어서 쓰거나, 같은 효능이 있는 다른 에센셜오일로 바꾸어 사용한다.

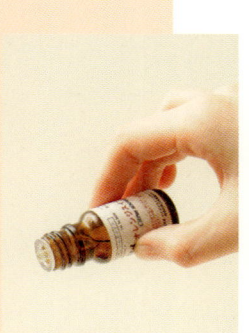

에센셜오일을 사용하는 방법

① 에센셜오일이 들어 있는 병을 흔들지 말고 천천히 기울여서 1방울씩 떨어뜨린다. 에센셜오일 1방울은 대개 0.03~0.05ml이다.
② 마시는 방법은 원칙적으로 금지한다. 입안 점막이나 소화관 등을 강하게 자극해 몸에 큰 영향을 미치기 때문이다.
③ 피부에 바를 때에는 반드시 캐리어오일 같은 베이스에 희석해서 쓴다.
④ 민감성 피부나 알레르기가 있는 경우에는 사용하기 전에 패치 테스트를 한다.
⑤ 아기, 유아, 애완동물, 임산부, 뇌전증 환자 등에게 사용할 수 없는 에센셜오일의 종류를 숙지해둔다.
⑥ 에센셜오일의 향이나 작용에 익숙해지면, 어느 정도 시간이 지난 후(1~2개월 정도가 기준) 레시피를 변경한다.
⑦ 광독성이 있는 에센셜오일(운향과, 산형과)을 바른 후에 햇빛을 받으면 색소 침착을 일으킬 수 있다. 특히 베르가모트를 사용할 때 주의가 필요하다.
⑧ 눈, 코, 입, 질, 항문과 같은 점막 부분에 고농도의 에센셜오일이 닿으면 강한 자극을 주게 되므로 주의한다.
⑨ 하루에 에센셜오일을 몇 방울 사용할 것인지 정해둔다. 성인은 대략 6~7방울이 기준이다.

에센셜오일을 구입할 때 주의할 점

① 원료 식물의 학명, 재배 방법(야생인지, 유기 재배인지 등), 추출 부위, 추출 방법, 원산지 등을 확인한다.
② 어떤 성분을 첨가하거나 제거하는 등의 가공을 하지 않은, 100퍼센트 순수한 천연 에센셜오일을 사용한다.
③ 에센셜오일은 빛, 열, 공기 등에 닿으면 성분이나 효능이 변질되므로, 차광 용기에 들어 있는 것을 구입한다.
④ 여러 종의 화학종이 있는 에센셜오일을 구입할 때는 화학종을 확인한다.
⑤ 인공 향을 이용한 포푸리 오일이나 프레이그런스 오일과 혼동하지 않는다.

에센셜오일의 보존과 관리

① 에센셜오일은 상자에 넣어 직사광선과 습기를 피해 냉암소에 보관한다.
② 개봉 후 약 1년 안에 다 사용하는 것을 원칙으로 한다. 종류에 따라 6개월 안에 써야 하는 것도 있고, 2~3년 사용할 수 있는 것도 있다.
③ 아이의 손이 닿지 않는 곳에 보관한다.
④ 에센셜오일을 베이스와 블렌딩한 것은 1~2개월 안에 다 쓰도록 한다.
⑤ 플라스틱 용기나 고무 스포이드는 에센셜오일에 녹아버리는 경우가 있다.
⑥ 에센셜오일은 인화성이 있으므로 화기에 주의한다.

아로마테라피를 할 때 특히 주의해야 할 점

사람의 건강 상태나 에센셜오일의 특성에 따라 아로마테라피를 사용할 수 없는 경우가 있다.

특히 임신 중이거나 출산 후, 피부에 문제가 있을 때, 병을 앓고 있을 때에는 에센셜오일을 사용하는 방식에 특히 주의해야 한다.

PART 03의 에센셜오일 가이드에서 주의 사항을 자세히 설명하겠지만, 특히 주의해야 할 에센셜오일을 55쪽의 표에 정리해놓았다(에센셜오일 가이드에 포함되지 않은 것도 있다). 잘 모르는 경우에는 의사나 아로마테라피 전문가에게 상담을 하는 것이 좋다.

출산 전후의 아로마테라피	
임신 중의 아로마테라피	임신 초기에는 에센셜오일을 사용하지 않는 것이 좋다. 안정기에 접어들었더라도 자궁을 자극하거나 독성이 강한 에센셜오일은 사용할 수 없다. 감귤 계통의 에센셜오일을 사용하여 향기 목욕을 하거나 방향욕을 할 것을 추천한다. 임신 중에는 피부가 민감해지기 쉬우므로 평소보다 낮은 농도로 사용하는 것이 좋다. 임신 37주가 넘어가면 사용할 수 있는 에센셜오일의 범위가 넓어진다(244쪽 참조).
수유 중의 아로마테라피	이때는 아기가 엄마의 냄새를 기억하는 시기이기도 하다. 그러므로 수유 기간이나 출산 직후에는 에센셜오일을 삼가거나 극히 낮은 농도로 사용하는 것이 좋다. 강한 향기는 아기를 자극하거나 잠자는 것을 방해할 수가 있다. 만약 유두를 손질하면서 에센셜오일이나 캐리어오일을 사용했다면, 수유하기 전에 잘 닦아내도록 한다.

천연 에센셜오일을 사용하는 이유

아로마테라피를 할 때는 어떤 성분을 첨가하거나 제거하는 가공을 일절 하지 않은, 추출된 상태 그대로의 100퍼센트 천연 에센셜오일을 사용한다. 천연 상태에서는 에센셜오일의 각 성분들이 서로 어울려서 절묘한 균형을 이루는데, 가공을 하면 그 균형이 깨져버릴 수 있기 때문이다. 에센셜오일의 어떤 바람직하지 않은 작용이 다른 성분 덕분에 상쇄되는 경우도 있고, 또 다른 성분끼리 어울려 상승 효과를 발휘하는 경우도 있다.

예를 들어 시트랄이라는 성분은 피부를 크게 자극하는 성질이 있는데, 레몬 에센셜오일이나 레몬그라스 에센셜오일 속에 있을 때는 다른 성분 때문에 그 자극성이 매우 약해진다. 과학 기술이 발달한 오늘날에도 아직 천연 에센셜오일이 가지고 있는 향기를 100퍼센트 재현하지는 못하고 있다. 아직 분석되지 않은 미량 성분들이 에센셜오일의 향기에 독특한 개성과 깊이를 만들어내고 있으며, 이것이 아로마테라피의 바람직한 효능들과 깊은 관계가 있다고 생각한다.

아로마테라피를 할 때 주의해야 하는 상황과 사용 금지 에센셜오일	
고혈압일 때	페퍼민트, 유칼립투스 글로불루스, 로즈메리
뇌전증 환자에게	아틀라스 시더우드, 버지니아 시더우드, 세이지, 히솝, 펜넬, 페퍼민트, 서양톱풀, 유칼립투스 디베스, 로즈메리(캠퍼, 버베논)
유유아에게	시더우드(아틀라스, 버지니아), 시나몬(잎, 나무껍질, 계수나무 종류), 세이지, 바질, 히솝, 펜넬, 베티버, 페퍼민트, 서양톱풀, 유칼립투스 글로불루스, 스토에카스 라벤더, 로즈메리(캠퍼, 버베논)
신장 장애가 있을 때	주니퍼, 펜넬, 블랙페퍼
임신 초기에	원칙적으로 에센셜오일 사용을 금한다. 특히 다음과 같은 에센셜오일은 주의가 필요하다. 그 밖에 에센셜오일 가이드를 참조한다 캐모마일(저먼, 로만), 라벤더, 장미.
임신 중기와 후기에	안젤리카, 캐럿시드, 클라리세이지, 클로브, 시더우드(아틀라스, 버지니아), 주니퍼, 재스민, 시나몬, 세이지, 니아울리 네롤리돌, 타임 티몰, 바질, 팔마로사, 히솝, 펜넬, 페퍼민트, 멜리사, 서양톱풀, 유칼립투스(글로불루스, 시트리오도라), 스토에카스 라벤더, 레몬그라스, 로즈메리(캠퍼, 버베논)
수유 중일 때	아틀라스 시더우드, 시나몬(잎, 나무껍질, 계수나무 종류), 세이지, 바질, 히솝, 펜넬, 페퍼민트, 서양톱풀, 로즈메리(캠퍼, 버베논)
술 마실 때	클라리세이지
고농도로 사용할 때	일랑일랑, 스코치파인, 클로브, 사이프러스, 재스민, 진저, 블랙페퍼, 페퍼민트, 멜리사, 서양톱풀, 유칼립투스(글로불루스, 시트리오도라), 레몬그라스, 로즈메리(캠퍼, 버베논)
집중해야 할 때	일랑일랑, 클라리세이지, 재스민, 네롤리, 페티그레인, 마저럼
광독성에 주의해야 할 때	안젤리카, 오렌지, 그레이프프루트, 베르가모트, 만다린, 유자, 레몬
민감성 피부에	오레가노, 클로브, 사이프러스, 시나몬(잎, 나무껍질, 계수나무 종류), 주니퍼, 진저, 타임(특히 티몰, 파라시멘), 티트리

* 푸로쿠마린류와 광독성

안젤리카, 베르가모트(과피), 오렌지(과피) 등의 에센셜오일은 피부에 바른 다음에 햇빛에 노출되었을 때 염증이나 발적, 색소 침착을 일으키는 경우가 있다. 푸로쿠마린류인 베르가모틴이나 베르가프텐 성분이 자외선과 반응하여 나타나는 것으로, 이를 광독성이라고 한다.

에센셜오일을 고농도(10~25%)로 블렌딩한 향수의 경우에는 향료 회사나 화장품 회사가 푸로쿠마린류를 제거한 에센셜오일(FCF)을 사용하고 있다. 그러나 아로마테라피 전문가 중에는 처음에 추출한 상태 그대로의 100퍼센트 천연 에센셜오일만을 사용한다는 원칙에 따라 푸로쿠마린을 제거 처리한 에센셜오일은 쓰지 않는 경우도 있다.

02. 실행에 필요한 기초 지식

에센셜오일을 희석할 때 사용하는 캐리어

에센셜오일은 원액 그대로 피부에 바르지 않고 캐리어오일(식물성 오일) 등에 희석하여 사용한다. 이때 희석하는 데 사용하는 것을 캐리어(carrier) 또는 베이스(base)라고 하는데, 캐리어란 에센셜오일을 몸 안으로 운반해주는 것이라는 의미에서 붙여진 이름이다.

캐리어로 사용되는 것은 식물성 오일을 비롯해서(160쪽 참조), 무수에탄올이나 점토, 천연 소금, 꿀, 밀랍, 무향료 크림, 젤, 방향 증류수 등이 있다(70쪽 참조).

캐리어 선택의 기본

아로마테라피라고 하면, 에센셜오일과 식물성 오일을 섞어서 마사지하는 방법이 많이 알려져 있다. 그러나 회사 같은 데서 잠깐 기분 전환을 하고 싶을 때는 집에 있을 때처럼 마사지를 할 수가 없다.

이럴 때는 끈적이지 않게 살짝 바를 수 있는 젤이나 크림을 사용하는 방법도 있다.

캐리어의 성질을 잘 이해하고, 사용하는 때와 장소에 맞추어 잘 활용해보자.

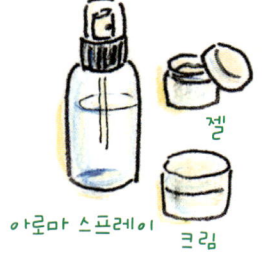

밖에서는 크림이나 젤, 아로마 스프레이가 아주 쓸모 있다.

	캐리어를 선택하는 기준
캐리어의 특성을 살린다	캐리어(베이스)에 따라서 그 안에 포함되어 있는 유용한 성분과 피부에 침투하는 정도, 점성과 매끄러운 정도, 사용감이 다르다. 피부 유형이나 사용 목적에 따라 구별해서 사용한다.
주변에서 쉽게 구할 수 있는 재료들도 이용한다	우리 주변에 있는 천연 재료들도 에센셜오일과 적절히 섞어서 사용할 수 있다. 꿀, 천연 소금, 중조 등이 그 예다. 캐리어는 아니지만, 아로마 소품을 만들 때 마당에서 키우는 허브 등을 활용할 수도 있다.
가격 부담이 적은 재료를 선택한다	가격이 너무 비싸거나 구하기 어려운 것이라면, 일상생활 속에서 아로마를 즐기기가 어렵다. 가까운 전문점에서 쉽게 구할 수 있는 것을 이용하자.

에센셜오일의 효과를 살려주는 캐리어의 조건

① 식물성 오일의 경우에는 저온 압착법으로 추출한 것으로서, 윤활성이나 침투성이 좋아야 한다.
② 피부나 몸에 유용한 성분이 캐리어 그 자체에 포함되어 있으며, 영양 성분이 많이 들어 있어야 한다.
③ 향료나 다른 첨가물이 들어 있지 않아야 한다.
④ 신선해야 한다. 오래되어 산화한 것을 피부에 바르면 피부를 자극하거나 알레르기를 일으키기 쉽다.
⑤ 에센셜오일이 잘 녹고 잘 섞여야 한다.

에센셜오일의 희석 농도

아로마테라피에서는 베이스의 양에 대해서 에션셜오일이 어느 정도 들어 있는지를 표현할 때 희석 농도라고 한다. 예를 들어 식물성 오일 30ml에 30방울의 에센셜오일을 섞으면, 희석 농도는 5%가 된다. 이 정도 농도라면 피부에 부분적으로 바를 수 있으나 전신 마사지에는 사용하지 않는다. 농도가 진해서 몸에 어떤 부담이 되거나 피부에 자극을 줄 수 있기 때문이다. 아로마테라피를 받는 대상, 바르는 부위, 피부 상태에 따라 희석 농도를 적당히 조절하도록 하자(58쪽 참조). 베이스의 양에 대해 1~2%의 비율로 에센셜오일을 섞는 것이 기본이지만, 피부가 민감한 사람이나 병이 있는 사람, 약을 복용하고 있는 사람, 아이, 애완동물에 사용하는 경우에는 좀 더 연하게 희석해서 사용한다.

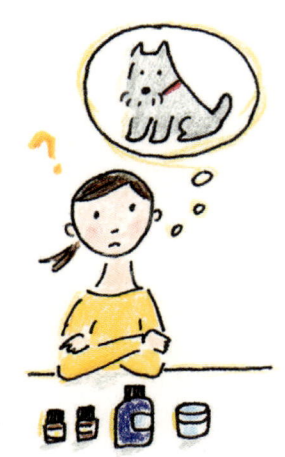

에센셜오일의 방울 수를 계산하는 법

베이스의 양과 희석 농도를 결정했으면, 실제로 사용할 에센셜오일의 방울 수를 계산해보자. 에센셜오일의 종류에 따라 다소 차이는 있지만, 1방울은 약 0.03~0.05ml이다. 다음의 계산식으로 에센셜오일의 방울 수를 구해보자.

식물성 오일 50ml로 2% 농도의 블렌딩 오일을 만들고자 할 때의 계산 방법

식물성 오일 50ml의 2%에 해당하는 에센셜오일의 양을 구한다.
50(ml) × 0.02(2%) = 1(ml)
↓
에센셜오일 1ml가 몇 방울인지를 구한다.
1(ml) ÷ 0.05(ml) = 20(방울)
※1방울 0.05ml로 계산

20방울의 에센셜오일을 섞으면 2% 농도가 된다고 계산할 수 있다.

희석 농도/ 베이스의 양	0.1%	0.5%	1%	1.5%	2%	2.5%	5%
5ml	0.1	0.5	1	1.5	2	2.5	5
10ml	0.2	1	2	3	4	5	10
30ml	0.6	3	6	9	12	15	30

(단위 : 방울 수)

0.1~0.5방울을 정확하게 재는 것은 불가능하다. 그러므로 예를 들어 0.5방울이라면 이런 방법을 사용한다. 우선 아주 소량(티스푼 1개 이내)의 식물성 오일에 1방울을 희석한 다음에 그것의 1/2을 눈금이 있는 용기에 넣는다. 그리고 원하는 분량이 될 때까지 눈금에 맞추어 캐리어오일을 넣으면, 대략 0.5방울의 에센셜오일을 섞은 셈이 된다. 정확하지는 않더라도 대략 비슷한 희석 농도를 얻을 수 있다.

가정에서 사용하는 경우 희석 농도 기준

일반 성인의 경우			
	얼굴	얼굴 마사지 → 베이스 양의 0.1~1%의 에센셜오일을 블렌딩한다.	
	몸	전신 마사지 → 베이스 양의 1.0~2.0%의 에센셜오일을 블렌딩한다.	
	몸	부분 마사지 → 베이스 양의 2.0~2.5%의 에센셜오일을 블렌딩한다.	
	몸	국소 도포 → 베이스 양의 3~5%의 에센셜오일을 블렌딩한다.	

일반 성인이 아닌 경우			
	1세 미만 →	팅크처, 허브티, 방향 증류수 중심으로 사용한다.	기본적으로 에센셜오일은 사용하지 않는다. 방 안에 향이 퍼지는 것으로 그치고, 아기의 몸이나 피부에 자극을 주지 않는 방법을 생각한다. 팅크처는 칼렌둘라, 저먼 캐모마일을 주로 사용한다.
	1~3세 →	팅크처, 방향 증류수, 허브티. 오른쪽의 에센셜오일을 소량 사용한다.	에센셜오일은 주로 라벤더, 로만 캐모마일, 티트리를 위주로 사용하며, 희석 농도는 0.1~0.2%를 기준으로 한다.
	3~7세 →	팅크처, 방향 증류수, 허브티. 오른쪽의 에센셜오일 위주로 사용한다.	에센셜오일은 3세까지 사용하는 것과 같은 것을 쓴다. 희석 농도는 3~5세는 0.2~0.5%, 5~7세는 0.5~1% 정도가 기준이다. 처음 사용할 때는 베이스 30ml에 2~3방울을 희석해서 쓴다.
	7~12세 →	사용이 금지된 에센셜오일 이 외에는 모두 사용할 수 있다.	희석 농도는 0.5~1%가 기준이며, 일반 성인의 1/3~1/2 정도로 연하게 낮추어 사용한다. 사용이 금지된 에센셜오일인지 확인할 것.
	65세 이상 →	사용이 금지된 에센셜오일 이외에는 모두 사용할 수 있다.	고령자는 에센셜오일의 농도를 연하게 낮추어 사용한다. 일반 성인의 1/2 정도가 좋다. 혈압이나 지병에 따라 피해야 할 에센셜오일이 있는지 확인하고 사용한다.

일상생활 속에서 아로마테라피를 행하는 방법

매일 일상생활 속에서 간단히 할 수 있는 오일 마사지, 향기 목욕, 방향욕 등의 방법을 소개한다. 에센셜오일은 지나치게 많이 사용해도 효과가 없다. 기본적인 사용 방법을 완전히 익히고, 적정량을 지키면서 아로마테라피를 실천해보자.

향기 확산법(접시, 아로마 라이트, 아로마 디퓨저, 아로마 팬 등)

방 안 공기의 살균과 정화, 긴장 이완 효과를 기대할 수 있다. 가장 간단한 방법은 따뜻한 물을 담은 접시에 에센셜오일을 몇 방울 떨어뜨리는 것이다. 그 밖에 전기 램프의 열을 이용한 아로마 라이트나 아로마 디퓨저를 사용하는 방법도 있다.

양초를 이용하는 아로마 포트는 놓는 장소에 신경을 써야 하는 것은 물론이고, 타거나 불이 나지 않도록 조심해야 한다. 또 너무 뜨거우면 향기가 변질하는 경우도 있으므로 주의하자.

흡입법(대야, 그릇, 컵 등)

흡입법은 기분 전환을 하거나 목과 코, 얼굴 피부 등을 관리할 목적으로 에센셜오일 성분을 흡입할 때 사용한다. 에센셜오일의 성분이 코나 폐의 점막과 폐의 모세혈관을 통해 몸 안으로 들어온다.

환절기에 또는 여드름이 났거나 피부가 거칠어졌다고 느낄 때 직접 실행해보자.

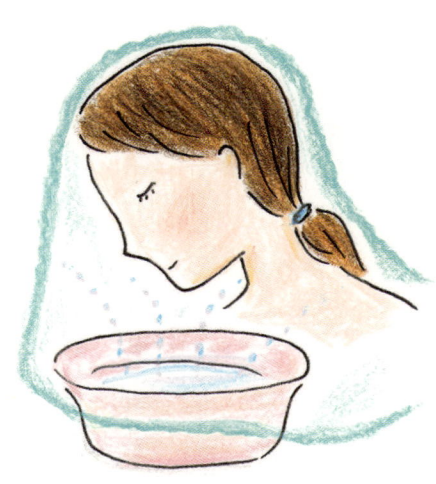

대야나 그릇, 컵에 70~80°C 정도의 뜨거운 물을 넣은 후 에센셜오일을 1~4방울(컵이라면 1~2방울 정도) 떨어뜨려 증기와 함께 에센셜오일을 들이마신다(5분 정도). 큰 수건을 함께 덮어쓰고 있으면 더 효과적이다. 이때 주의할 점은 눈을 감고 있어야 한다는 것이다. 에센셜오일의 성분이 눈의 점막을 자극할 수 있기 때문이다.

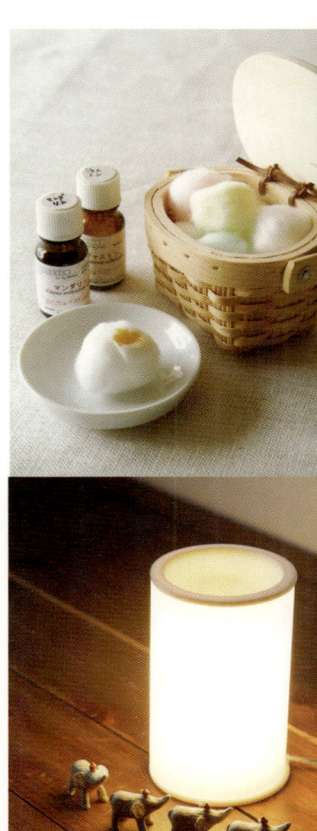

(위) 깨끗한 화장솜 등에 에센셜오일을 몇 방울 떨어뜨리는 것만으로도 향기가 확산된다.
(아래) 아로마 라이트를 이용하면 간단히 아로마를 즐길 수 있다.

향기 목욕법

에센셜오일을 흡수하여 근육을 이완시키고 어깨 결림을 풀어주며 긴장을 해소하고자 할 때 실행하는 것이 향기 목욕이다. 평소의 목욕 효과에 아로마 효과가 추가된다. 욕조에 에센셜오일을 몇 방울 떨어뜨리고 잘 섞은 후에 물에 들어간다. 모공이 열리고 혈액순환이 좋아지면서 에센셜오일이 몸 안으로 잘 흡수된다. 이와 동시에 에센셜오일 성분은 호흡을 통해서도 흡수된다. 피부 유형이나 기호에 따라서, 에센셜오일을 천연 소금이나 유화제, 점토 등과 섞어 만든 입욕제를 사용해도 좋다(74쪽 참조). 가족이 다 함께 사용할 경우에는 다른 사람의 기호나 몸 상태를 배려하여 에센셜오일을 고르도록 하자. 한편 에센셜오일은 습기나 고온에 약해서 성분이나 효능이 쉽게 변질되므로 욕실에 두고 쓰는 것은 피한다.

① 목욕

일반적인 가정용 욕조(300~400ℓ)의 경우에는 에센셜오일의 1회 사용량이 6방울 이내가 적당하다. 양이 너무 많으면 피부를 자극할 수 있다. 어떤 에센셜오일이든 처음에는 1~2방울부터 시험해보는 것이 좋다. 페퍼민트, 레몬그라스, 감귤류, 사이프러스, 주니퍼와 같이 피부를 자극하는 성질이 있는 에센셜오일은 사용량을 조금 낮추는 것이 좋다. 명치까지만 몸을 담그는 반신욕도 효과가 있다. 온도를 약간 미지근한 느낌이 들 정도로 유지하면, 심장에도 부담을 주지 않고 오래 있을 수 있다. 목욕 전 또는 목욕 중에 물을 한 잔 마시면 발한 작용이 촉진된다.

② 부분욕(수욕, 족욕)

손발이 차거나 평소 체온이 낮은 사람에게 좋은 방법이다. 뜨거운 물에 2~3방울의 에센셜오일을 넣고 손이나 발을 담그면 되는데, 중요한 것은 약 15분 동안 따뜻함을 유지해야 한다는 것이다. 뜨거운 물을 담은 주전자를 준비해두고, 온도가 떨어지면 중간에 온수를 보충하도록 한다.

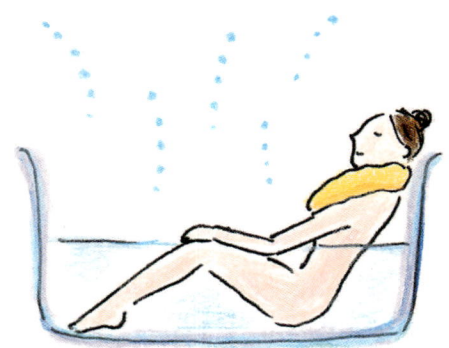

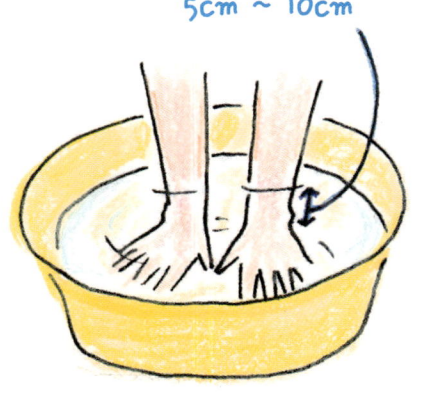

(위) 반신욕 (아래) 수욕

습포(온습포, 냉습포)

통증이나 부종을 가라앉히고 어깨 결림 등을 완화하고자 할 때 습포를 한다. 냉습포는 부상을 입은 직후나 염증이 있을 때, 온습포는 어깨 결림, 요통, 생리통 등이 있을 때 실시한다. 온습포를 할 때 랩과 마른 수건으로 덧씌우면 따뜻함을 더 오래 유지할 수 있다.

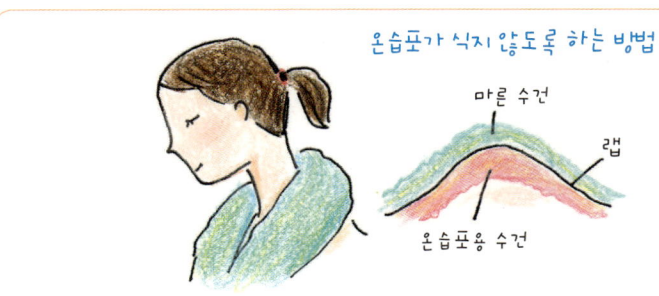

대야에 온습포라면 뜨거운 물을, 냉습포라면 얼음물을 담아서 준비한다. 목적에 맞게 선택한 에센셜오일을 2~3방울 떨어뜨린다. 물 위에 떠오른 에센셜오일을 걷어내듯이 수건을 건져 올려 물기를 짠 다음에 환부에 댄다. 여러 차례 되풀이해서 실시한다.

오일 마사지(아로마 마사지)

마사지에는 뭉친 근육을 풀어주고 긴장을 이완하며 몸과 마음의 기능을 강화하고 활성화하는 효능이 있다. 온몸을 마사지하면 다른 어떤 방법을 썼을 때보다 에센셜오일 흡수량이 많아진다. 에센셜오일의 사용량은 하루에 6~7방울이 기준이며, 베이스는 몸에 사용하는 경우에는 10~20ml, 얼굴에 사용할 때는 10ml 정도를 준비한다. 얼굴 이외의 다른 곳에 부분적으로 바를 때는 에센셜오일의 희석 농도를 3~5%로 맞추는 경우도 있다. 희석 농도는 몸에 사용할 때가 1~2%, 얼굴이나 민감성 피부에 사용할 때는 0.1~1%가 기준이다. 참고로 1%는 식물성 오일 10ml에 에센셜오일 2방울을 섞은 정도다.

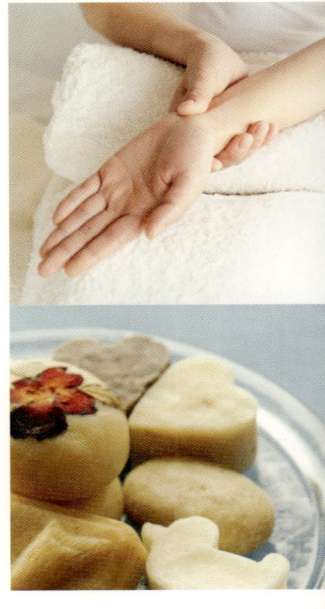

아로마 응용 소품(74쪽 참조)

에센셜오일을 일상생활 속에서 간편하게 사용할 수 있도록 활용한 것이 아로마 응용 소품들이다. 에센셜오일과 자연 재료들을 이용해서 만든 아로마 응용 소품에는 비누, 샴푸, 린스, 화장수, 핸드크림, 스프레이 같은 것이 있다. 아로마 응용 소품을 사용한다는 것은 매일 아로마테라피를 행하는 것과도 같다. 아로마 소품을 쓰다 보면, 자신도 모르는 사이에 몸과 마음이 좋은 영향을 받게 될 것이다.

03 · 블렌딩

기초편 : 목적이 있는 블렌딩

에센셜오일을 두 가지 이상 섞는 것은 상승 효과를 기대할 수 있기 때문이다. 두 가지 또는 세 가지를 섞으면 절묘한 향기의 조화가 이루어진다. 적절히 잘 블렌딩한 오일은 심신의 균형을 회복하는 데에 도움이 된다.

정신적인 측면에 작용하기를 기대하고 블렌딩할 때는 자신의 취향에 맞는 향기를 넣도록 하자. 기분 좋게 느껴지는 향기는 우리의 내면을 여는 열쇠가 된다. 모든 걱정거리를 내려놓고, 온몸에 들어가 있는 불필요한 힘을 다 뺀 채, 느긋하게 자기 본래의 모습으로 돌아가게 되는 것이다.

흔히 동물은 본능적으로 필요한 먹이 또는 있을 장소를 선택하는 능력이 있다고 한다. 우리도 자연스럽게 자신의 몸과 마음의 요구에 맞는 것을 선택하는 능력이 있을 것이다. 왜 그런지는 모르겠지만 괜히 끌리는 향기가 있지 않은가? 반대로 이제는 필요 없다고 느껴지는 향기나 좀 질렸다 싶은 향기도 있을 수 있고, 어떤 에센셜오일은 그 향기나 효능에 관심이 가지 않는 등 이상하게 거부감이 느껴지는 경우도 있다.

아로마 노트
나만의 아로마 전용 노트를 만들어보자. 블렌딩이나 레시피에 관한 아이디어라든지 아로마 응용 소품을 써본 느낌이나 생각들을 메모하면서, 아로마 생활을 좀 더 재미있게 즐길 수 있을 것이다.

블렌딩하는 순서

① 목적을 정한다.
② 눈을 감고서 예비 후보 에센셜오일들의 향기를 맡으면서, 가장 중심이 될 에센셜오일을 선택한다.
③ 중심이 될 에센셜오일을 놓고, 이와 비슷한 작용을 하거나 보조 역할을 할 만한 다른 에센셜오일을 선택한다.
④ 베이스로 사용할 재료의 종류와 양, 희석 농도를 결정하고, 모두 두 가지에서 네 가지의 에센셜오일을 블렌딩한다.

블렌딩의 목적을 분명히 한다

에센셜오일을 블렌딩할 때 가장 중요한 것은 사용할 사람의 상태를 잘 알아야 한다는 것이다. 가장 먼저 어떤 점을 개선하고 싶은지를 생각해보자. 그리고 그 증상이 나타나는 방식이나 배경에 관한 부분도 점검해보아야 한다.

막연히 긴장을 풀고 싶다거나 기분 전환을 하고 싶다는 것만으로는 목적의 설명이 충분하지 않다. 어떤 상황에서 긴장을 풀고 싶은 것인지, 일할 때인지 특정인과 만날 때인지, 그리고 그때 기분 상태가 어땠으면 좋겠는지 등등을 구체적으로 생각해야 에센셜오일을 쉽게 선택할 수 있다.

예를 들어 어깨 결림을 풀어주고자 할 때도 여러 방법이 있을 수 있다. 우선 몸을 따뜻하게 해서 어깨 결림이 풀리도록, 육체적인 측면에 작용하는 블렌딩 오일을 만들 수 있을 것이다. 반면에 스트레스나 긴장감을 이완시킴으로써 어깨 결림이 완화되도록, 정신적인 측면에 작용하는 블렌딩 오일을 만들 수도 있다. 물론 정신과 육체가 밀접하게 상호작용을 하므로 어느 쪽에 중점을 두어 블렌딩을 하든지 상관없으며, 양쪽을 모두 고려할 수도 있다.

에센셜오일 고르기

목적을 정했으면 뒤에서 설명할 에센셜오일 가이드(107~159쪽)를 참조하여 에센셜오일을 한 가지 선택한다. 딱 맞는 것을 고르려고 너무 애를 쓸 필요는 없다. 가볍게 마음이 가는 것을 골라보자.

이때는 우선 블렌딩하려는 목적의 핵심 요소가 무엇인지 생각해보면 쉬울 것이다. 앞에서 이야기한 어깨 결림을 생각해보자. 무거운 짐을 들고 있었거나 계속 같은 자세로 일한 다음에 어깨 결림 증상이 생겼다면, 혈액순환을 촉진하고 긴장된 근육을 풀어주는 로즈메리나 레몬그라스 등이 예비 후보가 될 것이다.

반면에 정신적인 긴장 상태가 지속되어 어깨 결림 증상이 나타났다면, 이야기가 달라진다. 마음을 안정시키고 긴장을 풀어주는 효과가 뛰어난 저먼 캐모마일이나 네롤리, 로즈우드 등 정신적인 측면에 작용하는 에센셜오일이 예비 후보가 될 것이다. 물론 긴장되어 있는 근육과 마음 양쪽에 다 작용하는 마저럼이나 라벤더를 선택하는 것도 좋다.

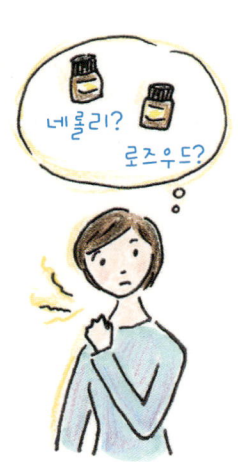

중심이 되는 에센셜오일을 골랐으면, 이어서 이것과 작용이 비슷하거나 보조 역할을 해줄 수 있는 다른 에센셜오일을 선택한다. 각각의 에센셜오일에 들어 있는 성분이나 그 비율 등이 선택하는 데에 도움이 될 것이다. 또 직감적으로 기분 좋게 느껴지는 향기를 골라도 좋은 결과를 얻을 수 있다. 안 풀리던 일이 말끔히 해결되는 상황의 이미지를 떠올리면서 향기를 맡아보자. 왠지 딱 다가오는 향기, 참 좋구나 싶은 향기가 있을 것이다.

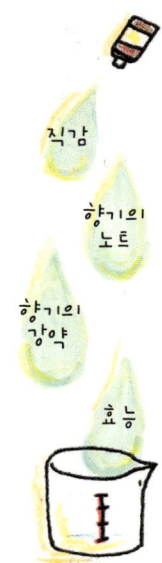

상급편 : 기분 좋은 느낌의 블렌딩 오일 만들기

어떤 에센셜오일을 딱 1방울 넣었는데 전체적인 느낌이 확 달라졌다거나 기대했던 것과 다른 향기가 되어버렸다거나 하는 일이 종종 있다. 아로마테라피에서 가장 중요한 요소는 향기다. 그러므로 기분 좋은 느낌의 블렌딩 오일을 만들어내려고 다양한 노력을 기울이는 것은 당연한 일이다.

여기서는 좀 더 세련되게 블렌딩하는 데에 도움이 되도록 조향에 관련된 기초 지식을 몇 가지 소개하고자 한다. 조화를 잘 이룬 기분 좋은 향기는 몸과 마음의 치유 효과를 높인다. 에센셜오일을 블렌딩할 때는 이들의 성분, 직감, 향기의 강약, 향기의 노트 등 여러 측면에서 생각해보는 것이 좋다.

① 에센셜오일의 블렌딩 비율

에센셜오일 중에는 향과 효능이 강한 것도 있고 독특한 개성이 있는 것도 있으며 독성이나 피부 자극성이 있는 것도 있다. 이런 에센셜오일들은 가장 적절한 농도로 희석되었을 때 비로소 기분 좋은 느낌의 향이 된다. 또 어떤 에센셜오일이 너무 많이 들어가면, 다른 에센셜오일의 향을 눌러버리거나 어떤 문제를 일으키는 원인으로 작용하기도 한다. 다음에 설명할 에센셜오일 가이드의 블렌드 팩터를 참조하자.

블렌드 팩터

블렌드 팩터(B.F.)란 세 가지 이상의 에센셜오일을 블렌딩할 때 각각의 배합 비율이라고 생각하면 된다. 실제로 베이스에 섞는 에센셜오일의 방울 수가 아니다. 예를 들어 B.F.1, B.F.3, B.F.7의 세 가지 에센셜오일을 섞는다고 하면, 베이스에 섞을 에센셜오일의 총 방울 수를 1 : 3 : 7의 비율로 나누어 계산하면 된다. 이 책에서는 에센셜오일 1방울의 효능이나 작용이 강한 경우 그리고 피부를 자극하는 성질이 있거나 신경독성이 있어서 많은 양을 쓰면 위험 부담이 커지는 경우에 B.F.를 1 또는 2로 설정해놓았다. 만약 B.F. 숫자가 작은 에센셜오일끼리 섞는다면, 희석 농도를 처음에 설정해놓은 것보다 20~30% 정도 연하게 낮추고, 에센셜오일의 총 방울 수도 줄이도록 한다. 휘발 속도가 느리고 부드럽게 작용하는 에센셜오일일수록 B.F. 숫자가 커진다. B.F.가 작은 것에 많이 섞어서 쓸 수 있는, 즉 B.F.가 큰 것부터 외워두도록 하자.

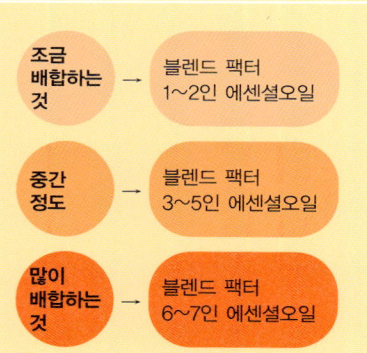

조금 배합하는 것	→	블렌드 팩터 1~2인 에센셜오일
중간 정도	→	블렌드 팩터 3~5인 에센셜오일
많이 배합하는 것	→	블렌드 팩터 6~7인 에센셜오일

---

② 향기의 노트

에센셜오일은 공기 중으로 증발해 날아가는 시간과 휘발하는 정도가 각각 다르다. 성분의 분자량이 작고 가벼울수록 휘발성이 강하고, 무거울수록 휘발성이 약하다. 블렌딩한 에센셜오일을 피부에 바르면, 처음에는 휘발성이 강한 성분이 증발해버린다. 이윽고 천천히 휘발되는 성분들이 남아 체취와 어울려서 잔향으로 느껴지게 된다.

톱 : 미들 : 베이스 = 2 : 2 : 1

블렌딩을 할 때는 에센셜오일의 휘발성을 고려해서, 휘발성이 강한 것과 약한 것의 균형을 살려 배합하는 요령이 필요하다. 그렇게 블렌딩을 하면, 맨 처음에 톱 노트의 에센셜오일이 휘발되면서 블렌딩 오일의 느낌과 인상을 강하게 남긴다. 그다음에 차츰 미들 노트, 베이스 노트가 날아가면서 향이 변해가는데, 그 과정을 지켜보는 것도 아로마의 즐거움이다.

일단 톱과 미들과 베이스의 비율은 대략 2 : 2 : 1을 기준으로 정해놓기로 하자. 톱 노트만으로 블렌딩을 하면 처음에 강한 인상만을 남길 뿐, 향기가 오래 지속되지 않는다. 이때 휘발성이 약한 에센셜오일을 함께 블렌딩하면, 톱 노트의 휘발성도 함께 억제된다.

예를 들어 베르가못, 오렌지, 레몬의 세 가지를 블렌딩하면, 이 세 가지가 모두 톱 노트이기 때문에 향기가 곧 사라져버린다. 그러나 여기에 미들 노트인 페티그레인이나 베이스 노트인 프랑킨센스를 넣으면, 이들이 뒤섞여 서로 잡아당기는 효과를 내기 때문에 향기도 오래 지속된다.

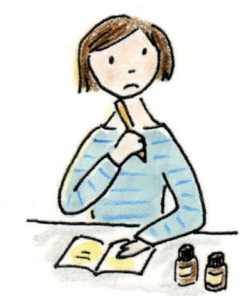

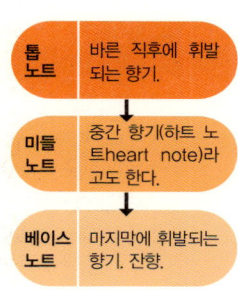

톱 노트	바른 직후에 휘발되는 향기.
미들 노트	중간 향기(하트 노트heart note)라고도 한다.
베이스 노트	마지막에 휘발되는 향기. 잔향.

톱 노트	휘발성이 가장 강하며, 바른 직후에 금방 느껴지는 향기. 10~30분 정도 향기가 지속된다. 느낌이 강하기 때문에, 이 계열의 향을 넣지 않으면 첫인상이 약해진다. 감귤류, 풀과 잎에서 추출하는 에센셜오일에 많다.	오렌지, 그레이프프루트, 주니퍼, 티트리, 니아울리, 팔마로사, 페퍼민트, 베르가못, 머틀, 만다린, 유칼립투스, 유자, 라벤더, 레몬, 레몬그라스, 로즈메리
미들 노트	향기가 지속되는 시간은 30분에서 2시간 정도. 미들 노트는 블렌딩 오일의 심장과도 같다. 향수는 몸에 뿌린 후에 피부와 조화를 잘 이룬 2시간 이후에 가장 원하는 향기가 휘발되도록 블렌딩되어 있다. 장미나 재스민 같은 꽃향기의 대부분이 미들 노트에서 약간 베이스 노트 쪽의 휘발성을 나타낸다.	일랑일랑, 스코치파인, 캐모마일, 카르다몸, 클라리세이지, 클로브, 진저, 재스민, 제라늄, 타임 리날로올, 네롤리, 페티그레인, 바질, 블랙페퍼, 마저럼, 멜리사, 서양톱풀, 로즈 오토, 로즈 앱솔루트, 로즈우드
베이스 노트	휘발 속도가 가장 느리다. 2시간에서 반나절 정도 향기가 지속된다. 향기가 2~3일 후까지 남는 경우도 있다. 블렌딩 오일의 향기가 지속되고 오래 보존되므로, 보존제로서 한 종류는 필요하다. 나무 향이나 이끼 향, 수지 향이 여기에 속한다. 프랑킨센스는 약간 미들 노트 쪽에 가깝지만, 대부분 중후한 느낌을 준다.	안젤리카, 오크모스, 샌들우드, 아틀라스 시더우드, 파출리, 편백(목질부), 프랑킨센스, 베티버, 벤조인, 미르라

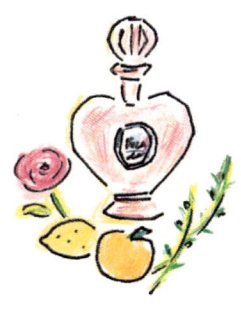

향조

향료의 종류나 향기가 퍼지는 방식에 따라 그 자체의 전체적인 독특한 향기가 만들어지는데 이를 향조라고 한다. 향수의 세계에는 향조에 따라 몇 가지 향 그룹이 있다. 혹시 배합해보고 싶은 향기나 관련된 이미지가 있는가? 시트러스 계열에 허브 계열을 배합할 수도 있을 테고, 추운 계절이라면 스파이스 계열을 아주 조금 넣음으로써 따뜻함을 연출할 수도 있다. 원하는 계열과 다른 유형의 향기를 보이지 않게 숨겨 넣는 것도 테크닉의 한 가지라 할 수 있다. 에센셜오일만으로도 쉽게 재현해볼 수 있는 기본적인 향 그룹을 소개하면 다음과 같다.

플로럴 계열
말 그대로 우아하고 화려하며 아름다운 이미지를 나타낸다. 재스민이나 장미 같은 꽃향기에 샌들우드나 로즈우드 같은 우디 계열을 넣는다. 싱글플로랄은 한 종류의 꽃향기를 강조할 때 쓰는 말이며, 플로랄부케는 꽃다발처럼 여러 종류의 꽃향기가 섞여 있는 경우를 가리킨다.

우디 계열
파출리와 샌들우드는 나무와 발삼의 느낌을 모두 준다. 시더우드와 편백은 흔히 연필에서 맡을 수 있는 나무 냄새의 느낌이 난다. 사이프러스와 스코치파인은 숲의 느낌을, 베티버는 묵직한 흙냄새가 나는 듯한 나무 향 또는 어시(earthy) 계열의 느낌을 준다.

허브 계열
펜넬, 클라리세이지, 라벤더, 유칼립투스, 로즈메리, 바질 등과 같은 허브 계열 향기다. 리날로올, 1,8시네올, 피넨, 캠퍼, 메틸카비콜 같은 성분이 많은 에센셜오일을 블렌딩하면 허브 계열 향기가 난다.

시프레 계열
지중해의 키프로스 섬 이름에서 유래한 고전적인 향기다. 상큼함과 수수함을 함께 지녔으며, 축축한 흙냄새와 원시림의 느낌으로 달콤함을 가라앉힌, 차분하고도 개성 있는 향기다. 지중해에서 난 오렌지, 베르가모트, 장미와 같은 감귤류 향기와 꽃향기에 오크모스, 파출리, 시더우드, 사이프러스를 블렌딩한다.

오리엔탈 계열
동양의 신비한 이미지와 이국적인 느낌을 주는 향기다. 발삼 계열 같은 숨이 막힐 듯한 달콤함과 묵직함 그리고 깊이가 있다. 인도나 동남아시아, 중근동에서 생산한 스파이스나 프랑킨센스, 미르라, 벤조인 같은 수지 그리고 샌들우드, 편백, 파출리 등을 꽃향기에 블렌딩한다.

시트러스 계열
오렌지나 베르가모트를 중심으로 한 감귤 계통의 자연스러운 향기다. 젊고 활동적이며 상쾌한 인상과 유니섹스한 느낌을 준다. 감귤류에 라벤더, 사이프러스, 주니퍼 같은 우디 계열이나 플로랄 계열을 섞으면, 처음에는 귀여운 인상을 주지만 차츰 차분하고 성숙한 느낌이 나는 향을 연출할 수 있다.

스위트 계열
잘 구워진 과자의 바닐라 에센스 같은 달콤한 느낌을 준다. 스위트 오렌지, 만다린, 벤조인, 바닐라 등을 배합하면 좋다.

스파이스 계열
시나몬, 클로브, 코리앤더, 블랙페퍼 등이 있으며, 향기가 강하고 자극적인 느낌을 준다. 다른 계열과 섞었을 때 독특한 향이 만들어진다. 꽃이나 수지 향기와 섞으면 오리엔탈 계열의 느낌을 준다.

향기의 강약

에센셜오일의 향기에는 강약이 있다. 향이 무척 강해서 극히 소량을 써도 향기의 전체적인 분위기가 결정될 수 있으므로 1방울씩 넣어가면서 향기의 변화를 잘 살펴보자. 블렌딩을 했어도 결국 가장 강한 향 하나만 나는 경우도 있다.

강하다	안젤리카, 오크모스, 갈바눔, 카르다몸, 캐모마일(로만, 저먼), 클로브, 재스민, 시나몬, 타임, 파출리, 바질, 발레리안, 베티버, 벤조인, 멜리사, 서양톱풀, 유칼립투스 시토리오도라, 레몬그라스
보통에서 약간 강하다	일랑일랑, 클라리세이지, 코리앤더, 아틀라스 시더우드, 진저, 제라늄, 네롤리, 팔마로사, 편백, 블랙페퍼, 페티그레인, 펜넬, 머틀, 미르라, 로즈메리, 유칼립투스, 로즈 앱솔루트, 로즈 오토
보통에서 약간 약하다	스코치파인, 오렌지, 그레이프프루트, 샌들우드, 사이프러스, 주니퍼, 티트리, 니아울리, 프랑킨센스, 베르가모트, 페퍼민트, 마저럼, 만다린, 유자, 라벤더, 레몬, 로즈우드

향을 배합할 때

에센셜오일을 배합할 때는 시간대나 계절 등도 고려하는 것이 좋다. 향을 느끼는 감각에 미묘한 차이가 있다는 것만 의식해도 한층 더 세련되게 블렌딩을 할 수 있다.
향을 배합할 때는 시향지에 에센셜오일을 1방울 떨어뜨리고 서서히 퍼져 나오는 향기를 확인한다. 시향지는 에센셜오일 전문점에서 구할 수 있으며, 도화지를 가늘게 잘라 대용품으로 쓸 수도 있다.

- 블렌딩은 머리가 맑은 오전에 하는 것이 좋다.
- 공복 상태에서는 알코올 냄새를 민감하게 느끼기 쉽고, 만복 상태일 때는 뇌의 움직임이 둔해진다. 또 식사를 한 직후에는 적절한 향을 고르기가 어렵다.
- 배란일 전후에는 후각이 예민해지며, 보통 때는 느끼지 못하는 향기를 느끼기도 한다. 반대로 생리 중일 때는 후각이 둔해지는 경향이 있다.
- 향기는 계절, 분위기, 실내 온도, 습도 등에 따라서 조금씩 다르게 느껴진다. 예를 들어 겨울에 좋아했던 향기가 습도 높은 장마철이 되면 칙칙하게 느껴질 수 있다.
- 눈을 감고 잠시 마음을 비운 상태로 향기를 느껴보자.

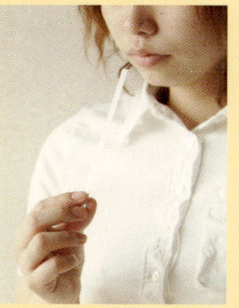

column 01   차크라와 아로마테라피

사람의 몸에는 에너지가 들고나는 입구가 있다고 하는데, 이를 차크라라고 부른다. 이 가운데 중요한 차크라는 그림에 나타낸 것과 같이 7개가 있으며 각각 색깔(그림 참조)과 소리에 대응한다. 그 밖에 손바닥이나 발바닥 등에도 있다고 한다. 차크라가 닫혀 있으면, 그와 관련된 장기나 내분비계, 신경 등에 에너지의 드나듦이 원활하지 못해 몸 상태가 나빠진다고 한다.

그런데 에센셜오일이 이들 차크라오 오라에 영향을 주는 것으로 알려져 있다. 에센셜오일을 추출한 식물의 색과 모양, 생육 환경, 에센셜오일의 색깔과 추출 부위 등이 이와 공명하는 차크라를 이해하는 데에 단서가 된다.

각각의 차크라와 이에 대응하는 에센셜오일에 관해서는 의견이 엇갈리지만, 내가 효과가 있다고 느낀 것들을 참고삼아 소개하면 다음과 같다. 나중에 설명할 에센셜오일 가이드에서도 아로마테라피를 행하면서 느낀 차크라와 에센셜오일 이야기를 조금씩 다룰 것이다.

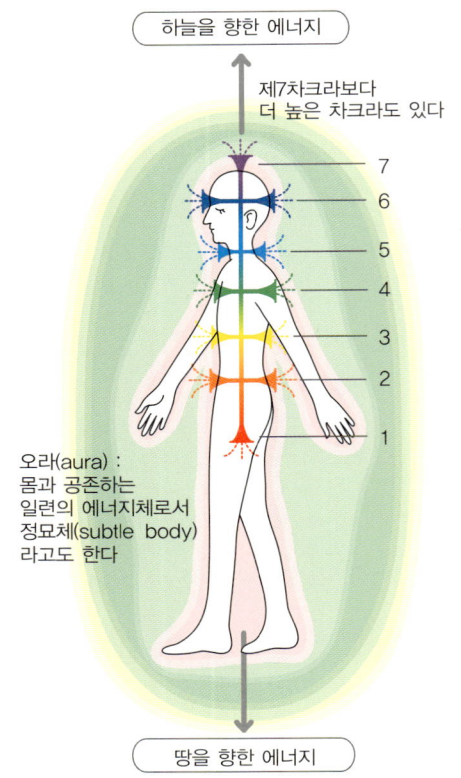

오라(aura) : 몸과 공존하는 일련의 에너지체로서 정묘체(subtle body)라고도 한다

차크라	위치	담당하는 역할	대응하는 에센셜오일
제1차크라	미골과 성기 사이	생식, 생명력	진저, 베티버, 파출리, 미르라
제2차크라	배꼽 아래 2~3센티미터	생식, 면역력 창조	오렌지, 카르다몸, 재스민, 네롤리, 장미
제3차크라	명치	감정, 의사, 자존심	블랙페퍼, 베티버, 만다린, 라벤더
제4차크라	가슴 가운데	애정, 조화	페티그레인, 베르가모트, 멜리사, 장미
제5차크라	목	표현, 의사소통	캐모마일(저먼, 로만), 유칼립투스, 미르라
제6차크라	미간	직감, 사고, 깨달음	주니퍼, 페퍼민트, 로즈메리
제7차크라	두정부	인생의 목적, 정신성	재스민, 네롤리, 라벤더, 장미

높은 차원의 차크라에 대응하는 에센셜오일 : 네롤리, 라벤더, 로즈메리.
상위 차크라와 하위 차크라에 작용하여 에너지를 위아래로 통하게 하는 에센셜오일 : 안젤리카, 샌들우드, 시더우드, 편백, 프랑킨센스, 로즈우드

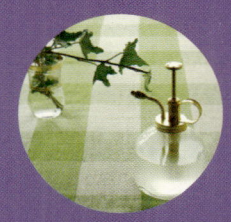

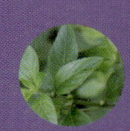

PART 02
아로마테라피 셀프케어 기본 가이드

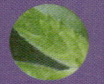

향기를 즐기는 데서 그치지 말고,
화장수나 비누 같은 것들을 직접 만들어보자.
여기서는 아로마 응용 소품들을 만드는 방법과
마사지하는 방법을 자세히 소개하고자 한다.
아로마테라피를 좀 더 적극적으로 즐겨보기로 하자.

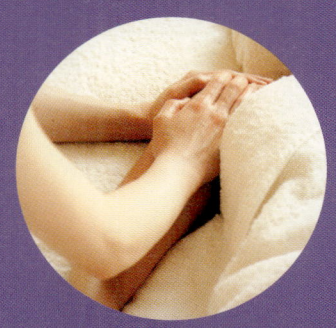

LESSON 01 준비해야 할 재료와 도구

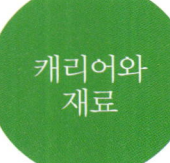

캐리어와 재료

일상생활 속에서 자기 자신과 가족의 건강을 유지하고 편안하게 긴장을 해소하는 데 아로마테라피를 활용할 수 있는 방법은 매우 다양하다. 같은 에센셜오일이라도 함께 섞어서 사용하는 캐리어에 따라 사용감도 크게 달라진다. 용도와 상황에 적절히 맞춰 활용하면, 아로마 효과를 한층 더 높일 수 있다.

*가격은 일본 기준으로 국내와 다를 수 있다.

시어버터 (카리테버터라고도 한다)

- **용도**: 핸드크림, 립크림 등
- **가격**: 30~50g에 1만 원 정도
- **보존**: 습기를 피해 냉암소에 보관한다.
- **구입처**: 허브 전문점, 아로마 전문점, 화장품 재료 전문점

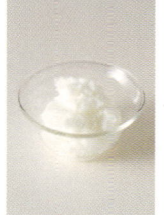

* 무향료에 첨가물이 적은 것을 선택한다.

젤 (아로마 젤 포함)

- **용도**: 감기에 걸리거나 벌레에 물렸을 때 사용하는 젤, 아로마 젤
- **가격**: 100g에 8500~2만 2천 원 정도
- **보존**: 습기를 피해 냉암소에 보관한다.
- **구입처**: 허브 전문점, 아로마 전문점, 화장품 재료 전문점

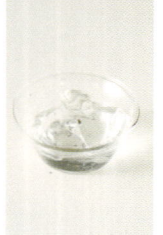

* 무향료에 첨가물이 적은 것을 선택한다.

점토

- **용도**: 치약, 팩, 입욕제, 습포제, 두피 관리 제품, 화장수, 비누 등
- **가격**: 30g에 3천~4천 원 정도
- **보존**: 습기를 피해 밀폐 용기에 넣어 보관한다.
- **구입처**: 허브 전문점, 아로마 전문점, 화장품 재료 전문점

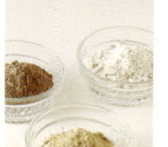

* 점토에는 고령토, 몬모릴로나이트, 라술라라고도 부르는 가슬 등이 있다. 각각 흡착력이나 흡수력이 다르다.

말린 허브

- **용도**: 허브 소금, 포맨더, 비누, 팅크처, 입욕제 등의 재료
- **가격**: 20g에 3천~4천 원 정도(종류에 따라 다르다)
- **보존**: 습기를 피해 밀폐 용기에 넣어 보관한다.
- **구입처**: 허브 전문점, 아로마 전문점, 유기농 전문점

* 아로마 소품에 쓸 허브는 허브티 용도로 나온 것을 구입한다.

천연 소금

- **용도**: 입욕제, 마사지용 보디스크럽, 치약 등
- **가격**: 1kg에 3천~2만 원으로 다양하다. 소금의 종류나 제조법 등에 따라 다르다.
- **보존**: 습기를 피해 밀폐 용기에 넣어 보관한다.
- **구입처**: 자연식품 전문점, 약국, 아로마 전문점

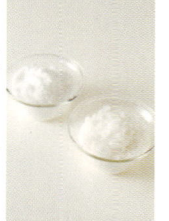

* 치약이나 마사지 스크럽을 만들 때 입자가 고운 가루를 쓰면 사용감이 부드럽다.

밀랍

- **용도**: 연고, 핸드크림, 립크림, 고체 향수 등
- **가격**: 20g에 3천~4천 원 정도
- **보존**: 습기를 피해 밀폐 용기에 넣어 보관한다.
- **구입처**: 허브 전문점, 아로마 전문점, 화장품 재료 전문점

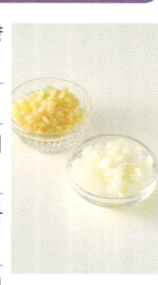

* 하얗게 탈취, 표백한 것과 정제하지 않아서 색이 노란 것이 있다. 노란 밀랍에는 꿀 향이 남아 있다.

캐리어오일(식물성 오일)

- **용도**: 마사지 오일, 크림 등
- **가격**: 100ml에 1만 8천~6만 원 정도(가격이 다양하다)
- **보존**: 냉암소에 보관한다.
- **구입처**: 허브 전문점, 아로마 전문점, 화장품 재료 전문점

* 자세한 내용은 160~170쪽에 소개되어 있다.

물(미네랄워터, 정제수)

- **용도**: 프레시너, 양치액, 향수, 화장수, 팅크처 등
- **가격**: 500ml에 2천 원 정도(가격이 다양하다)
- **보존**: 냉암소에 보관한다.
- **구입처**: 약국, 식료품점 등

* 경도가 높은 미네랄워터를 사용하면 침전물이 생길 수 있다.

유화 왁스

- **용도**: 연고, 핸드크림, 로션 등
- **가격**: 100g에 1만 2천 원 정도
- **보존**: 습기를 피해 밀폐 용기에 넣어 보관한다.
- **구입처**: 허브 전문점, 아로마 전문점, 화장품 재료 전문점

* 유화 왁스를 사용해서 만든 아로마 소품은 쓰고 나서 바로 물을 만졌을 때 약간 미끈거리는 느낌이 난다.

무첨가 비누 베이스(비누 성분 99%, 무향료)

- **용도**: 아로마(허브) 비누
- **가격**: 100g에 1300~2천 원 정도
- **보존**: 습기를 피해 보관한다.
- **구입처**: 허브 전문점, 아로마 전문점, 화장품 재료 전문점

* 고체 형태, 가루 형태, 입자 형태의 제품이 있다. EDTA산염이나 향료 등이 첨가되어 있지 않은 순수 비누 성분이 에센셜오일과 잘 맞는다.

유화제(에센셜오일 희석제)

- **용도**: 화장수, 양치액, 입욕제 등(에센셜오일이 물에 잘 섞이게 해준다)
- **가격**: 200ml에 2만~2만 5천 원 정도
- **보존**: 냉암소에 보관한다.
- **구입처**: 허브 전문점, 아로마 전문점, 화장품 재료 전문점

* 레시틴을 사용했는지 에탄올을 사용했는지에 따라 사용감이 다르므로, 아로마 소품에 따라 구별해서 사용한다. 가격은 제조사와 종류에 따라 차이가 있다.

무수에탄올

- **용도**: 양치액, 향수, 화장수, 프레시너, 팅크처 등. 방부제로도 사용할 수 있다.
- **가격**: 500ml에 1만 2천 원 정도
- **보존**: 화기, 습기, 직사광선을 피해 냉암소에 보관한다.
- **구입처**: 약국, 화장품 재료 전문점

* 향수를 만드는 경우가 아니라면, 에탄올 대신에 알코올 도수 35~40%인 브랜디나 보드카, 무색 증류주를 사용해도 된다.

구연산

- **용도**: 화장수, 헤어린스, 발포 입욕제, 청소용 세제 등
- **가격**: 100g에 2천~3천 원 정도
- **보존**: 습기를 피해 밀폐 용기에 넣어 보관한다.
- **구입처**: 약국, 식료품점

과일 식초(살구식초, 사과식초, 포도식초 등)

- **용도**: 화장수, 헤어린스 등
- **가격**: 300~500ml에 4천~8천 원 정도
- **보존**: 습기를 피해 냉암소에 보관한다.
- **구입처**: 식료품점, 유기농 전문점

* 식초 냄새가 신경 쓰인다면 구연산을 대신 사용해도 된다.

글리세린

- **용도**: 보습제로 사용된다. 화장수, 치약 등
- **가격**: 100g에 3천~4천 원 정도
- **보존**: 화기, 습기, 직사광선을 피해 냉암소에 보관한다.
- **구입처**: 약국, 화장품 재료 전문점

중조(탄산수소나트륨)

- **용도**: 발포성 입욕제, 치약, 청소용 세제, 탈취제 등
- **가격**: 500g에 2500원 정도
- **보존**: 습기를 피해 밀폐 용기에 넣어 보관한다.
- **구입처**: 약국, 식료품점

* 치약용으로 사용할 때는 품질을 잘 보고 고른다.

꿀
- **용도** 아로마 꿀, 팩, 기침약용 시럽 등
- **가격** 500g에 4천~1만 원 정도(종류에 따라 다르다)
- **보존** 습기를 피해 밀폐 용기에 넣어 보관한다.
- **구입처** 식료품점, 제과용 식재료 전문점

무향료 샴푸, 린스, 보디샴푸
- **용도** 아로마 샴푸, 린스, 보디샴푸
- **가격** 400ml에 6천~1만 5천 원 정도(종류에 따라 다르다)
- **보존** 습기를 피해 밀폐 용기에 넣어 보관한다.
- **구입처** 허브 전문점, 아로마 전문점, 유기농 전문점, 화장품 재료 전문점

무향료 크림, 로션
- **용도** 핸드크림, 로션, 크림 등
- **가격** 400ml에 4천~1만 원 정도(종류에 따라 다르다)
- **보존** 습기를 피해 밀폐 용기에 넣어 보관한다.
- **구입처** 허브 전문점, 아로마 전문점, 유기농 전문점, 화장품 재료 전문점

파우더류(쌀가루, 콘스타치, 시판용 베이비파우더)
- **용도** 발 전용 파우더, 향 파우더
- **가격** 30g에 3천~4천 원 정도
- **보존** 습기를 피해 밀폐 용기에 넣어 보관한다.
- **구입처** 화장품 재료 전문점, 제과용 식재료 전문점, 약국

방향 증류수(플로랄 워터)
- **용도** 양치액, 토닉, 크림, 팩, 화장수 등
- **가격** 200~250ml에 2만~3만 원 정도
- **보존** 습기를 피해 냉암소에 보관한다.
- **구입처** 허브 전문점, 아로마 전문점, 약국

가루 녹차(말차)
- **용도** 허브 소금, 비누, 팅크처, 입욕제 등의 재료
- **가격** 20g에 3천~4천 원 정도(종류에 따라 다르다)
- **보존** 습기를 피해 밀폐 용기에 넣어 보관한다.
- **구입처** 제과용 식재료 전문점, 녹차 전문점, 유기농 전문점

아로마 테라피를 즐길 때 있으면 편리한 것들

수건처럼 몸에 직접 닿는 것들은 3개월 정도 사용하면 캐리어오일이 산화한 것 같은 냄새가 날 수 있다. 아로마 전용 수건을 준비하도록 하자.
수욕용 대야나 족욕통은 크기가 넉넉한 것이 좋다. 족욕통은 종아리가 중간 정도까지 잠길 수 있는 것을 사용하자.

① 목욕 수건(4~5장)
② 작은 수건(1~2장)
③ 화장용 솜
④ 랩 ⑤ 대야
⑥ 목욕 매트
⑦ 양말 ⑧ 짧은 바지
⑨ 족욕통
④의 랩은 머리에 점토팩을 하고 3~5분 정도 그대로 있을 때 사용한다. 샤워용 캡을 사용해도 된다.

⑦의 양말은 발바닥을 마사지한 후에 신으면 다니면서 방바닥 등을 더럽힐 염려가 없다.
⑨의 족욕통은 반드시 족용 전용기가 아니어도 되나, 종아리까지는 잠길 정도의 깊이가 되는 것을 준비한다.

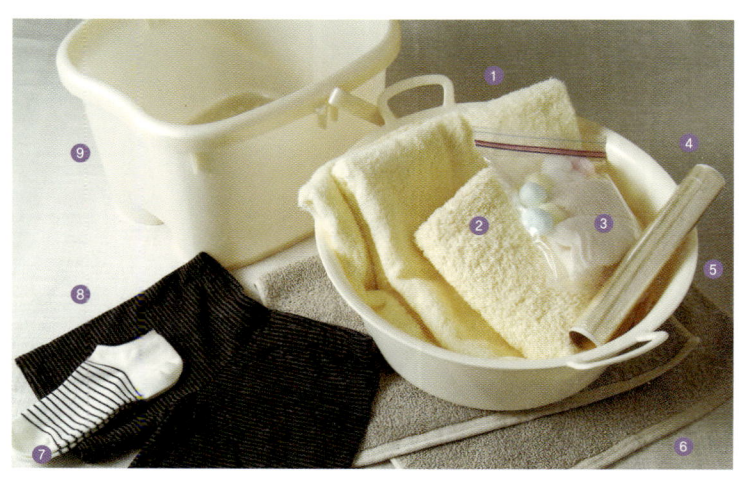

아로마 응용 소품을 만들 때 필요한 도구

대부분 부엌에서 사용하는 것들이며, 반드시 다 갖추어야 하는 것은 아니다. 다만 용기 종류는 아로마 소품 전용으로 몇 가지를 갖추는 것이 편리하다.

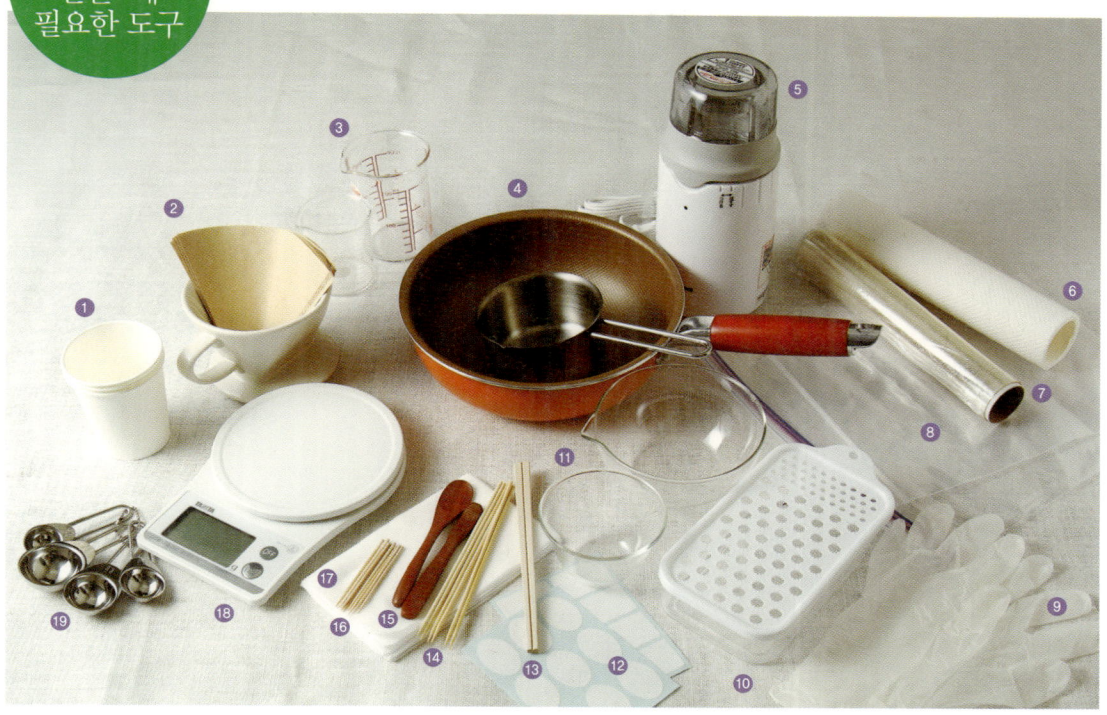

① 종이컵 ② 커피 드리퍼 ③ 비커 또는 유리 계량컵 ④ 작은 냄비, 프라이팬 등 ⑤ 분쇄기 ⑥ 키친타월 ⑦ 랩 ⑧ 밀폐용 비닐 주머니 ⑨ 비닐장갑 ⑩ 강판(금속제가 아닌 것) ⑪ 내열 유리 그릇 ⑫ 라벨용 스티커 ⑬ 나무젓가락 ⑭ 나무 꼬챙이 ⑮ 나무주걱 ⑯ 이쑤시개 ⑰ 멸균 거즈 ⑱ 저울 ⑲ 계량스푼. 그 밖에 휴지, 고무줄 등

용기류
① 크림 용기
② 스프레이 용기
③ 병
④ 점안용 병
⑤ 립크림 용기
⑥ 입구가 넓은 유리병
⑦ 유리로 된 밀폐 용기
용기는 유리 제품과 플라스틱 제품이 있으므로 용도에 맞게 구별하여 사용한다.

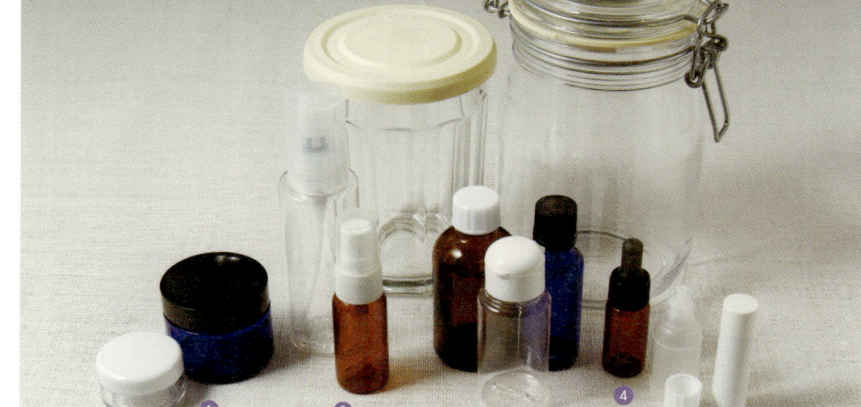

LESSON 02　기본적인 아로마 응용 소품

만들어보자

PART 04의 '셀프케어 증상별 가이드'를 보면 다양한 레시피들이 나와 있는데 여기서 소개하는 방법을 바탕으로 한 것이다. 재료는 모두 천연 재료와 에센셜오일이다. 피부에도 좋은 아로마 소품 그리고 일상생활 속에서 편리하게 쓸 수 있는 아로마 소품을 만들고 싶은 사람들에게 도움이 될 것이다.

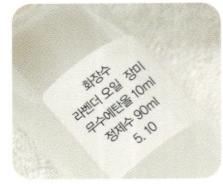

레시피와 만든 날짜를 라벨 스티커에 적어서 용기에 붙여두자.

입욕제

향기 목욕을 즐기려면 에센셜오일을 직접 욕조에 떨어뜨리면 된다. 그 외에 에센셜오일을 천연 소금이나 중조, 유화제, 캐리어오일, 꿀 등에 섞어서 입욕제를 만들어 사용하는 방법도 있다. 몸을 따뜻하게 하고 싶을 때는 에센셜오일을 천연 소금이나 점토, 중조 등에 섞어보자. 보습 효과를 높이고 싶을 때는 꿀이나 캐리어오일이 좋다. 유화제를 사용한 입욕제(예를 들면 배스밀크)는 자극이 없고 순해서 고령자나 아기처럼 피부가 약한 사람들이 쓰기에 적당하다.

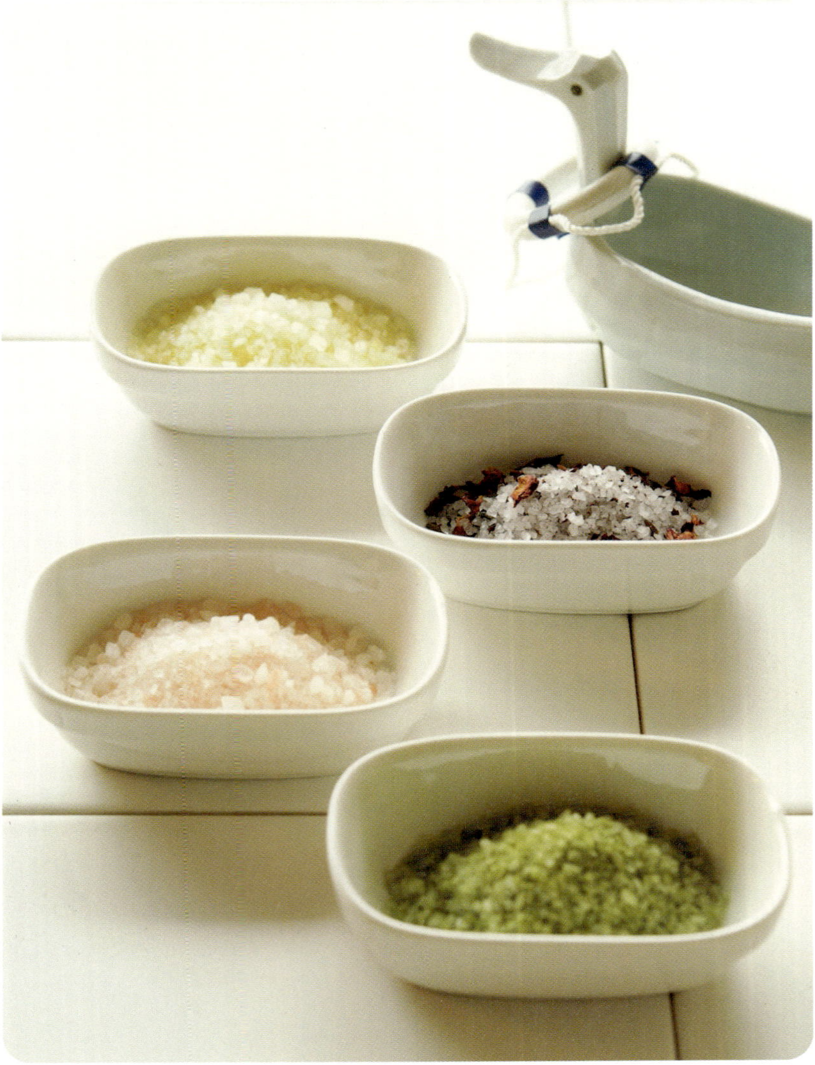

기본적인 목욕 소금 만들기 (1회분)

특히 몸이 찬 사람에게 좋다. 발한 작용, 가온 작용이 있는 천연 소금에 에센셜오일을 섞어서 만든다. 붉은 홍국 색소나 감귤 계통의 에센셜오일, 가루 녹차를 넣으면 각각 분홍, 노랑, 초록색의 목욕 소금이 만들어진다. 소금이 굵은 입자 상태라면 욕조에 넣을 때 사르륵사르륵 하는 소리가 나는 것도 기분이 좋고, 욕조 안에 한동안 알갱이가 남아 있어 그것이 만져지는 것도 재미있다.

기본 재료와 도구

취향에 맞는 에센셜오일 3~4방울
천연 소금 40g
작은 유리 그릇, 나무주걱
계량스푼, 저울
비닐 주머니(보존 용기), 라벨용 스티커

* 천연 소금의 양(40g)은 어림잡아 2큰술 정도가 된다.
* 천연 소금 대신에 점토 10g, 꿀 1큰술, 식물성 오일 1작은술, 유화제 적당량을 섞어서 만들어도 좋다.

만드는 방법

① 작은 유리 그릇에 소금을 넣고 가운데를 오목하게 만들어 에센셜오일을 떨어뜨린다.

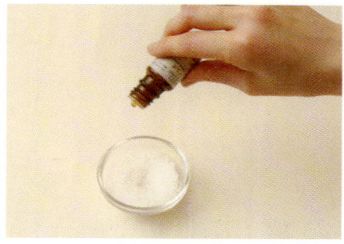

② 소금 알갱이 사이에 에센셜오일이 골고루 잘 스며들도록 나무주걱으로 가볍게 저어준다.

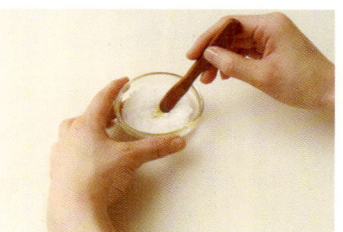

③ 라벨용 스티커에 레시피와 만든 날짜를 적어 비닐 주머니(용기)에 붙인다.

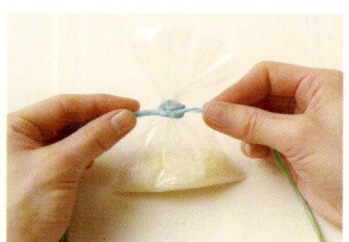

에센셜오일의 방울 수

가정용 욕조에는 6방울까지로 제한하는 것이 좋다. 너무 많이 넣으면 피부에 자극이 느껴진다. 향이 너무 강해도 마음이 편안해지지 않는다. 처음에는 1~2방울을 넣어보고, 차례로 3방울, 4방울로 늘려가면서 적당한 양을 알아가는 것이 좋다.

°또 다른 응용법

예쁜 색깔의 목욕 소금 만들기 (5회분)

목욕 소금에 색깔을 냄으로써 시각적으로도 긴장 이완 효과를 기대할 수 있다. 천연 소금은 입자가 약간 거친 것을 사용하며, 여기에 가루 녹차나 홍국, 치자, 허브 팅크처 등으로 색깔을 낸다. 유자나 만다린 에센셜오일을 사용하면, 따로 색소를 쓰지 않아도 노란색이 된다.

● **초록색 목욕 소금**

녹차 향기와 잘 어울리는 편백이나 유자, 월도(月桃), 그레이프프루트 등이 좋다. 이른 봄에 디톡스 효과가 필요할 때 어울린다.

레시피 : 그레이프프루트 12방울, 주니퍼 8방울, 녹차 가루 2작은술 정도, 입자 상태의 천연 소금 200g.

● **노란색 목욕 소금**

느긋하게 쉬고 싶은 저녁에 사용하면 좋다. 만다린 에센셜오일의 부드러운 노란색이 그대로 천연 소금에 물들어 예쁜 목욕 소금이 만들어진다.

레시피 : 만다린 10방울, 벤조인 6방울, 입자 상태의 천연 소금 200g.

● **분홍색 목욕 소금**

기분이 저조할 때 사용하면 좋다. 부드러운 분홍색을 내는 홍국 색소를 꼭 써볼 것을 추천한다. 특별한 날이라면 일랑일랑 대신에 장미를 블렌딩해도 좋다.

레시피 : 제라늄 6방울, 로즈우드 10방울, 일랑일랑 3방울, 입자 상태의 천연 소금 200g, 홍국 색소 약간.

* 처음에 홍국 색소를 천연 소금에 몇 방울 떨어뜨려 잘 섞은 다음에 에센셜오일을 넣는다. 말린 장미 등을 함께 넣으면 멋진 분위기를 연출할 수 있다.

허브 비누

시중에서 쉽게 구할 수 있는 무첨가 비누를 이용해 간단히 허브 비누를 만드는 법을 소개한다.

에센셜오일 이외에 점토, 숯, 실크파우더 등을 첨가하여, 사용하는 사람의 피부 유형에 맞는 비누를 만들 수 있다.

여기서는 말린 허브 가운데 저먼 캐모마일을 사용해, 민감성 피부에 잘 맞는 비누를 만들어보기로 하자.

이 비누는 아기한테도 사용할 수 있다.

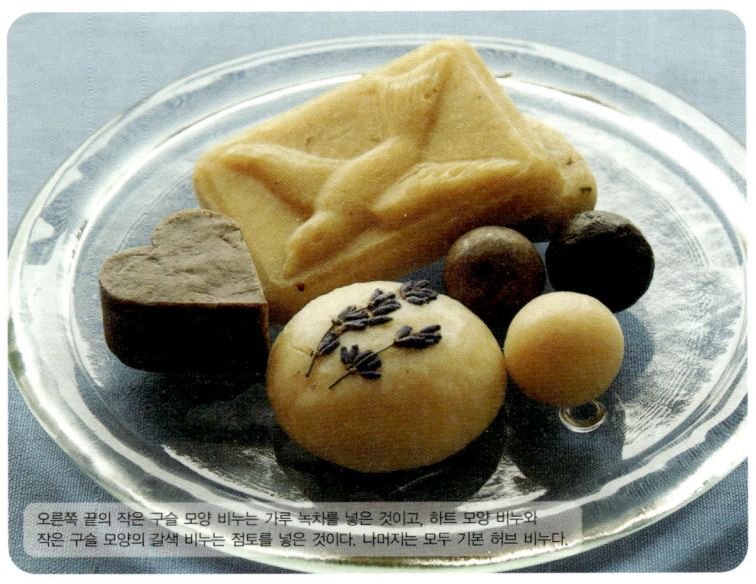

오른쪽 끝의 작은 구슬 모양 비누는 가루 녹차를 넣은 것이고, 하트 모양 비누와 작은 구슬 모양의 갈색 비누는 점토를 넣은 것이다. 나머지는 모두 기본 허브 비누다.

기본적인 허브 비누 만들기

기본 재료와 도구

무첨가 비누 1개(100g 정도)

말린 허브 저먼 캐모마일 2g 정도(또는 티백 1개)

정제수 80ml

취향에 맞는 에센셜오일 15방울

작은 냄비, 밀폐용 비닐 주머니(큰 것) 1개

강판, 계량컵

* 완성된 비누는 크기에 따라서 건조 속도가 다르다. 빨리 사용하고 싶으면 작은 크기로 만든다. 만든 후에는 말린 허브로 장식하는 것도 좋다.

만드는 방법

① 작은 냄비에 저먼 캐모마일과 정제수를 넣고 끓여서 진한 허브 추출액을 만든다.

* 추출액 대신에 허브 팅크처를 정제수로 4배 정도 희석한 것을 사용해도 된다.

② 무첨가 비누 1개를 강판에 곱게 간다.

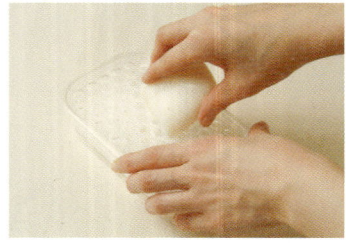

③ ②를 밀폐된 비닐 주머니에 넣고 ①을 조금씩 넣어가면서 주머니 안에서 잘 섞는다. 비닐 주머니의 온도를 약간 따뜻하게 하는 것이 좋으며, 점토나 가루 녹차 등을 섞고 싶으면 이때 함께 넣는다.

④ 비닐 주머니를 손바닥으로 눌러가면서 전체적으로 부드러워질 때까지 잘 주물러 섞는다.

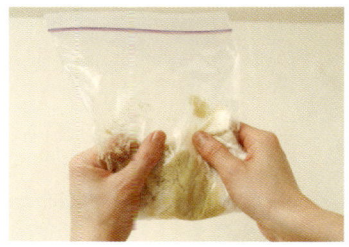

⑤ 주머니의 내용물을 한 덩어리로 잘 뭉쳐서 꺼낸다. 가운데 오목하게 파고 거기에 에센셜오일을 떨어뜨린 다음에, 입구를 막고 다시 전체적으로 잘 반죽하여 섞는다.

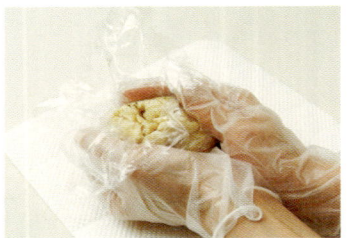

⑥ 원하는 형태로 비누를 만든 후에 3주 정도 잘 말리면 완성된다.

다른 재료를 함께 섞으면 사용감이 훨씬 더 좋아진다!

점토 : 오래된 각질이나 모공을 막고 있는 피지 등의 노폐물을 흡착해서 씻어내고, 허브 추출액이나 에센셜오일이 잘 흡수되도록 도와준다. 미백 효과도 있다.

가루 녹차 : 피부를 깨끗하게 해주는 미백 효과가 있다. 잡티가 많거나 여드름이 있는 피부에 좋다.

숯가루 : 특히 피지가 많은 경우, 콧방울 주변의 까만 모공이나 잡티가 신경 쓰이는 경우, 남성용으로 좋다.

꿀, 조청 : 씻고 난 후의 촉촉한 보습 효과가 뛰어나다.

호호바 오일 : 조금만 넣어도 거품이 풍부하게 일어나며, 보습 효과도 뛰어나 실크 같은 부드러움을 느낄 수 있다.

가루 비누로도 만들 수 있다

비누를 갈아서 쓰기 힘든 경우에는 비누 순도가 높고 첨가물이 일절 들어 있지 않은 가루 비누를 사용해도 된다.

화장수 (화장수, 두피용 토닉)

에센셜오일과 정제수만 있으면 간단히 만들 수 있다. 자신의 취향에 맞는 향기나 피부 유형에 맞는 것을 선택하면 된다.

에센셜오일은 한 종류만 쓰는 것보다 두 종류 이상을 블렌딩하는 것이 더 효과가 있다.

기본적인 화장수 만들기

기본 재료와 도구

취향에 맞는 에센셜오일 합계 4방울 이내
무수에탄올 10ml
정제수 90ml (자신이 좋아하는 증류수를 사용해도 된다)
용기(100ml), 계량컵(또는 비커)
라벨용 스티커

* 민감성 피부인 경우에는 무수에탄올의 양을 6ml 이하로 줄이고, 그만큼 정제수의 양을 늘려 전체를 100ml로 만든다.
* 사용할 때마다 용기를 잘 흔들어서 쓴다.
* 보존 기간은 1.5~2개월 정도다.

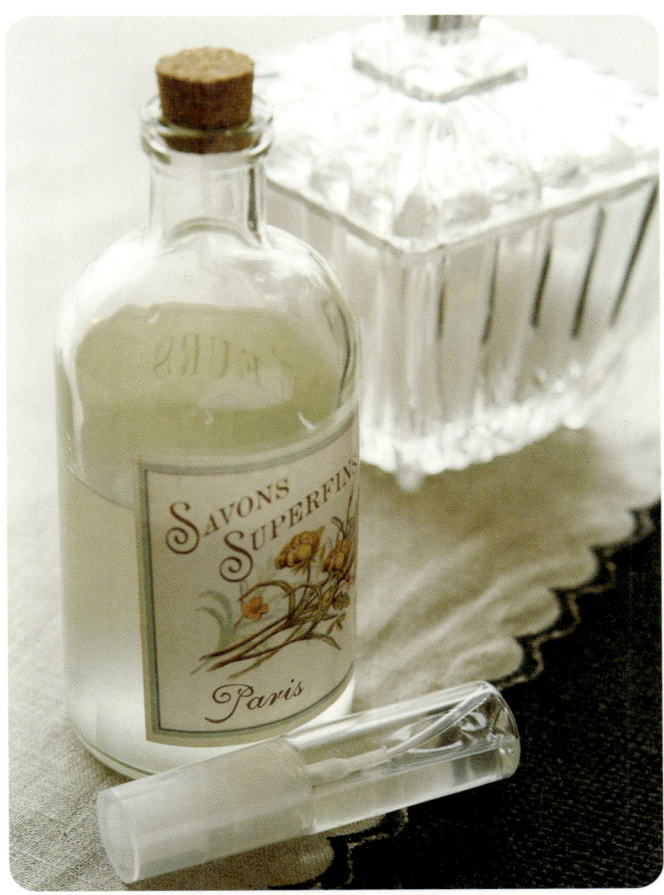

만드는 방법

① 무수에탄올을 정확히 재어 용기에 붓는다.

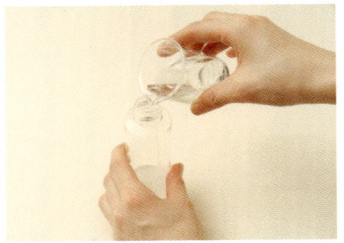

② 에센셜오일을 넣고 용기를 가볍게 흔들어 섞는다.

③ 정제수를 ②에 넣는다.

④ 뚜껑을 막고 용기 전체를 잘 흔들어서 섞으면 완성된다.

⑤ 라벨용 스티커에 레시피와 만든 날짜를 써서 용기에 붙인다.

에센셜오일을 블렌딩했을 때의 농도
보통 화장수의 에센셜오일의 농도는 0.5~1% 정도다. 그러나 에센셜오일을 피부에 처음 사용하는 경우에는 총량이 100ml일 때 2방울(0.1%)에서 4방울(0.2%) 정도를 넣는 것이 좋다. 그리고 피부 상태를 봐가면서 점차 농도를 높여간다.

계절에 따라 다르게 배합할 필요가 있다면?
건조한 계절에는 정제수의 양을 85ml로 줄이고 그 대신 보습 효과가 있는 글리세린이나 호호바 오일을 5ml 넣으면, 촉촉한 사용감을 얻을 수 있다. 글리세린의 양은 기호에 따라 줄일 수도 있으나, 이때는 정제수의 양을 조절해서 총량이 100ml가 되도록 한다. 무수에탄올을 사용하지 않을 경우에는 보존성을 고려해서 정제수 대신에 방향 증류수를 사용한다. 이때는 방향 증류수 100ml에 에센셜오일만 1~2방울 섞는 것으로 끝낸다. 무수에탄올 대신에 사과식초나 살구식초, 포도식초 같은 과일 식초를 이용해서 화장수를 만들 수도 있다.

피부 유형에 알맞은 에센셜오일

보통 피부	제라늄, 팔마로사, 만다린, 라벤더, 장미, 로즈우드
건성 피부	로만 캐모마일, 샌들우드, 제라늄, 프랑킨센스, 라벤더
지성 피부	일랑일랑, 주니퍼, 티트리, 베르가모트, 레몬, 로즈메리 버베논
민감성 피부	캐모마일(저먼, 로만), 라벤더, 장미, 로즈우드
두피	오렌지, 팔마로사, 편백, 페퍼민트, 라벤더, 로즈메리 버베논, 만다린

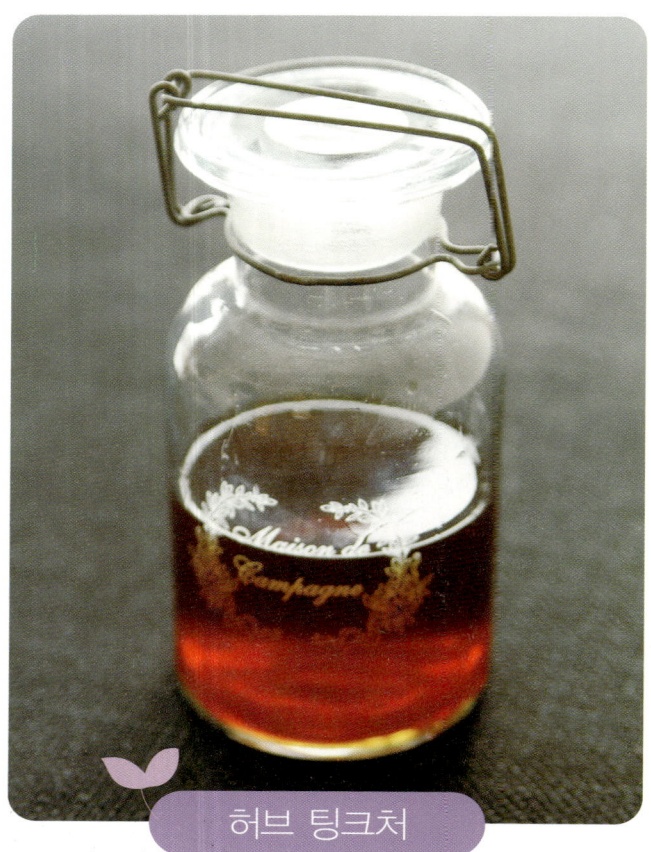

허브 팅크처

허브 팅크처란 말린 허브를 알코올에 담가 유용한 성분을 추출한 것으로, 팅크라고도 한다. 허브의 유용한 성분을 효율적으로 추출하여 손쉽게 이용할 수 있고 또 보존할 수 있는 것이 특징이다. 팅크처는 그대로 욕조에 넣으면 약초탕이 되고, 정제수에 희석하면 화장수가 된다. 또 로션이나 크림, 비누를 만들 때 넣으면 에센셜오일이 없어도 크게 지장이 없다. 따라서 팅크처가 항상 준비되어 있으면 여러모로 편리하게 쓸 수 있다.

기본적인 허브 팅크처 만들기

몇 가지 허브를 배합해서 만든 만능 팅크처다. 아기들이 기저귀나 땀 때문에 피부가 짓물렀을 때 또는 어른의 경우에 피부가 건조하거나 가려움증이 있을 때 사용하면 아주 효과가 좋다.

재료의 분량

허브에 따라 다르지만, 대략 한 종류 또는 여러 종류의 말린 허브 25~30g 정도를 40%의 에탄올이나 보드카 약 400ml에 담그면 된다. 허브가 충분히 잠길 수 있어야 하며, 재료의 비율은 허브의 분량이 1일 때 알코올의 분량은 8~9 정도를 기준으로 한다.

기본 재료와 도구

말린 허브(저먼 캐모마일 12g, 라벤더 8g, 칼렌둘라 10g)
무수에탄올 160ml
정제수 240ml
입구가 넓은 유리병, 유리로 된 밀폐 용기, 여과기(드리퍼), 분쇄기, 커피 필터, 계량컵, 저울, 라벨용 스티커

* 에탄올은 허브 성분을 추출하는 데에 필요하며, 정제수만으로는 팅크처를 만들 수 없다. 무수에탄올과 정제수를 사용하지 않는 경우에는 알코올 도수 35~40도의 보드카나 무색 증류주 400ml를 대신 사용해도 된다.
* 보존 기간은 약 2년이다.

만드는 방법

① 허브를 분쇄기로 가볍게 갈아서 입구가 넓은 유리병에 넣고, 무수에탄올과 정제수를 넣은 후 마개를 닫는다.

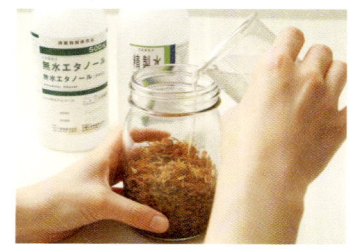

② ①을 직사광선이 닿지 않는 곳에 1~3개월 정도 보관하면 허브 성분이 추출된다. 처음 3주 동안은 매일 병을 흔들어서 허브와 알코올 등을 잘 섞는다.

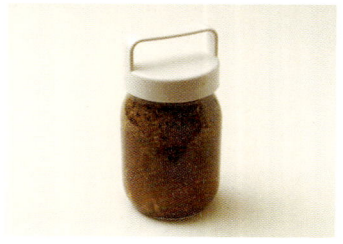

③ 커피 필터를 여과기에 얹고(또는 키친타월을 작은 체나 깔때기에 얹고) ②를 거른다.

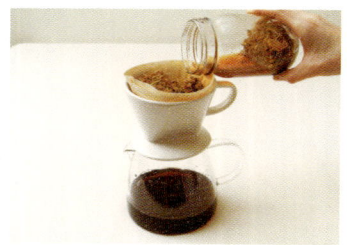

④ 걸러진 액체를 유리로 된 밀폐 용기에 옮겨 담고, 레시피와 만든 날짜를 써 넣은 라벨용 스티커를 붙인 다음에 보관한다.

허브 팅크처 사용법

팅크처를 사용할 때는 정제수나 방향 증류수로 4배 희석한다(알코올 농도 10%). 희석한 후에는 그대로 두피용 토닉이나 화장수로도 사용할 수 있다. 점토 팩이나 허브 비누를 만들 때 원액을 넣거나 물에 희석해서 넣으면 더욱 풍부한 향을 즐길 수 있다. 팅크처 15ml에 방향 증류수를 45ml 넣으면 4배 희석액, 60ml 넣으면 5배 희석액, 75ml 넣으면 6배 희석액이 된다.

* 알코올을 싫어한다면, 5~6배로 희석해서 사용한다. 그러나 이렇게 하면 농도가 연해지므로 보존 기간은 짧아진다. 또는 방향 증류수나 정제수를 약간 데워서 넣어, 알코올 성분이 날아가도록 할 수도 있다. 피부에 흡수되는 정도는 알코올이 있는 쪽이 더 좋다는 연구 결과가 있다.

● **냄새 제거제, 데오도란트 스프레이**
신발 속이나 양말처럼 냄새가 나는 곳 또는 목이나 겨드랑이처럼 땀이 많이 나는 곳에 뿌리면 좋다.
레시피 : 취향에 맞는 팅크처 20ml, 취향에 맞는 에센셜오일 3방울, 정제수 40ml(피부가 약하거나 상처가 있는 경우에는 팅크처 10ml에 정제수를 50ml로 한다.), 스프레이 용기

● **허브 크림**
쉽게 구할 수 있는 무향료 크림에 섞기만 하면 된다. 작업 시간은 약 3분.
레시피 : 취향에 맞는 팅크처 3~5ml, 무향료 크림 30g, 크림 용기

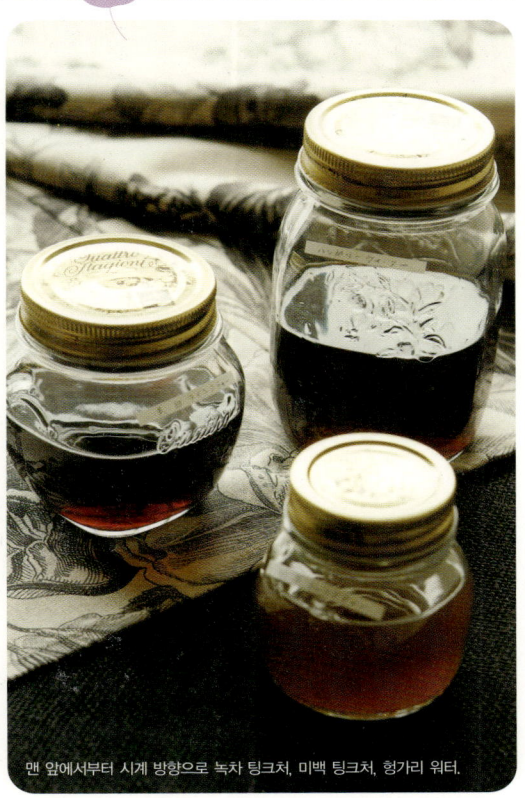

맨 앞에서부터 시계 방향으로 녹차 팅크처, 미백 팅크처, 헝가리 워터.

˚또 다른 응용법

그 밖의 허브 팅크처
허브 종류를 다른 것으로 바꾸어 팅크처를 만들어보자. 2년 정도 보존할 수 있으며, 다양한 아로마 소품에 사용할 수 있어서 편리하다.

● **헝가리 워터**
유분이 많은 피부를 산뜻하게 관리하고 싶을 때 사용하면 좋다. 피부를 젊게 가꾸어주는 효능이 있다. 또 진통 효과가 있어서, 근육통처럼 통증이 느껴지는 곳이나 오래 서 있어서 발바닥이 아플 때 원액 또는 물로 2배 희석하여 문질러 바르면 좋다.
레시피 : 말린 허브(로즈메리 10g, 페퍼민트 10g, 장미 8g, 오렌지 껍질 2g), 무수에탄올 160ml, 정제수 240ml.

* 허브를 넣을 때 에센셜오일(네롤리 또는 오렌지 3방울)을 함께 넣어도 좋다. 보존 기간은 약 2년이다.

● **미백 팅크처**
허브 중에는 색소 침착을 예방해주거나 이미 색소가 침착된 부분은 눈에 띄지 않도록 피부세포를 활성화해주는 것이 있다. 이런 것 가운데 쉽게 구할 수 있는 것을 골라 미백 팅크처를 만들자. 피부가 햇볕에 탔을 때 사용하는 화장수나 크림, 팩 등 주로 미용 측면에 응용할 수 있다.
레시피 : 말린 허브(오렌지플라워 6g, 저먼 캐모마일 6g, 히스 6g, 로즈힙 6g), 무수에탄올 160ml, 정제수 240ml.

* 허브를 넣을 때 에센셜오일을 페퍼민트 2방울, 로즈메리 2방울, 오렌지 3방울, 라벤더 3방울을 함께 넣어도 좋다. 보존 기간은 약 2년이다.

● **녹차 팅크처**
살균 소독 작용, 냄새 제거 작용, 미백 작용, 피부 수렴 작용이 있는 녹차를 이용하여 팅크처를 만든다. 정제수로 희석하면 화장수, 냄새 제거 스프레이, 양치액은 물론이고 더운 여름날에 숙면을 유도하는 스프레이로도 사용할 수 있다.
레시피 : 녹차 40g, 무수에탄올 160ml, 정제수 240ml. 녹차 잎이 완전히 잠기지 않으면 에탄올과 물의 양을 조금 늘린다.

* 보존 기간은 약 2년이다.

크림과 젤 종류

밀랍이나 젤 같은 재료를 사용하면, 간단하게 연고나 크림, 아로마 젤을 만들 수 있다. 베이스나 에센셜오일을 다른 것으로 바꾸면 사용감에도 변화를 줄 수 있다.
익숙하게 잘 만들 수 있게 되면, 다양한 형태로 응용해보자.

기본적인 밀랍 연고 만들기

보존 기간이 길고, 커버력이 강하며, 약간 굳은 상태로 완성된다는 것이 특징이다.
여기서는 벌집에서 얻은 천연 재료인 밀랍으로 연고 만드는 방법을 소개한다. 밀랍과 식물성 오일만으로 만든 연고는 약간 딱딱하지만 유분이 많아서 잘 증발하지 않는다.
그러므로 피부에 바른 상태가 다른 종류의 크림보다 더 오래 지속된다. 약용 성분이 피부에 천천히 흡수되도록 하고 싶을 때 유용하다.
티트리나 라벤더를 첨가해서 만들면, 상처가 났거나 피부가 거칠어졌을 때, 벌레에 물렸을 때 등에 다양하게 쓸 수 있는 만능 연고가 된다.

기본 재료와 도구

취향에 맞는 에센셜오일 5~10방울
밀랍 5g, 호호바 오일 20ml
냄비, 내열 유리 그릇
크림 용기(용량 30g)
나무 꼬챙이, 계량컵, 저울
라벨용 스티커

* 밀랍은 60°C 정도에서 녹기 시작한다. 끓지 않도록 주의한다.
* 녹은 밀랍에 에센셜오일을 넣는 시점을 잘 맞추어야 한다. 가장 적당한 시점은 용기 가장자리는 밀랍이 조금 굳기 시작했으나 가운데는 아직 액체 상태이며 표면에 얇은 막이 형성되기 시작하는 순간이다. 에센셜오일을 넣으면 바로 굳기 시작하므로 재빨리 섞어야 한다.
* 보존 기간은 약 2개월이다.

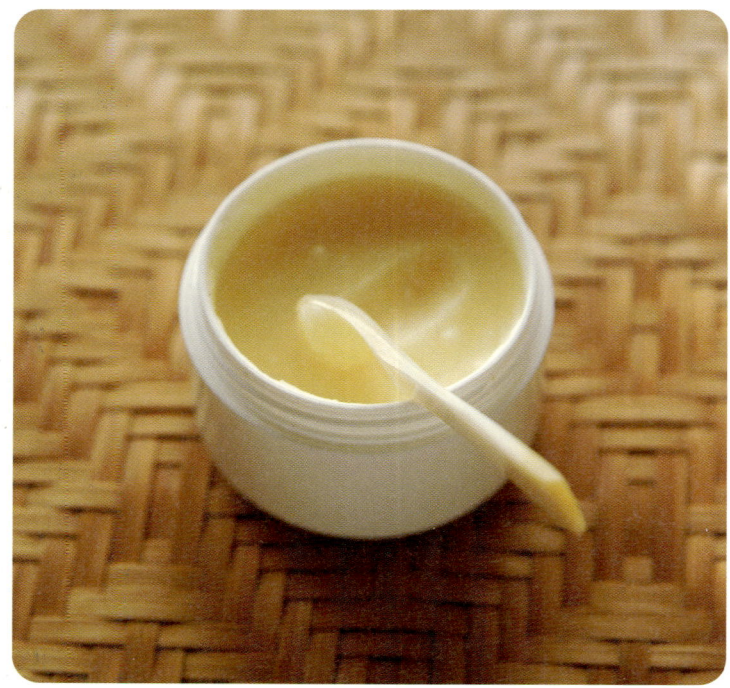

만드는 방법

① 냄비에 물을 데우고 여기에 밀랍과 호호바 오일을 넣은 내열 유리 그릇을 넣어, 밀랍을 중탕하여 녹인다.

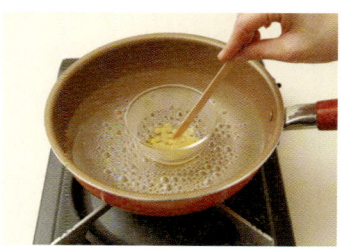

② ①을 크림 용기에 담는다.

③ ②의 표면에 얇은 막이 생기고 가장자리가 굳기 시작하면, 바로 에센셜오일을 넣고 나무 꼬챙이로 잘 젓는다.

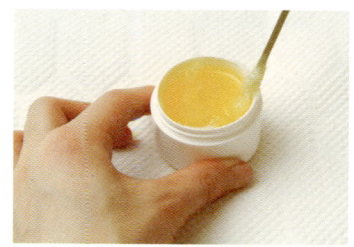

④ 어느 정도 섞였으면 용기를 통째로 바닥에 톡톡 내리치면서 속에 들어가 있는 공기를 뺀다.

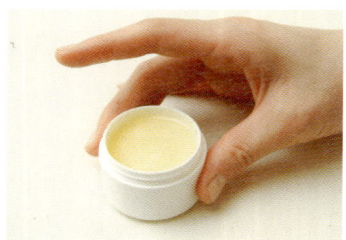

⑤ 연고가 완전히 차게 식은 것을 확인하고 뚜껑을 닫는다.

⑥ 라벨용 스티커에 레시피와 만든 날짜를 써서 용기에 붙인다.

기본적인 밀랍 크림 만들기

부드럽고 커버력은 중간 정도이며, 수분이 포함되어 있다.

밀랍 연고보다 부드러운 상태로 완성된다. 에센셜오일은 크림이 만들어진 다음에 블렌딩한다. 따라서 에센셜오일을 넣을 시점을 놓칠 염려가 없어, 초보자도 쉽게 만들 수 있다. 팔꿈치나 발꿈치에 바르는 크림으로 쓰면 좋다.

기본 재료와 도구

취향에 맞는 에센셜오일 6~12방울
밀랍 6g, 호호바 오일 24ml
방향 정제수(또는 장미수) 4ml
냄비, 내열 유리 그릇, 종이컵, 크림 용기(용량 40g), 나무젓가락, 나무 꼬챙이, 계량컵, 저울, 라벨용 스티커

* 보존 기간은 약 1개월이다.

만드는 방법

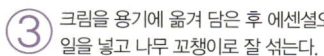

① 냄비에 물을 데우고 여기에 밀랍과 호호바 오일을 넣은 내열 유리 그릇을 넣어, 밀랍을 중탕하여 녹인다.

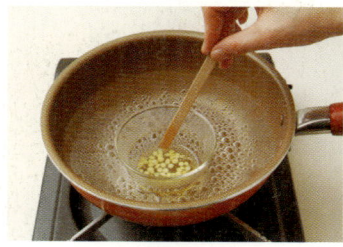

② ①을 종이컵에 옮겨 담고 방향 정제수를 넣은 다음에 나무젓가락 같은 것으로 잘 섞는다. 이때 커스터드 크림처럼 하얀빛을 띨 정도로 유화될 때까지 잘 섞어야 한다.

③ 크림을 용기에 옮겨 담은 후 에센셜오일을 넣고 나무 꼬챙이로 잘 섞는다.

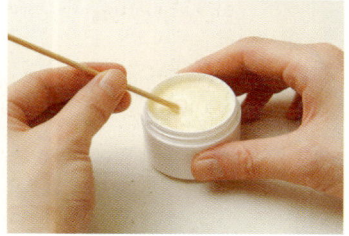

④ 어느 정도 섞였으면 용기를 통째로 바닥에 톡톡 내리치면서 속에 들어가 있는 공기를 뺀다.

⑤ 크림이 완전히 차게 식은 것을 확인하고 뚜껑을 닫는다.

⑥ 라벨용 스티커에 레시피와 만든 날짜를 써서 용기에 붙인다.

밀랍과 식물성 오일의 배합 비율

기온의 차이에 따라서 완성된 크림의 굳기가 달라진다. 밀랍과 식물성 오일의 비율을 조금 바꾸어보자.

여름에는 밀랍과 식물성 오일의 비율을 1 : 4로 한다. 예를 들어 밀랍이 5g이면 식물성 오일을 20ml 섞는다.

겨울에는 밀랍과 식물성 오일의 비율을 1 : 5로 한다. 예를 들어 밀랍이 5g이면 식물성 오일을 25ml 섞는다.

막대 모양의 립크림을 만들 때는 밀랍과 식물성 오일의 비율을 1 : 3으로 한다. 예를 들어 밀랍이 1g이면 식물성 오일을 3ml 섞는다.

중탕을 하지 않는 방법

중탕은 생각보다 손이 많이 가는 번거로운 작업이다. 크림 1~2개 분량의 밀랍이라면, 1~2분 만에 간단히 녹일 수 있는 방법이 있다. 조그만 냄비에 밀랍과 식물성 오일을 넣은 다음에 불을 약하게 켠다. 그리고 냄비를 불에서 25cm 정도 들어올린 상태로 가열하다가 밀랍이 녹으면 바로 종이컵에 따른다.

이때 가스레인지에 직접 냄비를 올려놓고 가열하면 위험하다. 금세 끓어올라 화재가 날 염려가 있으므로, 직접 올려놓고 가열하는 방법은 반드시 피하도록 하자.

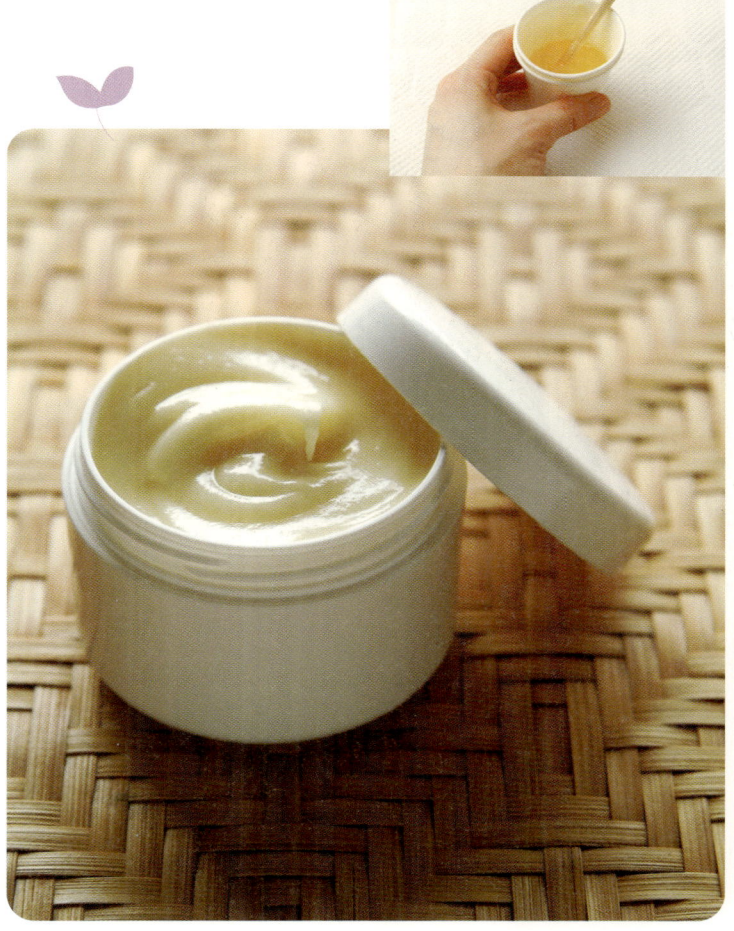

기본적인 수분 크림 만들기

수분이 많고 피부에 잘 흡수된다는 것이 특징이다.

물과 기름은 본래 잘 섞이지 않으나, 유화 왁스를 사용하면 휘핑크림 같은 상태로 만들 수 있다. 수분 함량이 많아서 피부에 잘 먹고 사용감이 산뜻하다. 얼굴용으로는 물론이고, 팔다리나 온몸의 피부가 수분이 부족해서 건조할 때 듬뿍 바를 수 있는 전신용 크림으로 적당하다.

기본 재료와 도구

유화 왁스 4g
스위트아몬드 오일 15ml
알로에나 장미 등의 방향 증류수(정제수) 40ml
기본 허브 팅크처 10ml
냄비, 내열 유리 그릇, 핸드믹서, 크림 용기(용량 100g), 계량컵, 저울, 라벨용 스티커

* 팅크처가 없는 경우에는 방향 증류수(또는 정제수)를 50ml로 하고, 자신의 취향에 맞는 에센셜오일을 6방울 넣는다. 유화 왁스의 양은 기호에 따라 조절한다.
* 보존 기간은 약 1개월이다.

만드는 방법

① 냄비에 알로에수나 장미수(또는 정제수)를 붓고 체온 정도로 데운다. 여기에 허브 팅크처를 넣는다.

② 냄비에 물을 데우고, 유화 왁스와 스위트아몬드 오일을 넣은 내열 유리 그릇을 넣어 중탕하여 녹인다.

③ ②에 ①을 넣고 핸드믹서로 몇 분 동안 잘 섞는다.

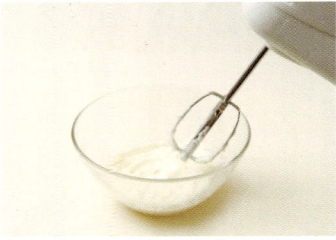

④ ③을 용기에 담는다.

⑤ 라벨용 스티커에 레시피와 만든 날짜를 써서 용기에 붙인다.

기본적인 아로마 젤 만들기

수분 함량이 많아서 끈적임이 전혀 없는 것이 특징이다.

산뜻하고 보송보송한 사용감을 좋아하는 경우에는 베이스로 젤을 사용해보자. 수분 계열의 재료인 젤을 사용할 때는 산화하기 쉬운 식물성 오일은 쓰지 않는 것이 좋다. 추천할 만한 것으로 호호바 오일을 들 수 있는데, 호호바 오일은 침투성이 뛰어나고 어떤 유형의 피부에도 잘 어울리며 다른 오일에 비해 보존 기간이 길다는 장점이 있다.

기본 재료와 도구

취향에 맞는 에센셜오일 6~10방울
젤 20g
취향에 맞는 방향 증류수 3ml
호호바 오일 3ml
그릇(종이컵), 크림 용기(용량 300g), 나무주걱, 계량컵, 저울
라벨용 스티커

* 호호바 오일을 넣으면 에센셜오일의 피부 자극성이 순해지고 보습 효과가 더 오래 지속된다.
* 젤의 굳기에 따라서 방향 증류수와 호호바 오일의 양을 조절한다.
* 보존 기간은 약 1개월이다.

만드는 방법

① 재료들을 모두 그릇에 넣고 나무주걱으로 잘 저어 섞는다.

② 에센셜오일을 넣고 다시 잘 섞는다.

③ 크림 용기에 옮겨 담는다.

④ 라벨용 스티커에 레시피와 만든 날짜를 써서 용기에 붙인다.

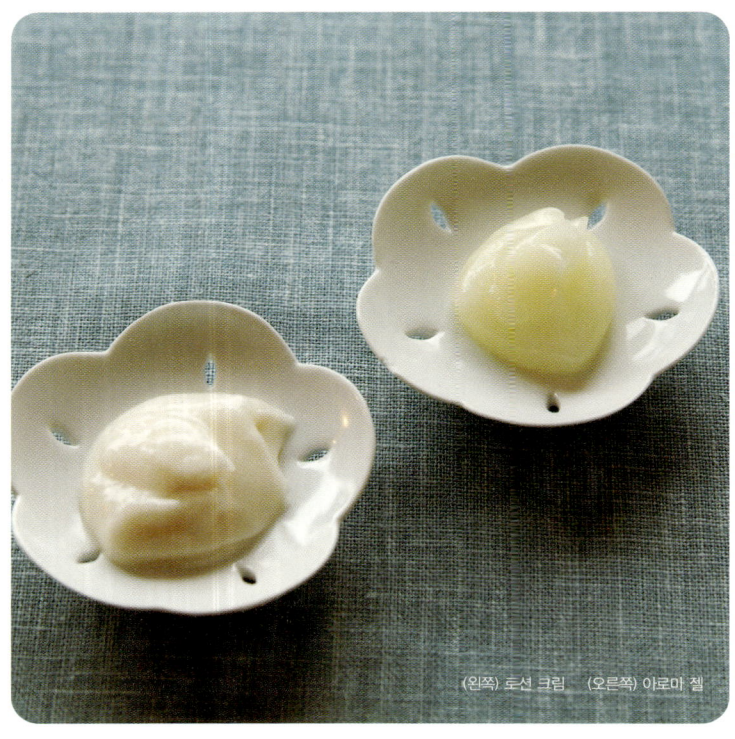

(왼쪽) 로션 크림   (오른쪽) 아로마 젤

점토 팩

점토는 미네랄이 풍부한 대지의 선물이다. 점토는 불필요한 피지나 모공 깊숙한 곳의 더러움까지 흡착해서 깨끗이 씻어준다. 저녁에 팩을 하면 다음 날 아침에 화장이 잘 받으며, 지속적으로 팩을 하면 피부의 투명감이 살아난다. 점토에는 흰색이나 분홍색의 고령토, 녹색의 몬모릴로나이트, 갈색의 라살라(또는 가슬)가 있다.

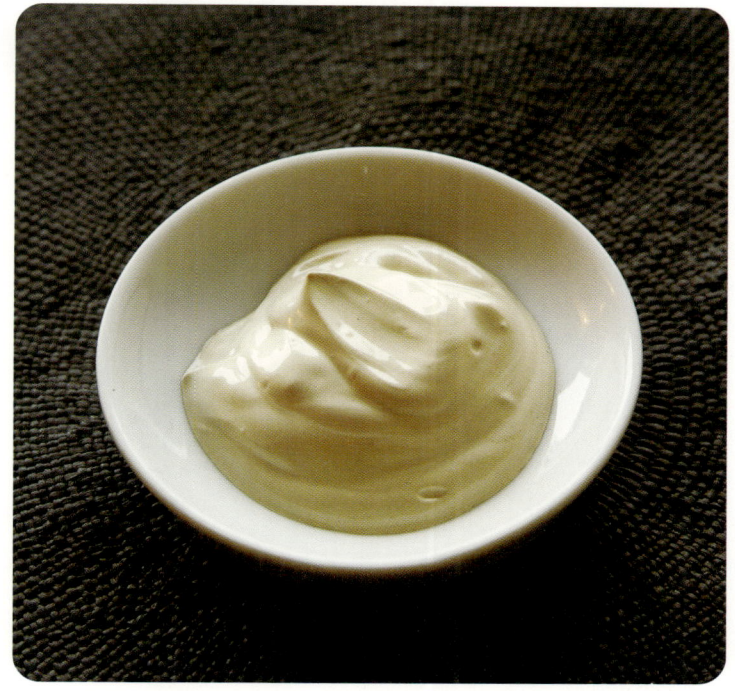

기본 점토 팩 만들기(1~2회분)

기본 재료와 도구

취향에 맞는 점토 30g
취향에 맞는 에센셜오일 1~2방울
꿀 1/2작은술
정제수(또는 네롤리나 장미 등의 방향 증류수) 약간
유리 그릇, 나무주걱(나무숟가락)

* 민감성 피부에는 몬모릴로나이트, 지성 피부에는 고령토의 비율을 높이면 좋다.
* 보존 기간은 밀폐 용기에 넣어서 냉장고에 보관하는 경우에 약 2주 정도다.

˚또 다른 응용법

● **건성 피부나 민감성 피부에 알맞은 점토 팩**
기본적인 점토 팩 레시피에 캐리어오일을 1/4~1/2작은술 정도 추가한다.

● **미백 점토 팩**
방법 1: 기본적인 점토 팩 레시피에 녹차 가루를 1작은술 추가한다.
방법 2: 점토를 반죽할 때 미백 팅크처(79쪽)를 사용한다. 미백 팅크처 1에 정제수(또는 방향 증류수) 3의 비율로 섞어, 점토에 넣고 반죽한다.

만드는 방법

① 작은 유리 그릇에 점토와 정제수(또는 방향 증류수)를 넣고 잘 섞는다.
* 이때 금속으로 된 숟가락 등은 사용하지 않는다.

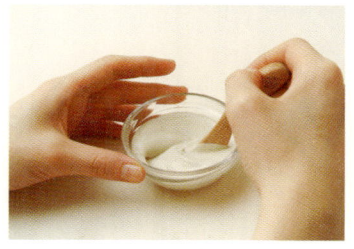

② 꿀과 에센셜오일을 넣고 다시 잘 섞는다.

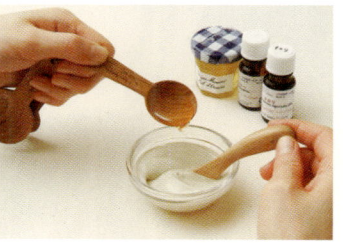

③ 바로 사용하지 않을 때는 밀폐 용기에 옮겨 담고, 레시피와 만든 날짜를 라벨용 스티커에 적어 용기에 붙인다.

피부 타입별 추천 에센셜오일

보통 피부 일랑일랑, 제라늄, 샌들우드, 만다린, 라벤더.

잡티나 색소 침착 등으로 칙칙한 피부 오렌지, 네롤리, 파출리, 라벤더, 레몬, 장미.

피부세포 활성화 효과 제라늄, 네롤리, 팔마로사, 라벤더, 로즈우드.

안티에이징, 미백 효과 캐럿시드, 로즈, 로즈우드, 록로즈.

건성 피부, 민감성 피부 로만 캐모마일, 프랑킨센스, 라벤더, 로즈우드.

여드름 피부 티트리, 파출리, 페티그레인, 머틀, 라벤더.

점토 팩 하는 방법 (목욕할 때)

① 화장을 지우고 미지근한 물로 가볍게 세수한다. 세안료는 조금만 사용한다. 점토 자체가 더러움을 제거해주므로 가볍게 씻는 정도가 좋다. 세수를 깨끗하게 하고 점토 팩을 하면, 피지 성분이 너무 많이 씻겨 나가 심하게 건조한 상태가 될 수 있으므로 주의한다.

② 물기를 닦은 다음 얼굴 전체에 골고루 점토를 펴 바르고, 5~10분 후에 물로 씻어낸다. 가장 적당한 시간은 피부 상태에 따라 다르므로, 처음에는 시험 삼아 5분 정도 해본다. 그리고 사용감을 확인해가면서 시간을 조절한다. 햇볕에 타거나 피부가 지쳐 있을 때는 얼굴만이 아니라 목덜미까지 골고루 점토 팩을 한다.

③ 팩을 한 후에는 화장수나 페이스오일로 피부를 정돈한다.

* 점토는 배수구로 흘려보내도 큰 문제가 없다. 아침이라든지 시간이 별로 없을 때, 세면대 앞에서 T존 부위 등을 부분적으로 팩할 때는 1~2분 정도로 끝내도 좋다.

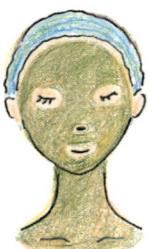

눈과 입 주변은 바르지 않는다

목덜미까지

아로마 스프레이

아로마 스프레이는 향기를 뿌리고 싶은 곳이 있을 때 또는 특정 장소에 두고 늘 은은하게 향기를 느끼고 싶을 때 편리하게 사용할 수 있다. 에센셜오일은 알코올에 잘 녹는다. 약국에서 무수에탄올을 구입해 정제수를 넣고 만들어보자. 용도에 따라서 에센셜오일의 종류와 에탄올의 농도를 조절하면 된다. 방에서 사용하는 방향제는 물론이고, 쓰레기통이나 신발장이나 신발의 냄새 제거 스프레이, 화장실의 살균용 스프레이, 욕실 청소용 스프레이, 그리고 양치액까지 다양한 소품을 만들 수 있다.

기본적인 아로마 스프레이 만들기

그때그때 필요할 때마다 방이나 커튼 등에 뿌리는 스프레이를 만들어보자. 공기를 정화하고 살균 효과가 있는 것, 긴장 완화 효과가 있는 것, 상쾌한 기분 전환 효과가 있는 것 등등 목적에 알맞게 블렌딩해보자.

기본 재료와 도구

취향에 맞는 에센셜오일 12방울	
무수에탄올 10㎖	
정제수 20㎖	
스프레이 용기(용량 30㎖)	

* 보존 기간은 약 1.5개월이다.

에탄올과 에센셜오일의 농도
직접 피부에 닿지 않는 것, 청소용이나 살균 효과를 목적으로 하는 것 등을 만들 때는 에탄올 농도를 대략 20~40% 정도로 하는 것이 좋다. 이렇게 하면 에센셜오일이 잘 녹을 뿐만 아니라 커튼 등에 분무했을 때 증발하는 속도도 빨라진다. 에센셜오일의 양도 베이스 전체량의 2~4%(베이스의 양이 30㎖일 때 12~24방울 정도로 조절한다.

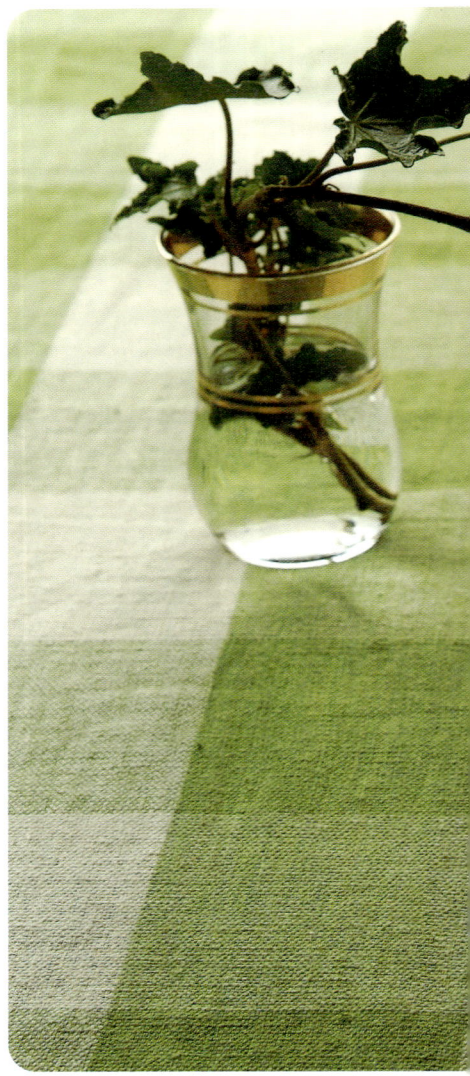

만드는 방법

① 스프레이 용기에 무수에탄올을 넣는다.

② 에센셜오일을 넣고 희석한다.

③ 정제수를 넣는다. 사용할 때는 잘 흔들어서 사용한다.

④ 라벨용 스티커에 레시피와 만든 날짜를 써서 용기에 붙인다.

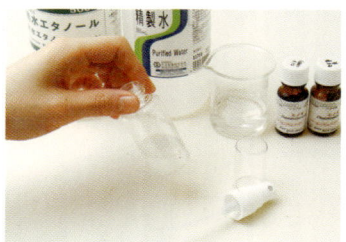

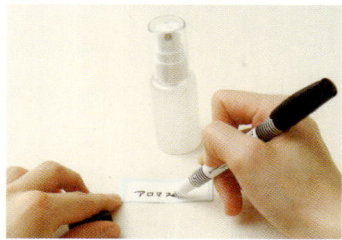

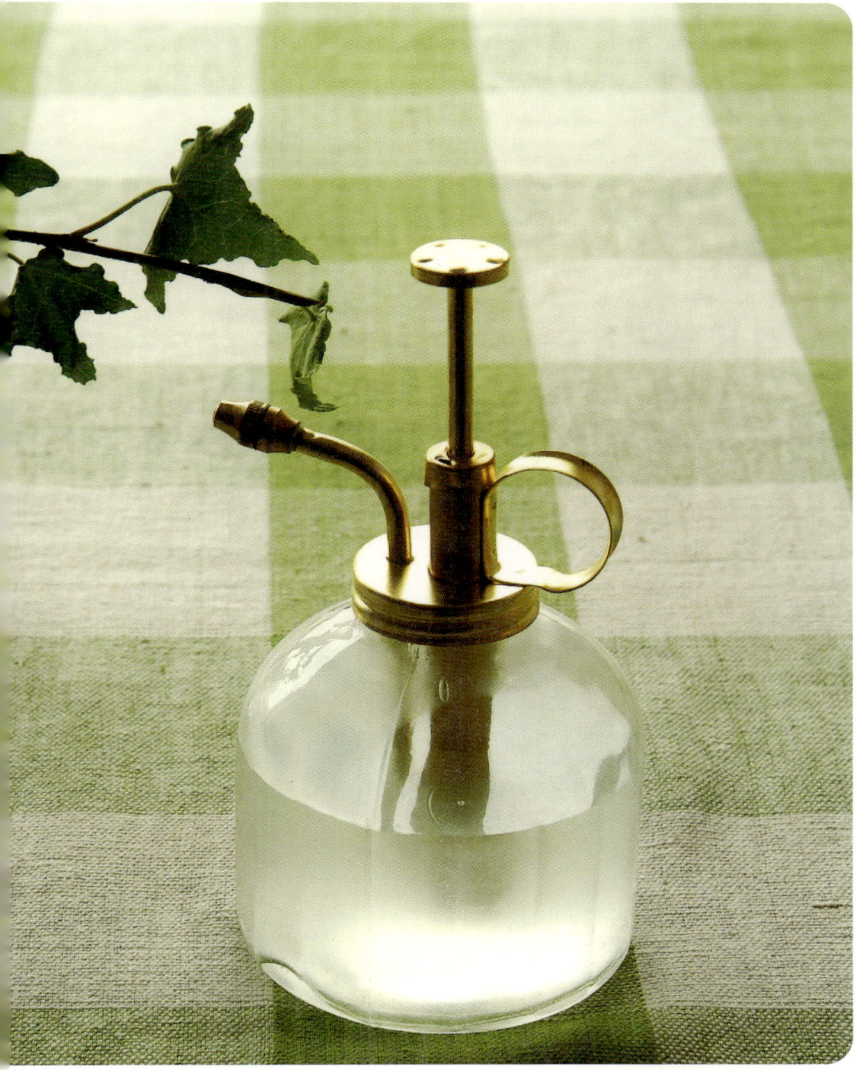

˚또 다른 응용법

● **기본적인 마우스 스프레이 만들기**

목의 통증을 가라앉히고 입 냄새를 제거하는 데 효과가 있는 에센셜오일을 선택해서 만든다. 단, 이 때는 식품첨가물 허가를 받은 에센셜오일을 사용해야 한다. 레몬이나 오렌지, 페퍼민트처럼 항균 작용과 항바이러스 작용을 하는 것이 좋으며, 감귤이나 허브 계통 또는 잎에서 추출하는 에센셜오일이 효과가 있다. 에탄올의 농도는 10% 정도가 적당하다.

레시피 : 취향에 맞는 에센셜오일 4방울, 무수에탄올 2ml, 정제수 18ml, 스프레이 용기(용량 20ml).

사용 방법 : 스프레이 용기를 잘 흔들어서 사용한다. 입을 크게 벌리고 분사하면 된다. 양치를 할 필요는 없다. 목이 아플 때는 목 안쪽 깊숙이 분사한다.

* 만드는 방법은 기본적인 아로마 스프레이 만들기를 참조한다.
* 보존 기간은 약 2주 정도다.

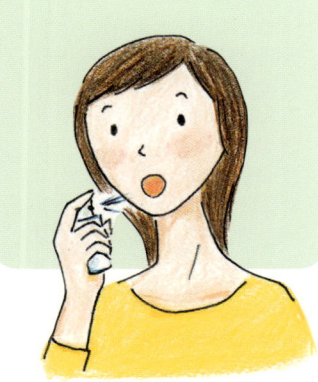

오드콜로뉴와 향수

호호바 오일, 밀랍, 무수에탄올, 정제수 등을 베이스로 하여 여기에 자신이 좋아하는 에센셜오일을 넣어 수제 향수류를 만들어보자. 에센셜오일의 종류나 농도에 따라 가벼운 분위기의 오드콜로뉴에서부터 아련하게 퍼지는 고체 향수, 향기가 오래 지속되는 향수에 이르기까지 다양한 향수류 소품을 직접 만들 수 있다.

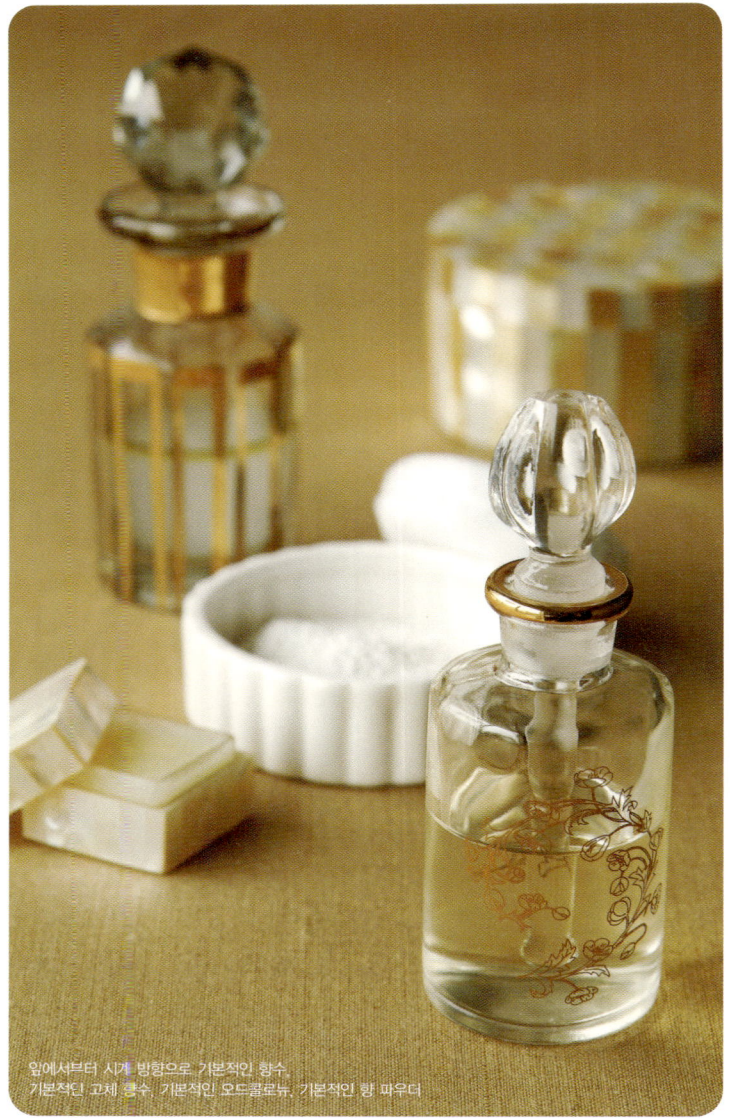

앞에서부터 시계 방향으로 기본적인 향수, 기본적인 고체 향수, 기본적인 오드콜로뉴, 기본적인 향 파우더.

아로마 응용 소품을 만들기 전에

아로마 소품을 만들 때는 사전에 미리 어떤 에센셜오일을 쓸 것인지 결정하게 된다. 그러나 향수는 향의 배율이나 배합을 맞추기 어려운 경우가 많다. 이럴 때는 다음과 같은 식으로 에센셜오일을 선택하도록 하자.

에센셜오일 선택법
① 우선 만들고 싶은 향의 이미지를 머릿속에 떠올린다. 그리고 공책에 그 이미지를 메모하면서, 여기에 어울리는 에센셜오일을 대여섯 가지 골라서 후보로 올려놓는다.
② 그다음에는 시향지(또는 폭 1~2cm로 길게 자른 도화지)에 후보 에센셜오일을 1방울씩 떨어뜨린다.
③ 에센셜오일이 묻은 시향지를 모아 부채 모양으로 펴 들고, 코앞에 대고 가볍게 흔들어 향기를 맡아본다.
④ 자신이 생각했던 향기에 얼마나 가까운지를 확인해간다. 후보가 아니었던 에센셜오일을 다른 시향지에 떨어뜨려서 ③과 함께 섞어보기도 하고, 또는 후보였던 시향지를 빼보기도 하면서 향기를 조정해간다.
⑤ 생각했던 향기가 만들어졌으면, 그 에센셜오일 병을 앞으로 가져온다. 그리고 다시 한 번 시향지의 향기를 확인하면서, 각각의 에센셜오일을 몇 방울씩 넣을 것인지 결정하고 기록해둔다(총 방울 수는 각각의 레시피를 참조).

* 62쪽의 블렌딩 항목을 참고하자.

기본적인 오드콜로뉴 만들기

에센셜오일을 사용하여 경쾌한 분위기의 오드콜로뉴를 만들어보자. 계절이나 기분에 따라 에센셜오일을 분류해 사용하는 것도 좋다.

기본 재료와 도구

취향에 맞는 에센셜오일 몇 가지 총 15~20방울
무수에탄올 10ml
정제수 20ml
유리병 용기(용량 30ml)

만드는 방법

① 병에 무수에탄올을 넣는다.
② 에센셜오일을 넣고 희석한다.
③ 정제수를 넣고, 잘 흔들어서 사용한다.

* 보존 기간은 약 2개월이다.
* 향기가 가벼운 감귤류나 허브, 나무의 잎에서 얻은 에센셜오일을 사용하면 좋다.

기본적인 향수 만들기

아로마 향수는 일반 향수와 달리 향기는 강하지 않다. 그러나 여러 종류의 에센셜오일을 조화롭게 배합함으로써, 한층 깊은 향기를 만들어낼 수 있다.

기본 재료와 도구

취향에 맞는 에센셜오일	20~40방울
무수에탄올	8ml
정제수	2ml
유리병 용기(용량 10ml)	

* 만드는 방법은 기본 오드콜로뉴를 참조한다.
* 가벼운 향만이 아니라 꽃이나 수지, 나무에서 얻은 에센셜오일 등 중후한 느낌이 나는 에센셜오일을 조화롭게 블렌딩해도 좋다. 베이스를 호호바 오일로 바꾸면 향의 분위기가 또 달라진다.
* 보존 기간은 약 2개월이다.

기본적인 고체 향수 만들기

밀랍을 사용해서 바르는 형태의 고체 향수를 만들어보자. 가슴에 살짝 발라 자신이 좋아하는 향기를 즐길 수 있다.

기본 재료와 도구

취향에 맞는 에센셜오일	15~20방울
밀랍	3g
호호바 오일	12ml
크림 용기(용량 20g)	

* 보존 기간은 약 2개월이다.
* 만드는 방법은 밀랍 연고(80쪽) 만드는 법을 참조한다.

기본적인 향 파우더 만들기

여름에 샤워나 목욕을 한 후에 발꿈치 등을 손질할 때 사용하면 좋다. 보송보송한 사용감이 땀이 많이 나는 계절에 딱 어울린다.

기본 재료와 도구

취향에 맞는 에센셜오일	12~15방울
고령토	1큰술
콘스타치	1큰술
병 또는 파우더 용기	

만드는 방법

① 고령토, 콘스타치를 용기에 넣고 에센셜오일을 넣는다.

② 잘 섞은 후에 소량을 피부에 두드려 바른다.

* 말린 허브를 사용할 때는 분쇄기로 잘 갈아서 고운 체에 거른 다음에 사용한다. 가루 허브를 1~2작은술 정도 ①에 섞어 사용한다.
* 보존 기간은 약 2개월이다.

에탄올과 에센셜오일의 농도

오드콜로뉴 : 에탄올 농도는 10~30%, 에센셜오일 농도는 베이스의 2~10%
향수 : 에탄올 농도는 60~90%, 에센셜오일 농도는 15~25%
고체 향수 : 에센셜오일 농도는 5~10%
향 파우더 : 에센셜오일 농도는 2~5%

또 다른 응용법

● 사랑의 향수

어느 날 마음속에 싹이 튼 사랑, 이 마음을 상대방에게 전할 수는 없을까? 이럴 때는 살그머니 용기를 북돋아주는 향기를 뿌려보자. 섬세하면서도 매혹적인 달콤함을 간직한 채 조금은 어른스러운 느낌을 주는 향수다.

레시피 : 오렌지 3방울, 샌들우드 4방울, 일랑일랑 또는 네롤리 3방울, 페티그레인 1방울, 베르가모트 6방울, 로즈우드 3방울, 자신의 취향에 맞는 에센셜오일 1방울.

베이스는 향이 퍼져 나가는 분위기가 각각 다른 다음의 A, B, C 가운데서 한 가지를 고른다. 사진은 A로 만든 향수다. 온몸을 향기로 감싸고 싶을 때는 A를, 은은하게 향이 퍼지기를 바란다면 B나 C를 사용할 것을 추천한다.

A : 80% 에탄올수 10ml(물 : 무수에탄올 = 1 : 4)
B : 호호바 오일 10ml
C : 밀랍 2g, 호호바 오일 8ml

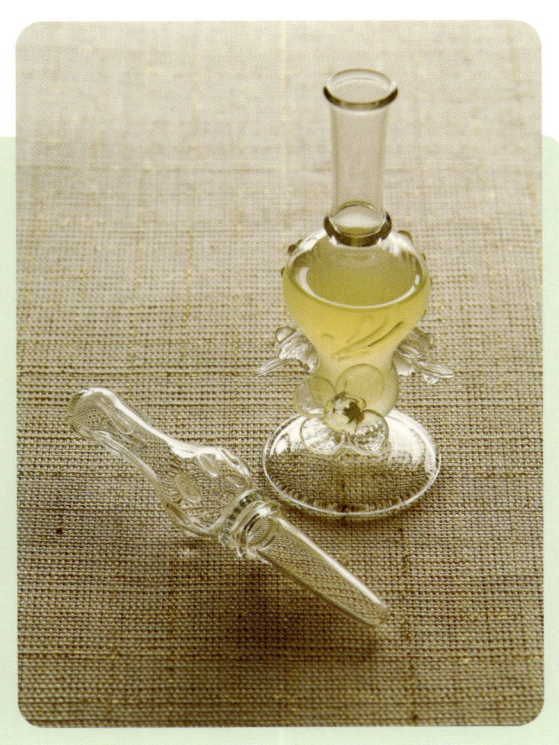

초간단! 섞기만 하면 되는 아로마 응용 소품

시중에서 구할 수 있는 베이스 제품을 바로 아로마 소품에 활용할 수도 있다. 무향료, 무첨가인 보디샴푸 베이스, 샴푸 베이스, 린스 베이스를 비롯해, 크림 베이스나 로션 베이스 등에 자신이 좋아하는 에센셜오일을 넣고 섞기만 하면 완성된다.

전신용 샴푸

머리를 감을 때는 물론이고 얼굴과 몸을 씻을 때도 이것 하나로 해결되는 만능 샴푸다. 무향료, 무첨가이고 자극성이 낮은 비누 베이스의 보디샴푸를 선택하자.

추천하는 에센셜오일
오렌지, 로만 캐모마일, 제라늄, 티트리, 로즈우드, 라벤더

레시피
취향에 맞는 에센셜오일 합계 10~15방울, 무향료·무첨가인 보디샴푸 100ml, 기호에 따라 호호바 오일 10~20ml

* 보존 기간은 약 1개월이다.

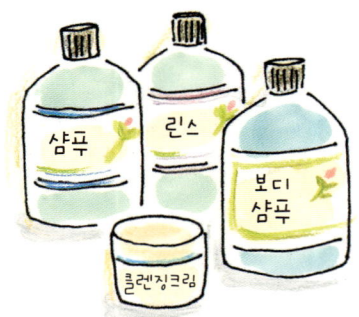

샴푸나 린스는 향료 등이 들어 있지 않은 것을 선택하도록 하자.

아로마 샴푸와 아로마 린스

자외선의 영향이나 파마, 염색 등으로 머리카락과 두피가 손상되는 경우가 많다. 머리카락과 두피 관리에 유용하고 발모 효과가 있는 에센셜오일을 선택하여, 아로마 샴푸와 아로마 린스를 만들어보자.

추천하는 에센셜오일
일랑일랑, 오렌지, 티트리, 만다린, 팔마로사, 페퍼민트, 라벤더, 로즈메리.

레시피
취향에 맞는 에센셜오일 합계 10방울, 무향료·무첨가인 샴푸 베이스 또는 린스 베이스 50ml, 호호바 오일 5ml, 글리세린 5ml

* 머리카락이 건조한 경우에는 호호바 오일을 약간 많이 넣고, 지성일 때는 적게 넣는다.
* 보존 기간은 약 1개월이다.

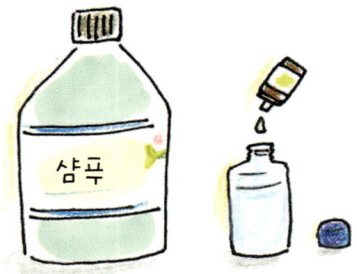

2주 안에 다 쓸 수 있을 정도의 분량을 만드는 것이 좋다. 호호바 오일이나 글리세린이 없어도, 에센셜오일만으로 충분히 향기를 즐길 수 있다.

아로마 로션과 클렌징 크림

로션 베이스나 클렌징 베이스에 피부 관리에 도움이 되는 향이나 긴장 이완 효과가 큰 에센셜오일을 첨가하여 만들어보자.

추천하는 에센셜오일
로만 캐모마일, 그레이프프루트, 샌들우드, 제라늄, 네롤리, 만다린, 라벤더, 장미

레시피
취향에 맞는 에센셜오일 2~3방울, 무향료 로션 베이스 드는 클렌징 베이스 100ml(g)

* 보존 기간은 약 2개월이다.

모발 관리 스프레이

방향 증류수 중에서 약산성이고 머릿결을 부드럽게 해주는 효과가 있으며 두피에 토닉 효과를 주는 것을 선택하고, 여기에 에센셜오일을 섞어서 만든다. 머리를 빗거나 드라이어를 쓰기 전에 스프레이를 한다. 자고 일어난 후 머리 모양을 손질할 때도 편리하게 쓸 수 있다.

추천하는 에센셜오일
편백, 만다린, 로즈메리, 라벤더, 레몬

레시피
취향에 맞는 에센셜오일 2~3방울(어린아이용은 라벤더와 만다린), 오렌지플라워 또는 알로에 방향 증류수 100ml

* 촉촉한 느낌을 주고 싶으면 호호바 오일이나 동백 오일 3ml를 넣는다.
* 보존 기간은 약 1개월이다.

LESSON 03 기본 마사지(아로마 마사지)

마사지를 하기 전에

마사지란 무언의 의사소통이다. 오일을 사용함으로써 사람의 손이 닿는 기분 좋은 느낌이 더 한층 생생하게 전달된다. 혼자서가 아니라 가족끼리 마사지를 하는 것도 좋다. 마사지의 목적 중 하나는 에센셜오일이 몸 안에 잘 흡수되도록 하는 것이므로, 시간이 없을 때는 목욕을 마치고 난 다음에 발라도 된다. 혈액순환이 활발할 때 마치 크림을 바르듯이 가볍게 오일을 바르고 둥글둥글 문질러줌으로써 충분히 효과를 얻을 수 있다.

마사지를 하기 전에 주의할 점

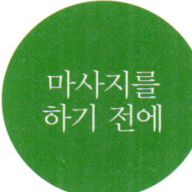

오일 바르기 (37쪽 참조)
마사지를 시작하기 전에 반드시 마사지할 부위에 전체적으로 오일을 바른다. 오일을 바를 때는 먼저 손바닥에 오일을 따라서 덜고, 그다음에 양손을 좌우 대칭으로 잘 비벼서 손바닥에 골고루 펴지도록 한다. 오일의 양이 너무 많으면 미끄러워서 적당한 압력을 주기가 어렵고, 반대로 너무 적으면 마찰 때문에 피부가 손상될 수도 있으므로 주의한다. 남성은 체모가 많으므로 오일의 양을 약간 넉넉하게 한다. 피부가 건조한 경우에는 오일이 점점 흡수되므로 그때그때 적당히 오일을 보충해가면서 마사지를 한다. 전신 마사지는 20~25ml, 부분 마사지는 5~10ml 정도 준비한다.

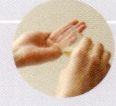

수건 사용법
마사지를 하는 동안 체온이 떨어지지 않도록 시술하는 부위 이외에는 목욕 수건 등으로 덮는다.

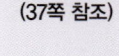

마사지 포인트
방향: 몸의 말단 부분에서 중심을 향해 간다. 심장이나 림프절 쪽으로 체액이 되돌아가도록 손을 놀리는 것이다.
압력: 처음에는 쓰다듬는 정도의 가벼운 압력에서 시작해서 부분적으로 약간 강한 압력을 주다가 다시 쓰다듬는 정도의 가벼운 압력으로 되돌아와서 끝낸다.
횟수: 한 가지 동작을 3~5회 하는 것을 기본으로 삼아 반복 시행하면, 마사지를 받는 사람도 그 동작을 기억하여 긴장 이완 효과가 높아진다.
전체적인 흐름: 처음에는 워밍업을 겸해서 전체적으로 가볍게 쓰다듬듯이 마사지를 하고, 그다음에 피로가 뭉친 부분을 중심으로 섬세하게 마사지하여 부드럽게 이완시킨다. 마지막으로 다시 한 번 전체적으로 가볍게 마사지하고 끝내면, 시술받는 사람도 무리가 없고 기분이 좋을 것이다.

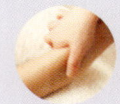

시트나 수건
마사지를 하면 시트나 수건에 오일이 묻게 된다. 깨끗이 세탁을 하더라도 몇 개월이 지나면, 캐리어오일의 종류에 따라 산화한 오일 냄새가 남는다. 호호바 오일처럼 산화 속도가 느린 캐리어오일을 쓰면 냄새가 잘 안 남지만, 가능하면 아로마용 수건을 따로 정해놓고 쓰는 것이 좋다.

마사지 오일
마사지 오일은 사용할 만큼만 만들어서 쓰는 것이 가장 이상적이다. 그래도 남는 오일은 뚜껑이 있는 용기에 담아 직사광선을 피해 상온에 보관한다. 2주일 정도는 보관할 수 있다.

마사지를 할 때 주의할 점

혼자서 마사지할 때든 다른 사람을 마사지해줄 때든, 우선 심호흡을 하여 마음을 가라앉힌 다음에 시작한다. 한 부위에 5~10분 정도가 적당하며, 길어도 15분 안에 마치도록 한다. 자기 자신이나 상대방이 피곤해질 정도로 하지 않도록 조심한다.

마사지하는 손이 차가우면 긴장을 풀어주는 데 방해가 된다. 손을 따뜻하게 유지하자. 또 블렌딩한 오일 용기를 따뜻한 물에 담가 오일이 따뜻해지면 바르는 등 기분 좋은 마사지가 될 수 있는 방법을 늘 생각하자.

임신 중일 때는 사용해도 되는 에센셜오일인지를 반드시 확인한다. 엎드린 자세는 피하고 편안한 자세(244쪽 참조)로 짧은 시간 안에 마치도록 하자. 임신 중기나 후기에도 배가 딱딱하게 뭉칠 때는 마사지를 삼가는 것이 좋다.

조명은 아늑하게 낮추는 것이 좋다. 실내 온도는 마사지 받는 사람이 쾌적하게 느끼는 정도에 맞춘다. 또 좋아하는 음악이 있으면 배경 음악으로 사용하는 것도 좋다.

통증이 있는 곳을 무리하게 누르거나 마사지하면 통증이 더 심해지는 경우가 있으니 주의한다. 마사지 후에는 노폐물 배출이 잘되도록 수분을 많이 섭취하도록 하자.

아이는 같은 자세로 오래 있지 못하는 경우가 많으므로, 손바닥 전체를 써서 크게 움직이며 마사지한다. 시간이 없고 등을 마사지하기 어려울 때 포인트가 되는 부위는 배, 허리, 골반 주위, 발바닥이다.

고령자는 마사지를 받은 후에 갑자기 극심한 피로를 느끼는 경우가 있다. 처음에는 등과 다리를 중심으로 30분 이내에 끝내도록 하자. 시간이 없을 때는 고관절 주위, 배, 허리, 오금 부분과 슬개골 주변, 발목, 발바닥에 가볍게 오일을 바르고 문지른다.

마사지를 하면 안 되는 경우

다음과 같은 경우에는 몸에 부담을 주거나 증상을 악화시킬 수 있으므로 마사지를 하지 않는 것이 좋다.

감염성 또는 전염성 질환이 있을 때	극도로 흥분한 상태일 때
열이 날 때	피부에 큰 상처가 있을 때
골절이나 탈구 직후	예방접종 직후(24시간 이내)
발치 또는 부상으로 출혈이 있을 때	공복 상태 또는 식후(1~2시간 이내)
급성 질환이 있을 때	술을 마셨을 때
많이 쇠약한 상태일 때	작용이 강한 약을 복용하고 있을 때(향정신성 약, 호르몬제, 뇌전증 치료제 등을 복용하고 있을 때는 전문가와 상담한다)

세팅

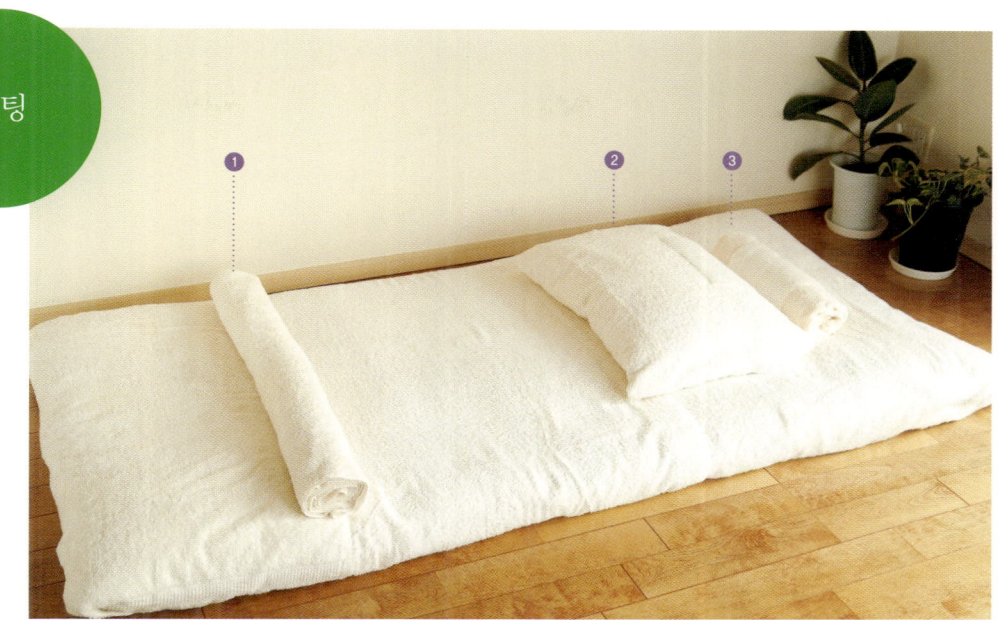

베드 세팅 ① 발베개 ② 가슴받침 ③ 베개

* 얼굴이 닿는 부분은 키친타월 등으로 감아놓으면 좋다

가정에는 마사지용 베드가 따로 없으므로 집에 있는 물품들을 활용해서 마사지할 자리를 꾸민다. 같은 자세로 오래 있으면 오히려 피곤해질 수 있으므로, 상대방의 몸에 맞춰 편하게 누울 수 있도록 자세를 조절한다. 발베개나 가슴받침이 꼭 있어야 하는 것은 아니지만, 있으면 편하다는 사람이 많다. 혼자서 마사지할 때는 자신이 편하다고 느끼는 자세를 잘 찾아본다.

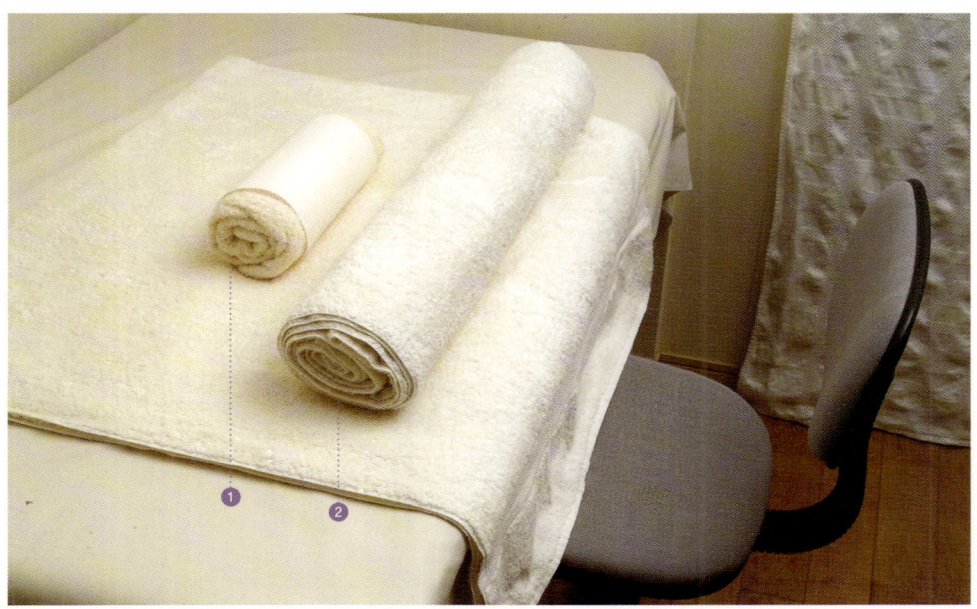

식탁 테이블 세팅 ① 베개 ② 가슴받침

* 얼굴이 닿는 부분은 키친타월 등으로 감아놓으면 좋다

가정에서는 침대 또는 이불을 깔고 마사지하는 것이 생각보다 손이 많이 가고 귀찮다. 이럴 때 식탁 같은 테이블을 활용하면, 준비 과정이 훨씬 간단하다. 수건이나 큰 목욕 수건을 말아서 가슴받침이나 쿠션으로 사용한다. 몸이 추워지지 않도록, 마사지를 하기 전에는 노출 부위에 수건을 두르고 있자.

가정에서 하는 마사지의 기본 방법

아로마테라피 마사지는 지압이나 안마와 다르다. 마사지하는 리듬과 속도가 느긋하고 여유로우며, 자극을 부드럽게 가하는 것이 특징이다. 마사지는 처음에 손바닥을 가만히 대고 있는 홀딩과 쓰다듬기 방법으로 시작하며, 끝낼 때도 마찬가지 방법으로 여운을 남기며 마무리한다. 동작의 핵심은 '손바닥을 밀착시키고 가볍게 쓰다듬는 것'이다. 그 밖에 뭉친 곳을 풀어주고 혈액순환을 촉진하고자 할 때는 반응점을 찾아서 눌러주거나 문지르면서 다소 압력을 가하기도 한다.

----▶ 확실하게 압력을 가한다.　　----▶ 압력을 약하게 가한다.　　◯ 그 자리에서 3회 실시한다.

홀딩

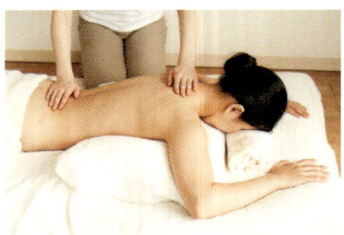

체온이 전달될 정도의 시간을 손바닥을 댄 채 조용히 움직이지 않는 방법이다. 홀딩은 안정감을 주고 편안하게 긴장을 풀 수 있도록 도와준다. 수건을 얹어놓고 그 위에서 행할 수도 있다.

문지르기

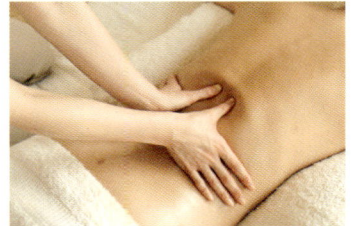

문지르기는 엄지손가락 또는 그 외의 다른 손가락 등을 이용해 쓰다듬기보다 강하게 압력을 주며 문지르는 방법이다.

주무르기

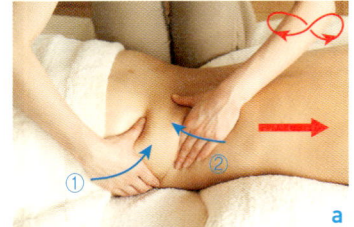

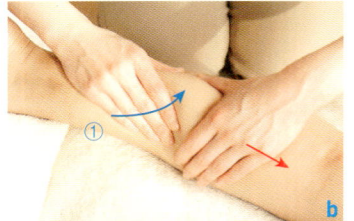

어깨나 옆구리, 넓적다리 등에 적당한 방법이다. 이 방법은 우선 손가락 끝이나 손바닥 전체를 피부에 밀착시키고 살이나 근육을 확실히 붙잡아 당긴다. 그리고 오른손과 왼손을 ①과 ②의 순서대로 움직이면서 근육이나 살을 비틀어 뭉친 곳을 풀어준다. ①의 동작을 할 때, 다른 한 손은 비트는 것과 동시에 살짝 뒤쪽으로 빼듯이 움직인다 (b 참조).

쓰다듬기

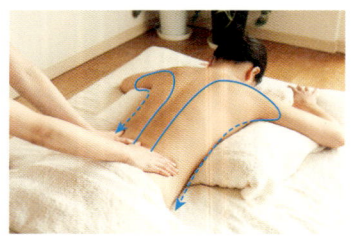

가장 많이 사용하는 방법이다. 손바닥 전체를 피부 표면에 밀착시키고 가볍게 누르면서 부드럽게 쓰다듬는다. 쓰다듬기를 하면 에센셜오일이 피부에 더욱 잘 스며들 뿐 아니라, 피부가 따뜻해져서 혈액이나 림프액의 흐름이 촉진되는 효과가 있다. 느긋하게 천천히 쓰다듬기를 하면 진정 효과가 높아지고, 수면을 유도하기도 한다. 또 약간 빠르고 리드미컬하게 움직이면 몸과 마음에 활력이 생긴다. 몸의 말단부에서 심장부를 향해 실시한다.

너클링

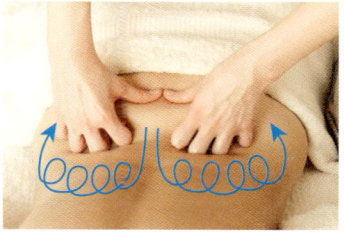

너클링은 문지르기 방법의 한 가지로, 손가락 마디를 이용해서 문지르는 것이다. 어깨, 허리, 엉덩이, 넓적다리 등을 마사지할 때 적당하다. 손가락을 구부려 가볍게 주먹을 쥐고, 작은 원을 그리듯이 왼손과 오른손을 동시에 움직여 마사지한다. 피부 표면보다 더 아래쪽에 있는 조직을 자극함으로써 울혈이나 노폐물이 쌓여 있는 것을 풀어주고, 딱딱하게 뭉쳐 있거나 결린 부분의 근육을 이완하는 효과가 있다.

기본 자세

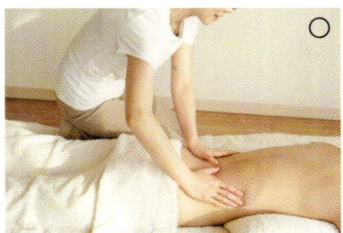

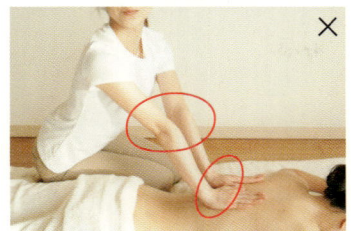

○ : 불필요한 힘을 빼고 편안한 자세로 실시한다. 무릎을 가볍게 구부리고 손바닥을 밀착시킨다.

✕ : 몸을 뒤로 젖히고 팔을 쭉 뻗으면, 누르는 압력을 조절할 수 없을 뿐 아니라 손목에도 부담이 가게 된다. 또 마사지하는 사람이 상대방을 보지 못하게 된다.

손을 사용하는 방법

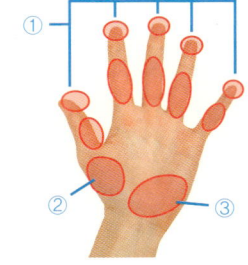

①손가락 안쪽 부분, ②엄지두덩, ③손목 부분을 의식하면서 누른다.

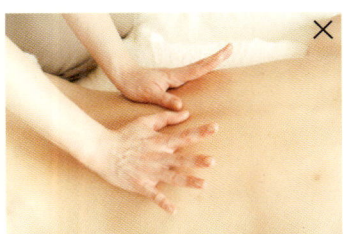

○ : 손목 부분만이 아니라 손바닥 전체를 밀착시킨다.

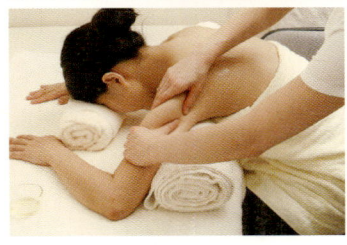

✕ : 손가락에 힘을 주면 손끝이 위로 올라가, 마사지 받는 사람의 몸에 밀착되지 않는다.

테이블을 이용할 때의 마사지 방법 (목과 어깨, 등과 팔 일부)

① 전체적으로 오일을 바른다.

② 쓰다듬기. 92쪽을 참조하여, 수건으로 덮지 않은 부분은 모두 손길이 닿도록 의식하면서 마사지한다. 어깨 관절 주변이나 팔 쪽도 빠뜨리지 않는다.

③ 문지르기. 엄지손가락에 힘을 주면서 미끄러지듯이 견갑골 안쪽 선을 따라 내려온다(a). 척추 바로 옆 부분도 엄지손가락으로 가볍게 자극한다(b).

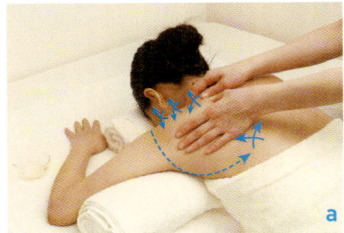

＊------ 부분에서는 양손을 겹쳐놓고 어깨를 감싸듯이 미끄러지며 처음 위치로 되돌아온다.

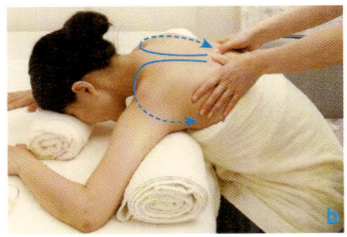

④ 목 그리고 양쪽 어깨와 팔이 이어지는 부분을 엄지손가락과 나머지 네 손가락으로 가볍게 집어서 주물러 풀어준다. 어깨에서 팔 쪽으로는 주무르기로 풀어주는 것이 좋다.

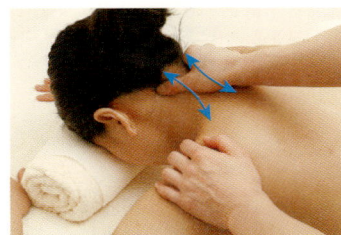

⑤ ②를 다시 한 번 되풀이한 다음에 끝낸다.

원포인트!
가슴받침은 겨드랑이와 가슴을 확실하게 받쳐주어 어깨와 목에서 자연스레 힘을 뺄 수 있게 해야 하는데, 적당한 높이는 사람마다 다르다. 이마나 가슴을 받치는 베개 높이를 각각 마사지 받는 사람에 따라 알맞게 조절하자.

다른 사람을 마사지하는 방법

다른 사람을 마사지하려면 상대방의 피부에 직접 손을 대야 한다. 그러므로 마사지 도중에 상처가 나지 않도록 손톱을 짧게 자르는 것이 좋다. 또 손의 온도가 적당한지, 손바닥이 거칠거칠하지 않은지, 상처가 나 있거나 굳은살이 박여 있지는 않은지 등을 점

등

① 전체적으로 오일을 바른다.

② 쓰다듬기. 허리에서 목, 어깨까지 손바닥을 밀착시키고 압력을 가하면서 전체적으로 쓰다듬는다(a). 이어서 어깨를 감싼 다음에(b) 반드시 옆구리 쪽을 지나서 허리로 되돌아온다(c). 5~10회 정도 반복한다.

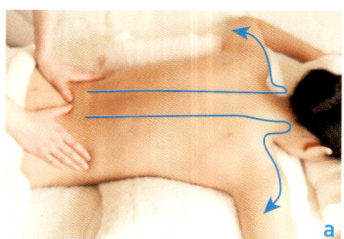
a

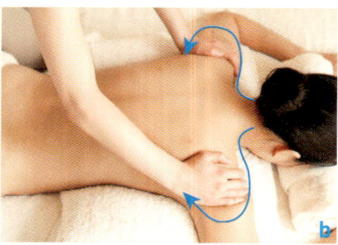
b

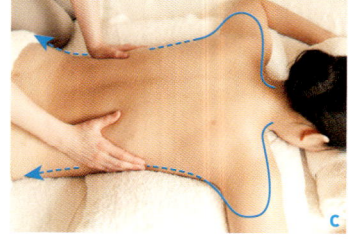
c

③ 문지르기. 다음의 a, b, c를 각각 4회 정도 반복한다.

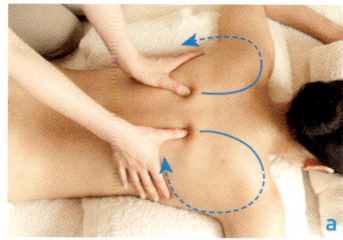
a

견갑골 바로 옆 가장자리를 따라 압력을 가하면서 엄지손가락으로 미끄러지듯 문지른다. 엄지손가락 이외의 네 손가락은 가볍게 쓰다듬듯이 움직인다.

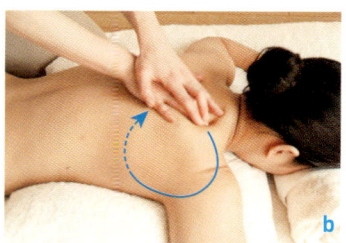
b

두 손을 겹쳐놓고 가운뎃손가락을 중심으로 힘을 주면서 견갑골 주변을 둥글게 4회 문지른다. 어깻죽지에서 겨드랑이로 이어지는 선까지 확실하게 문지른다.

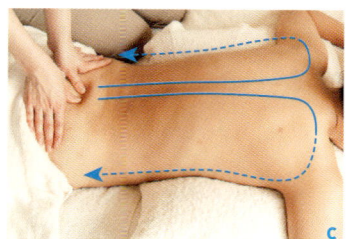
c

엉덩이뼈에서 목덜미까지 척추를 따라, 엄지손가락에 힘을 주면서 문지른다.
* 척추 옆으로 뻗어 나와 있는 신경을 가볍게 자극하면, 심신의 균형을 바로잡아주는 효과가 있다.

④ 주먹을 가볍게 쥐고 손가락 관절들의 평평한 부분으로 목뼈의 양옆을 가볍게 쓰다듬듯 문지른다.

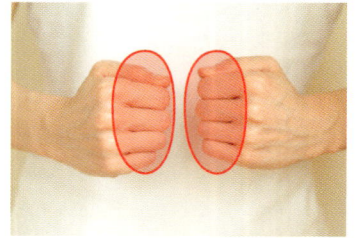

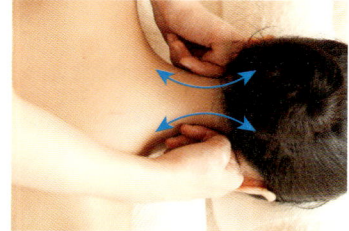

* 머리카락이 나기 시작하는 부분을 피해 목 뒤의 오목하게 들어간 부분까지만 문지른다.

⑤ ②를 다시 한 번 반복하고 마친다.

> **원포인트!**
> 어깨 결림이 심한 경우에는 ③을 마친 다음에 주무르기를 실시하면 좋다. 어깻죽지에서 목덜미에 이르는 부분을 엄지손가락과 나머지 네 손가락으로 집어 올리면서 비틀어 주물러준다 (92쪽의 주무르기 참조).

검한다. 아로마 마사지의 주요 방법인 쓰다듬기는 단순히 손바닥으로 쓰다듬어주는 동작으로 보인다. 그러나 이 동작에는 시술자의 상태가 그대로 나타나며, 이것은 상대방에게도 고스란히 전달된다. 몸 상태가 안 좋거나 마음의 여유가 없는 날은 마사지를 하지 않도록 하자.

허리와 엉덩이

① 전체적으로 오일을 바른다.

② 쓰다듬기. 손바닥을 허리에 밀착시키고, 다음의 a, b, c의 차례로 마치 부채를 펼치듯이 전체를 쓰다듬는다. 3~5회 정도 반복한다.

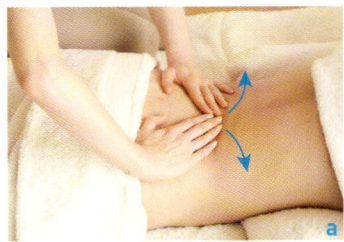

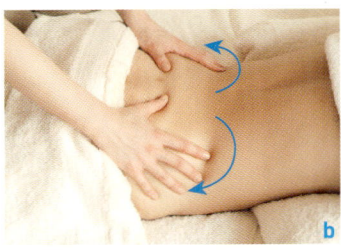

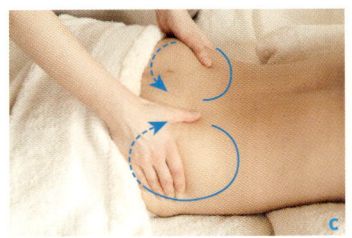

③ 문지르기. 엄지손가락에 약간 강한 압력을 주면서 엉덩이뼈에서 허리뼈를 따라 작은 원(a) 또는 직선(b)을 그리면서 올라가다가, 허리선에 이르면 양옆으로 떨어지듯 내려온다.

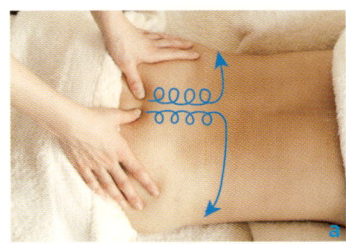

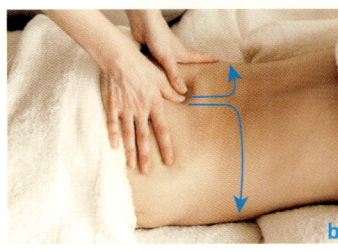

④ 다음에는 엉덩이를 아래에서 위로 좌우대칭으로 문지르는데, 사진 속에 표시한 ①, ②, ③의 차례로 엄지손가락으로 자극을 준다. 그리고 허리를 문지르기 할 때처럼 허리선에 이르러 양옆으로 떨어지듯 내려온다.

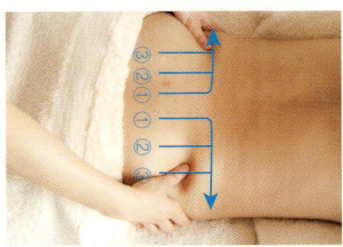

* 마사지를 받는 사람의 체격에 따라서, 엉덩이를 아래에서 위로 문지르는 횟수는 ①, ②, ③까지가 아니라 ④, ⑤에 이를 수도 있다.

⑤ 너클링. 엉덩이 전체를 손가락 마디로 문질러 풀어준다. 3~5회 반복한다.

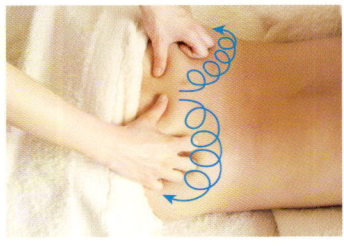

⑥ 두 손을 겹쳐놓고 한쪽씩 쓰다듬기를 한다. 옆구리는 쓸어올리듯이 3회 정도 반복한다. 오른쪽은 오른손을 아래에 놓고 왼쪽은 왼손을 아래에 놓고 하면 쉽다.

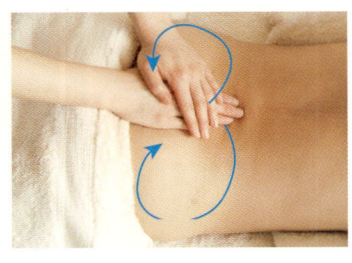

⑦ ②의 쓰다듬기를 다시 한 번 3~5회 반복한다. 맨 마지막에는 홀딩으로 마무리한다. 엉덩이뼈 주변에 10초 정도 손을 대고 있다가 마친다.

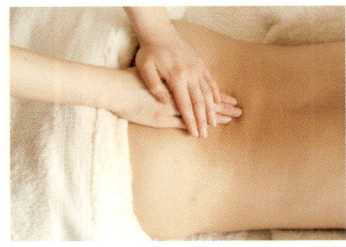

다리 (뒤쪽)

① 전체적으로 오일을 바른다.

② 쓰다듬기. 두 손을 겹쳐놓고 발끝에서 넓적다리 위까지 올라가며 쓰다듬는다. 끝에 이르면 손을 부채처럼 펼친 다음에 다시 (b)처럼 다리 옆쪽을 따라서 발목으로 내려온다. 3~5회 정도 반복한다.
* 오금 부분을 지날 때는 힘을 주지 않는다.

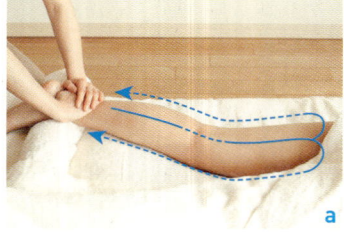
a

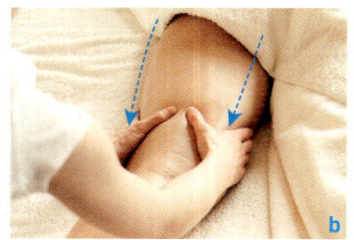
b

③ 너클링. 오금에서 넓적다리까지 양손을 가볍게 쥐고 손가락 마디로 힘을 주면서 나선형을 그리며 움직인다.

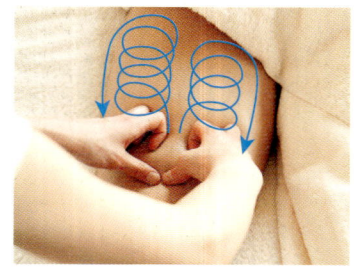

④ 겹쳐놓은 엄지손가락에 힘을 주면서, 넓적다리의 가운데, 안쪽, 바깥쪽 순서로 3개의 선을 긋듯이 움직인다.

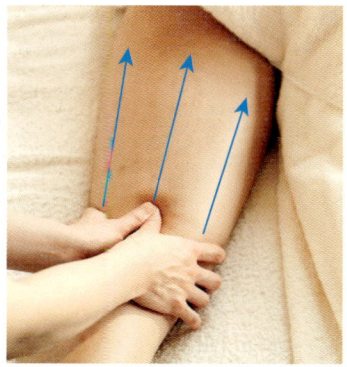

⑤ 발바닥에서 오금 부분까지, 두 손을 겹쳐놓고 가볍게 힘을 주면서 쓰다듬는다. 오금 부분까지 왔으면, 손을 부채 모양으로 펴면서 (b), 종아리 옆쪽을 지나 다시 발바닥으로 돌아온다 (c). 3~5회 반복한다.

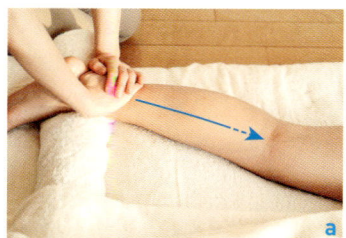
a

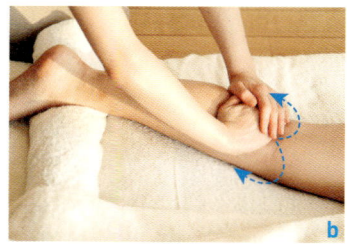
b

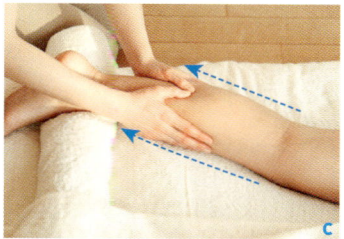
c

⑥ 한 손으로 발목을 받친 다음에, 다른 쪽 엄지손가락으로 아킬레스건을 따라가면서 약간 강한 힘으로 작은 원을 그리듯이 또는 직선으로 마사지한다. 아킬레스건 양쪽을 마사지한다.

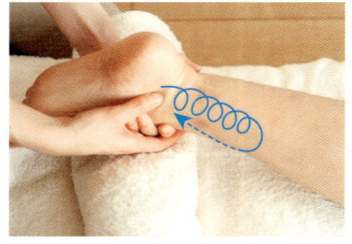

⑦ 발바닥 전체(발가락 포함)를 손바닥이나 엄지손가락으로 주물러서 풀어준다.

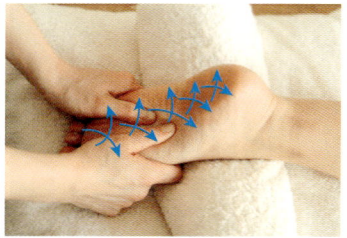

⑧ ②의 쓰다듬기를 다시 한 번 반복한다. 마지막에는 홀딩으로 마무리한다. 발바닥에 손바닥을 10초 정도 대고 있다가 마친다.

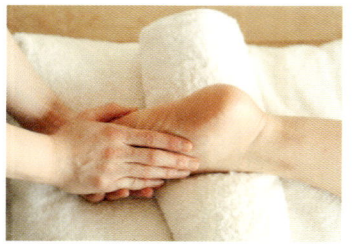

원포인트!
사진처럼 큰 목욕 수건으로 발베개를 만든다. 발베개를 받치면 발목이 가볍게 구부러지면서 근육이 느슨해져서 힘을 빼기가 쉽다. 발베개의 높이는 마사지 받는 사람에게 맞추어 조절한다. 사람에 따라서는 발베개가 없는 쪽이 더 편하다고 느끼는 경우도 있다.

배

① 전체적으로 오일을 바른다.

② 배꼽 위에 손바닥을 대고 10초 정도 있다가(홀딩) 천천히 명치와 배 전체를 쓰다듬기 한다. 배가 따뜻해지는 것이 느껴질 때까지 반복한다.

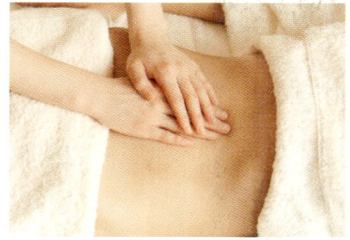

따뜻함이 느껴질 때까지 조용히 손을 올려 놓는다.

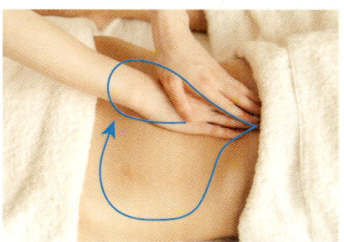

명치 부근에서부터 하트 모양을 거꾸로 그리듯이 부드럽게 마사지한다.

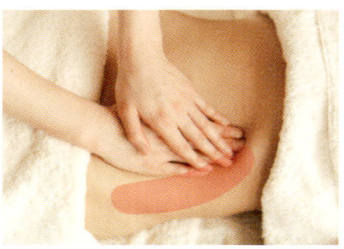

빨간색으로 표시한 부분은 누를 때 통증을 느끼기 쉬운 부분이므로 손을 천천히 움직인다.

③ 집게손가락, 가운뎃손가락, 약손가락으로 작은 원을 그리면서 가볍게 눌러서 자극하기를 똑같은 리듬으로 3회 반복한다. 장의 움직임을 따라 이동하면서 배 전체를 자극한다.

* 마사지 받는 사람이 가볍게 무릎을 세우면 배의 근육이 좀 더 쉽게 이완된다.
* 마지막에는 3회씩 세 번, 즉 9회 원을 그리면서 배 전체를 마사지한다.

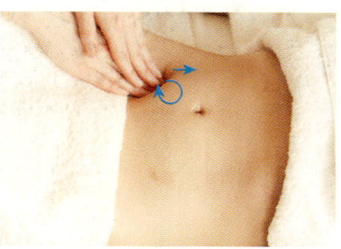

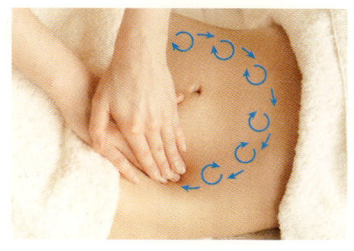

④ 다음은 한쪽 옆구리에서 반대편 옆구리까지 배 전체의 피부를 조금씩 집어올려 가며 이동한다.

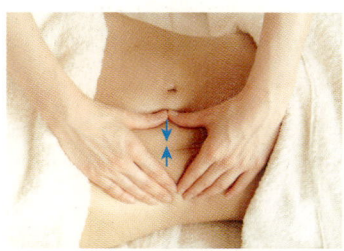

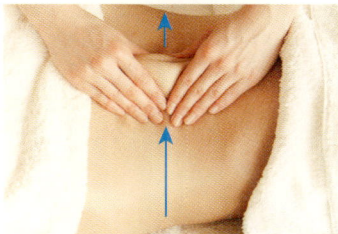

⑤ ②를 다시 한 번 반복한다. 마지막은 홀딩으로 마무리한다. 명치에 손바닥을 10초 정도 대고 있다가 마친다.

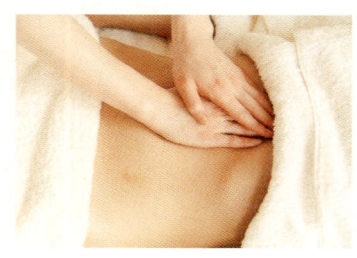

수건 사용법

수건은 찬 기운을 막는 용도 이외에 둥글게 말아서 가슴받침이나 베개로 사용한다. 수건을 취급할 때 주의할 점을 정리하면 다음과 같다.

- 수건은 적어도 몸에 사용하는 큰 목욕 수건 2장, 발베개용과 베개용의 큰 목욕 수건 2~3장, 작은 수건 1장이 필요하다.
- 시술 부분만을 노출하며, 마사지가 끝나면 바로 수건을 덮어준다.
- 마사지 받는 사람이 춥지 않게 신경을 쓴다. 몸과 수건 사이에 공간이 생기지 않도록 주의를 기울이고, 특히 어깨와 발목 부분은 찬 기운이 들어가기 쉬우므로 더 조심한다.
- 수건이 뭉쳐 있거나 겹쳐 있거나 가지런하지 않으면 그 부분의 느낌이 불편하거나 불쾌할 수 있으므로, 흐트러진 부분이 있으면 바로바로 꼼꼼하게 바로잡는다.
- 엉덩이 쪽의 속옷이 오일 등으로 더러워지지 않도록 수건 가장자리로 잘 여미어 놓는다.
- 수건을 덮을 때는 몸 가장자리에서부터 가만히 덮는다. 확 하고 바람을 일으키지 않도록 조심한다.
- 머리카락에 오일이 묻지 않도록 작은 수건으로 머리를 감싸고 목을 드러낸다.

손과 팔 (오른쪽)

① 전체적으로 오일을 바른다.

② 쓰다듬기. 손끝에서 어깨까지 손바닥을 밀착시키고 가볍게 힘을 주면서 쓰다듬는다. 어깨까지 올라왔으면 (a), 팔의 안팎을 따라 손끝으로 되돌아온다(b). 3~5회 반복한다.

* 손끝에서 팔꿈치까지 그리고 팔꿈치에서 어깨까지로 나누어서 마사지해도 된다.

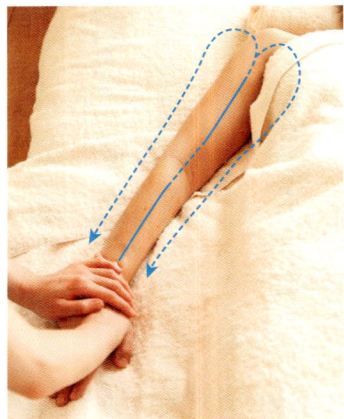

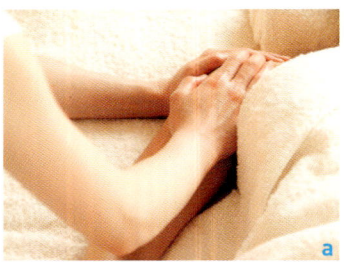

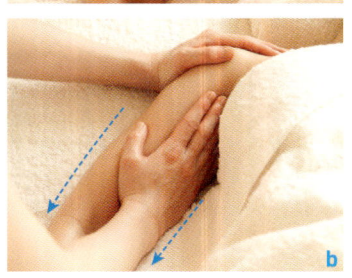

③ 상대방의 손목을 가볍게 왼손으로 받친 다음에, 오른손 엄지손가락과 나머지 손가락을 V자 형태로 벌려 손목에서 팔꿈치까지 쓰다듬는다. 약간 강하게 힘을 주면서 여러 차례 반복한다.

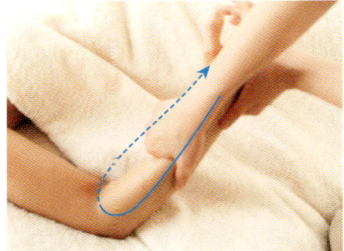

④ 이번에는 손목을 받치고 있던 손을 바꾸어서, 왼손의 엄지손가락과 나머지 손가락을 V자 형태로 벌려 다시 손목에서 팔꿈치까지 똑같은 방식으로 쓰다듬기를 반복한다.

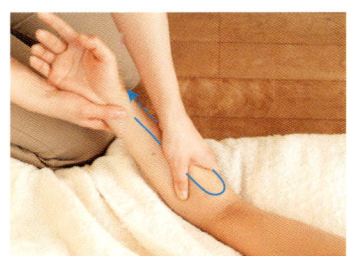

* 왼손을 마사지할 때는 손목을 받치는 손이 반대가 된다.

⑤ 양쪽 새끼손가락을 마사지 받는 사람 손의 엄지손가락과 새끼손가락 사이로 집어넣는다(a). 이 상태로 양쪽으로 상대방의 손바닥을 벌려 스트레칭을 하거나, 양쪽 엄지손가락으로 상대방 손바닥을 문질러 풀어준다(b). 손목 부분은 엄지손가락을 교대로 사용하여 가볍게 문지른다(b).

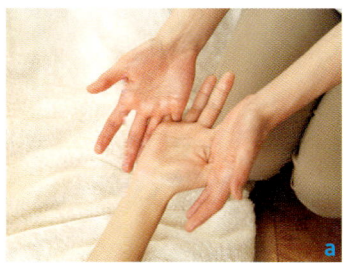

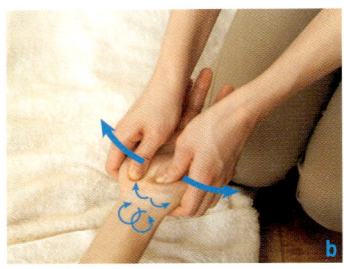

⑥ 마사지 받는 사람의 손등을 위로 향하게 하고 두 손으로 잡는다. 양쪽 엄지손가락을 교대로 사용하여 상대방의 손목을 가볍게 쓰다듬는다(a). 좌우로 잡아당기면서 스트레칭을 한다(b).

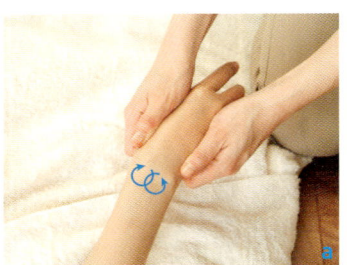

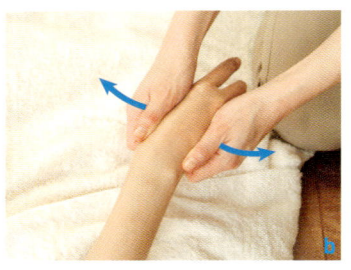

⑦ 마사지 받는 사람의 손목을 한쪽 손으로 받친 다음에, 다른 쪽 엄지손가락으로 상대방의 손가락 뼈와 손가락 뼈 사이를 가볍게 훑어 올라간다.

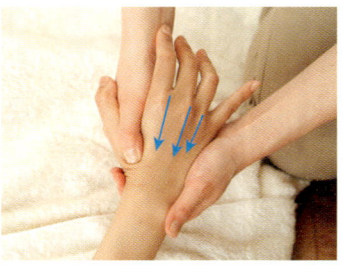

⑧ 마사지 받는 사람의 손가락을 하나씩 붙잡고 작은 원을 그려가면서 주무르며 내려온다.

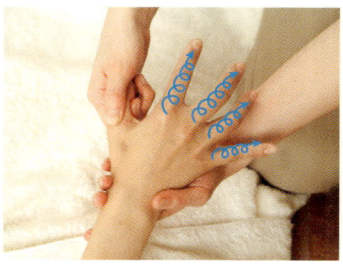

⑨ 상대방의 손을 잡고 손바닥과 손등 전체를 쓰다듬은 후에, 손목에서부터 팔 전체를 쓰다듬는다. 손목에서 어깨까지 쓰다듬은 후에 손목으로 돌아온다.

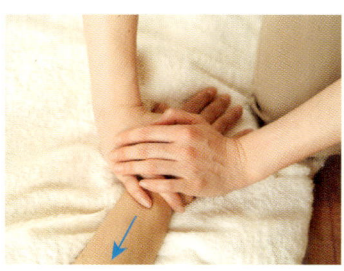

⑩ 마지막은 홀딩으로 마무리한다. 10초 정도 손을 감싸고 있다가 마친다.

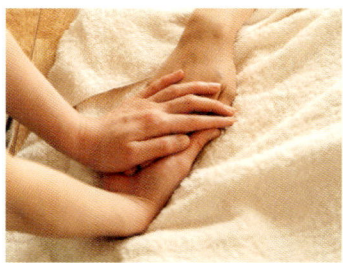

머리

① 홀딩. 측두부에 한동안 손바닥을 댄다.

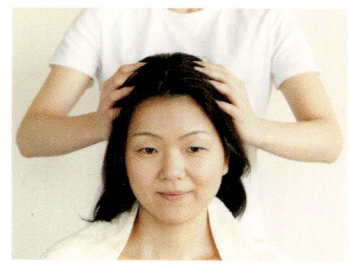

② 목, 어깨, 팔, 등 일부를 주먹 또는 손으로 가볍게 두드린다. 이때 뼈가 있는 부분은 피한다.

③ 두피에 오일 또는 토닉을 바르고, 양손의 다섯 손가락 지문 부분으로 원을 그리면서 두피 전체를 자극한다.

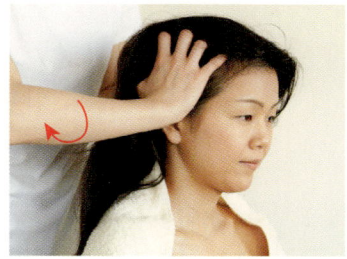

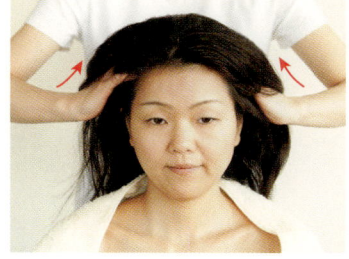

* 손가락 위치를 조금씩 이동하면서 두피 전체를 마사지한다.
* 손가락으로 마사지한 다음에, 오른쪽 그림을 참고하면서 두피를 자극한다. 손가락을 벌려 머리카락 사이로 집어넣고는, 머리카락을 뿌리부터 움켜쥐고 두피가 살짝 움직이도록 자극을 주는 것이 핵심이다.

④ 머리를 감을 때처럼 손가락의 지문 부분으로 두피를 문지른다. 이때 손목에서 힘을 빼고 손목을 경쾌하게 회전시키듯이 움직인다.

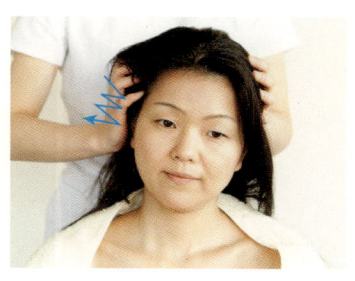

⑤ 머리카락을 정돈한다. 마지막은 홀딩으로 마무리한다.

* 오일을 사용한 경우에는 머리카락을 따뜻한 물로 헹군 다음에 보통 때처럼 머리를 감는다. 린스는 하지 않아도 된다.

두피를 움직이며 자극하는 방법

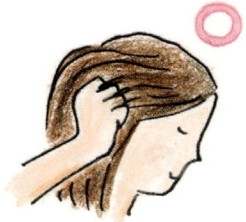

주먹을 쥔 손이 두피에 닿도록 하고 머리카락을 뿌리 쪽에서 살짝 움켜쥔다. 그렇게 가볍게 잡아당긴 상태로 원을 그리면서 두피를 움직이게 하여 자극한다.

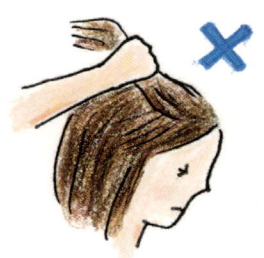

머리카락을 세게 잡아당겨 아프지 않도록 조심한다.

자기 스스로 마사지하는 방법

아로마테라피가 좋은 점 중의 하나는 스스로 자기 몸을 케어할 수 있다는 것이다. PART 03를 참고해, 자기 몸에 잘 맞는 에센셜오일이나 좋아하는 향의 에센셜오일 그리고 캐리어오일을 골라 블렌딩해보자. 실제로 몸에 발랐을 때 깨닫게 되는 것도 있을 것이고, 계속 사용하는 동안 몸의 변화가 느껴지는 경우도 있을 것이다. 너무 힘들지 않을 정도로, 즐거운 시술이 되도록 주의하며 실천에 옮겨보자.

손과 팔 (오른쪽의 경우)

① 전체적으로 오일을 바른다.

② 팔을 감싸듯이 잡고 쓰다듬는다. 손목에서 팔꿈치 그리고 어깨까지 올라갔다가(a), 어깨를 감싸면서 손목으로 되돌아온다(b). 3~5회 반복한다.

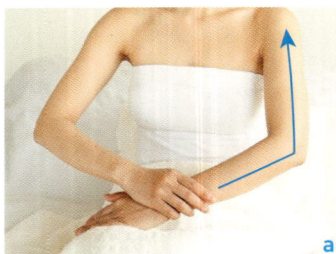

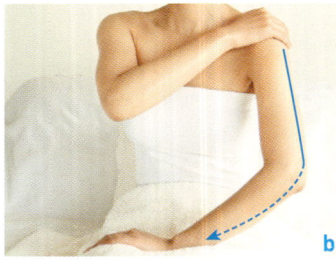

③ 엄지손가락으로 원을 그려가면서 다른 쪽 손바닥을 전체적으로 문질러 풀어준다.

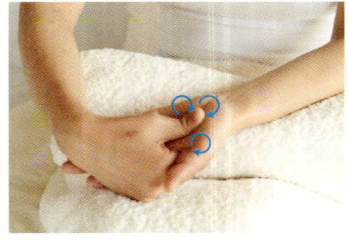

④ ③에 이어서 손목 안쪽을 가볍게 원을 그리듯이 쓰다듬는다(a). 손바닥을 뒤집어서 손등도 가볍게 쓰다듬는다(b).

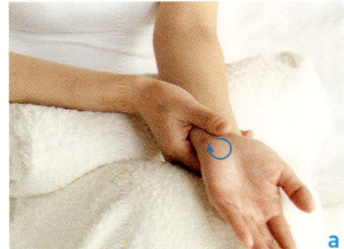

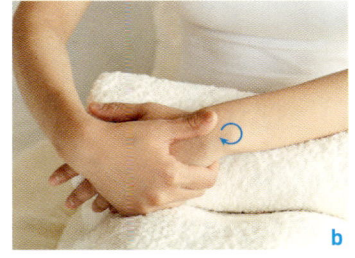

⑤ 팔꿈치 가래쪽을 안쪽과 바깥쪽으로 나누어서, 손바닥으로 크게 나선을 그리며 쓰다듬는다. 먼저 손목에서 팔꿈치로 올라갔다가 다시 손목을 향해 부드럽게 쓰다듬으며 내려온다(a). 이어서 손목에서 팔꿈치를 향해 3개의 선을 긋듯이 엄지손가락으로 선을 그으며 올라간다(b). a와 b 사진은 모두 팔의 바깥쪽을 마사지하고 있으나, 이어서 팔 안쪽도 마사지한다.

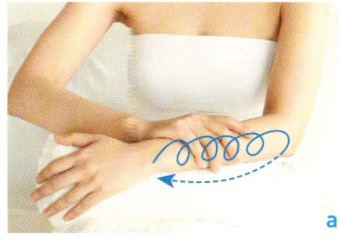

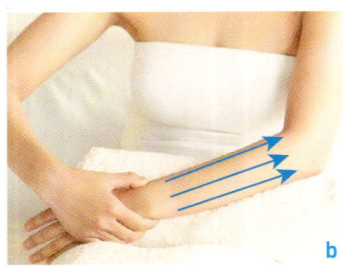

⑥ 팔꿈치와 어깨 관절 주변을 손바닥으로 쓰다듬는다(a). 특히 피로해지기 쉬운 어깨와 견갑골 사이의 오목한 부분을 손가락 끝으로 여러 차례 원을 그려가며 눌러준다(b).

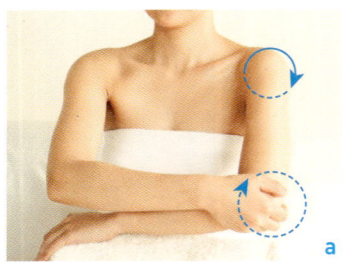

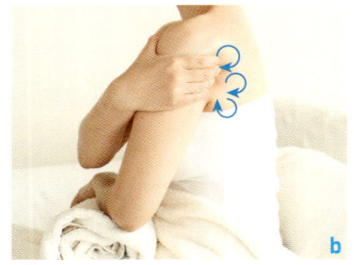

⑦ ②를 반복한 다음에 마친다.

다리(무릎 아래쪽)와 발바닥

① 전체적으로 오일을 바른다.

② 발목에서 무릎까지, 다리의 앞쪽과 뒤쪽을 모두 감싸듯이 손바닥을 밀착시키고 쓰다듬기를 한다(a). 무릎까지 올라왔으면 다시 발목을 향해 쓰다듬기를 하며 내려간다(b).

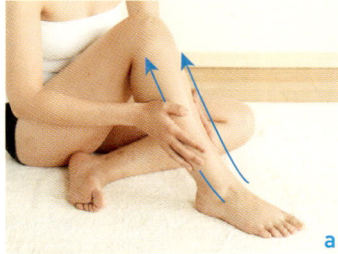
a

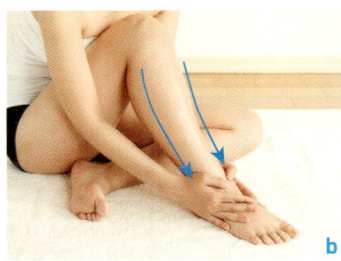
b

③ 발목 주변을 쓰다듬기 한다. 양쪽 손바닥으로 발목을 감싸고 교대로 반원을 그리듯이 움직이며 쓰다듬는다.

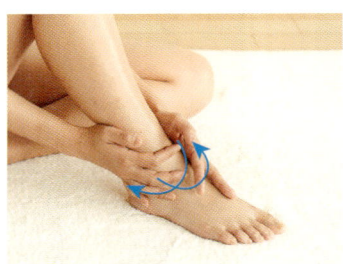

④ 양손에서 엄지손가락을 제외한 네 손가락으로 발등을 잘 붙잡고, 양쪽 엄지손가락으로 발바닥의 반사구를 자극한다(170쪽 참조).

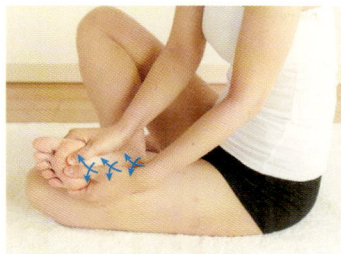

⑤ 양쪽 복사뼈 주변을 두 엄지손가락으로 눌러 풀어준다.

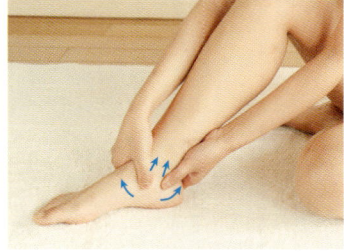

⑥ 발등을 양손으로 잘 붙잡고(a), 발가락을 펼치듯이 스트레칭을 한다(b).

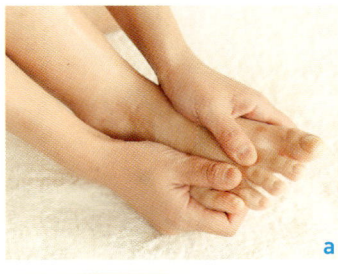
a

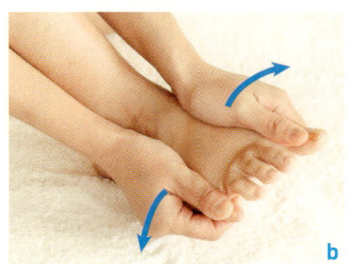
b

⑦ 발바닥을 양손의 네 손가락으로 잘 받친 다음에, 두 엄지손가락으로 발등의 뼈와 뼈 사이를 약간 강하게 눌러가며 문지른다.

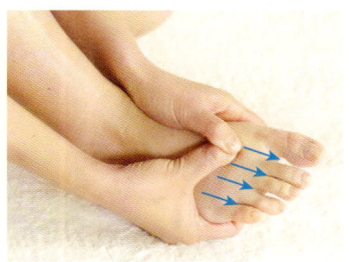

⑧ 양쪽 손바닥으로 발목을 잡고 종아리 쪽으로 올라오면서, 가운뎃손가락을 중심으로 힘을 주어 종아리 한가운데를 자극한다.

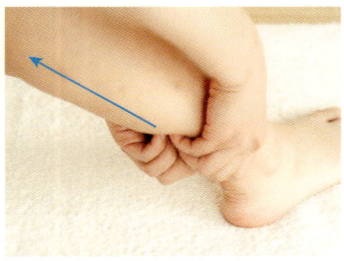

⑨ 안쪽 복사뼈에서 무릎까지, 두 엄지손가락으로 종아리뼈 옆 가장자리를 따라 문지르며 올라온다. 바깥쪽 복사뼈에서 무릎까지도 같은 식으로 마사지한다.

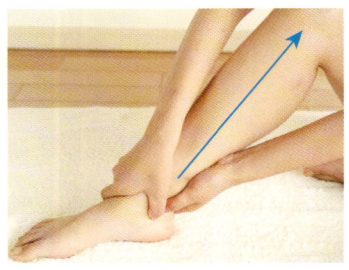

⑩ ②와 마찬가지로 다리 전체를 쓰다듬고 나서 마친다.

명치와 배

① 홀딩. 명치와 배꼽 아래에 체온이 느껴질 때까지 손바닥을 갖다 댄다.

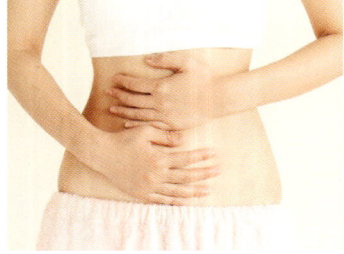

② 전체적으로 오일을 바른다.

③ 명치에서는 손가락으로 작은 원을 그리며 움직이고(a), 배는 손바닥을 겹쳐놓고 전체적으로 쓰다듬는다(b). 모두 천천히 느린 속도로 움직인다.

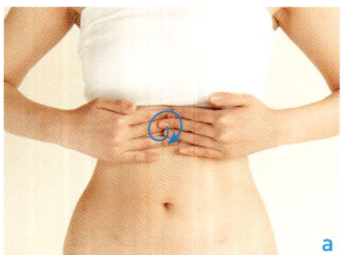

a

명치는 양쪽 손끝을 겹쳐놓고 조그만 하트 모양을 거꾸로 그리듯이 원을 그리며 가볍게 쓰다듬는다.

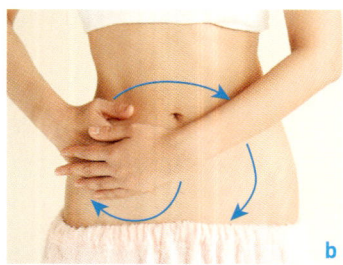

b

배는 양쪽 손바닥을 겹쳐놓고 배꼽에서부터 하트 모양을 거꾸로 그리듯이 원을 그리며 전체적으로 쓰다듬는다.

④ 손끝을 겹쳐놓고 같은 속도로 작은 원을 3회 그리면서 가볍게 누른다. 이 동작을 장의 움직임에 맞추어 배 오른쪽에서 왼쪽으로 둥글게 이동하면서 반복한다.

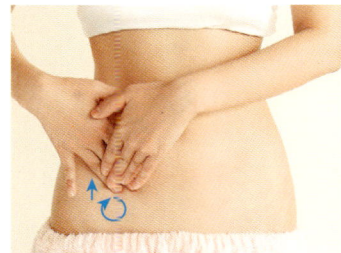

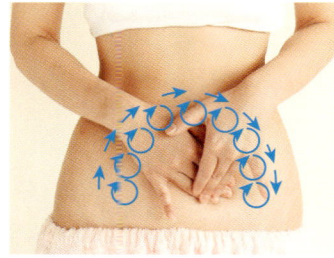

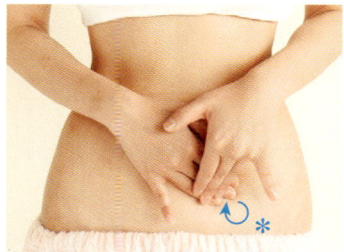

* '*' 표시가 있는 부분에서는 작은 원 그리기를 3회 씩 3번, 즉 9회 실시한다.

⑤ 다시 한 번 명치와 배 전체를 쓰다듬는다. 마지막에는 수 분 동안 명치에 손을 대고 있다가 마친다.

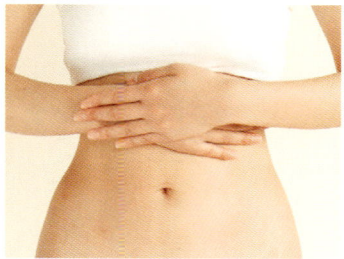

얼굴

① 이마, 눈 주변, 코에서 양쪽 뺨, 턱 밑에서 귀 아래, 입 주변, 목 앞쪽에 오일을 바른다.

* 얼굴은 마치 푸딩을 만지는 듯한 기분으로 부드럽게 누르며 마사지한다.

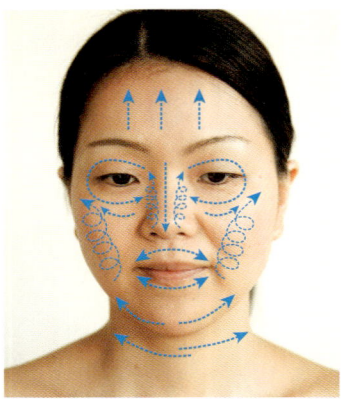

② 양손을 교대로 사용하여 이마를 쓰다듬어 올린다.

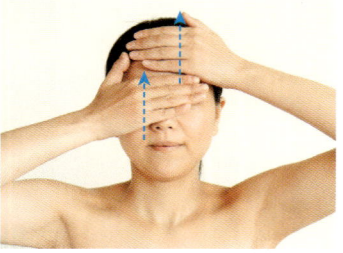

③ 가운뎃손가락과 약손가락으로 눈 주변(안와근)을 돌아가면서 부드럽게 쓰다듬어준다. 여러 차례 반복한다.

* 눈 주변은 예민한 부분이므로 너무 힘이 들어가지 않도록 주의한다.

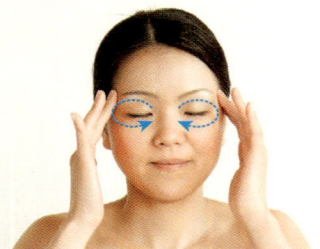

④ 파란색 점으로 표시한 세 부분, 즉 눈썹이 시작되는 곳, 중간 지점, 눈썹이 끝나는 부분을 엄지손가락과 집게손가락으로 가볍게 집어주거나(a) 가볍게 눌러준다(b).

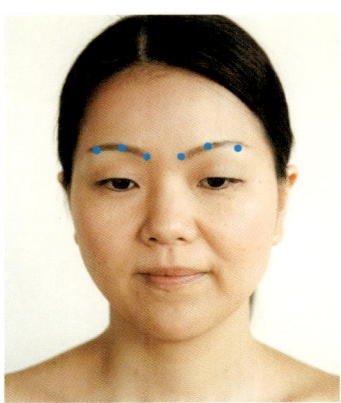

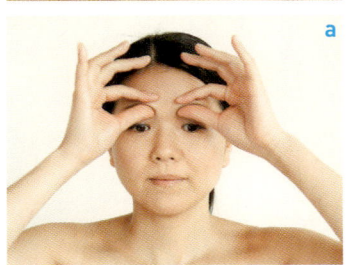
a

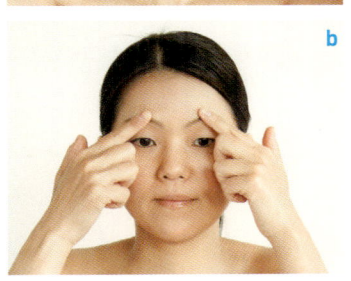
b

⑤ 좌우 콧방울에서 미간까지 이어지는 선을 따라, 가운뎃손가락과 약손가락으로 작은 원을 그리면서 마사지하며 올라간다.

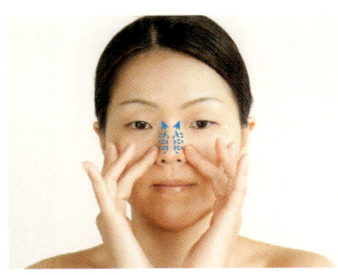

⑥ 미간에 양쪽 가운뎃손가락을 대고 눈썹 쪽으로 지긋이 지압하면서 올라가기를 여러 차례 반복한다.

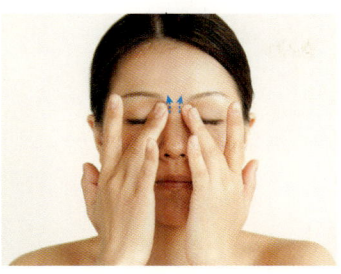

⑦ 입꼬리에서 귀 쪽으로 작은 나선을 그리면서 쓰다듬어 올라간다(a). 여러 차례 얼굴 전체를 반복한 다음에, 마지막에는 관자놀이를 가볍게 누른다(b).

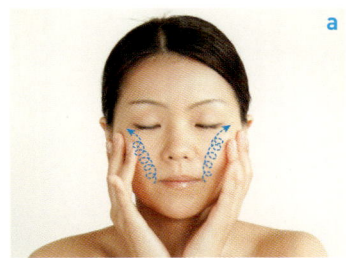
a

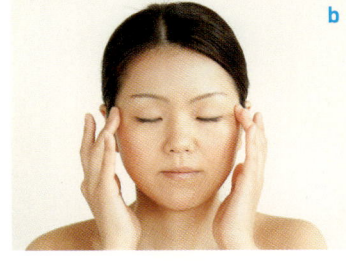
b

원포인트!
얼굴 손질은 주 1회, 15분 정도를 기준으로 하는 것이 적당하다. 매일 하는 경우에는 중점적으로 실시하는 부분을 정해놓고 5분 이내로 마친다. 마사지를 너무 많이 하면 피부가 따끔거리는 증상이 나타날 수 있다. 얼굴 피부에 남아 있는 오일은 휴지로 가볍게 눌러 닦는다.

⑧ 손가락을 입 주변에 대고 좌우 교대로 여러 차례 끌어올린다. 입술 위쪽에는 집게손가락을, 입술 아래쪽에는 가운뎃손가락을 대고 입꼬리를 끌어올리듯이 움직인다.

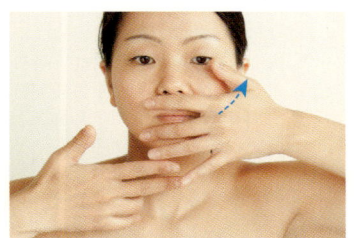

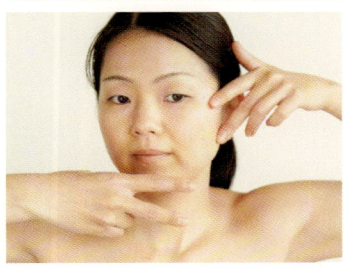

⑧ 오른쪽 손바닥을 왼쪽 귀 아래에 댄 다음, 거기서부터 내려와 턱 밑선을 감싸듯이 지나 오른쪽 귀 아래까지 올라가며 쓰다듬는다. 이어서 왼쪽 손바닥으로 오른쪽 귀 아래에서 왼쪽 귀 아래를 향해 쓰다듬는다. 이처럼 오른손과 왼손을 서로 교대해가면서 여러 차례 반복한다.

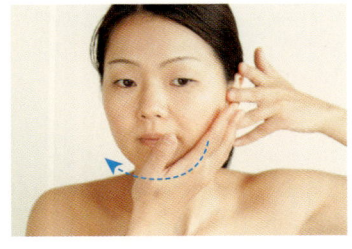

⑩ 홀딩. 좌우의 뺨, 눈의 윗부분, 이마의 차례로 따뜻함이 느껴질 때까지 손을 대고 있다가 마친다.

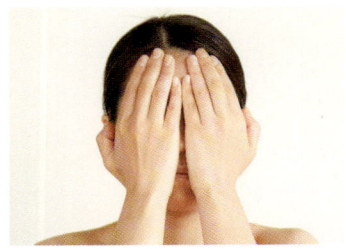

데콜테 · 목 · 어깨

① 전체적으로 오일을 바른다.

② 목의 앞부분(a)과 뒷부분(b), 목에서 어깨까지(c) 그리고 가슴 위쪽 부분인 데콜테(d)를 가볍게 쓰다듬는다. 쇄골 가운데 부분에서 가슴뼈 사이(e)는 위아래로 가볍게 쓰다듬는다.

* 목 앞부분과 가슴 위쪽 부분은 푸딩을 만지는 듯한 기분으로 부드럽게 누르며 마사지한다.

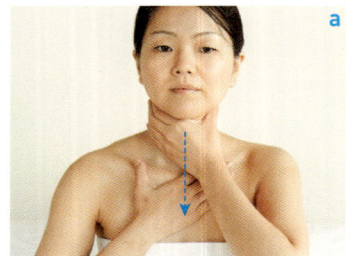
a

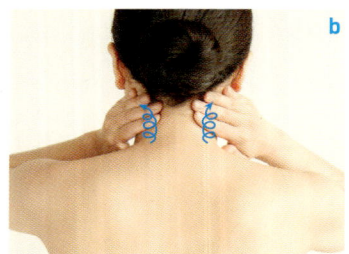
b

* 목 뒤쪽의 오목한 부분(두피의 일부분)까지 마사지한다.

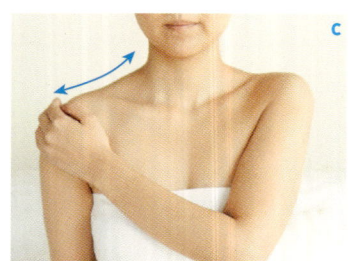
c

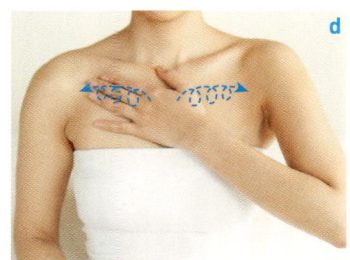
d

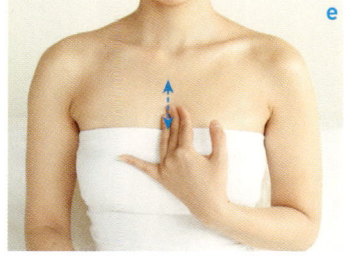
e

③ 쇄골의 오목한 부분은 림프관과 정맥이 만나는 지점이다. 이 부분에 손가락을 대고 다른 곳보다 더 부드럽게 천천히 1분 정도(약 10회) 자극한다.

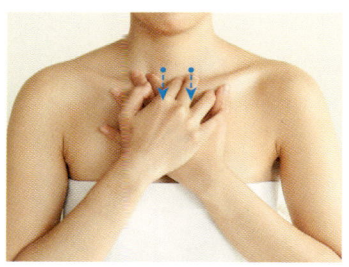

④ 귀 밑에서 쇄골을 향해 손끝으로 원을 그리면서 쓰다듬어 내려온다.

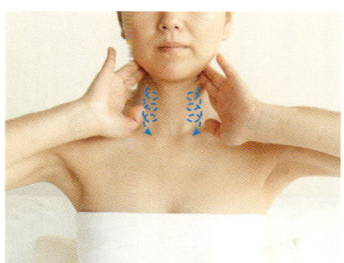

* 양손으로 동시에 하기가 어렵다면, 왼쪽은 오른손으로, 오른쪽은 왼손으로 한쪽씩 번갈아 가며 마사지해도 좋다.

⑤ 얼굴을 살짝 옆으로 돌렸을 때 목 옆에서 만져지는 근육(목빗근)을 손가락으로 집고, 귀 뒤의 단단한 부분에서부터 쇄골을 향해 원을 그리며 가볍게 풀어준다.

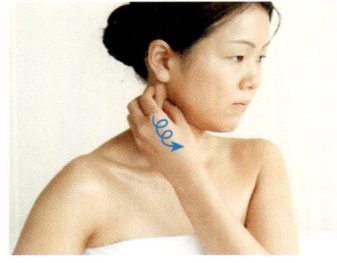

⑥ 쇄골 아래쪽에서 겨드랑이 밑의 림프절(액하 림프절, 198쪽 참조) 쪽으로 훑어가듯이 쓰다듬는다.

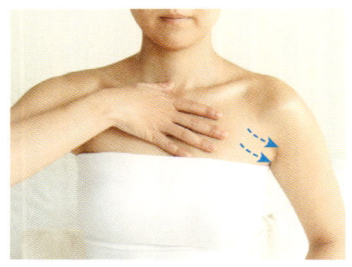

⑦ 겨드랑이 아래를 손가락으로 가볍게 쓰다듬는다.

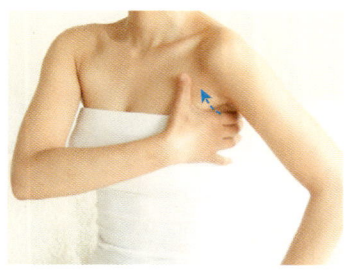

⑧ ②를 반복한 다음에 마친다.

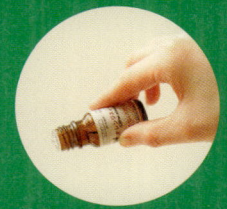
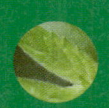
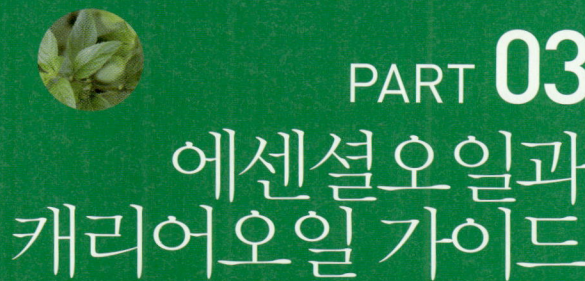

PART 03
에센셜오일과 캐리어오일 가이드

에센셜오일은 사용 빈도가 높은 것, 그리고 이럴 때는
바로 이것 하나만 있으면 된다고 추천할 만한 것들을 엄선했다.
캐리어오일은 특징과 사용 방법을 중심으로 정리했다.
에센셜오일과 캐리어오일을 소개하면서
그 원료가 되는 식물의 사진도 함께 실었다.

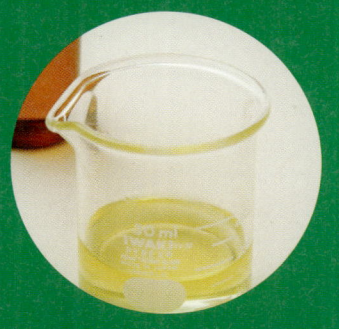

LESSON 01 에센셜오일 가이드 읽는 법

어떤 에센셜오일을 골라야 좋을지 모르겠다는 이야기를 많이 듣는다. 아닌 게 아니라 아로마 전문점에 가면 수많은 에센셜오일들이 진열되어 있어서, 바로 이거다 하고 어떤 한 가지를 고르기가 쉽지 않다.

여기 에센셜오일 가이드에서는 53종의 에센셜오일을 소개하고 있다. 각 에센셜오일마다 우선 원료가 되는 식물의 설명과 학명, 주요 방향 성분 같은 기본 정보를 소개하였다. 그리고 어떨 때 사용하면 좋은지, 그 에센셜오일이 몸과 마음에 어떻게 작용하는지를 이해하기 쉽게 그리고 실제 경험을 바탕으로 설명하였다. 그 밖에 사용 방법이나 블렌딩하는 데에 참고가 될 만한 내용도 간단히 정리해두었으므로 에센셜오일을 구입할 때 도움이 되었으면 한다.

에센셜오일 가이드의 구성

① 에센셜오일의 이름
② 원료 식물의 설명
③ 학명, 주요 산지, 추출 부위, 추출 방법
④ 주요 작용과 주요 방향 성분
⑤ 마음과 몸과 피부에 대한 작용
⑥ 사용 방법과 구입할 때 유용한 정보
⑦ 기타 참고 사항

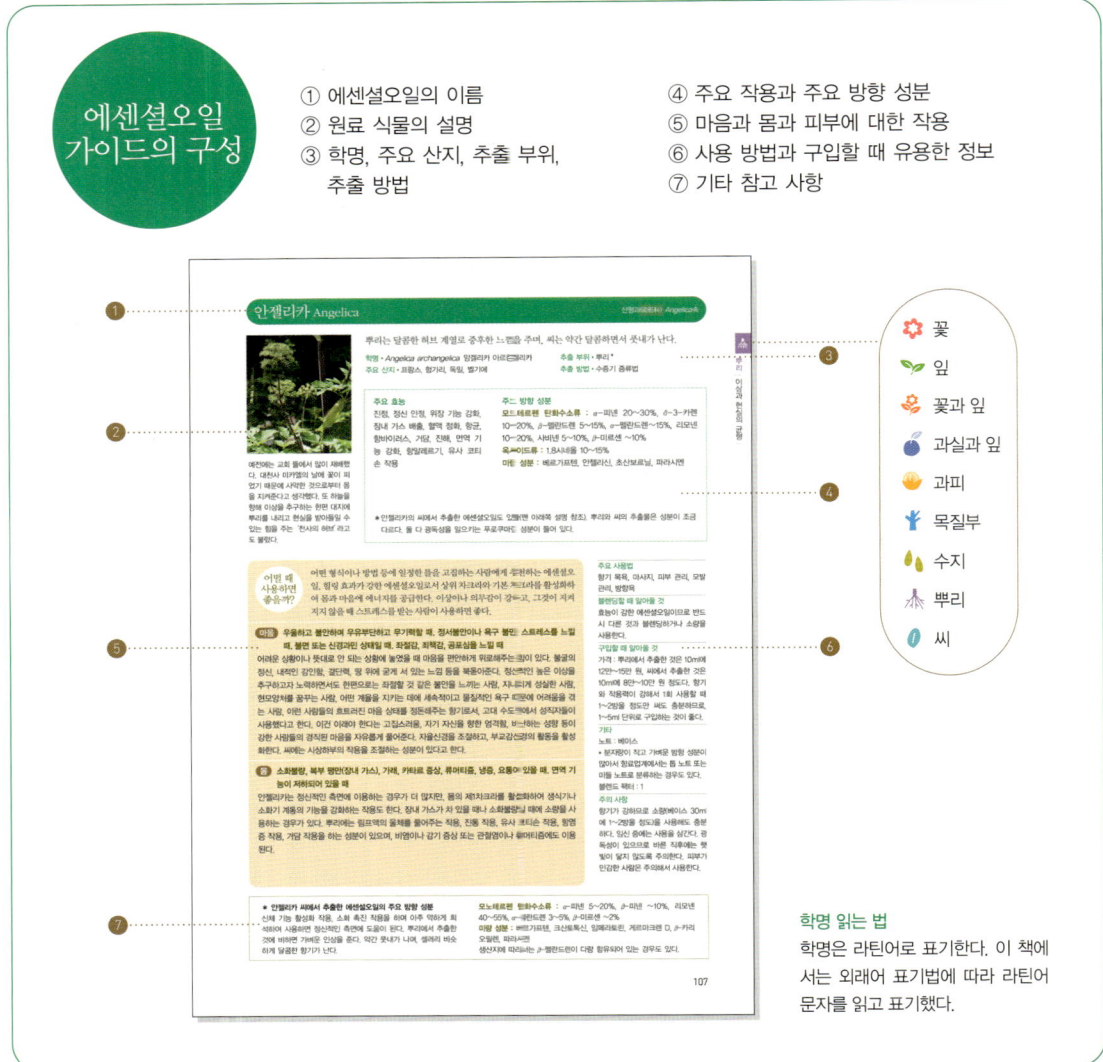

꽃
잎
꽃과 잎
과실과 잎
과피
목질부
수지
뿌리
씨

학명 읽는 법
학명은 라틴어로 표기한다. 이 책에서는 외래어 표기법에 따라 라틴어 문자를 읽고 표기했다.

안젤리카 Angelica

산형과 Angelica속

뿌리 | 이상과 현실의 균형

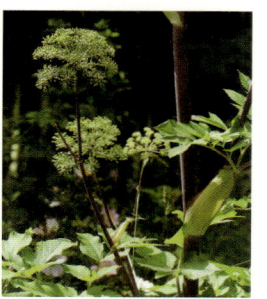

뿌리는 달콤한 허브 계열로 중후한 느낌을 주며, 씨는 약간 달콤하면서 풋내가 난다.

학명 • Angelica archangelica 앙겔리카 아르캉겔리카
주요 산지 • 프랑스, 헝가리, 독일, 벨기에
추출 부위 • 뿌리 *
추출 방법 • 수증기 증류법

예전에는 교회 뜰에서 많이 재배했다. 대천사 미카엘의 날에 꽃이 피었기 때문에 사악한 것으로부터 몸을 지켜준다고 생각했다. 또 하늘을 향해 이상을 추구하는 한편 대지에 뿌리를 내리고 현실을 받아들일 수 있는 힘을 주는 '천사의 허브'라고도 불렀다.

주요 효능
진정, 정신 안정, 위장 기능 강화, 장내 가스 배출, 혈액 정화, 항균, 항바이러스, 거담, 진해, 면역 기능 강화, 항알레르기, 유사 코티손 작용

주요 방향 성분
모노테르펜 탄화수소류: α-피넨 20~30%, δ-3-카렌 10~20%, β-펠란드렌 5~15%, α-펠란드렌~15%, 리모넨 10~20%, 사비넨 5~10%, β-미르센 ~10%
옥사이드류: 1,8시네올 10~15%
미량 성분: 베르가프텐, 안젤리신, 초산보르닐, 파라시멘

*안젤리카의 씨에서 추출한 에센셜오일도 있다(맨 아래쪽 설명 참조). 뿌리와 씨의 추출물은 성분이 조금 다르다. 둘 다 광독성을 일으키는 푸로쿠마린 성분이 들어 있다.

어떨 때 사용하면 좋을까?

어떤 형식이나 방법 등에 일정한 틀을 고집하는 사람에게 추천하는 에센셜오일. 힐링 효과가 강한 에센셜오일로서 상위 차크라와 기본 차크라를 활성화하여 몸과 마음에 에너지를 공급한다. 이상이나 의무감이 강하고, 그것이 지켜지지 않을 때 스트레스를 받는 사람이 사용하면 좋다.

마음 우울 상태, 정서 불안, 욕구 불만, 스트레스, 불면, 무기력, 불안, 좌절감, 죄책감, 신경 과민, 우유부단, 공포심

어려운 상황이나 일이 뜻대로 안 되는 상황에 놓였을 때 마음을 편안하게 위로해주는 힘이 있다. 불굴의 정신, 내적인 강인함, 결단력, 땅 위에 굳게 서 있는 느낌 등을 북돋아준다. 정신적인 높은 이상을 추구하고자 노력하면서도 한편으로는 좌절할 것 같은 불안을 느끼는 사람, 지나치게 성실한 사람, 완벽한 현모양처를 꿈꾸는 사람, 어떤 계율을 지키는 데에 세속적이고 물질적인 욕구 때문에 어려움을 겪는 사람, 이런 사람들의 흐트러진 마음 상태를 정돈해주는 향기로서, 고대 수도원에서 성직자들이 사용했다고 한다. 이건 이래야 한다는 고집스러움, 자기 자신을 향한 엄격함, 비난하는 성향 등이 강한 사람들의 경직된 마음을 자유롭게 풀어준다. 자율신경을 조절하고, 부교감신경의 활동을 활성화한다. 씨에는 시상하부의 작용을 조절하는 성분이 있다고 한다.

몸 소화불량, 복부 팽만(장내 가스), 면역력 저하, 가래, 카타르 증상, 류머티즘, 냉증, 요통

안젤리카는 정신적인 측면에 이용하는 경우가 더 많지만, 몸의 제1차크라를 활성화하여 생식이나 소화기 계통의 기능을 강화하는 작용도 한다. 장내 가스가 차 있을 때나 소화불량일 때에 소량을 사용하는 경우가 있다. 뿌리에는 림프액의 울체를 풀어주는 작용, 진통 작용, 유사 코티손 작용, 항염증 작용, 거담 작용을 하는 성분이 있으며, 비염이나 감기 증상 또는 관절염이나 류머티즘에도 이용된다.

주요 사용법
향기 목욕, 마사지, 피부 관리, 모발 관리, 방향욕

블렌딩할 때 알아둘 것
효능이 강한 에센셜오일이므로 반드시 다른 것과 블렌딩하거나 소량을 사용한다.

구입할 때 알아둘 것
가격: 뿌리에서 추출한 것은 10ml에 12만~15만 원, 씨에서 추출한 것은 10ml에 8만~10만 원 정도다. 향기와 작용력이 강해서 1회 사용할 때 1~2방울 정도만 써도 충분하므로, 1~5ml 단위로 구입하는 것이 좋다.

기타
노트: 베이스
* 분자량이 작고 가벼운 방향 성분이 많아서 향료업계에서는 톱 노트 또는 미들 노트로 분류하는 경우도 있다.
블렌드 팩터: 1

주의 사항
향기가 강하므로 소량(베이스 30ml에 1~2방울 정도)을 사용해도 충분하다. 임신 중에는 사용을 삼간다. 광독성이 있으므로 바른 직후에는 햇빛이 닿지 않도록 주의한다. 피부가 민감한 사람은 주의해서 사용한다.

---

* **안젤리카 씨에서 추출한 에센셜오일의 주요 방향 성분**
신체 기능 활성화 작용, 소화 촉진 작용을 하며 아주 약하게 희석하여 사용하면 정신적인 측면에 도움이 된다. 뿌리에서 추출한 것에 비하면 가벼운 인상을 준다. 약간 풋내가 나며, 셀러리 비슷하게 달콤한 향기가 난다.

모노테르펜 탄화수소류: α-피넨 5~20%, β-피넨 ~10%, 리모넨 40~55%, α-펠란드렌 3~5%, β-미르센 ~2%
미량 성분: 베르가프텐, 크산토톡신, 임페라토린, 게르마크렌 D, β-카리오필렌, 파라시멘, α-후물렌
생산지에 따라서는 β-펠란드렌이 다량 함유되어 있는 경우도 있다.

일랑일랑 YlangYlang

번려지과 *Cananga*속

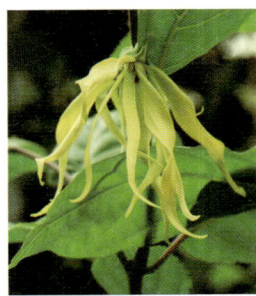

재스민이 떠오르는 플로랄 계열의 향이며, 달콤하게 도취되는 향기다.

학명 • *Cananga odorata* 카낭가 오도라타
주요 산지 • 마다가스카르, 인도네시아, 레위니옹 섬, 코모로 제도
추출 부위 • 꽃
추출 방법 • 수증기 증류법

주요 효능
정신 고양, 항우울, 항불안, 항경련, 항염증, 항균, 항바이러스, 최음, 혈압 강하, 혈액순환 촉진, 가온 작용

주요 방향 성분
- **에스테르류** : 초산게라닐 5~15%, 초산벤질 5~10%, 안식향산벤질 5~10%
- **세스퀴테르펜 탄화수소류** : 게르마크렌 D 15~30%, β-카리오필렌 5~15%, α-파르네센 5~15%
- **모노테르펜 알코올류** : 리날로올 10~15%
- **페놀에테르류** : 파라크레졸 메틸에테르 10~20%

높이 6~10m까지 자라는 상록 교목이다. 일랑일랑은 말레이어로 '꽃 중의 꽃'이라는 뜻이다. 꽃에서 에센셜오일을 추출하며, 샤넬과 같은 유명한 향수에 사용되고 있다. 옛날부터 내려온 관습에 따라, 결혼식 같은 좋은 행사가 있을 때 이 꽃을 몸이나 머리에 장식했다고 한다.

에센셜오일이 전체적으로 신경을 튼튼하게 강화해주고 진정 작용을 한다. 또 심장이 너무 빨리 뛰는 것을 가라앉히고 마음을 안정시키는 효과가 있다. 리날로올에는 혈압 강하, 진정, 항불안 효능이 있으며, 초산벤질은 흥분시키는 작용을 한다.

어떨 때 사용하면 좋을까?

전혀 긴장할 필요가 없는 상황인데도 마음을 놓지 못한 채 10%의 긴장감을 붙잡고 있을 때, 지나치게 흥분해서 누군가를 비판하게 될 때, 평온한 마음이 되어 자기 자신을 받아들이고 싶을 때 사용하는 에센셜오일이다. 자기 이미지를 높여 웃는 얼굴을 할 수 있도록 도와준다.

[마음] 침울, 화, 긴장, 불안, 신경과민, 짜증, 실패와 인간 관계에 대한 공포, 우울 상태, 패닉(공황), 고집, 과도한 비판, 욕구 불만, 불면

마음의 깊은 내면을 편안하게 해주고 기분을 고양시키며, 다정하고 행복한 마음이 생기게 도와준다. 정신적으로 어른스러워진다. 스트레스성 부정맥이나 가슴 두근거림을 가라앉히며, 혈압을 떨어뜨린다. 일랑일랑 에센셜오일을 사용하면서 일상생활의 답답함에서 벗어나고 스트레스를 피할 수 있었다는 사람이 많다.

[마음] 내성적, 자신감 없음, 긴장, 성적 문제, 섹스리스, 발기부전, 불감증, 악몽, 불면, 정서 불안

성적인 문제를 겪고 있는 사람에게 사용하는 경우도 많다. 기본적으로 자신감이나 자아 존중감, 애정 등이 결핍되어 있을 때, 정신적인 피로나 스트레스가 심할 때, 파트너에게 불안이나 불만이 있을 때 사용하면 좋다. 또 자신을 예쁘게 꾸미는 데 흥미를 잃어버린 경우에도 효과가 있으며, 본래 가지고 있던 미의식을 되찾아주고 본인의 매력을 다시 일깨워준다.

[몸] 발작성 복통(산통), 생리통, 생리불순, 자궁이 약할 때, 근육통, 쥐가 날 때

생리통이 있을 때 배에 이 에센셜오일을 바르고 따뜻하게 해주면 통증이 완화되며, 신기하게도 힘이 생긴다. 클라리세이지나 라벤더 등과 블렌딩하면 효과가 더욱 좋다. 생식기 계통에 작용하여 호르몬 균형을 바로잡아준다. 갱년기 여성의 몸과 마음을 바르게 다스리는 데 도움이 된다. 근육통을 완화하고 항염증, 항경련 효과가 있다.

[피부] 발모 관리, 피부 관리, 손 관리, 노화 피부, 여드름 피부, 지성 피부, 건성 피부

피지 분비를 조절하는 작용을 한다. 건성이나 지성 피부 모두 피지가 적절히 분비되도록 최상의 상태로 회복시킨다. 피부 노화를 방지하는 효능도 있으며, 두피 및 모발 관리에도 이용된다. 특히 두피에 기름기가 많은 경우나 파마 등으로 손상된 머리카락의 큐티클 층을 보호하는 데도 유용하게 쓰인다. 체취, 특히 나이가 들면서 생기기 쉬운 몸 냄새가 신경 쓰일 때 극히 소량을 사용하면 좋다.

주요 사용법
향기 목욕, 마사지, 피부 관리, 모발 관리, 향수, 방향욕

블렌딩할 때 알아둘 것
향기가 너무 달콤하고 강하다고 느껴질 때는 오렌지나 베르가모트 등 부드러우면서도 쌉쌀한 감귤류 오일과 블렌딩하면 좋다. 재스민, 장미, 캐모마일, 라벤더, 로즈우드, 샌들우드, 베티버 등과 같은 꽃, 허브, 나무의 에센셜오일과 잘 맞는다.

구입할 때 알아둘 것
가격 : 10ml에 2만 5천~3만 원. 증류 단계에 따라 에센셜오일의 등급이 다르다. 맨 처음 추출한 것은 최고급품으로서 엑스트라 슈페리어라고 불린다. 그다음으로 엑스트라, 퍼스트, 세컨드, 서드로 이어진다. 가격과 향기가 다르므로 구입할 때 주의한다. 엑스트라로 올라갈수록 에스테르류의 양이 많아져서 향기가 점점 달콤해지고 진정 효능이 강해진다.

기타
노트 : 미들
블렌드 팩터 : 3

주의 사항
고농도로 사용하면 두통이나 메스꺼움을 유발할 수 있다. 피부가 민감한 사람은 주의가 필요하다. 자동차를 운전하거나 집중할 일이 있을 때는 사용하지 않는다.

스코치파인 Scotch Pine

소나뭇과 Pinus속

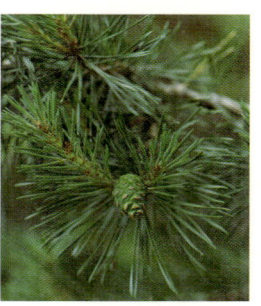

파인니들(Pine Needle)이라고도 한다. 북반구에 많이 분포하며 높이 40미터까지 자라는 상록 교목이다. 바늘 모양의 잎과 어린 가지에서 에센셜오일을 추출하며, 냄새 방지, 소독, 방충 효과가 있다. 비누 등의 향료로 쓰인다.

상쾌하고 신선한 침엽수의 향기. 강한 청량감으로 쉽게 기분 전환이 된다.

학명 · Pinus sylvestris 피누스 실베스트리스
주요 산지 · 프랑스, 오스트리아, 슬로베니아
추출 부위 · 침엽
추출 방법 · 수증기 증류법

잎 | 기분 전환 · 신체 기능 활성화 · 가온

주요 효능
진정, 신경 강화, 진통, 유사 코티손 작용, 신체 기능 활성화, 가온, 체액의 울체 제거, 거담, 항균, 항바이러스, 항진균, 면역 기능 강화 작용

주요 방향 성분
모노테르펜 탄화수소류: α-피넨 25~60%, δ-3-카렌 5~15%, β-피넨 10~20%, 리모넨 10~25%, 테르피놀렌 5~10%, β-미르센 5~10%
에스테르류: 초산보르닐 2~5%
미량 성분: 보르네올(용뇌), 캄펜, β-카리오필렌, β-펠란드렌

혈액이나 림프액의 울체를 제거하고, 진통 작용과 유사 코티손 작용 그리고 심신을 강화하는 작용을 하는 것이 특징이다. 숲 속 공기에 많은 피넨류를 함유하고 있어서, 심신을 활성화하여 삼림욕을 하는 것과 같은 효과를 준다.

어떤 때 사용하면 좋을까?

몸과 마음을 따뜻하게 하고 싶을 때 사용하면 좋다. 혈액순환과 에너지의 순환을 촉진하고 몸과 마음을 강화해준다고 해서, 옛날부터 한의학이나 유럽의 식물요법에서 사용해왔다. 자연요법이 발달한 독일에서는 지금도 삼림욕이나 솔잎욕을 권장하고 있다.

[마음] 우울 상태, 신경쇠약, 무기력, 스트레스성 심신 증상, 기억·집중력 저하
스코치파인의 향기를 맡으면 마음이 강해지고 차분히 안정된다. 육체적으로나 정신적으로 피로할 때 에너지를 보충해주고, 다시 활기 있게 시작할 수 있는 분위기를 만들어준다. 한편으로는 지나치게 흥분하거나 심하게 가슴이 뛸 때 차분하게 가라앉혀주는 작용도 한다. 우울한 기분을 없애주며, 긍정적이고 남에게 휘둘리지 않는 자기 자신을 확립할 수 있도록 도와준다. 무기력하다고 느껴질 때는 바질, 페퍼민트, 네롤리, 제라늄, 로즈메리(시네올, 캠퍼, 버베논)와 블렌딩해보자.

[몸] 냉증, 저혈압, 부종, 근육통, 관절통, 기침, 기관지염, 부비강염, 천식·꽃가루 알레르기, 당뇨병 예방, 변비, 면역력 저하
추워서 몸이 심하게 차가워졌을 때 사용하면 좋다. 모세혈관을 확장시켜 혈액순환을 촉진하고 울혈을 없애주므로 손끝이 따뜻해지고 어깨 결림이나 피로가 풀린다. 부교감신경, 췌장, 뇌하수체, 부신 등을 자극한다고 알려져 있으며, 이로써 스트레스가 풀리고 심신이 안정된다. 당뇨병을 예방하는 효과도 있고, 호흡기가 약해서 비염이나 천식, 꽃가루 알레르기를 잘 일으키는 사람에게도 좋다. 감기에 걸려서 기침이 날 때나 가래를 배출하는 데에도 유용하다. 방향 성분 가운데 α-피넨은 대뇌의 움직임을 활성화한다고 알려져 있다. 이 에센셜오일은 유사 코티손 작용을 하므로, 류머티즘이나 신경통, 요통, 관절염 등과 같이 통증과 염증이 있는 증상에 도움이 된다.

[피부] 지나친 땀, 습진, 가려움증, 아토피성 피부염 예방
습진이나 아토피성 피부염을 완화하는 데에 쓰인다. 건선처럼 잘 낫지 않는 피부 질환에 사용한 임상 사례가 있다. 피부 상태에 따라서 로즈우드, 라벤더, 캐모마일(저먼, 로만), 제라늄, 페퍼민트, 티트리를 함께 쓰기도 한다. 경우에 따라 베이스나 에센셜오일의 배합 비율 그리고 희석 농도를 조절할 필요도 있다.

주요 사용법
향기 목욕, 마사지, 피부 관리, 모발 관리, 방향욕

블렌딩할 때 알아둘 것
꽃에서 얻는 에센셜오일이나 오렌지, 레몬, 라벤더, 페퍼민트, 로즈메리, 티트리 등과 잘 맞는다.

구입할 때 알아둘 것
가격: 10ml에 1만 6천~3만 원. 파인이라 불리는 에센셜오일에는 스코치파인(Pinus sylvestris)과 해안송(Pinus pinaster)이 있다. 해안송에는 α-피넨과 β-피넨 성분이 많이 포함되어 있고 향기와 효능도 다르므로, 학명을 잘 확인하고 구입하도록 하자.

기타
노트: 미들
블렌드 팩터: 4~5

주의 사항
고농도로 사용하면 피부를 자극한다. 피부가 민감한 사람은 주의가 필요하다. 임신 중기나 후기에는 사용할 수 있지만, 사용할 때는 몸 상태에 충분히 주의를 기울여야 한다.

오렌지 Orange

운향과 *Citrus*속

과피 | 진정·정신 고양·낙관

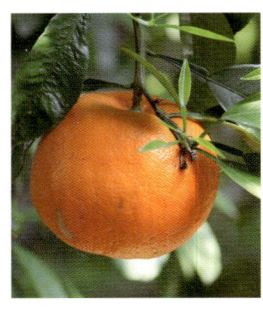

높이 10미터 정도로 자라는 상록 교목이다. 과실에서는 오렌지, 꽃에서는 네롤리, 잎에서는 페티그레인이라는 세 종류의 에센셜오일이 추출된다. 오렌지라고 불리는 감귤 종류에는 스위트 종과 비터 종이 있다. 사진은 비터 오렌지다.

스위트 오렌지는 과실 그대로의 달콤한 향기, 비터 오렌지는 약간 쓴맛이 있다.

학명 • *Citrus sinensis* 키트루스 시넨시스(스위트 오렌지)
Citrus aurantium 키트루스 아우란티움(비터 오렌지)
주요 산지 • 이탈리아, 스페인, 브라질, 미국
추출 부위 • 과피
추출 방법 • 압착법

주요 효능
정신 고양, 신경 강화, 항불안, 진정, 위장 기능 강화, 식욕 증진, 장내 가스 배출, 소화 촉진, 진통, 해열, 가온, 항균, 항바이러스, 항경련 작용

주요 방향 성분 ( ) 안은 비터 오렌지 수치다
모노테르펜 탄화수소류 : 리모넨 95~98%(80~95%), α-피넨 2~5%(~2%), β-피넨 2~5%(~2%)
푸로쿠마린류 : 베르가프텐/베르가모틴 미량
비터종의 미량 성분 : 리날로올, 게라니올, 시트로넬롤, 네롤, 초산게라닐, 초산네릴, β-미르센, 초산리날릴, 시트랄, 시트로넬랄 등

주성분인 리모넨은 위장역 연동운동을 촉진하고, 결석 억제, 항균, 항바이러스, 항암 작용을 한다고 알려져 있다. 비터 오렌지에는 에스테르류, 알코올류, 알데히드류 성분도 들어 있다. 스위트종이나 비터종 모두에 광독성을 일으키는 푸로쿠마린류가 들어 있다.

어떨 때 사용하면 좋을까?
모든 것을 잊고 편안하게 잠들고 싶은 밤에 사용하면 좋다. 스위트든 비터든 더 편하게 느껴지는 향을 고른다. 긴장감이나 불안감이 클 때는 방향 성분의 종류가 더 많고 신경을 강화해주고 안정시켜주는 효능이 강한 비터 오렌지를 써보자.

마음 정신적 피로, 침울, 우울 상태, 불안, 걱정, 짜증, 공황, 출근·등교 거부, 과호흡, 현기증, 불면

마음을 열고 긍정적으로 생각하며 마음의 활기를 되찾을 수 있게 도와준다. 일을 열심히 하는 완벽주의자에게 좋다. 식욕 부진이나 불면증, 우울 상태 같은 스트레스성 증상이 계속될 때, 또는 자기를 부정하는 마음이 솟구칠 때 오렌지를 써보자. 오렌지와 함께 네롤리(꽃)나 페티그레인(잎)을 사용하면, 밝게 빛나는 태양 아래 힘차게 자라나는 나무의 에너지를 통째로 흡수할 수 있을 것이다. 공황장애에 스위트 오렌지를 사용하는 임상 사례가 많다.

몸 설사, 변비, 소화불량, 복부 팽만(장내 가스), 우통, 식욕 부진

위장과 관련된 문제에 유용하다. 평활근의 경련을 억제하여 연동운동을 촉진하며, 소화액 분비를 돕는다. 위통, 복부 팽만, 변비, 과민성대장증후군, 복통을 동반하는 설사 등에 좋다. 비터 오렌지 껍질을 말린 것은 소화를 촉진하고 위장 경련을 가라앉히는 자연 치료약으로 옛날부터 사용되어왔다.

몸 냉증, 어깨 결림, 요통, 다리의 피로, 부종, 임신 관리

혈액순환을 촉진하는 작용이 있으므로 몸이 찬 냉증에 좋다. 또 재활치료를 받고 있을 때나 임신으로 발생하는 문제들을 완화하는 데에도 유용하다. 최근에 늘고 있는 몸 중심부(체간부) 냉증이나 부분적으로 시작되어 올라오는 냉증에 특히 효과가 있다. 진저나 카르다몸과 블렌딩하면 더 효과적으로 몸을 따뜻하게 할 수 있다. 어깨 결림이나 근육통, 다리가 무겁고 힘이 없을 때는 라벤더, 로즈메리(캠퍼, 시네올), 레몬그라스를 함께 사용하면 편안해진다.

피부 발모 관리, 지성 피부, 보통 피부, 손 관리, 피지 분비 조절, 셀룰라이트

감귤 계통의 에센셜오일은 전반적으로 모근을 자극하여 머리카락이 나게 하는 강한 발모 효과가 있다. 비듬이 잘 생기는 경우에도 유용하다. 또 노폐물이 쌓여서 피부 표면이 오렌지 껍질처럼 되는 셀룰라이트를 예방하고 관리하는 데에도 많이 쓰인다. 지성 피부로서 여드름이나 모공 확대가 신경 쓰일 때는 피부 수렴 작용을 하는 에센셜오일과 블렌딩하여 사용하면 좋다.

주요 사용법
향기 목욕, 마사지, 피부 관리, 모발 관리, 향수, 습포, 방향욕, 향기 흡입, 청소(집안 관리)

블렌딩할 때 알아둘 것
같은 감귤류나 로즈우드, 라벤더, 클라리세이지, 제라늄 등과 잘 맞는다. 대표적인 톱 노트의 에센셜오일이다. 휘발되는 속도가 꽤 빠르다. 어느 정도 향기가 오래 유지되기를 원할 때는 베이스 노트의 에센셜오일과 블렌딩한다.

구입할 때 알아둘 것
가격 : 10ml에 1만 6천~2만 원. 과피를 압착해서 추출한 것이 대부분이나 증류해서 얻어낸 것도 있다. 구입할 때는 추출 방법과 추출 부위를 확인한다. 과피를 원료로 한 것이 오렌지 에센셜오일이다. 꽃이나 잎을 원료로 한 에센셜오일은 향기와 효능이 다르고 가격도 조금 더 높다.

기타
노트 : 톱
블렌드 팩터 : 4

주의 사항
고농도로 사용하면 피부를 자극한다. 피부가 민감한 사람은 주의가 필요하다. 광독성이 있다고 알려져 있으므로, 피부에 바른 후에는 햇빛이 닿지 않도록 한다.

* 스위트는 비터보다 광독성이 낮은 것으로 생각된다.

저먼 캐모마일 German Chamomile

국화과 *Matricaria*속

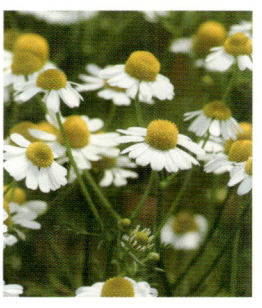

향기가 짙다. 약간의 장뇌(樟腦) 느낌과 동물성 발삼 느낌이 나는 허브 계열 향기다.

학명 • *Matricaria recutica* 마트리카리아 레쿠티카
주요 산지 • 헝가리, 모로코, 유고슬라비아, 이집트
추출 부위 • 꽃(반건조 상태의 꽃)
추출 방법 • 수증기 증류법

깃털 모양의 잎이 달려 있고, 봄에 꽃이 피며, 높이 20~60cm로 자라는 한해살이풀이다. 번식력이 강해서 저절로 자생한다. 꽃이 활짝 피면 노란색 꽃술이 동그랗게 올라오며 하얀 두상화(頭狀花)가 뒤로 젖혀진다. 이런 모양 때문에 '뒤로 젖혀진다'는 뜻을 가진 '레쿠티카(recutica)'라는 종명이 붙었다고 한다.

주요 효능
진정, 항염증, 항소양증, 항균, 항바이러스, 항알레르기, 항히스타민, 울혈 제거, 위장 기능 강화, 소화 촉진, 장내 가스 배출, 피부 상처 치유, 반흔 형성 촉진, 피부 재생 작용

주요 방향 성분
옥사이드류 : 비사볼롤옥사이드 A 25~40%, 비사볼롤옥사이드 B~5%, 비사볼렌옥사이드 2~5%
세스퀴테르펜 탄화수소류 : β-파르네센 20~30%, 카마줄렌 10~20%, 게르마크렌 D 미량
세스퀴테르펜 알코올류 : α-비사볼롤 5~10%, 파르네솔~ 5%

카마줄렌은 항염증, 항히스타민 효과가 뛰어나서 상처가 났거나 거칠어진 피부를 빨리 재생시킨다. 비사볼롤에도 항염증, 항궤양 효능이 있다. 에센셜오일의 색깔은 아줄렌블루(azulene blue)라고 하는 깊은 푸른 색 또는 청록색이다.

어떨 때 사용하면 좋을까?
피부의 가려움증이나 염증 같은 증상 때문에 스트레스를 받고 있을 때 사용하면 좋다. 직접적인 정신 작용은 그다지 겉으로 드러나는 것이 없다. 그러나 마음의 여유와 안정감을 주기 때문에, 아주 소량을 사용하면 스트레스 해소에 유용하다.

몸 | 위·십이지장 궤양, 복부 팽만(장내 가스), 소화불량, 복통, 방광염, 생리통, 생리불순

저먼 캐모마일의 생화나 말린 꽃이 배 아플 때 치료약으로 아주 좋다는 이야기는 피터 래빗의 동화에도 등장하는데, 이처럼 유럽에서는 옛날부터 가정상비약으로 마당에서 길렀다고 한다. 저먼 캐모마일은 점막을 보호하고 헌 위벽을 재생시켜주는 작용이 있다. 또 소화를 촉진하고 항경련 작용을 하므로 위통이 있을 때 페퍼민트와 블렌딩해서 사용하는 경우가 있다. 심한 궤양은 병원 치료를 받아야 한다는 점에 주의하자. 통경 작용이나 생리 주기를 조절해주는 작용도 있기 때문에 고대 그리스 사람들은 캐모마일 꽃을 훈증해서 많이 사용했다고 한다. 학명 마트리카리아(*Matricaria*)는 '어머니(mater)' 또는 '자궁(matrix)'을 뜻하는 말에서 유래했는데, 여기서도 부인병 치료에 사용되어 온 역사를 엿볼 수 있다. 스트레스 해소에는 로만 캐모마일이 유명하지만, 저먼 캐모마일 쪽을 더 좋아하는 사람도 더러 있다. 보통 때는 약초 냄새가 나는 듯한 저먼의 향기가 무척 기분 좋고 달콤하게 느껴져서 함께 블렌딩하기도 한다.

피부 | 상처, 습진, 피부염, 알레르기, 딱딱해진 피부, 건조한 피부, 치질, 피부가 아프면서 가려울 때

카마줄렌은 본래 식물체 안에 있는 것이 아니라, 꽃에 있는 성분인 마트리신이 가열 등으로 분해되고 증류되는 가운데 만들어지는 것이다. 항히스타민 작용이 있어서 가려움증이나 염증을 완화하고 피부 재생을 돕는다. 가려움증이나 염증이 심해서 짓무른 피부에 사용되는 예도 많다. 피부 증상은 정신적인 상태와 관련되어 있는 경우가 많다. 그러므로 각자 취향에 맞는 향기를 선택하고 베이스도 민감한 피부 상태에 적합한 것을 골라서 사용하는 등 두루두루 주의를 하는 것이 좋다. 젤 베이스, 호호바 오일, 마카다미아너트 오일, 아몬드 오일, 로즈힙 오일, 칼렌듈라 오일, 팅크처, 방향 증류수를 섞어서 써도 좋다. 말린 꽃 속에 들어 있는 아피게닌과 마트리신은 항염증, 항균 작용이 자극적이지 않아, 허브 침출물이나 팅크처를 어린아이 피부에 사용해도 된다.

주요 사용법
향기 목욕, 마사지, 피부 관리, 모발 관리, 방향욕

블렌딩할 때 알아둘 것
약초 같은 독특한 향기가 강해서 다른 에센셜오일의 향기를 덮어버리는 경우가 있으므로 넣는 양을 잘 조절해야 한다. 에센셜오일의 색이 짙은 청색이므로 옷 등에 묻지 않도록 조심한다.

구입할 때 알아둘 것
가격 : 10ml에 5만 4천~13만 원으로 비싼 편이다. 향기와 작용력이 강해서 한 번 사용할 때 소량만 써도 충분하므로, 1~5ml 단위로 구입하는 것이 좋다. '마트리카리아 카모밀라(*Matricaria chamomilla*)'라는 학명으로도 불리는데, 최근에는 '마트리카리아 레쿠티카'가 더 많이 쓰이고 있다.

기타
노트 : 미들
블렌드 팩터 : 1

주의 사항
향기가 강하므로 소량(베이스 30ml에 1~2방울 정도)을 사용해도 충분하다. 임신 초기에는 사용을 삼간다. 임신 중기나 후기에는 사용할 수 있지만, 사용할 때는 몸 상태에 충분히 주의를 기울여야 한다. 국화과 식물과 돼지풀에 알레르기가 있는 사람은 주의가 필요하다. 염증이 있는 부분에는 농도를 연하게 해서 바른다.

로만 캐모마일 Roman Chamomile

국화과 Anthemis속

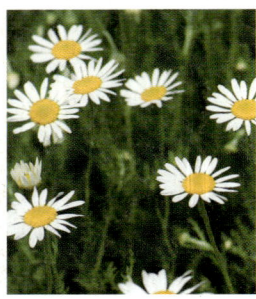

달콤하고 새콤한 맛이 느껴져서 '사과 같은 향기'가 난다고 표현하는 경우가 많다.

학명 • Anthemis nobilis 단테미스 노빌리스
주요 산지 • 프랑스, 이탈리아, 헝가리
추출 부위 • 꽃(반건조 상태의 꽃)
추출 방법 • 수증기 증류법

높이 30cm 정도로 자라는 여러해살이풀이다. 향기 좋은 잔디밭을 만들 때 많이 사용한다. 저먼 종보다 꽃이 크고 차에서는 약간 쓴맛이 난다. 꽃말은 '역경에 굴하지 않는 강인함'이다. 고대 그리스 사람들은 '대지의 사과'라는 뜻인 '카마이 멜론(Chamai Melon)'이라고 불렀다.

주요 효능
진정, 진통, 항경련, 항염증, 항소양증, 항알레르기, 항균, 항바이러스, 혈압 강하, 담즙 분비 촉진, 장내 가스 제거, 소화 촉진 작용

주요 방향 성분
에스테르류: 안젤산이소부틸 30~40%, 안젤산이소아밀 15~20%, 안젤산메틸 5~10%
케톤류: 피노카르본 2~15%, 피노캄폰 ~5%
모노테르펜 탄화수소류: 리모넨 ~5%, α-피넨 ~5%

나이와 관계없이 아이부터 어른까지 피부, 심장, 관절, 근육, 소화기, 신경, 생식기 등 광범위하게 사용할 수 있는 편리한 에센셜오일이다. 에스테르류 성분이 많으며 진정, 항소양증, 항염증, 항알레르기 작용이 뛰어나다. 향기가 꽤 강하다.

어떨 때 사용하면 좋을까?

마음이 불안정한 상태일 때 사용하면 좋다. 일단 마음을 차분히 가라앉히고 진정시키는 힘이 있다. 주변 환경이나 인간관계 또는 어떤 상황에 과잉 반응을 하게 될 때, 정신적 충격이나 심리적 트라우마 또는 스트레스를 많이 받을 때 사용하면 도움이 된다.

마음
불면, 불안, 긴장, 충격, 두려움, 근심, 울화, 흥분, 조증 상태, 천식 예방, 공황, 자율신경의 불균형, 출산, 가슴 두근거림, 고혈압, PMS(월경 전 긴장증), 갱년기

중추신경을 진정시키는 효능이 뛰어나다. 외부에서 들어오는 자극을 일단 차단하고 감각을 마비시켜 마치 강제종료를 하듯이 작용한다. 갑작스러운 충격이나 슬픔 등 정신적인 충격이 클 때 유용하다. 과도한 흥분이나 극도의 불안, 폭발할 듯한 감정을 가라앉혀준다. 공황 상태 또는 극심한 스트레스를 받은 상태일 때는 우선 사이프러스나 라벤더 등과 함께 사용하여 마음을 가라앉히고, 그러고 나서 다음 단계의 향을 선택하도록 한다. 두통, 섭식장애, 야경증이나 과잉 행동증이 있는 아이에게 사용한 임상 사례가 있다. 신경성 천식의 경우에, 발작이 일어났을 때가 아니라 평소의 생활 속에서 사용하면 예방 효과가 있다.

몸
알레르기성 비염, 꽃가루 알레르기, 어깨 결림, 근육통, 신경통, 류머티즘, 두통, 생리통, 구토, 속쓰림, 위산과다, 가벼운 소화불량, 복부 팽만(장내 가스), 잇몸 염증, 외음부 소양증, 아기가 이가 날 때

몸을 따뜻하게 하는 효능이 있는 에센셜오일과 블렌딩하여 통증, 경련, 염증이 있는 부분에 바른다. 소화불량이나 구토와 같이 위장 상태가 안 좋을 때는 레몬이나 만다린, 마저럼, 페티그레인, 펜넬과 블렌딩한다. 약하긴 하지만 생리를 촉진하는 작용이 있으므로, 생리불순이 있거나 갱년기 여성에게 사용되기도 한다.

피부
두드러기, 아토피성 피부염, 습진, 여드름, 모세혈관 확장증, 가려움증, 기미, 주근깨, 눈그늘(다크서클)

알레르기성 피부염과 가려움증을 완화하는 데에 유용하다. 피부에 문제가 생겼을 때는 몸 안의 독소를 해독하고 정화하면서 피부를 정돈한다는 원칙을 세우는 것이 좋다. 그 원칙에 따라 일상생활 속에서 에센셜오일을 선택한다. 개인 차는 있으나 일반적으로 라벤더, 로즈우드, 로즈메리(시네올, 버베논), 캐럿시드, 제라늄, 스코치파인, 페퍼민트, 티트리를 블렌딩한다. 스트레스 해소를 겸해서 일상적으로 피부 관리를 하는 것이 좋다. 아이나 고령자에게도 안심하고 사용할 수 있다.

주요 사용법
향기 목욕, 마사지, 피부 관리, 모발 관리, 방향욕

블렌딩할 때 알아둘 것
향이 강해서 다른 에센셜오일보다 더 도드라지는 경향이 있으므로 분량 조절을 잘 해가면서 사용한다. 네롤리, 장미, 재스민, 클라리세이지, 사이프러스, 라벤더, 만다린 같은 에센셜오일과 잘 맞는다.

구입할 때 알아둘 것
가격 : 10ml에 6만 2천~13만 원으로 비싼 편이다. 향기와 작용력이 강해서 한 번 사용할 때 소량만 써도 충분하므로, 1~5ml 단위로 구입하는 것이 좋다.

기타
노트 : 미들
블렌드 팩터 : 1

주의 사항
향기가 강하므로 소량(베이스 30ml에 1~3방울 정도)을 사용해도 충분하다. 임신 초기에는 사용을 삼간다. 임신 중기나 후기에는 사용할 수 있지만, 이때는 몸 상태에 충분히 주의를 기울여야 한다.
향정신성 약이나 진정제, 수면제 같은 강한 약과 같이 사용하면 중추신경 진정 효과가 과도하게 나타날 수 있으므로 주의해야 한다.

카르다몸 Cardamom

생강과 *Elettaria*속

장뇌 또는 감귤을 연상시키면서도 톡 쏘는 듯이 매콤한 스파이스 계열의 향기.

학명 • *Elettaria cardamomum* 엘레타리아 카르다모뭄
주요 산지 • 코스타리카, 인도, 스리랑카, 과테말라
추출 부위 • 씨(말린 씨)
추출 방법 • 수증기 증류법

씨 | 소화 촉진 · 가온 · 정신 고양

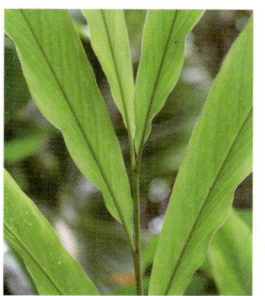

소두구(小豆蔲)라고도 한다. 원산지는 인도이고, 생강과 비슷하게 생겼으며, 높이 2m 정도까지 자라는 여러해살이풀이다. 잎은 가늘고 길며 잎집이 있다. 꽃자루가 80cm 정도로 자라며, 여러 개의 꽃이 핀다. 가장 오래된 향신료 중 하나로서, 기원전 2세기 무렵에 이미 쓰이고 있었다고 한다.

주요 효능
진정, 진통, 항경련, 신경 강화, 신체 기능 활성화, 위장 기능 강화, 소화 촉진, 변비 개선, 거담, 기침 해소, 항균, 항진균, 항바이러스, 가온, 최음, 혈액순환 촉진, 머리를 맑게 하는 작용

주요 방향 성분
옥사이드류 : 1,8시네올 30~40%
에스테르류 : 초산테르피닐 25~35%, 초산리날릴 ~5%
모노테르펜 탄화수소류 : 리모넨 10~15%, α-피넨 1~2%
모노테르펜 알코올류 : 리날로올 3~5%, α-테르피네올 1~3%, 게라니올 미량
미량 성분 : 티몰, 카르바크롤, β-미르센, 파라시멘, 시트로넬랄

카르다몸은 열매의 꼬투리와 씨에 모두 에센셜오일이 들어 있다. 그러나 완전히 자라기 전에 씨만을 골라 말린 후에 수증기 증류법으로 에센셜오일을 추출한다.

어떨 때 사용하면 좋을까?
내적인 강인함이 필요할 때 또는 몸과 마음을 따뜻하게 하고 싶을 때 사용하면 좋다. 씨에서 추출하는 에센셜오일에는 근본적으로 삶의 의지를 북돋아주는 힘이 있다. 정신적으로나 육체적으로 강인해지고 싶을 때 추천하는 에센셜오일이다. 위장 기능 강화, 장내 가스 배출에도 효과가 있다.

마음 - 스트레스, 냉담, 무관심, 무기력, 완고, 기억·집중력 저하, 우울 상태, 성적인 문제, 발기부전

스트레스를 해소하고 몸과 마음에 활력을 불어넣고 싶을 때 사용한다. 사고 능력이 둔해졌을 때 이 향기를 맡으면, 눈앞이 맑게 개어 온다. 향기가 혈액순환을 촉진하고 뇌를 자극하면, 뇌가 활성화되어 마음이 고무되는 효과가 나타난다. 블랙페퍼나 진저와 비슷한 작용을 한다. 성적인 문제가 있을 때, 꽃에서 추출하는 에센셜오일 중 기분을 고양하고 긴장을 이완하는 일랑일랑, 재스민, 네롤리, 장미 등과 블렌딩하여 사용하는 경우가 있다. 기억력과 집중력이 생기고 의욕이 고취되며, 모든 일을 적극적으로 받아들이고 대처해 나가는 활력이 생긴다. 장미와 블렌딩한 향기를 맡으면 특히나 행복한 기분을 느낄 수 있다.

몸 - 복부 팽만(장내 가스), 소화불량, 복통, 설사, 요통, 근육통, 어깨 결림, 만성 방광염, 냉증, 감기, 기관지염, 기침, 입 냄새 예방

배가 빵빵하거나 살살 아플 때 또는 소화불량일 때 좋다. 장내 가스가 찰 때는 블랙페퍼, 펜넬, 바질, 마저럼, 페퍼민트와 블렌딩한다. 제2차크라를 활성화하여 생식기관, 방광, 소화기관을 튼튼하게 강화해준다고 한다. 카르다몸 씨를 씹으면 입 냄새를 예방할 수 있다. 양치액에 에센셜오일을 소량 섞어서 사용하기도 한다. 효능이 강하므로, 좌골신경통이나 어깨 결림, 요통 등이 있을 때 부분적으로 바르면 좋다. 기침이나 가래를 가라앉히는 효과도 있다. 몸이 붓거나 소변량이 적을 때 사용해도 좋다.

피부 - 데오도란트, 냄새 제거, 진균성 피부염

나이가 들면서 몸 냄새가 나는 것은 노네날이라는 물질이 분비되기 때문이다. 카르다몸, 장미, 스피어민트 등을 블렌딩해서 사용하면 몸 냄새도 가려지고 향의 분위기도 바뀌어 특별히 냄새가 나지 않는 효과가 있다고 한다. 무향료 보디샴푸나 샴푸, 린스에 자신이 좋아하는 에센셜오일과 카르다몸을 살짝 섞어서 사용해보자. 항진균 작용이 있어서 무좀 등에도 유용하다.

주요 사용법
향기 목욕, 마사지, 피부 관리, 모발 관리, 방향욕

블렌딩할 때 알아둘 것
베르가모트, 일랑일랑, 시더우드, 장미 등과 블렌딩하면 향기의 인상을 조금 바꿀 수 있다.
남성용 제품을 블렌딩할 때 많이 사용하는 향이다.

구입할 때 알아둘 것
가격 : 10ml에 3만 2550~5만 6천 원

많이 알려져 있는 학명 이외에 '아모뭄 카르다모뭄(*Amomum cardamomum*)'이라는 것도 있는데, 같은 식물을 가리키는 다른 이름이다. 생산지에 따라서 향의 느낌이 조금씩 다르다. 인도 마이소르에서 생산된 것이 씨 안에 에센셜오일 함유량도 많고 달콤한 향기가 난다. 8월 말에서 12월에 걸쳐서 수확한 것이 가장 향기가 좋다.

기타
노트 : 미들
블렌드 팩터 : 1~2

주의 사항
고농도로 사용하면 피부를 자극한다. 피부가 민감한 사람은 주의가 필요하다. 소량(베이스 30ml에 1~3방울 정도)을 사용해도 충분하다. 임신 초기에는 사용을 삼간다.

캐럿시드 Carrot Seed

산형과 Daucus속

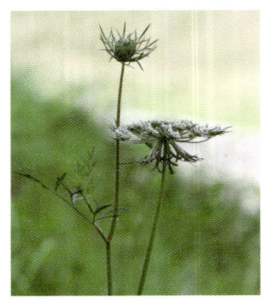

야생당근이라고도 한다. 한해살이 풀이지만 조건에 따라서는 겨울을 나는 두해살이도 있다. 잎은 깃털 모양의 겹잎이며, 우산 모양으로 펼쳐진 줄기 끝에 크기가 작고 하얀 꽃이 핀다(산형꽃차례). 야생당근의 씨에서 에센셜오일을 추출한다.

달콤함과 약간 거리가 있으며 어딘가 당근의 느낌이 난다. 축축한 흙냄새가 나는 듯한 개성 있는 향기.

학명 • *Daucus Carota* 다우쿠스 카로타
주요 산지 • 프랑스, 네덜란드, 헝가리, 독일
추출 부위 • 씨(말린 씨)
추출 방법 • 수증기 증류법

주요 효능
신경 강화, 신체 기능 활성화, 혈압 상승, 빈혈 증상 개선, 간장 기능 강화, 췌장 기능 강호, 신장 기능 강화, 간세포 재생, 피부세포 활성화, 항균, 항바이러스 작용

주요 방향 성분
세스퀴테르펜 알코올류 : 카로톨 30~45%
세스퀴테르펜 탄화수소류 : β-카리오필렌 5~15%
모노테르펜 탄화수소류 : α-피넨 5~15%, 사비넨 5~18%
미량 성분 : 초산리날릴, 리모넨, 리날로올, 테르피넨4올

카로톨 성분은 간세포를 재생하는 효능이 있다. 전반적으로 림프액이나 정맥의 혈액순환을 촉진하고, 신장, 간장, 담낭, 췌장의 기능을 강화하는 작용을 한다.

어떨 때 사용하면 좋을까?
식사 습관이나 생활습관이 불규칙하고 외식이 잦을 때, 왠지 디톡스가 필요한 느낌이 들 때 사용하는 에센셜오일. 정신적인 측면에서는 딱딱하게 굳은 사고방식에 유연성을 되찾아주고, 주변을 새로운 시각으로 바라볼 수 있도록 도와준다. 시야를 넓히고 싶을 때 사용하면 도움이 된다.

마음 | 신경쇠약, 무기력, 성적인 문제, 우울 상태, 정서 불안, 실망, 변덕
씨에서 얻은 에센셜오일에는 새로운 것을 탄생시키는 힘이 있다. 캐럿시드는 모든 것을 새롭게 다시 바라볼 필요가 있을 때 소량을 블렌딩하여 사용한다. 정신과 육체를 강화하고 활성화하며, 마음의 피로를 풀어준다. 예를 들어 폐경 전후에서 노년에 이르는 여성이 장미, 프랑킨센스, 캐럿시드, 록로즈(시스투스) 등을 블렌딩해서 사용하면, 사물을 바라보는 경직된 시각이 바뀌어 성격이 밝아지며 외모와 행동까지 변화하는 경우가 있다. 마음만이 아니라 피부와 몸까지 젊어지는 변화를 가져다주는 노화 방지 효과가 있다.

몸 | 고콜레스테롤, 정맥류, 간염, 구토, 정맥·림프액의 울체, 방광염, 담낭·췌장·간장 기능 저하
고대부터 당근은 몸속을 깨끗하게 해주는 식물로 알려져왔으며, 캐럿시드는 디톡스 효과가 있는 대표적인 에센셜오일 중 하나다. 몸을 청소하는 역할을 담당하는 간장과 신장의 기능을 조절해주고, 림프와 정맥의 울혈을 제거하여 해독 작용과 독성 배출 작용을 촉진한다고 알려져 있다. 당뇨병 예방에, 그리고 혈중 콜레스테롤 수치가 높고 비만 경향이 있는 사람에게 로즈메리 버베논, 라빈트사라, 페퍼민트, 레몬을 블렌딩하여 사용한 임상 사례가 있다. 모세혈관을 강화하고 정맥류를 예방하다. 간세포를 재생하는 작용을 하는 것으로도 많이 알려져 있다.

피부 | 노화에 따른 주름살과 기미, 모세혈관 확장증, 여드름, 화상
캐럿시드와 장미, 로즈우드, 록로즈(시스투스), 일랑일랑, 만다린, 제라늄 등을 블렌딩하여 사용하면, 피부 노화를 방지하는 효과를 얻을 수 있다. 캐럿시드는 피부 재생을 돕고 피부세포를 활성화한다. 주름살은 고민과 함께 깊어지므로 마음을 밝게 해주는 향기를 동시에 사용하는 것이 중요하다. 야생당근의 뿌리를 잘게 썰어서 올리브 오일에 담가 유용한 성분을 추출한 것이 캐럿시드 오일인데, 이 오일도 피부 노화와 피부가 햇볕에 타는 것을 예방하는 효과가 있다.

주요 사용법
향기 목욕, 마사지, 피부 관리, 모발 관리, 방향욕

블렌딩할 때 알아둘 것
향기가 독특하고 강하므로 블렌딩할 때 분량 조절을 잘해야 한다. 향수에 넣으면 처음에는 달콤하고 상쾌한 느낌을 주다가, 이어서 차츰 흙냄새가 섞인 듯한 스파이시함과 시프레 계열의 향을 연출할 수 있다. 레몬, 시더우드, 베르가모트, 제라늄, 샌들우드, 오크모스 같은 에센셜오일과 잘 맞는다.

구입할 때 알아둘 것
가격 : 10ml에 3만~4만 원. 생산지에 따라 카로톨 함량이 다른데, 프랑스산(30~45%)보다 인도산(약 50%)에 더 많은 편이다.

기타
노트 : 미들~베이스
블렌드 팩터 : 2

주의 사항
향기가 강하므로 소량(베이스 30ml에 1~3방울 정도)을 사용해도 충분하다. 임신 중에는 사용을 삼간다.

클라리세이지 Clarysage

꿀풀과 *Salvia*속

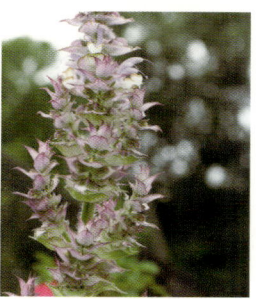

해발 1천m 정도의 석회질, 모래질 토양에서 잘 자란다. 초여름에 연보라색에서 분홍색의 꽃이 핀다. 높이는 1m 정도. 정원에서 키우면 도드라지게 눈에 띈다. 무스카트 와인의 풍미를 내는 데에 사용되며, 무스카트 세이지라고도 불린다.

스파이시하면서도 달콤하며, 약간 파우더 계열의 느낌을 주는 차분한 향기.

학명 • *Salvia sclarea* 살비아 스클라레아
주요 산지 • 프랑스, 러시아, 모로코
추출 부위 • 꽃과 잎
추출 방법 • 수증기 증류법

주요 효능
진정, 항우울, 항불안, 신경 강화, 행복감 증진, 자율신경 조절, 호르몬 분비 조절, 혈압 강하, 항경련, 진통, 항염증, 항균, 항바이러스, 항진균 작용

주요 방향 성분
모노테르펜 알코올류 : 리날로올 10~25%, α-테르피네올 2~5%
디테르펜 알코올류 : 스클라레올 ~5%
에스테르류 : 초산리날릴 60~80%, 초산게라닐 ~2%, 초산네릴 ~2%
세스퀴테르펜 탄화수소류 : 게르마크렌 D ~10%
미량 성분 : β-카리오필렌, 게라니올

초산리날릴과 리날로올이 80% 이상을 차지하고 있어서, 자율신경의 긴장을 완화하고 마음을 진정시키는 효과를 기대할 수 있다. 스클라레올은 여성호르몬인 에스트로겐과 비슷한 작용을 하는 것으로 알려져 있는데, 클라리세이지 앱솔루트에는 60% 정도 함유되어 있다.

어떨 때 사용하면 좋을까?

행복한 기분을 느끼고 싶을 때 사용하는 에센셜오일. 신경을 강화해주고 안정시켜주므로, 속으로 화가 날 때나 정신적으로 긴장되는 일이 있을 때 사용하면 좋다. 여성에게 좋은 에센셜오일 중 하나로서, 생리 전 또는 호르몬 균형이 흐트러졌을 때 바로잡아주는 작용을 한다.

마음 | 긴장, 불안, 혼란, 두려움, 침울, 우울, 정서불안, 신경 피로, 불면증
정신적 혼란과 불안으로 중요한 본질을 보지 못할 때 시야를 환하게 열어준다. 어떻게 행동해야 하는지를, 머리가 아닌 직감으로 자연스레 떠올릴 수 있도록 도와주는 향기다. 자극을 하면서 진정시키는 양면 작용이 있어서, 긴장을 풀어줌과 동시에 마음을 고양시켜 행복감을 불러일으킨다. 감귤계통의 에센셜오일이나 장미, 라벤더, 제라늄 등과 블렌딩하여 목이나 명치 등에 발라도 좋고, 방향 스프레이 등을 이용해 방향욕을 해도 좋다. 가벼운 기분으로 쉬고 싶을 때는 향기 목욕을 추천한다.

몸 | 갱년기, 생리통, 생리불순, 월경 전 긴장증, 대하, 방광염, 냉증, 출산
여성의 몸과 마음은 매일 변화하는 호르몬 균형의 영향을 받는다. 주요 성분 중 스클라레올은 여성호르몬인 에스트로겐 같은 작용을 하므로, 불규칙한 생리 주기를 바로잡아주고 폐경 전후(갱년기)의 이런저런 불쾌한 증상들을 완화하는 데에 매우 유용하다. 생리 2~3일째의 심한 생리통에는, 생리혈의 양이 약간 많아지기는 하지만 라벤더나 장미, 일랑일랑과 블렌딩하여 아랫배에 바르면 좋다. 통경 작용이 있으므로 임신 중에는 사용을 삼가는 것이 좋지만, 출산을 준비하거나 분만할 때 사용하는 경우가 있다.

몸 | 고혈압, 가슴 두근거림, 두통, 어깨 결림, 근육통, 다리의 피로, 과민성대장증후군, 장내 가스, 고콜레스테롤
가슴 두근거림이나 고혈압 또는 불면증이 있을 때, 복부 팽만감이나 소화불량 같은 위장의 문제가 있을 때 사용하면 좋다. 생리 중이거나 생리를 앞두고 감기에 걸렸을 때는 유칼립투스(글로불루스, 라디아타), 머틀, 라빈트사라와 함께 사용하기도 한다. 혈액순환을 촉진하여 몸을 따뜻하게 하고, 약하긴 하지만 높은 혈중 콜레스테롤 수치를 낮추어주는 작용도 있다.

피부 | 모발 관리, 비듬, 진균성 피부염, 지성 피부, 여드름
피지 분비가 지나치게 왕성해서 피부나 두피에 기름기가 많을 때 사용하면 좋다. 피지 분비를 조절하는 작용을 하며, 무향료 샴푸나 로션에 블렌딩해서 사용하면 좋다.

주요 사용법
향기 목욕, 마사지, 피부 관리, 모발 관리, 방향욕

블렌딩 때 알아둘 것
배란 전후 시기나 생리 전 또는 출산이 가까워지면 향기가 기분 좋게 느껴지지만, 그 이외에는 좋아하지 않는다는 사람이 많다. 카르다몸, 라벤더, 제라늄 등의 허브, 나무, 스파이스 계열의 에센셜오일과 잘 맞는다.

구입할 때 알아둘 것
가격 : 10ml에 3만~4만 2천 원. 구입할 때는 같은 살비아속 식물인 세이지(*Salvia officinalis*)와 혼동하지 않도록 주의하자. 클라리세이지에는 독성이 강한 케톤류 성분인 투존이 들어 있지 않으나 세이지에는 50% 이상 함유되어 있다.

기타
노트 : 미들
블렌드 팩터 : 4

주의 사항
임신 중에는 사용을 삼간다. 임신 37주 이후에 사용하는 경우가 있다. 사용한 후에 술을 마시면 숙취가 오래 갈 수 있다. 자동차를 운전하거나 집중해야 할 일이 있을 때는 사용을 삼간다. 유선증, 유방암, 호르몬 치료를 받고 있는 사람에게는 사용하지 않는다.

그레이프프루트 Grapefruit

운향과 *Citrus*속

과피 | 기분 전환 · 행복감 · 밝은 마음

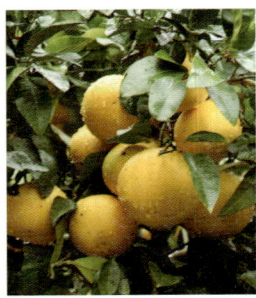

높이 6~8m 정도로 자란다. 과실이 포도송이 같은 모양으로 달린다고 해서 그레이프프루트라는 이름이 생겼다. 종명인 '파라디시(*paradisi*)'는 '천국, 낙원'이라는 뜻이다. 18세기에 서인도 제도의 바베이도스 섬에서 발견되어 세계 각지로 퍼져 나갔다.

과실 자체의 상쾌하고 신선한 느낌의 향기. 만족스러운 느낌을 불러일으킨다.

학명 • *Citrus paradisi* 키트루스 파라디시
주요 산지 • 미국, 이스라엘, 아르헨티나, 브라질
추출 부위 • 과피
추출 방법 • 압착법

주요 효능
항우울, 신경 강화, 정신 고양, 위장 기능 강화, 장내 가스 제거, 식욕 조절, 혈압 강하, 치액의 울체 제거, 가온, 이뇨, 지방 연소 촉진, 항균, 항바이러스 작용

주요 방향 성분
모노테르펜 탄화수소류 : 리모넨 95~99%, β-피넨 ~2%, β-미르센 미량
케톤류 : 누트카톤 미량
알데히드류 : 시트랄 미량, 시트로넬랄 미량
푸로쿠마린류 : 베르가모틴 미량, 베르가프텐 미량
미량 성분 : 옥타날, 데카놀

리모넨이 주성분이다. 그레이프프루트 향기를 만들어내는 것은 누트카톤과 시트랄, 시트로넬랄, 데카놀 등이다. 푸로쿠마린류 성분도 들어 있으므로 광독성에 주의해야 한다.

어떨 때 사용하면 좋을까?

기분이 무겁고 저조하며 의기소침한 날에 어울리는 에센셜오일. 기분 전환에 효과가 있으며, 자신감과 활력을 되찾아준다. 또 스트레스 때문에 자꾸 단 것이 먹고 싶고 그러다가 과식할 것 같을 때, 식욕을 조절해주는 효과도 있다.

마음
침울, 자신감 상실, 식욕 부진과 과식, 과도한 비판, 욕구 불만, 짜증, 기분 나쁨, 불안, 동요

그레이프프루트 향기가 공기 중에 퍼지면 무거운 분위기가 한꺼번에 사라진다. 걱정거리와 긴장으로 눌려 있던 마음이 편안해지면서 행복감이 느껴진다. 교감신경이 지나치게 긴장되어 있을 때 사용하면 마음이 진정되고 균형감을 되찾을 수 있다. 예를 들어 궂은 일이든 열심히 하려고 애쓰는 사람은 현실과 이상의 괴리에 실망하고 불만을 느끼기 쉽다. 이때 무기력감이나 분노, 짜증 등을 해소하고자 알코올을 비롯해 단 과자나 음식을 찾게 되는데, 바로 이런 사람에게 알맞은 에센셜오일이다. 현재 상태에 만족하고 다음 목표를 향해 나아갈 수 있도록 도와준다.

몸
부종, 셀룰라이트, 다이어트, 냉증, 어깨 결림, 숙취, 소화불량, 동맥경화 예방, 간장 기능 저하, 임신 관리

혈액과 림프액의 흐름을 촉진하고 불필요한 수분이나 노폐물을 배출시킨다. 임신 중에 발생할 수 있는 문제들을 해결하는 데 유용하다. 향기를 흡입하면 지방 연소가 촉진되는 효과가 있다는 것이 밝혀지고 있다. 술 마신 다음 날 숙취가 있을 때는 로즈메리 버베논, 레몬, 페퍼민트를 블렌딩해서 목욕한다. 상쾌한 향기 속에 메스꺼움도 가라앉고 땀도 배출되며 두통에서도 더 빨리 회복할 수 있다. 주성분인 리모넨에는 간장 기능을 강화하는 효과가 있다. 소화기관의 연동운동을 촉진하므로 과식했을 때 사용해도 좋다. 최근 들어 향정신성 의약품, 진정제, 수면제, 뇌전증 치료제, 혈압 강하제 등과 그레이프프루트를 함께 사용하면 에센셜오일 속의 푸로쿠마린류 성분이 약의 부작용을 심화할 수 있다는 주장이 나오고 있다. 고농도로 오랜 기간 연속적으로 사용하는 것은 피하는 것이 좋겠다. 베르가모트나 오렌지 같은 다른 감귤 계통의 에센셜오일도 그럴 가능성이 있으므로 앞으로 더 연구할 필요가 있다.

피부
기미, 사마귀, 여드름, 뾰루지, 모발 관리, 데오도란트

땀 냄새를 없애고 억제하는 효과가 뛰어나 체취 예방에 유용하다. 지성 피부를 깨끗하게 유지하고, 여드름 같은 것이 생기는 것을 막는 효과가 있다. 땀이 나는 계절이나 운동 후에, 방향 증류수에 사이프러스나 라벤더 등을 소량 섞어서 화장수나 로션으로 사용하면 좋다.

주요 사용법
향기 목욕, 마사지, 피부 관리, 모발 관리, 향수, 습포, 방향욕, 향기 흡입, 청소(집안 관리)

블렌딩할 때 알아둘 것
정맥이나 림프액의 흐름을 촉진하고자 할 때 나무에서 얻는 에센셜오일과 블렌딩하여 사용하면 더 효과가 있다. 긴장을 풀고 행복한 기분을 느끼고 싶다면 로즈오토나 재스민, 일랑일랑과 블렌딩할 것을 추천한다. 남성이라면 스파이시한 향과 배합하는 것이 어울린다.

구입할 때 알아둘 것
가격 : 10ml에 1만 6천~2만 8천 원, 식품첨가물로 인가받은 에센셜오일은 10ml에 2만 2천 원. 아로마테라피에 사용할 것이라면 유기 재배 또는 무농약 원료에서 추출한 에센셜오일을 구입하는 것이 바람직하다. 식품첨가물로 인가를 받은 제품이라면 직접 먹을 수도 있고 요리에도 폭넓게 사용할 수 있다.

기타
노트 : 톱
블렌드 팩터 : 4

주의 사항
고농도로 사용하면 피부를 자극한다. 피부가 민감한 사람은 주의가 필요하다. 고농도로 오랜 기간 연속적으로 사용하는 것은 삼간다. 광독성이 있다고 알려져 있으므로, 피부에 바른 후에는 햇빛이 닿지 않도록 한다.

클로브 Clove

도금양과 *Eugenia*속

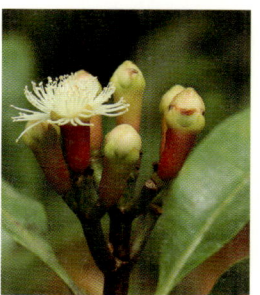

톡 쏘는 듯하고 스파이시한 향기. 소독약을 연상시키는 클로브 특유의 향이 있다.

학명 • *Eugenia caryophyllata* 에우게니아 카리오필라타
주요 산지 • 마다가스카르, 인도네시아
추출 부위 • 말린 꽃봉오리
추출 방법 • 수증기 증류법

정향이라고도 한다. 높이 10~15m로 자라는 상록수다. 개화 후에는 향기의 질이 떨어지므로 꽃봉오리 상태에서 에센셜오일을 추출한다. 벌레를 없애는 작용과 항균 작용이 뛰어나, 중세 유럽에서는 페스트를 예방하려는 목적의 포맨더에 많이 사용하였다.

주요 효능
신경 강화, 신체 기능 활성화, 마취, 면역 기능 강화, 항경련, 진통, 혈압 상승, 가온, 위장 기능 강화, 소화 촉진, 구충, 항균, 항바이러스, 항진균 작용

주요 방향 성분
- 페놀류 : 오이게놀 70~85%
- 에스테르류 : 초산오이게닐 10~15%
- 세스퀴테르펜 탄화수소류 : β-카리오필렌 5~10%
- 옥사이드류 : 카리오필렌옥사이드 2~15%

페놀류가 많으며 특히 항균, 면역 기능 강화, 진통 효과가 뛰어나다. 위장의 움직임도 활성화한다. 정신적으로나 육체적으로 모든 기능을 강화해주는 에센셜오일이다. 혈압을 높이는 작용도 있다. 오이게놀은 페놀류 중에서는 피부 자극성이 약한 편이지만, 주의해서 사용해야 한다.

어떨 때 사용하면 좋을까?

정신적으로나 육체적으로 약해져 있다고 느낄 때 사용하면 좋다. 향기가 몸과 마음을 활성화하여, 다시 한 번 목표에 도전하고 싶은 용기를 북돋아준다. 클로브는 오래전부터 약으로 쓰인 역사가 있는 식물로서, 통증이 있을 때 응급 수단으로 사용하는 경우도 있다.

마음 | 흥분, 성욕 감퇴, 발기부전, 기력 저하, 스트레스, 충격, 트라우마, 정신적 피로

몸과 마음을 전체적으로 강화해준다. 안정감을 바탕으로 활력을 되찾을 수 있게 도와준다. 또 지나친 흥분 상태를 가라앉히고 냉정함을 되찾아준다. 체력이나 기력이 떨어졌을 때는 클로브만 단독으로 쓰지 말고 장미, 감귤류, 편백 등과 블렌딩하여 사용한다. 자신이 없고 두렵고 불안할 때는 재스민, 로즈우드와 블렌딩하면 좋다. 성 기능을 강화해주는 효능도 있다. 목욕할 때 직접 사용하면 피부 등을 강하게 자극하므로, 배스밀크 등에 섞어서 사용하거나 다른 방법을 이용하는 것이 좋다.

몸 | 소화불량, 변비, 설사, 복부 팽만(장내 가스), 구내염, 인두염, 만성피로, 저혈압, 치주염, 치통, 발치 후, 면역력 저하, 출산

식중독에 걸렸을 때, 설사할 때, 소화불량일 때, 배에 가스가 찰 때 유용하다. 방부 작용이 있으므로 생 오렌지에 클로브를 박아서 두면, 방충 효과와 방향 효과는 물론이고 이런저런 감염증을 예방하는 데에도 아주 유용하다. 16~17세기 유럽에서 페스트가 유행했을 때, 클로브, 타임, 로즈메리, 세이지 허브가 예방약으로 사용되었다. 몸의 말단 부분의 냉증이 심하거나 추위에 노출된 피부가 얼었을 때에도 효과가 있다고 한다. 인두염에 사용하는 경우도 있다. 면역계, 흉선, 갑상선 기능 등을 자극하는 것으로 알려져 있다. 출산과 관련하여 진통을 촉진하는 효능이 있다. 따라서 임신 중에는 사용하지 말아야 하나, 출산 직전(7~10일 전)이나 분만할 때 사용하는 경우가 있다. 마취 작용이 있어서 치통 등에 응급 처치 수단으로 사용되기도 한다.

피부 | 여드름, 진균성 피부염, 피부 염증, 습진

에센셜오일 중에서도 항균, 항진균 효능이 특히 뛰어나다. 무좀이나 손톱 백선 같은 진균 증상에 사용된다. 충분히 희석해서 쓰지 않으면 오히려 피부를 상하게 할 수 있으므로 사용량에 주의해야 한다. 페놀류는 간독성이 있으므로 단기간 사용해야 하며, 로즈메리(시네올, 베베논)와 같이 간장을 보호해주는 에센셜오일과 함께 사용하면 더 좋다. 체취가 신경 쓰일 때도 아주 소량을 사용하면 효과가 있다.

주요 사용법
향기 목욕, 마사지, 피부 관리, 모발 관리, 방향욕

블렌딩할 때 알아둘 것
감귤류, 프랑킨센스, 장미, 라벤더, 일랑일랑 등 꽃이나 수지에서 얻는 에센셜오일과 잘 맞는다. 향기도 강하고 효능도 강하므로 사용량에 주의한다. 잘 희석해서 사용하지 않으면 피부를 상하게 할 수 있다.

구입할 때 알아둘 것
가격 : 꽃봉오리에서 추출한 것은 10ml에 1만 5천~1만 8천 원, 잎에서 추출한 것은 10ml에 1만 2천 원. 잎에서 얻은 에센셜오일과 꽃봉오리에서 얻은 에센셜오일은 각각 향기와 효능이 다르므로, 구입할 때는 어느 부위에서 추출한 것인지 확인하도록 한다. 일반적으로 꽃봉오리에서 추출한 것을 많이 쓴다.

기타
노트 : 미들
블렌드 팩터 : 1

주의 사항
임신 초기에는 사용을 삼간다. 임신 37주 이후에는 사용하는 경우가 있다. 향기가 강하므로 소량(베이스 30ml에 1~2방울 정도)을 사용해도 충분하다. 고농도로 사용하면 피부를 자극한다. 피부가 민감한 사람은 주의가 필요하다. 국소적으로 사용하고 단기간만 사용한다. 클로브 에센셜오일과 아스피린은 함께 사용하지 않는 것이 바람직하다.

사이프러스 Cyprus

측백나뭇과 *Cupressus*속

소나무처럼 깨끗하고 결이 스며드는 듯한 향기. 감정을 차분하게 가라앉혀준다.

학명 • *Cupressus sempervirens* 쿠프레수스 셈페르비렌스
주요 산지 • 프랑스, 이탈리아 스페인
추출 부위 • 과실(구과)과 잎
추출 방법 • 수증기 증류법

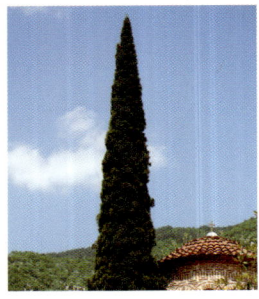

죽음에 대한 슬픔과 두려움을 뛰어넘는 강인함을 상징하는 신성한 나무로서, 사원이나 묘지 등에 많이 심었다. 상록 침엽수로서, '셈페르비렌스'라는 종명은 '언제나(semper) 푸른(virens)'이라는 뜻이다.

주요 효능
진정, 자율신경 조절, 신경 강화, 호르몬 조절, 피부 수렴 작용, 항경련, 체액의 울체 제거, 진해, 혈관 수축, 항균, 항바이러스, 땀 분비 억제 작용

주요 방향 성분
- 모노테르펜 탄화수소류 : α-피넨 40~65%, δ-3-카렌 15~30%, 리모넨 ~5%
- 세스퀴테르펜 탄화수소류 : α-세드렌 ~5%
- 세스퀴테르펜 알코올류 : 세드롤 2~10%
- 에스테르류 : 초산테르피닐 ~5%
- 디테르펜알코올류 : 마노올 미량

사이프러스 에센셜오일은 정맥과 림프액의 순환을 촉진하는 효능이 대단히 뛰어나다. α-피넨과 δ-3-카렌은 체액의 울체를 제거하는 작용 외에 항균 작용이 있으며, 호흡기 증상을 개선하는 효능이 있다. 세드롤과 세드렌은 정맥의 순환을 촉진하고 림프액의 울체를 제거해준다. 세드롤에는 진해 작용도 있다.

어떨 때 사용하면 좋을까?

감정 기복이 매우 심할 때 사용하면 좋은 에센셜오일. 향기를 맡고 나면, 어느새 마음이 평정을 되찾아가고 있음을 깨닫게 된다. 변화와 결단의 시기에 유용하다. 이미 일어난 사실을 냉정하게 받아들이고, 자연스럽게 흘러가는 대로 따라갈 수 있게 도와주는 향기.

마음 — 흥분, 인내력 부족, 기억·집중력 저하, 충격, 상실감, 우울 상태, 감정의 문제, 애완동물을 잃었을 때
세드롤은 심장 박동 수와 호흡 수를 낮추어 깊은 호흡을 하도록 유도한다. 마음이 산만할 때, 기쁜 일이든 슬픈 일이든 몹시 흥분되어 있을 때, 차분히 가라앉혀 냉정한 판단을 할 수 있도록 도와준다. 또 부교감신경을 활성화하여 혈액순환을 촉진하며, 기력이 되살아나게 된다. 레몬과 블렌딩한 것은 몸과 마음에 좋은 작용을 하므로 사용해볼 것을 추천한다. 극도로 긴장하거나 흥분했을 때는 로만 캐모마일, 라벤더, 프랑킨센스, 페티그레인 등과 블렌딩한 것이 좋다.

몸 — 갱년기, 생리통, 생리불순, 월경과다, 월경 전 긴장증
얼굴이 달아오르는 안면 홍조 등의 갱년기 증상에 유용하다. 또 배란일부터 생리일에 이르는 동안에는 부종, 식욕 증진, 정서불안이 나타나기 쉬운데, 이때 라벤더, 클라리세이지, 장미, 제라늄, 감귤류와 블렌딩한 것을 사용하면 몸과 마음이 편안해진다.

몸 — 감기, 기침, 천식, 기관지염, 방광염, 냉증, 부종, 류머티즘, 관절염, 요통, 어깨 결림, 정맥류, 다리의 피로, 디톡스, 다이어트
유칼립투스나 티트리 등과 함께 공기 중에 향기를 확산시켜 실내 공기를 정화한다. 기침이 심할 때는 습포를 하거나 향기를 흡입한다. 천식 발작에 프랑킨센스와 로즈메리 시네올을, 귀가 울리는 이명에 페티그레인이나 바질을 함께 블렌딩해서 사용한 임상 사례가 있다. 불필요한 수분과 노폐물을 배출시키는 효능이 있으므로, 하지 부종이나 비만, 셀룰라이트 관리를 해야 한다면 이것부터 사용해보기 바란다. 정맥류나 치질을 예방하고 관리하는 데에는 레몬이나 제라늄을 블렌딩해서 사용한다.

피부 — 모발 관리, 데오도란트, 지나친 땀, 모세혈관 확장증, 여드름, 모공의 확대
땀이 많이 나는 계절이나 운동한 후에 사이프러스를 사용하면 좋다. 전신용 로션에 섞어서 쓰거나 족욕할 때 사용하면, 발한 작용을 억제하고 피부를 수축시켜 돈 냄새를 없애는 데 도움이 된다. 과식한 후에 생긴 여드름, 얼굴이나 코의 모세혈관이 빨갛게 도드라지는 모세혈관 확장증에도 효과가 있다. 피지가 많이 분비되어 기름기가 도는 머리카락을 관리할 때에도 유용하다.

주요 사용법
향기 목욕, 마사지, 피부 관리, 모발 관리, 방향욕

블렌딩할 때 알아둘 것
스코치파인이나 주니퍼 등의 향기를 더욱 강화한다. 꽃, 허브, 감귤류의 에센셜오일과 잘 맞는다. 저먼 캐모마일은 향이 강해서 다른 것과 블렌딩했을 때 전체적인 향조를 결정하는데, 여기에 사이프러스를 함께 섞으면 서로 잘 어울려 달콤한 앰버 계열의 향기가 된다.

구입할 때 알아둘 것
가격 : 10ml에 2만~3만 7800원. 침엽수에 함유되어 있는 방향 성분은 본래 휘발성이 강하고 빛이나 열에 쉽게 변질된다. 오래되면 성분이 변하고 효능이 떨어져 피부에 자극을 주거나 알레르기를 일으키기 쉬우므로 신선한 것을 구입하도록 한다.

기타
노트 : 톱~미들
블렌드 팩터 : 4~5

주의 사항
고농도로 사용하면 피부를 자극한다. 피부가 민감한 사람은 주의가 필요하다. 임신 초기에는 사용을 삼간다. 임신 중기나 후기에는 사용할 수 있지만, 이때는 몸 상태에 충분히 주의를 기울여야 한다.

샌들우드 Sandalwood

단향과 Santalum속

부드러운 달콤함이 느껴지는 우디 계열과 발삼 계열의 향기.

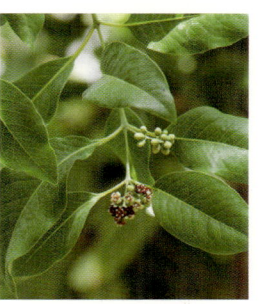

백단향이라고도 하며, 성장 속도가 느린 상록 교목이다. 반기생식물로서 싹이 튼 후 1년 정도만 자생하며, 이후에는 기생뿌리를 내려 다른 식물에 기생한다. 목질부뿐만 아니라 나무껍질, 뿌리, 잎에도 에센셜오일 성분이 들어 있다. 인도에서는 종교 의식 등에 쓰였다.

학명 • Santalum album 산탈룸 알붐
주요 산지 • 인도, 호주, 인도네시아
추출 부위 • 목질부(심재)
추출 방법 • 수증기 증류법

주요 효능
진정, 피부 수렴 작용, 체액의 울체 제거, 이뇨, 진해, 항염증, 피부를 부드럽게 하는 작용, 장내 가스 제거, 심장 기능 강화, 항균, 항바이러스 작용

주요 방향 성분
세스퀴테르펜 알코올류 : α-산탈롤 45~60%, β-산탈롤 15~30%, α-에피산탈롤 2~10%, β-에피산탈롤 2~10%
세스퀴테르펜 탄화수소류 : 산탈렌 미량

주성분은 세스퀴테르펜 알코올류다. α-산탈롤과 β-산탈롤은 심장 기능을 강화하고 혈액순환을 촉진하는 작용을 한다. 샌들우드 에센셜오일은 림프액이나 정맥의 흐름을 원활하게 개선하고 마음을 진정시키는 작용이 뛰어나다. 동양인에게 친숙한 향이다.

목질부 | 울체 제거 · 안정 · 본질 추구

어떨 때 사용하면 좋을까?

자신의 내면을 조용히 응시하고 싶을 때 사용하는 에센셜오일. 어떤 것을 놓고 깊이 파고들며 생각할 수 있는 힘이 생긴다. 마음의 동요를 가라앉히고, 어떤 의미에서는 명상 상태에 있는 것처럼 '지금 이 순간'을 확실히 깨달을 수 있게 해준다. 모든 일을 한 걸음 떨어진 곳에서 차분하게 바라볼 수 있도록 도와주는 향기라 하겠다.

마음 | 긴장, 불면, 흥분, 정신적 피로, 성적인 문제, 스트레스성 심신 증상, 우울 상태
마음을 부드럽게 진정시키는 작용을 하며 최음 효과도 있다. 두뇌 활동이 지나칠 때 위쪽으로만 몰리는 에너지를 아래로 끌어내려 균형을 잡아준다. 온몸의 기운을 골고루 순환시키고 마음의 정화를 도와주는 힘이 있다고 한다. 조용히 자기 자신과 대면할 수 있는 힘을 길러주고, 흐트러진 마음을 다잡고 의욕을 되찾게 해준다. 정신과 육체와 마음을 통합해준다고도 한다. 우울할 때 샌들우드 향기만 단독으로 사용하면, 오히려 마음이 더 깊이 가라앉을 수 있다. 이럴 때는 사용량을 줄이고 꽃이나 감귤류의 따뜻한 향기와 함께 블렌딩하여 사용하는 것이 좋다.

몸 | 방광염, 냉증, 다리의 피로, 요통, 좌골신경통, 부종, 가래, 기관지염, 심장 기능 저하, 다이어트
혈액이나 림프액 같은 체액의 순환을 촉진하는 효과가 뛰어나다. 살균 소독 작용을 한다. 옛날에는 임질 치료제로도 사용했다고 한다. 비뇨기 계통이나 호흡기 계통의 감염증에 좋다. 잘 배출되지 않는 끈끈한 가래와 이와 동반하여 나타나는 목의 통증 그리고 기관지염이 있을 때는 유칼립투스(글로불루스, 라디아타), 티트리, 라벤더, 라빈트사라와 블렌딩하여 사용한다. 샌들우드는 열을 동반하는 증상이 있을 때 열을 식히고 증상을 완화해준다. 피부에 바르면 더울 때도 청량감을 느낄 수 있다. 하반신과 관련된 증상들, 즉 생리 전의 변비, 생리통, 방광염, 복부 팽만감, 하지 부종, 정맥류, 치질, 셀룰라이트 관리 등에 효능이 있으므로, 이럴 때 다른 에센셜오일과 블렌딩하여 사용하면 좋다.

피부 | 여드름, 상처, 염증, 딱딱해진 피부, 거칠어진 피부, 지성 피부, 건성 피부, 가려움증
피지가 제대로 분비되도록 균형을 잡아주므로 지성 피부나 건성 피부에 모두 좋다. 지나치게 건조해서 딱딱해지고 갈라진 피부를 부드럽고 매끄럽게 만들어준다. 향기가 남성에게도 어울리므로, 향수나 애프터셰이브 로션 등에 블렌딩하여 사용하면 좋다.

주요 사용법
향기 목욕, 마사지, 피부 관리, 모발 관리, 방향욕

블렌딩할 때 알아둘 것
샌들우드의 무거운 향기는 2~3일 동안 지속되는데, 시간이 지남에 따라 향이 숙성되어 부드러워진다. 다른 에센셜오일이 휘발되는 것을 막아주는 보존제 역할을 한다. 다른 향기와 잘 어울리고 쉽게 섞이기 때문에, 베이스 노트 중에서는 약간 많이 섞어 사용해도 괜찮은 에센셜오일이다. 파출리, 베티버, 시더우드와 함께 우디 계열을 대표하는 에센셜오일.

구입할 때 알아둘 것
가격 : 10ml에 4만 2천~7만 원. 인도 마이소르에서 생산하는 알붐종 에센셜오일은 최근에 생산량이 감소하여 구입하기가 어렵다. 호주나 뉴칼레도니아에서 생산된 산탈룸 란케올라툼(Santalum lanceolatum)이나 산탈룸 아우스트로칼레도니쿰(Santalum austrocaledonicum)이 대용으로 쓰이고 있다.

기타
노트 : 베이스
블렌드 팩터 : 5~6

주의 사항
향기가 며칠 동안 지속되므로 옷 같은 데에 묻지 않도록 주의한다. 임신 초기에는 사용을 삼간다. 임신 중기나 후기에는 사용할 수 있지만, 이때는 몸 상태에 충분히 주의를 기울여야 한다. 우울증이 심한 경우에는 샌들우드만을 단독으로 사용하는 것을 피한다.

아틀라스 시더우드 Atlas Cedarwood

소나뭇과 *Cedrus*속

따뜻한 우디 계열과 플로랄 계열 향기. 약간 장뇌 같은 향도 난다.

학명 • *Cedrus atlantica* 케드루스 아틀란티카
주요 산지 • 모로코, 북아프리카(아틀라스 산맥 중심 지역), 히말라야
추출 부위 • 목질부(심재)
추출 방법 • 수증기 증류법

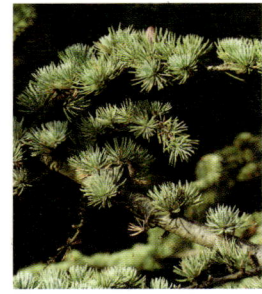

성경에 나오는 레바논삼나무(*Cedrus libani*)의 근연종(아종)으로서, 높이 40m 정도로 자라는 침엽수다. 신성한 나무로 여겨져서 신전이나 배를 만드는 재료로 사용되었다. 죽은 자가 다시 부활한다는 것을 믿었던 고대 이집트 사람들은 미라를 덮는 수건이나 관을 만드는 데에 시더우드를 사용했다.

주요 효능
진정, 신경 강화, 정신 고무, 신체 기능 활성화, 체액 울체 제거, 유사 코티손 작용, 이뇨, 정맥의 순환을 촉진하는 작용, 거담, 항균, 항바이러스, 항진균, 방충 작용

주요 방향 성분
세스퀴테르펜 탄화수소류 : α-히마칼렌 10~20%, β-히마칼렌 40~50%, γ-히마칼렌 10~20%, α-세드렌 ~5%, δ-카디넨 미량
세스퀴테르펜 알코올류 : 세드롤 ~5%
케톤류 : 아틀란톤 5~10%

주요 성분은 β-히마칼렌을 중심으로 한 세스퀴테르펜 탄화수소류다. 이 에센셜오일은 정맥과 림프선을 강화하고 체액의 울체를 제거하는 데에 뛰어난 효능이 있다. 세드롤도 정맥과 림프선을 강화해주며, 기침을 진정시키는 작용을 한다. 케톤류인 아틀란톤은 가래를 배출시키고 지방 연소를 돕는다.

어떨 때 사용하면 좋을까?
사방이 막혀 있는 듯이 느껴질 때 또는 어떤 어려움이 닥쳐도 뚫고 나갈 강인함이 필요할 때 사용하는 에센셜오일. 내적으로나 외적으로 아무리 힘든 일이 닥쳐도 중요한 것은 끝까지 놓지 않겠다는 강한 마음을 가질 수 있게 도와준다. 정신적인 힘이 대단히 강한 에센셜오일이다. 명상할 때 사용해도 좋다.

마음
우울 상태, 신경쇠약, 무기력, 오래된 불안, 극도의 피로, 기억·집중력 저하, 갑작스러운 일에 의한 충격

마음이 지치고 무기력할 때 또는 마음이 어지럽고 머릿속이 산만하여 일관성 있는 생각을 할 수 없을 때 사용하면 좋다. 이 향을 쓰면, 피곤할 때 민트 향 껌을 씹은 것처럼 뇌가 활성화되며, 머릿속에서 의식이 분명해지면서 눈앞의 일에 집중할 수 있게 된다. 꼭 해야 할 일이지만 너무나 힘들어서 집어치우고 싶을 때라면 장미, 네롤리, 라벤더, 레몬 등과 블렌딩하여 향기 목욕을 해볼 것을 권한다. 시더우드를 발바닥에 바르면, 마음이 차분하게 안정된다. 학명은 아랍어로 '힘(kedros)'이라는 말에서 유래했다고 한다. 강한 인내력과 지구력을 잃지 않도록 도와주는 에센셜오일이다.

몸
치질, 부종, 정맥류, 냉증, 어깨 결림, 다리의 피로, 방광염, 기관지염, 기침, 가래, 비만, 다이어트, 셀룰라이트

정맥이나 림프액의 흐름을 원활하게 해주며 불필요한 체액을 배출시킨다. 지방 연소 작용이 뛰어나다. 피하지방이나 셀룰라이트를 관리할 때는 주니퍼, 사이프러스, 감귤 계통의 에센셜오일과 블렌딩하여 사용한다. 정맥류나 치질에도 효과가 있다. 살균 소독 작용과 항염증 작용이 있어서 호흡기나 비뇨기 계통의 감염증에도 유용하다. 동맥경화를 예방하는 데에 캐럿시드, 로즈메리 버베논, 만다린, 레몬을 블렌딩하여 사용한 예가 있다.

피부
모발 관리, 탈모 예방, 데오도란트, 지나친 땀, 모세혈관 확장증, 모공 확대, 여드름, 혈종

몸 안에 독소가 쌓였을 때 나타나는 증상으로 등에 뭐가 났을 때 사용하면 좋다. 얼굴에 사용하기에는 자극성이 강하다. 얼굴이나 코에 모세혈관 확장증이 나타났을 때는 라벤더나 장미, 록로즈, 사이프러스, 제라늄 등에 아주 소량을 섞어서 사용한다. 머리카락이 잘 빠지거나 두피에 기름기가 많을 때 샴푸에 섞어서 쓰면 탈모를 예방할 수 있다. 혈종이 생겼을 때는 헬리크리슘(Helichrysum, 179쪽 참조), 캐럿시드, 사이프러스, 장미 등과 블렌딩하여 사용한다.

주요 사용법
향기 목욕, 마사지, 피부 관리, 모발 관리, 방향욕

블렌딩할 때 알아둘 것
버지니아 시더, 유칼립투스, 주니퍼, 사이프러스 같은 나무에서 추출한 에센셜오일, 로즈메리나 파출리 같은 허브에서 추출한 에센셜오일, 재스민이나 네롤리 같은 꽃에서 추출한 에센셜오일과 잘 맞는다. 시프레 계열의 오크모스와도 잘 어울린다. 남성들이 좋아하는 향기.

구입할 때 알아둘 것
가격 : 10ml에 1만 6천~2만 5천 원. 시더우드라고 불리는 에센셜오일에는 버지니아 시더(*Juniperus virginiana*)도 있는데, 이것은 주니퍼와 같은 측백나무과의 나무다. 향기도 다르고, 효능도 약간 더 강하다. 학명을 잘 확인하고 나서 구입하도록 하자.

기타
노트 : 미들~베이스
블렌드 팩터 : 2~3

주의 사항
블렌딩할 때는 소량(베이스 30ml에 1~3방울 정도)을 사용해도 충분하다. 임신 중이거나 수유 중일 때, 전간 증세가 있는 경우, 유유아에게는 사용하지 않는다.

재스민 Jasmine

물푸레나뭇과 Jasminum속

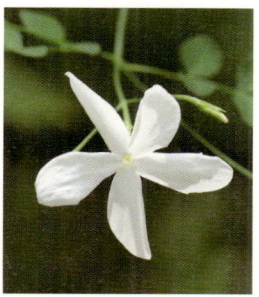

강렬한 달콤함이 느껴지는 플로랄 계열의 향기. '향기의 왕'이라고 불린다.

학명 • *Jasminum grandiflorum* 자스미눔 그란디플로룸
Jasminum officinale 자스미눔 오피키날레
주요 산지 • 프랑스, 이집트, 모로코

추출 부위 • 꽃
추출 방법 • 유기용제법, 냉침법

꽃 | 안정 · 신경 강화 · 행복감

주요 효능
진정, 신경 안정, 신경 강화, 행복감 증진, 정신 고양, 혈압 강하, 항균, 항바이러스, 항경련, 최음 작용

주요 방향 성분
에스테르류 : 초산벤질 15~30%, 안식향산벤질 15~30%
디테르펜알코올류 : 파이톨(phytol) 2~15%
모노테르펜 알코올류 : 리날로올 2~10%
미량 성분 : 재스민락톤, 인돌, 시스자스몬, 오이게놀, 네롤리돌

인도가 원산지인 상록 관목으로 8~9월에 꽃이 핀다. 꽃은 하루 중 해가 진 다음에 피며, 시간이 지남에 따라 향기가 달라진다. 프랑스의 그라스에서는 이른 아침에 꽃을 따며, 이집트나 모로코에서는 주로 밤에 꽃을 딴다. 밤이 되면, 어린 치자 향기를 닮은 신선한 그린 계열 향이 더욱 도드라진다.

정신적인 측면에 강하게 작용하는 에센셜오일. 마음을 진정시키기도 하고 고양시키기도 하는 양면성이 있으며, 사용량에 따라 각성 효과와 최면 효과가 나타난다. 초산벤질은 정신을 고양시킨다. 재스민락톤과 인돌 등이 재스민 고유의 향기를 빚어낸다.

어떨 때 사용하면 좋을까?
무언가 충족되지 않은 듯하고 불만스러운 느낌이 들 때 또는 능력에 대한 자신감이 떨어질 때 사용하는 에센셜오일. 물질적인 것이 아닌 정신적 만족감을 느끼게 해준다. 기분이 가라앉아서 아무것도 소용이 없을 때나 의욕이 없을 때, 1방울을 사용해보자.

마음 │ 불면, 스트레스, 우울 상태, 불안, 불안정, 걱정, 최음, 욕구불만, 발기 부전, 성적인 문제

마음이 고양되는 느낌, 행복한 느낌을 불러일으킨다. 뇌내 신경전달물질인 엔케팔린이나 도파민이 분비되는 것을 활성화한다고 한다. 청초한 하얀색 꽃이 주는 인상과 달리 재스민 향기에는 남성적인 강인함이 스며 있어, 마음의 응어리 같은 것을 시원하게 날려버린다. 사람은 간절히 바라는 것이 이루어지지 않으면 정신적으로 불안정한 상태가 된다. 이때 재스민은 부족한 부분을 채워줌으로써 만족감과 자신감을 갖게 해주고, 더 나아가 행동할 수 있도록 도와준다. 또 마음을 고양시키고 긴장을 풀어주며 불안과 긴장, 우울, 무기력함에서 벗어나게 해준다. 극소량의 재스민 향기는 미약과도 같이 기분을 풀어주고 여성성을 자각하게 하는 효과가 있어서, 고대부터 최음제로도 사용되어왔다. 육체보다는 정신이나 감정 측면에 더 크게 작용한다고 생각된다. 남성에게 성적인 문제가 있을 때도 사용된다.

몸 │ 출산, 생리통, 자궁 약함, 호르몬의 불균형, 기침, 카타르 증상, 근육 경련

분만이 가까워오고 진통이 심해질 때 허리나 하복부에 바르면, 통증을 줄일 수 있을 뿐 아니라 자궁 수축을 촉진하여 출산과 태반 배출을 돕는다고 한다. 출산과 분만 과정에서, 산모가 좋아하거나 평소에 즐겨 쓰는 에센셜오일을 중심으로 재스민이나 클라리세이지, 장미, 클로브를 사용하는 경우가 많다. 산후 우울증을 예방하는 데에도 쓰인다. 아기가 집으로 들어오는 날에는 만다린, 네롤리, 재스민, 장미, 편백 등의 향기가 어울린다. 분만 때와 달리 방 안에 극소량(1~2방울)을 뿌려 은은하게 느껴지도록 한다. 생리통을 완화하거나 경련에 가까운 기침을 가라앉힐 때도 유용하지만, 실제로 이런 경우에는 가격이 좀 더 싼 클라리세이지나 일랑일랑, 라벤더, 페티그레인 등을 많이 쓴다.

피부 │ 피부 노화, 건조한 피부, 주름, 기미 예방

재스민 향기는 정신적으로 강한 힘을 주고 스트레스를 완화하는 효과가 뛰어나다. 그래서 후각을 통해 아로마테라피 효과를 크게 얻을 수 있으리라고 생각해, 얼굴에 사용하는 오일이나 화장수, 미용액 등에 소량을 섞어 사용하는 경우도 있다.

주요 사용법
향기 목욕, 마사지, 피부 관리, 모발 관리, 방향욕

블렌딩할 때 알아둘 것
여성에게 최상의 향기는 장미와 재스민을 블렌딩할 때 만들어진다. 장 파투의 조이(Joy)가 그렇게 배합된 제품이다. 수지, 꽃, 감귤류의 에센셜오일과 잘 맞는다. 블렌딩에 따라서 향이 진한 정도, 따뜻한 느낌, 여성스러움, 향이 퍼지는 정도 등이 달라진다. 소량을 사용하면 진정 효과가 있고, 다량을 사용하면 정신을 활성화한다.

구입할 때 알아둘 것
가격 : 재스민 앱솔루트는 10ml에 12만~20만 원, 호호바 오일에 5~10% 농도로 희석한 재스민 인 호호바는 10ml에 3만~4만 원. 700~1천 kg의 꽃에서 1L밖에 에센셜오일을 얻을 수 없으므로 값이 비싸다. 향기와 작용력이 강해서 소량만 써도 충분하다. 생산지에 따라 향이 조금씩 다르다. 호호바 인 재스민도 있으니 용도에 맞춰 사용하자.

기타
노트 : 미들~베이스
블렌드 팩터 : 1

주의 사항
향기가 강하므로 소량(베이스 30ml에 1~2방울 정도)을 사용해도 충분하다. 고농도로 사용하지 않는다. 임신 중에는 피한다. 임신 37주 이후에는 사용하는 경우도 있다. 집중력이 필요할 때는 사용하지 않는다.

주니퍼 Juniper

측백나뭇과 *Juniperus*속

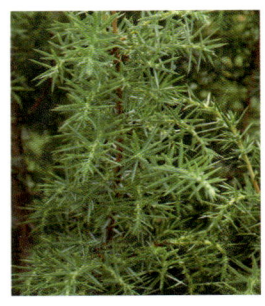

우디 계열의 향기 속에 따뜻한 달콤함이 섞여 있고, 연기 냄새를 연상시키는 스모키 향도 스며 있다.

학명 • *Juniperus communis* 주니페루스 콤무니스
주요 산지 • 이탈리아, 프랑스, 헝가리
추출 부위 • 과실과 잎
추출 방법 • 수증기 증류법

높이 3~10m 정도로 자라는 상록수. 과실은 작고 둥글어서 구과(球果, 방울열매)라고 부른다. 덜 익은 과실은 초록색이지만, 2~3년 지나면 흑청색으로 익는다. 잘 익은 과실은 술의 일종인 진이나 에센셜오일의 원료로 사용된다.

주요 효능
신경 안정, 자율신경 조절, 체액의 울체 제거, 이뇨, 피부 수렴 작용, 진통, 항염증, 항경련, 신체 기능 활성화, 항균, 항바이러스 작용

주요 방향 성분
모노테르펜 탄화수소류 : α-피넨 30~80%, β-피넨 2~5%, 사비넨 5~35%, 리모넨 5~10%
세스퀴테르펜 탄화수소류 : β-카리오필렌 2~10%
모노테르펜 알코올류 : 테르피넨4올 미량
에스테르류 : 초산테르피닐, 초산보르닐 미량

탄화수소류가 주성분으로서 체액 순환을 촉진하고 염증을 완화하는 작용이 특징이다. 공기를 살균하는 효능도 뛰어나다. 숲에서 나는 향기와 같아서, 실내에 향기 확산법을 실시하면 삼림욕과 같은 효과를 기대할 수 있다.

어떨 때 사용하면 좋을까?

몸과 마음을 깨끗이 정화하고 싶을 때 알맞은 에센셜오일. 정신적으로나 육체적으로 불필요한 것을 다 내보내고 마음을 새로 정리하고 싶을 때 사용하면 좋다. 마음을 북돋아주고, 모든 일을 의욕적으로 해나갈 수 있는 활력을 불어넣어준다. 몸과 마음을 자극하여 따뜻하게 만들어주는 효능도 있다.

마음 — 신경과민, 정신적 피로, 흥분, 감정적인 문제, 자율신경의 불균형, 스트레스

부정적인 감정이나 응어리를 제거하고 풀어 없애준다. 하루를 마무리하면서 기분 나쁜 일이 있었을 때 천연 소금에 섞어 입욕제로 사용하면, 발한 작용과 함께 상쾌한 기분을 되찾을 수 있다. 블렌딩하기에 좋은 에센셜오일로는 라벤더를 추천한다. 스트레스를 극복하고 다시 도전하고 싶은 의욕을 강하게 북돋아준다. 북미 원주민들은 세이지 잎을 태워 연기를 피우기도 하고 주니퍼 향기를 맡는 요법을 행해왔는데, 이 방법은 저조하게 가라앉은 기분을 산뜻하게 정화하는 데에 효과가 있다.

몸 — 디톡스, 방광염, 부종, 다이어트, 냉증, 통풍, 신경통, 좌골신경통, 근육통, 요통, 류머티즘, 어깨 결림, 관절염, 근육의 경직, 월경불순

주니퍼는 정맥과 림프선을 자극하고 신장 기능을 촉진하여 불필요한 수분이나 노폐물을 배출시킨다. 몸을 깨끗이 청소하고 싶을 때 사용해보자. 노폐물을 배출시키면 피로, 어깨 결림, 요통, 근육통, 부종, 관절염 등을 예방할 수 있으니, 잊지 말고 가끔씩 행하는 것도 좋다. 주니퍼는 항염증, 진통, 유사 코티손 작용이 있으므로, 운동을 하고 난 다음이나 몸의 통증을 가라앉힐 때 사용하면 좋다. 또한 몸이 마비되었거나 근육이 딱딱하게 굳어 재활치료를 해야 할 때도 유용하다. 이런 경우에 라벤더, 로즈메리(캠퍼, 시네올), 레몬그라스, 마저럼, 스코치파인을 함께 사용한 임상 사례가 있다.

피부 — 데오도란트, 사마귀, 여드름, 뾰루지, 기미, 모공 확대, 모발 관리, 피부 관리

데오도란트 효능이 뛰어나 체취를 억제하는 데 효과가 있다. 지성 피부를 깨끗하게 유지하고 여드름 같은 것이 나지 않도록 예방한다. 자신의 취향에 맞는 향기의 방향 증류수에 사이프러스와 감귤 계통의 에센셜오일과 극소량의 주니퍼를 넣은 화장수를 만들어, 땀이 많이 나는 계절이나 운동한 후에 사용하면 좋다.

주요 사용법
향기 목욕, 마사지, 피부 관리, 모발 관리, 방향욕

블렌딩할 때 알아둘 것
라벤더, 프랑킨센스, 유칼립투스, 사이프러스, 그레이프프루트 같은 에센셜오일과 잘 맞는다.

구입할 때 알아둘 것
가격 : 10ml에 3만 5천~4만 원. 과실만을 원료로 써서 추출한 에센셜오일을 주니퍼베리라고 부르며, 잎과 작은 가지를 함께 증류한 것은 주니퍼브랜치라고 구별하여 부른다. 주니퍼베리가 가격이 좀 더 비싸다. α-피넨은 신장을 자극하는 성질이 있다. 그러므로 α-피넨의 함량이 40% 이하인 것을 골라, 신장에 지나친 자극이 가지 않도록 주의하도록 한다. 덜 익은 과실에서 추출한 것일수록 에센셜오일의 α-피넨 함량이 높다.

기타
노트 : 톱
블렌드 팩터 : 4

주의 사항
고농도로 사용하면 피부를 자극한다. 피부가 민감한 사람은 주의가 필요하다. 신장 질환이 있는 사람은 사용하지 않는다. 임신 중에는 사용하지 않으나 임신 37주 이후에는 사용하는 경우도 있다.

진저 Ginger

생강과 Zingiber속

향긋하고 따뜻한 달콤함이 느껴지는 스파이스 계열의 향기.

학명 · Zingiber officinale 진기베르 오피키날레
주요 산지 · 마다가스카르, 중국, 인도, 아프리카
추출 부위 · 뿌리줄기
추출 방법 · 수증기 증류법

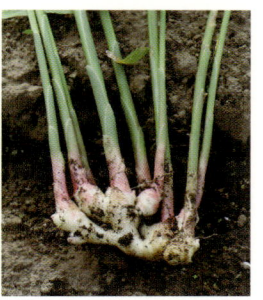

줄기가 똑바로 올라가며, 줄기의 양 옆으로 창 모양의 잎이 어긋나며 나는 여러해살이풀. 뿌리줄기가 양념, 술, 향신료, 감염증이나 소화불량 치료제로 쓰인다. 옛날부터 중국인과 힌두교도들이 재배해왔으며, 아시아에서 유럽으로 전해졌다.

주요 효능
진정, 최음, 신체 기능 활성화, 혈액순환 촉진, 발한, 가온, 소화 촉진, 장내 가스 제거, 위장 기능 강화, 카타르 증상 제거, 진해, 항염증, 항균, 항바이러스, 항진균 작용

주요 방향 성분
세스퀴테르펜 탄화수소류 : 진기베렌 25~35%, β-세스퀴펠란드렌 5~15%, α-비사볼렌 5~10%, β-비사볼렌 ~5%, α-커큐멘 ~10%
모노테르펜 탄화수소류 : 캄펜 5~10%, β-펠란드렌 5~10%, α-피넨 ~5%, 리모넨 미량

항염증 작용과 진정 작용을 하는 세스퀴테르펜 탄화수소류가 많다. 주성분인 진기베렌은 소화를 촉진하는 작용과 최음 작용을 하는 것이 특징이다. 앞에 나열한 것 외에도 게라니올, 리날로올, 게라니알 등의 다양한 성분이 조금씩 들어 있어서, 다른 에센셜오일과 함께 사용했을 때 상승 효과를 기대할 수 있다.

뿌리 | 가온 · 이완 · 심신 강화

어떨 때 사용하면 좋을까?

정신적으로나 육체적으로 완전히 지쳐서 그대로 정체되어 있을 때 사용하는 에센셜오일. 몸과 마음을 따뜻하게 하여 정상적인 반응을 할 수 있도록 힘을 북돋아준다. 제3차크라와 깊은 관계가 있다고 알려져 있으며, 소화기관의 기능을 활성화한다.

마음
무감정, 무기력, 무관심, 정신적 혼란, 우울 상태, 감수성 결여, 발기부전, 성적인 문제, 탈진

질병이 원인인 경우를 제외하고, 과로를 했거나 큰 충격을 받았거나 아주 슬픈 일이 있거나 실연을 당했거나 우울한 날이 계속되면, 사람은 정신적으로 정지 상태가 되기 쉽다. 기쁨과 열정과 감동이 없어지고, 슬픔과 가슴 아픈 생각만 점점 강해지며, 모든 의욕이 사라지는 것이다. 이럴 때는 베르가모트, 그레이프프루트, 오렌지 같은 감귤류, 장미, 재스민 등을 블렌딩하여 방향욕이나 마사지에 사용해볼 것을 추천한다. 집중력이나 기억력을 높이고 싶다면 로즈메리(캄퍼, 시네올, 버베논), 카르다몸, 주니퍼, 레몬 등과 블렌딩한 향기가 뇌를 활성화해줄 것이다. 성적인 부분을 강화해주는 효능도 있다고 한다.

몸
소화불량, 복부 팽만(장내 가스), 변비, 식욕 부진, 메스꺼움, 숙취, 몸의 통증, 어깨 결림, 류머티즘, 관절염, 요통, 냉증, 감기, 인두염, 기침, 고콜레스테롤

위와 장의 기능이 떨어졌을 때나 몸이 아프고 차가울 때 사용하면 좋다. 소화액 분비를 촉진하고 식욕을 증진시킨다. 복부 팽만감, 소화불량, 변비 증상이 있을 때, 감귤류나 바질, 라벤더, 페퍼민트, 마저럼 같은 꿀풀과 에센셜오일과 함께 쓰면 효과가 있다. 다른 스파이스 계열의 에센셜오일, 신경을 진정시켜주는 네롤리, 막힌 기운을 풀어주는 스코치파인, 로즈우드 등과 블렌딩하여 사용하면, 몸과 마음의 균형을 되찾을 수 있다. 또 몸이 아프거나 결리는 것을 완화하는 효능이 있으므로, 다른 오일에 몇 방울 섞어서 바르면 근육을 풀어주고 통증을 누그러뜨릴 수 있다. 유칼립투스 시트리오도라, 라벤더, 마저럼, 오렌지 등과 함께 쓸 것을 추천한다. 냉증이 있을 때 진저를 블렌딩한 오일을 손과 발에 바르면 따뜻해진다. 머리카락이 빠질 때 샴푸에 섞어서 사용하는 경우도 있다. 감기에 걸렸을 때, 목이 아프거나 가래가 나올 때, 열이 날 때도 유용하게 쓰인다.

주요 사용법
향기 목욕, 마사지, 피부 관리, 모발 관리, 방향욕

블렌딩할 때 알아둘 것
로즈우드, 네롤리, 재스민, 오렌지, 카르다몸 등 감귤류, 스파이스 계열, 나무와 꽃에서 얻는 에센셜오일과 잘 맞는다.

구입할 때 알아둘 것
가격 : 10ml에 1만 6천~3만 2천 원. 생산지에 따라 향기가 조금씩 다르다. 인도나 호주에서 생산된 것은 강한 레몬 향과 코를 찌르는 듯한 매콤함이 느껴진다. 일본이나 중국에서 생산된 것은 부드러운 레몬 향의 느낌이 난다. 아프리카산은 흙냄새가 나는 듯하고 유분이 많은 달콤함이 느껴져, 상큼하지는 않으나 향기가 강하다.

기타
노트 : 미들
블렌드 팩터 : 2~3

주의 사항
고농도로 사용하면 피부를 자극한다. 피부가 민감한 사람은 주의가 필요하다. 전체적으로 넓은 부위에 사용할 때는 소량을 쓰도록 한다. 임신 중에는 사용하지 않는다.

제라늄 Geranium

쥐손이풀과 *Pelargonium*속

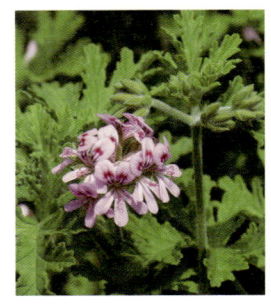

장미 향기와 비슷하면서도 민트 향을 연상시키는 그린 계열의 허브 향기.

학명 • *Pelargonium graveolens* 펠라르고늄 그라베올렌스
Pelargonium asperum 펠라르고늄 아스페룸
주요 산지 • 마다가스카르, 레위니옹 섬, 이집트, 중국
추출 부위 • 꽃과 잎
추출 방법 • 수증기 증류법

로즈제라늄이라 불리는 여러해살이풀. 과실의 모양이 황새의 부리를 닮았다고 해서, 그리스어로 황새라는 뜻인 '펠라르고(pelargo)'에서 '펠라르고니움(Pelargonium)'이라는 학명이 붙었다. 개화하기 전에 꽃과 잎을 따서 하루 동안 놓아두었다가 증류한다.

주요 효능
진정, 진통, 자율신경 조절, 항우울, 항경련, 항염증, 폐지 분비 조절, 피부 수렴 작용, 지혈, 항균, 항바이러스, 항진균 작용

주요 방향 성분
모노테르펜 알코올류 : 시트로넬롤 25~40%(35~45%), 게라니올 20~30%(10~25%), 리날로올 5~15%(5~10%)
에스테르류 : 초산시트로넬릴 5~15%(2~10%)
알데히드류 : 시트랄 미량
옥사이드류 : 로즈옥사이드 미량

장미와 공통되는 성분을 함유하고 있다. 시트로넬롤은 모기가 싫어하는 향으로, 곤충을 쫓는 효과가 있다. 게라니올은 피부를 부드럽게 하고 탄력을 되찾아주며, 항균 작용과 항진균 작용 외에 우울 증상을 개선하는 효능도 있다. 앞에서 열거한 주요 방향 성분의 비율은 프랑스산과 이집트산(괄호 안의 숫자)의 수치다.

어떨 때 사용하면 좋을까?
지나치게 내향적이었다가 과도하게 흥분하는 등 감정의 기복이 심하고 몸과 마음의 균형이 깨졌다고 느낄 때 사용하면 좋다. 흔들림 없는 중심축을 찾아주고, 정서적으로 풍요로운 인생을 즐길 수 있도록 도와준다.

마음 흥분, 불안, 정신적 피로, 무기력, 우울 상태, 정서 불안, 스트레스, 갱년기
부신이나 시상하부에 작용하여 호르몬 분비와 자율신경 기능을 조절하며, 몸과 마음을 모두 다스려주는 에센셜오일이다. 정서가 불안정한 갱년기 증상 또는 스트레스성 증상이 있을 때, 추가로 블렌딩해서 사용한다.

몸 부종, 셀룰라이트, 다이어트, 정맥류, 디톡스(해독), 곤충 퇴치, 치질, 생리불순, 생리통, 월경 전 긴장증
림프선이나 정맥의 순환을 촉진하여 몸 안의 불필요한 수분이나 노폐물을 배출하는 것을 돕는다. 몸이 붓거나 살이 찌는 듯할 때는 주니퍼, 사이프러스, 그레이프프루트, 레몬, 로즈메리 버베논과 블렌딩하여 직접 바르거나 마사지하거나 목욕할 때 사용한다. 제라늄은 간장과 췌장 기능을 강화하는 효능도 있다. 또 배란일부터 생리일 사이에 몸이 잘 붓거나 신경이 쉽게 예민해지는 사람에게 잘 맞는다. 만성 피로에 시달리는 경우에도 좋다. 시트로넬라, 제라늄, 클로브, 라벤더 향은 모기를 쫓아주므로, 스프레이나 크림 형태로 만들어두면 캠핑을 가거나 외출할 때 편리하게 쓸 수 있다.

피부 주름·기미 예방, 건성 피부, 지성 피부, 여드름, 데오도란트, 지나친 땀, 거칠어진 손, 모발 관리, 굳은살·물집, 벌레 물림, 진균성 피부염
주름살과 색소 침착을 막아주고 피부의 젊음을 되찾아준다. 피지 분비를 조절하는 작용이 있으므로 피부 관리에 많이 사용된다. 건성 피부나 지성 피부에 모두 좋다. 여드름 피부나 독소가 쌓여 있는 피부에는 점토 팩을 한다. 피부 수렴 작용과 지혈 작용이 있기 때문에 상처가 났거나 코피가 날 때 또는 치질의 응급처치 수단으로 유용하다. 비듬 또는 탈모가 문제인 경우에는 만다린, 로즈메리(시네올, 버베논), 팔마로사와 블렌딩하여 사용한다. 진균이 원인인 무좀이나 손발톱 백선, 피부가 트거나 거칠어졌을 때는 로즈메리, 라벤더, 벤조인, 유자와 함께 블렌딩해서 사용할 것을 추천한다.

주요 사용법
향기 목욕, 마사지, 피부 관리, 모발 관리, 방향욕

블렌딩할 때 알아둘 것
블렌딩하면 전반적으로 향기가 달콤한 파우더리 분위기를 띠게 된다. 향기가 약간 무거운 편이므로 조금 강하다는 느낌이 들면 블렌딩하는 양을 줄이거나 페퍼민트, 베르가모트, 라벤더와 섞어서 쓰는 것이 좋다.

구입할 때 알아둘 것
가격 : 10ml에 2만 6천~3만 5천 원. 생산지에 따라 향기가 다르므로 잘 확인한 다음에 구입한다. 일반적으로 프랑스산과 이집트산이 많이 쓰이고 있다.

기타
노트 : 미들
블렌드 팩터 : 3

주의 사항
임신 초기에는 사용을 삼간다. 임신 중기나 후기에는 사용할 수 있지만, 이때는 몸 상태에 충분히 주의를 기울여야 한다.

타임 리날로올 Thyme Linalool

꿀풀과 *Thymus*속

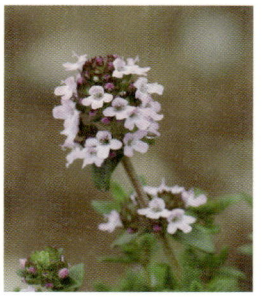

달콤한 스파이스 향이 나며, 타임 중에서는 향기가 부드러운 편에 속한다.

학명 • *Thymus vulgaris ct. linalool* 티무스 불가리스 리날로올
주요 산지 • 프랑스
추출 부위 • 꽃과 잎(풀 전체)
추출 방법 • 수증기 증류법

생선 비린내를 없애주기 때문에 요리에 많이 쓰이며, 방부 효과가 있어서 옷을 보관할 때 방충제 대신 잎을 따서 주머니에 넣어두기도 한다. 일상생활 속에서 다양하게 활용되고 있는 허브다. 타임을 진하게 차로 우려내어 식물에 뿌리면 해충을 쫓아주는 효과가 있다.

주요 효능
진정, 신경 강화, 항불안, 항경련, 혈압 강하, 소화 촉진, 자궁 기능 강화, 최음, 진해, 항균, 항바이러스, 항진균, 곤충 퇴치 작용

주요 방향 성분
모노테르펜 알코올류 : 리날로올 60~80%
모노테르펜 탄화수소류 : 파라시멘 2~5%
세스퀴테르펜 탄화수소류 : β-카리오필렌 2~10%
에스테르류 : 초산리날릴 2~10%
페놀류 : 티몰 미량, 카르바크롤 미량

알코올류가 주성분이고 소량의 페놀류가 포함되어 있어서 면역 기능 강화, 항균, 항바이러스, 항진균 작용이 뛰어난 것이 특징이다. 리날로올에는 중추신경을 진정시키고 불안감을 완화해주는 효능도 있다. 파라시멘은 류머티즘을 가라앉히고 통증을 없애는 작용을 한다.

꽃과 잎 | 감염증 예방 · 정신 강화 · 면역 강화

어떨 때 사용하면 좋을까?

혼자 조용히 숨어버리고 싶을 때, 강인한 힘이 필요할 때 사용하는 에센셜오일. 몸과 마음에 활력을 불어넣어주고 샘솟는 에너지를 느끼게 해준다. 정신을 안정시키고 힘을 낼 수 있도록 도와주며, 불안한 마음이나 우울한 기분을 부드럽게 완화해준다.

마음 정신적 피로, 무기력, 불안정, 안절부절못함, 불안, 불면, 식욕 부진, 우울 상태, 공포, 짜증, 자신감 결여

우울한 기분을 날려주고 정신력을 강하게 만들어준다. 적절히 희석하면 사춘기 아이들의 스트레스를 관리하는 데에도 유용하게 쓸 수 있다. 타임 티몰과 타임 투자놀에도 같은 효능이 있는데, 이쪽에는 자극성이 강한 페놀류가 적게 들어 있다. 피부에 가장 자극을 주지 않는 것은 투자놀이다. 유칼립투스(글로불루스, 라디아타), 페퍼민트, 레몬과 함께 섞으면 상쾌한 기분을 느낄 수 있다. 공부를 하거나 지적인 활동을 할 때 사용하면 좋다. 타임 게라니올은 장미와 비슷한 부드러운 향기가 나며, 신경을 강화하고 우울한 기분을 풀어주는 효능이 있다.

몸 기관지염, 기침, 감기, 귀의 염증, 인두염, 방광, 피로, 변비, 방광염, 근육통, 소화 불량, 면역력 저하, 칸디다성 질염, 애완동물 관리, 구내염, 출산

타임 허브티나 타임의 방향 증류수로 입을 헹구면 감기와 관련된 감염증을 예방하는 데 도움이 된다. 직접 마시는 경우에는 소화가 촉진되고 변비가 개선된다. 또 이뇨 작용이 있어서 방광염에도 좋다. 면역 기능을 강화해주기 때문에, 이런저런 감염증에 잘 걸리는 사람이나 아이들의 기관지염, 기침에도 유용하다. 류머티즘이나 근육 통증에는 타임 리날로올보다 진통 효과가 더 큰 타임 파라시멘이 좋지만, 피부 자극성이 강하므로 주의해서 사용해야 한다. 분만할 때 진통이 약한 경우에 타임 리날로올을 사용하는 경우가 있다. 장마철에는 타임이나 라벤더 에센셜오일을 정제수나 에탄올에 섞어 스프레이를 만들어 사용한다. 속옷 등에 뿌리면 나쁜 냄새를 예방할 수 있다. 애완동물의 진드기를 예방하는 데에는 타임, 티트리, 라벤더 등이 유용하다.

피부 주름 예방, 진균성 피부염, 여드름

피부 관리에는 효능이나 성질이 부드러운 타임 리날로올의 방향 증류수를 사용한다. 에센셜오일을 쓸 때는 라벤더나 티트리 같은 비슷한 작용을 하는 다른 에센셜오일에 아주 적은 양을 블렌딩해서 사용한다. 항진균 효과가 뛰어나서 손발톱 등의 무좀을 예방하고 치료하는 데에 유용하다.

주요 사용법
향기 목욕, 마사지, 피부 관리, 모발 관리, 방향욕

블렌딩할 때 알아둘 것
장미, 네롤리, 일랑일랑, 제라늄, 라벤더, 프랑킨센스 등 꽃이나 허브, 감귤 계통의 에센셜오일과 잘 맞는다.

구입할 때 알아둘 것
가격 : 10ml에 4만 2천~6만 5천 원. 타임은 생육 환경에 따라 티몰, 파라시멘, 투자놀, 게라니올 등(케모타입)으로 나뉜다. 이들은 각각 향기도 다르고 효능이나 작용도 다르므로, 용도에 맞는지 확인하고 나서 구입해야 한다. 작용하는 성질이 부드러운 리날로올이 가장 무난하다.

기타
노트 : 미들
블렌드 팩터 : 2

주의 사항
향기가 강하므로 소량(베이스 30ml에 1~3방울 정도)을 사용해도 충분하다. 임신 초기에는 사용을 삼간다. 임신 중기나 후기에는 사용할 수 있지만, 이때는 몸 상태에 충분히 주의를 기울여야 한다. 타임 티몰에는 피부를 거칠게 만드는 페놀류가 많이 들어 있다.

티트리 Tea Tree

도금양과 *Melaleuca*속

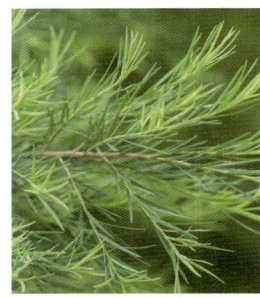

잎 | 피로 회복 · 면역 강화 · 항감염

유칼립투스와 비슷하게 넓게 확 퍼지면서 톡 쏘는 듯한 상쾌한 향기.

학명 · *Melaleuca alternifolia* 멜랄레우카 알테르니폴리아
주요 산지 · 호주, 중국
추출 부위 · 잎
추출 방법 · 수증기 증류법

도금양과의 멜랄레우카 속에는 약 140종의 식물이 있는데, 이중에는 항생물질로 사용되어온 것이 많다. 속명인 '멜랄레우카'는 그리스어 '검다(melas)'와 '희다(leu kos)'의 합성어에서 유래했는데, 그 이유는 나무줄기가 검은 부분도 있고 흰 부분도 있기 때문이다.

주요 효능
부교감신경 강화, 체액의 울체 제거, 거담, 항염증, 항균, 항바이러스, 항진균, 면역 기능 강화, 머리를 맑게 하는 작용

주요 방향 성분
모노테르펜 탄화수소류 : γ-테르피넨 15~30%, α-테르피넨 5~10%, 파라시멘 ~15%
모노테르펜 알코올류 : 테르피넨4올 35~45%
옥사이드류 : 1,8시네올 ~5%
미량 성분 : α-후물렌, 비리디플로롤, α-테르피네올, α-피넨

주성분인 테르피넨4올은 항염증, 항균, 항바이러스, 항진균 작용이 있어서 감염증 예방에 좋으며, 부교감신경을 강화해주는 효능도 있다. α-테르피넨, γ-테르피넨은 정맥의 순환을 촉진하고 체액의 울체를 제거한다.

어떨 때 사용하면 좋을까?

만성적인 피로감을 느낄 때 사용하면 좋다. 오랫동안 쌓인 스트레스나 오래 묵은 부정적 감정들을 깨끗이 정화하고 안정시킨다. 면역력이 떨어졌을 때나 비관적으로 생각하는 경향이 나타날 때, 냉정함과 긍정적인 생각을 가질 수 있도록 도와주는 에센셜오일이다.

마음
정신적 피로, 불안, 우울 상태, 무기력, 신경과민, 침울, 기억·집중력 저하

몸과 마음을 활성화하여 가라앉은 기분을 끌어올리고, 의욕과 활기를 되찾을 수 있는 계기를 제공하는 향기다. 스트레스가 폭발하기 직전이라면 티트리, 유칼립투스(글로불루스, 라디아타), 라빈트사라를 블렌딩해서 써보자. 머리 위로 치솟던 에너지가 가라앉으며 모든 일을 냉정하게 처리해 나갈 수 있게 된다. 늘 머릿속이 복잡한 사람, 할 일은 쌓여 있는데 좀처럼 해치우지 못하는 사람에게 추천하는 에센셜오일이다.

몸
감기, 인플루엔자, 기관지염, 인두염, 꽃가루 알레르기, 면역력 저하, 구내염, 잇몸 염증, 치통, 질염, 방광염

티트리는 항염증 작용이 뛰어나 감기나 독감, 꽃가루 알레르기 같은 호흡기 계통의 감염증에 특히 효과가 있다. 면역계를 자극해 백혈구를 활성화하므로, 질병의 예방은 물론이고 병후 또는 항생제 같은 것을 복용한 후에 흐트러진 몸과 마음의 균형을 되찾아준다. 자고 일어나도 피로가 잘 풀리지 않을 때 레몬, 티트리, 로즈메리를 블렌딩해서 사용하면 활력을 되찾을 수 있다. 그뿐만 아니라 톡 쏘는 향기 덕분에 머릿속이 시원해지고 바로 행동할 수 있는 힘이 생긴다. 티트리는 용량만 조심하면 어린아이에게도 사용할 수 있다. 정맥이나 림프액의 울체를 풀어주는 효과도 있다. 정맥류 또는 다리가 쉽게 피곤하고 붓는 증상을 예방하고 관리하는 데에도 유용하다.

피부
피부 염증, 습진, 거친 손, 진균성 피부염, 여드름, 뾰루지, 헤르페스, 대상포진, 화상, 상처, 벌레 물림, 햇볕에 탄 피부, 머리의 비듬, 탈모, 가려움증, 치질

항균, 항진균 작용이 뛰어나므로 상처 난 곳, 여드름이나 뾰루지 같은 화농성 피부염, 무좀 등에 효과가 있다. 항균 작용을 하는 다른 에센셜오일과 함께 쓰면 더욱 효과가 크다. 벌, 모기, 거미, 벼룩 같은 것에 물렸을 때 바르면 빨리 낫는다. 벌레 물린 데에 바르는 크림을 만들어두면 매우 편리하다. 방사선 치료를 받을 때 라벤더와 블렌딩해서 바르면 피부를 보호하는 효과도 있다고 한다.

주요 사용법
향기 목욕, 마사지, 피부 관리, 모발 관리, 방향욕

블렌딩할 때 알아둘 것
같은 도금양과인 유칼립투스나 머틀과도 잘 맞고, 그 외에 레몬, 페퍼민트, 클라리세이지, 제라늄, 로즈메리, 마저럼, 라벤더, 네롤리 등 감귤류, 허브, 꽃에서 얻는 에센셜오일과도 잘 맞는다. 블렌딩할 때는 소량만 사용해도 전체적으로 상쾌한 느낌을 준다.

구입할 때 알아둘 것
가격 : 10ml에 1만 8천~4만 원. 광범위하게 사용할 수 있는 에센셜오일이므로 가정에 상비약처럼 갖추어놓으면 여러모로 편리하다. 신선한 것을 구입하도록 한다. 오래되면 어느 정도까지는 항균 효과가 강해지지만 그와 동시에 피부에 강한 자극을 주는 것으로 밝혀졌다. 티트리의 품질을 결정하는 기준은 테르피넨4올이 35% 이상이고 1,8시네올이 5% 이하의 것이다.

기타
노트 : 톱
블렌드 팩터 : 3~4

주의 사항
피부에 자극이 느껴질 수도 있으므로, 피부가 민감한 사람은 주의가 필요하다.
임신 초기에는 사용을 삼간다.

니아울리 시네올 Niaouli Cineole

도금양과 Melaleuca속

유칼립투스와 비슷한 분위기가 깔려 있고, 약간 달콤하면서 상쾌한 느낌을 주는 향기.

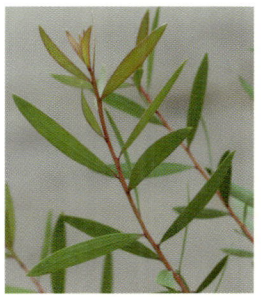

학명 • Melaleuca quinquenervia ct. cineole 멜랄레우카 퀸퀘네르비아 키네올레
주요 산지 • 호주, 마다가스카르, 뉴칼레도니아
추출 부위 • 잎
추출 방법 • 수증기 증류법

잎 | 면역 강화 · 항감염 · 거담

카유풋의 근연종. 잎과 작은 가지에서 에센셜오일을 추출한다. 가지 표면은 마치 종이 얇게 벗겨지고 있는 것처럼 보이며, 노란색 꽃이 피는 상록 관목이다. 이 나무가 많은 지역은 공기가 깨끗하고 감염증이 잘 발생하지 않는 것으로 알려져 있다.

주요 효능
신경 강화, 신체 기능 활성화, 항경련, 거담, 카타르 증상 제거, 체액의 울체 제거, 피부 상처 치유, 반흔 형성 촉진, 항균, 항바이러스, 항진균 작용

주요 방향 성분
옥사이드류 : 1,8시네올 50~60%
모노테르펜 탄화수소류 : α-피넨 5~15%, 리모넨 2~10%
모노테르펜 알코올류 : α-테르피네올 3~10%
세스퀴테르펜 알코올류 : 비리디플로롤 5~10%, 네롤리돌 2~10%
미량 성분 : β-카리오필렌, 초산테르피닐

1,8시네올이 주성분이며 거담 작용, 항균, 항바이러스 작용이 있다. 항염증, 항경련 효능도 약간 있다. 비리디플로롤은 여성호르몬인 에스트로겐과 비슷한 작용을 하며, 네롤리돌은 남성호르몬과 비슷한 작용을 한다고 알려져 있다.

어떨 때 사용하면 좋을까? 실의에 빠져 있거나 기분이 저조하게 가라앉아 있을 때 유용한 에센셜오일이다. 마음이 불안정할 때 정서를 안정시켜주는 효과가 있다. 정신적인 스트레스가 호르몬 분비나 신체적 증상에 영향을 줄 때 사용해보자. 마음을 차분하게 정리하는 데 도움이 된다.

마음 | 월경 전 긴장증, 기분 저조, 짜증, 정신적 피로
프랑킨센스나 베르가못 등과 블렌딩해서 쓰면 효과가 더 좋다. 부드럽고 상쾌한 향기가 새롭게 기분 전환을 할 수 있게 도와준다. 머리를 맑게 해 집중력이 향상되는 효과도 기대할 수 있다. 밤에 잠자리에 들기 전에 많이 사용하면 오히려 각성 상태가 되어 잠을 이루기 어려우니 사용량을 잘 조절해야 한다.

몸 | 인두염, 중이염, 기관지염, 꽃가루 알레르기, 기침, 인플루엔자, 잇몸 염증, 생리불순, 갱년기, 질염, 방광염, 치질, 설사(식중독), 난소의 울혈, 정맥의 울혈, 림프액의 울혈, 셀룰라이트, 면역력 저하
항바이러스, 항균, 거담 작용이 뛰어나므로 감기, 부비강염, 카타르 증상, 인두염, 기관지염, 기침에 효과가 있다. 신체 기능을 강화하는 작용이 있어서, 감기에 잘 걸리지 않도록 예방하고 병후 체력을 회복하는 것을 도와준다. 에스트로겐과 비슷한 작용을 하는 성분이 미량 함유되어 있으므로, 생리 관련 문제나 갱년기 증상 관리에도 유용하다. 정맥의 순환을 촉진하고 울혈을 제거해주므로, 다리의 피로 또는 치질에도 효과가 있다. 니아울리는 종류에 따라 구별하여 사용해야 한다. 일반적으로 널리 쓰이는 것은 니아울리 시네올이다. 네롤리돌 성분이 많은 종은 남성호르몬과 비슷한 작용을 한다고 알려져 있다. 네롤리돌종을 여성에게 사용했을 때 뇌하수체와 부신을 자극하여 과잉 반응을 일으켰다는 임상 사례가 있다.

피부 | 피부 노화, 주름 예방, 진균성 피부염, 습진, 여드름, 뾰루지, 상처, 곪은 상처, 모발 관리, 구강 헤르페스
항균 작용이 뛰어나므로 상처가 난 곳이나 여드름에 사용하면 좋다. 습진이나 뾰루지, 농가진에도 효과가 있다. 피부 노화를 방지하는 효능이 있으며, 두피 관리에도 유용하다. 머리카락에 기름기가 많거나 비듬이 있을 때 사용하면 좋다. 티트리와 마찬가지로 방사선 치료를 받은 후에 바르면 피부를 보호하는 효과가 있다고 한다. 조직이 괴사하는 것을 예방한다고 하며, 예전에는 욕창이 난 곳에 사용하는 경우가 많았다.

주요 사용법
향기 목욕, 마사지, 피부 관리, 모발 관리, 방향욕

블렌딩할 때 알아둘 것
타임, 티트리, 라벤더, 로즈메리, 제라늄, 머틀, 유칼립투스, 레몬 등, 허브, 감귤류, 도금양과의 에센셜오일과 잘 맞는다.

구입할 때 알아둘 것
가격 : 10ml에 1만 8천 원. 케모타입, 즉 화학종으로서 주성분이 1,8시네올인 종과 네롤리돌인 종이 있다. 각각 효능이 다르므로 용도에 맞게 구입하도록 한다. 네롤리돌종(마다가스카르산)은 향기가 약간 달콤하다. '멜랄레우카 비리디플로라(Melaleuca viridiflora)'라는 학명도 쓰이고 있다.

기타
노트 : 톱
블렌드 팩터 : 3

주의 사항
피부에 자극이 느껴질 수도 있으므로, 피부가 민감한 사람은 주의가 필요하다.
임신 초기에는 사용을 삼간다. 임신 중기나 후기에는 사용할 수 있지만, 이때는 몸 상태에 충분히 주의를 기울여야 한다. 네롤리돌종은 임신 중에 사용하지 않는다.

네롤리 Neroli

운향과 *Citrus*속

꽃 | 진정 · 평온함 · 희망

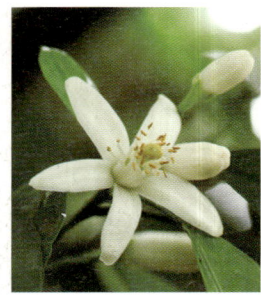

쓴맛과 달콤함을 함께 갖춘 섬세한 플로랄 향기.

학명 • *Citrus aurantium* 키트루스 아우란티움
주요 산지 • 모로코, 튀니지, 이집트
추출 부위 • 꽃(봉오리)
추출 방법 • 수증기 증류법

비터 오렌지의 꽃에서 추출한 에센셜오일이 네롤리다. 과실이 차츰 황금색으로 변해가는 모습에서 '황금(aurum)의 감귤(citrus)'이라는 의미의 '*Citrus aurantium*'이라는 학명이 붙었다. 일본에서는 봄이 끝날 무렵에서 초여름에 걸쳐 향긋한 흰색 꽃이 핀다.

주요 효능
진정, 자율신경 조절, 항우울, 항불안, 신경 강화, 정신 단정, 항경련, 최음, 피부세포 활성화, 항균, 항바이러스 작용

주요 방향 성분
모노테르펜 알코올류 : 리날로올 40~70%, 게라니올 2~5%, α-테르피네올 미량
모노테르펜 탄화수소류 : 리모넨 5~20%
에스테르류 : 초산리날릴 5~15%, 초산게라닐 ~5%, 안트라닐산메틸 미량
세스퀴테르펜 알코올류 : 네롤리돌 미량

리모넨은 감귤 과피에 많이 들어 있으나 꽃에는 10% 정도밖에 들어 있지 않다. 과피와 꽃은 향의 분위기가 매우 다르다. 리날로올, α-테르피네올, 초산리날올이 서로 상승 작용을 하여 항불안, 항우울, 신경 강화, 항균 작용이 매우 뛰어나다. 남성호르몬과 비슷한 작용을 한다고 알려진 네롤리돌이 들어 있다.

어떨 때 사용하면 좋을까?

마음이 어지럽고 괴로운 감정으로 가득 차 있을 때 사용하는 에센셜오일. 스트레스가 극심해 결국 그것이 어떤 문제로 나타나기 시작했을 때, 하루하루가 너무나 힘이 들고 아무 의욕도 생기지 않을 때 사용해보자.

[마음] 우울 상태, 상실감, 고독감, 비탄, 감정 소모, 과도한 공격성, 충격, 실망, 애완동물을 잃었을 때, 불안, 근심, 짜증

심리적인 이유 또는 일이나 생활방식 때문에 늘 피로하고 에너지 소모가 심한 사람, 스트레스에 잘 대처할 줄 몰라서 늘 초조함에 쫓기는 사람, 깊은 마음의 상처나 해결되지 않은 문제를 품고 있는 사람에게 추천한다. 네롤리는 억압된 감정을 드러내어 마음을 정리할 수 있게 도와주고, 편안한 마음으로 현실을 받아들이고 다시 일어설 수 있는 힘을 준다. 영혼을 치유하고 마음을 위로하며 안정감을 되찾아주는 에센셜오일이다.

[마음] 불면증, 흥분, 가슴 두근거림, 자율신경의 불균형, 임신 관리

자율신경의 리듬이 깨져서 몸과 마음의 균형이 흐트러졌을 때, 지나치게 긴장해서 땀이 나거나 메스꺼움이 올라오며 입이 마를 때 사용하면 좋다. 본래 마음이 섬세하고 감수성이 예민한 사람에게 잘 맞는다. 가슴이나 명치, 목 등 스트레스를 받았을 때 꽉 조여오는 듯한 느낌이 드는 곳에 바르면 좋다. 사춘기 아이에게 문제가 있을 때나 임신 중의 스트레스 관리에 유용하다. 출산할 때의 불안감을 완화시켜주는 효능도 있으며, 월경 전 긴장증이나 갱년기 증상에도 효과가 있다. 뇌 안에서 세로토닌이 분비되는 것을 촉진한다고 알려져 있다.

[몸] 변비, 설사, 소화불량, 장내 가스, 식욕 부진, 발작성 복통, 위통

스트레스에서 비롯된 위통, 발작성 복통, 변비, 설사, 식욕 부진에 유용하다. 하루에 2~3회 정도 명치나 손목에 바른다. 무향료 보디샴푸에 섞어서 사용하면, 부드러운 오렌지 꽃향기가 마음을 편안하게 해준다. 아이들의 과민성 설사에도 좋다.

[피부] 임신성 예방, 피부의 노화 방지, 기미, 주근깨, 색소 침착, 피부 관리

피부의 신진대사를 촉진하고 피부에 적당한 수렴 작용을 한다. 민감성 피부와 지성 피부 관리에, 피부 노화 방지에, 기미나 주근깨 같은 색소 침착과 임신선 예방에 사용한다. 꽃을 수증기로 증류해서 얻어낸 오렌지플라워 방향 증류수도 피부를 깨끗이 하고 위장 기능을 개선하는 효능이 있어서 화장수나 착향료, 음료수 등에 쓰이고 있다.

주요 사용법
향기 목욕, 마사지, 피부 관리, 모발 관리, 향수, 습포, 방향욕, 향기 흡입

블렌딩할 때 알아둘 것
감귤류, 꽃, 허브, 수지, 나무에서 얻는 에센셜오일과 잘 맞는다. 로즈 오토, 멜리사, 사이프러스, 라벤더, 페티그레인, 만다린, 로만 캐모마일, 로즈우드 등과 블렌딩한 것은 정신적인 부분을 관리하는 데에 뛰어난 효과가 있다.

구입할 때 알아둘 것
가격 : 10ml에 15만~20만 원. 재배하는 데 시간이 걸리고, 나무 한 그루의 꽃에서 얻을 수 있는 에센셜오일의 양이 아주 적어서 가격이 매우 비싸다. 스위트 오렌지의 꽃에서도 에센셜오일을 추출하지만, 비터 오렌지에서 얻은 네롤리를 최고급으로 취급한다. 1~5ml 정도로 소량을 구입할 수도 있다. 유기용제법으로 얻은 오렌지플라워 앱솔루트는 네롤리보다 점성이 있어서 중후한 향기가 오래 지속된다.

기타
노트 : 미들
블렌드 팩터 : 2

주의 사항
향기가 강하므로 소량(베이스 30ml에 2~3방울 정도)을 사용해도 충분하다. 자동차를 운전할 때나 집중해야 할 일이 있을 때는 사용하지 않는다.

스위트 바질 Sweet Basil

꿀풀과 *Ocimum*속

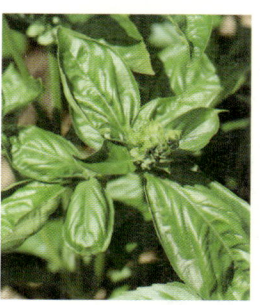

부드럽고 기분 좋은 달콤함과 스파이시한 느낌을 함께 주는 향기.

학명 • *Ocimum basilicum* 오키뭄 바실리쿰
주요 산지 • 프랑스, 베트남, 마다가스카르, 모로코 제도
추출 부위 • 꽃과 잎
추출 방법 • 수증기 증류법

키가 작은 하루살이풀. 중국에서 한약 재료로 들어왔다. 예전에는 씨를 물에 담가놓았다가 눈에 들어간 티끌을 제거하는 데에 사용했다. 지금은 기침을 멎게 하고 위장 기능을 강화하며 장내 가스를 제거하는 데에 쓰인다.

주요 효능
자율신경 조절, 머리를 맑게 하는 작용, 항경련, 진통, 담즙 분비 촉진, 소화 촉진, 변비 개선, 체액의 울체 제거, 항균, 항바이러스, 항진균, 항염증 작용

주요 방향 성분
페놀에테르 종류 : 메틸카비콜 75~95%, 메틸오이게놀 0.5~3%
모노테르펜 알코올류 : 리날로올 10~20%
미량 성분 : 초산리날로올, 캠퍼, α-피넨, 1,8시네올, 테르피넨4올

주성분은 메틸카비콜이다. 특히 항경련 작용이 뛰어난 것이 특징이다. 그래서 위경련 또는 신경성이나 알레르기가 원인인 경련성 기침, 천식에 효과가 있다. 약하긴 하지만 통경 작용도 있다.

꽃과 잎 | 항경련·소화 촉진·정신 안정

어떨 때 사용하면 좋을까?
일이 바쁘고 스트레스가 많으며 피로가 누적된 경우에 유용한 에센셜오일. 걱정거리나 신경 쓰이는 일이 있어서 잠을 못 이룰 때, 위가 쓰리거나 소화가 안 될 때, 변비나 설사 등의 증상이 두드러질 때 사용하면 좋다. 직장 남성에게도 잘 맞는다.

【마음】 불안, 긴장, 스트레스, 우울 상태, 불면, 무기력, 만성 피로, 가슴 두근거림, 지나친 땀, 기억·집중력 저하

쉽게 긴장하고 스트레스를 잘 받는 사람에게 어울리는 에센셜오일이다. 자율신경을 조절하여 정신적으로 지쳐 있는 상태에서 해방시켜준다. 머리를 맑게 해주므로 기억력과 집중력이 떨어졌을 때에도 유용하다. 아침에 일어나 레몬이나 로즈메리(캠퍼, 시네올, 버베논)에 바질이 약간 들어간 향기를 흡입하면, 상쾌하게 하루를 시작할 수 있거니와 일이나 공부도 잘된다. 이어서 저녁이 되면 자연스럽게 차분하게 쉴 수 있는 상태가 된다. 좋은 향기를 맡으면서 무기력함이나 불안감 같은 것을 조금씩 해소해보자. 바질은 뇌하수체와 부신을 자극하는 작용도 있다고 한다.

【몸】 신경성 경련, 위통, 발작성 복통, 위경련, 위산과다, 소화불량, 구토, 변비, 설사, 장내 가스, 간장 기능 저하, 천식 예방

강력한 항경련 작용과 소화 촉진 작용이 바질의 특징이다. 위, 장, 간장, 쓸개, 췌장 등 소화기관 전반에 걸쳐 기능을 활성화한다. 스트레스 때문에 소화기관이 영향을 받을 때, 정신적인 불안이나 근심 걱정 때문에 위경련 같은 증상이 나타날 때 사용하면 좋다. 페퍼민트, 레몬, 로만 캐모마일, 라벤더, 페티그레인 등을 블렌딩하여 배에 바르면 통증이 완화된다. 담즙 분비를 촉진하고, 간장의 울체를 제거하며, 신장 기능을 강화하는 효능도 있다. 바질은 작용력이 강한 에센셜오일이다. 그러므로 일상적으로 사용하는 것보다 증상이 나타났을 때만 사용하거나 어느 정도 시간 간격을 두고 쓰는 것이 좋다.

【몸】 두통, 생리통, 어깨 결림, 관절염, 요통, 류머티즘, 좌골신경통, 근육이 딱딱하게 굳은 구축 현상 또는 경련, 경직, 통증

라벤더, 페퍼민트, 멜리사 등을 써봐도 효과가 없는 두통에 사용해볼 만하다. 생리통이나 생리불순에도 효과가 있다. 근육이나 관절에 문제가 있을 때, 관절염, 테니스엘보, 근육 경련, 어깨 결림, 요통, 좌골신경통 등이 있을 때에 라벤더, 마저럼, 유칼립투스(글로불루스, 라디아타)를 블렌딩하여 쓰기도 한다.

주요 사용법
향기 목욕, 마사지, 피부 관리, 모발 관리, 방향욕

블렌딩할 때 알아둘 것
바질은 향기가 강해서 다른 것과 블렌딩하면 전체적으로 바질 향기가 지나치게 두드러진다. 그러므로 다른 향기를 내고 싶다면 바질 사용량을 적당히 줄이는 것이 좋다. 레몬, 네롤리, 프랑킨센스, 페퍼민트, 로즈메리 등, 감귤류나 꽃, 수지, 허브에서 얻는 에센셜오일과 잘 맞는다.

구입할 때 알아둘 것
가격 : 10ml에 2만 1천~2만 6천 원. 향기의 주성분에 따라서 메틸카비콜종, 리날로올종, 메틸오이게놀종이 있다. 스위트 바질은 메틸카비콜종이다.

기타
노트 : 톱~미들
블렌드 팩터 : 2

주의 사항
고농도로 사용하면 피부를 자극한다. 피부가 민감한 사람, 유유아에게 사용할 때는 주의가 필요하다. 작용력이 강하므로 소량(베이스 30ml에 1~3방울 정도)을 사용해도 충분하다. 임신 중이나 수유 중에는 사용하지 않는다.

파출리 Patchouli

꿀풀과 Pogostemon속

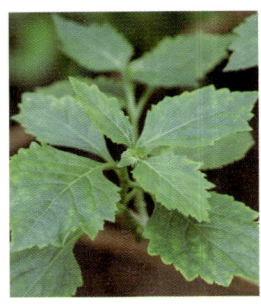

여러해살이풀. 높이 70cm 정도로 자라서 아래쪽 잎사귀가 노랗게 될 무렵에 수확한다. 잎을 따고 나면 향기가 더 강해지므로, 며칠 동안 그대로 방치하여 발효시킨 다음에 증류한다. 옛날에 인도 카슈미르 지방에서는 옷의 방충제로 파출리 잎을 사용했다고 한다.

동양적인 인상이 강한 오리엔탈 계열의 묵직한 향기.

학명 • Pogostemon patchouli 포고스테몬 파초울리
Pogostemon cablin 포고스테몬 카블린
주요 산지 • 인도, 인도네시아 말레이시아, 마다가스카르
추출 부위 • 잎(말린 잎)
추출 방법 • 수증기 증류법

주요 효능
진정, 최음, 정맥의 순환을 촉진하는 작용, 체액의 울체 제거, 피부 수렴 작용, 혈액순환 촉진, 피부세포 활성화, 항염증, 항균, 항바이러스, 곤충 퇴치 작용

주요 방향 성분
세스퀴테르펜 탄화수소류 : α-불네센 5~25%, α-과이엔 5~15%, α-파출렌 2~10%, β-파출렌 ~2%
세스퀴테르펜 알코올류 : 파출롤 30~45%

세스퀴테르펜 탄화수소류의 각 성분들과 세스퀴테르펜 알코올류의 파출롤이 다양한 상승 효과를 나타낸다. 정맥의 흐름을 원활히 하고 체액 순환을 촉진하며, 피부 조직을 재생해주고 정신적인 측면의 기능을 활성화한다. 벌레가 싫어하는 향이기도 하다. 파출롤(파출리 알코올)이 파출리 향기를 결정하는 중요한 성분이다.

어떨 때 사용하면 좋을까?
마음이 붕붕 떠다니고 마치 꿈을 꾸는 듯한 비현실적인 감각 속에 빠져 있을 때, 확실히 두 다리로 땅을 딛고 살아갈 수 있도록 도와준다. 제1차크라의 에너지를 정리해주고 마음을 정화해주는 에센셜오일이다.

마음 | 우울 상태, 불안, 긴장, 스트레스, 발기부전, 불감증, 성적인 문제, 권태감, 만성 피로, 과식

포근한 흙의 느낌을 주는 달콤한 향기가 긴장과 불안을 완화하여 우울함을 없애주고 최음 효과를 불러온다고 한다. 편안한 마음으로 여유를 갖고 지내는 시간이 얼마나 소중한지를 깨닫게 해준다. 피로와 만성적인 스트레스 때문에 면역력이 떨어져 있을 때는 방향욕이 좋다. 머리를 지나치게 쓰고 생각이 너무 많아서 현실적인 행동력이 떨어지는 사람, 모든 의식이 정신적인 활동에만 치우쳐 있어 몸의 욕구나 소리를 잘 듣지 못하는 사람에게 좋다. 지나친 뇌 활동을 가라앉히고 몸의 소리를 연결하여, 몸과 마음의 조화를 꾀한다. 스트레스 때문에 과식을 하게 되는 경우에도 식욕을 조절해주는 효능이 있다고 한다.

몸 | 부종, 정맥류, 치질, 다리의 피로, 요통, 좌골신경통, 냉증, 월경 전 긴장증, 갱년기 증상

정맥이나 림프액의 흐름을 촉진하여 체액이 잘 순환되도록 한다. 그 결과 몸이 따뜻해지고 혈액순환이 좋아져 부종이나 냉증, 정맥류, 치질 등이 개선되는 효과가 나타난다. 제라늄, 페퍼민트, 사이프러스, 레몬과 블렌딩하면 효과가 더 좋다. 갱년기 증상이나 생리 전에 나타나는 불쾌한 신체적, 정신적 증상들에도 쓰인다. 그 밖에 약하지만 해열 작용도 있고, 소화를 촉진하는 작용도 있다.

피부 | 지루성 습진, 여드름, 가려움증, 트거나 거칠어진 피부, 알레르기성 피부염, 벌레 물림

파출리에는 라벤더나 네롤리처럼 피부를 재생하고 신진대사를 촉진하는 성분이 들어 있다. 늘어진 피부에 탄력을 주고, 피부 노화를 예방하며, 트거나 거칠어진 피부를 관리하는 데에도 효과가 있다. 또 상처가 났거나 흉터가 생긴 곳, 여드름 피부에도 좋으며, 두피에 기름기가 많거나 비듬이 있을 때도 유용하게 쓰인다. 또 해독 작용을 도와주므로, 파출리에 라벤더와 티트리를 함께 넣고 크림을 만들어두었다가 벌레 물린 곳에 바르면 좋다.

주요 사용법
향기 목욕, 마사지, 피부 관리, 모발 관리, 방향욕

블렌딩할 때 알아둘 것
소량을 사용하면 진정 효과가 있고, 많은 양을 사용하면 기분을 고양시킨다. 샌들우드, 벤조인, 로즈우드, 라벤더, 장미 등, 나무, 수지, 꽃, 허브에서 얻는 에센셜오일과 잘 맞는다. 베이스 노트이므로, 함께 블렌딩한 다른 에센셜오일들의 향기를 오래 지속시켜준다.

구입할 때 알아둘 것
가격 : 10ml에 1만 7천~2만 1천 원. 파출롤 성분이 30% 이상 함유되어 있는 것을 구입하도록 한다. 파초울리종과 카블린종 가운데, 향수의 원료로는 파초울리종이 쓰이고 아로마테라피에는 두 가지 모두 사용된다. 시간에 따라 향기가 숙성되면서 변해가는 에센셜오일이다.

기타
노트 : 베이스
블렌드 팩터 : 1~2

주의 사항
향기가 강하므로 소량(베이스 30ml에 1~3방울 정도)을 사용해도 충분하다. 임신 초기에는 사용을 삼간다. 임신 중기나 후기에는 사용할 수 있지만, 이때는 몸 상태에 충분히 주의를 기울여야 한다. 향기가 독특하고 개성이 있으므로, 사용하는 장소에 따라 주의하는 것이 좋다.

팔마로사 Palmarosa

벼과 *Cymbopogon*속

파릇파릇한 풀잎의 가벼운 상쾌함과 장미를 연상시키는 듯한 플로랄 향기.

학명 · *Cymbopogon martinii* 킴보포곤 마르티니
주요 산지 · 네팔, 마다가스카르, 인도, 모로코 제도
추출 부위 · 잎
추출 방법 · 수증기 증류법

잎 | 정신 강화 · 피부 노화 방지 · 균형 조절

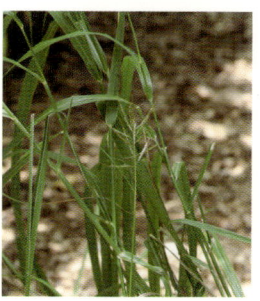

주로 열대 지방에 분포하는 벼과의 여러해살이풀. 레몬그라스나 시트로넬라와 같은 과, 같은 속의 식물이다. 물이 잘 빠지고 햇볕이 잘 드는 땅을 좋아한다. 킴보포곤이라는 속명은 팔마로사 이삭의 모양과 관련하여 그리스어로 '배(kymbe)'라는 말과 '수염(pogon)'이라는 말에서 유래했다.

주요 효능
진통, 진정, 신경 강화, 항불안, 항우울, 자궁 수축 작용, 피부세포 활성화, 피부 수렴 작용, 피부 탄력 회복 작용. 항염증, 반흔 형성 작용, 항균, 항바이러스, 항진균, 면역 기능 강화, 해열 작용.

주요 방향 성분
모노테르펜 알코올류 : 게라니올 70~80%, 리날로올 2~5%, 네롤 ~1%, 시트로넬롤 미량
에스테르류 : 초산게라닐 5~10%
미량 성분 : 리모넨, β-미르센, β-카리오필렌, γ-테르피넨

주성분인 게라니올은 항우울 작용, 항균 작용, 항진균 작용, 피부 수렴 작용과 피부 탄력을 회복시켜주는 작용이 특히 뛰어나다. 팔마로사에는 네롤, 초산게라닐, 게라니올 등 장미와 같은 종류의 방향 성분이 들어 있다.

어떨 때 사용하면 좋을까?
신경을 써서 피부 손질을 하고 싶은 날 사용하는 에센셜오일. 피부 관리에 뛰어난 효과가 있다. 마음이 불안정하고 기운이 없을 때는 장미와 비슷한 팔마로사의 향기가 마음을 안정시켜주고 정신적으로 균형을 유지할 수 있도록 도와준다.

마음 신경과민, 우울 상태, 흥분, 불안, 걱정, 가슴 두근거림, 불안정, 불면, 짜증
과도하게 흥분했을 때 마음을 가라앉히고 정신적인 균형을 되찾을 수 있도록 도와준다. 향기가 기분을 고양시키는 작용도 하므로, 걱정거리가 있거나 스트레스를 느낄 때, 기분이 저조할 때, 불안이나 고독, 허전함을 느낄 때 사용하면 좋다. 장미처럼 마음을 가만히 위로해주고 풀 향기나 레몬 향기처럼 우울한 기분을 없애 활기를 되찾아준다. 이미 일어난 일들에 유연하게 대처하고 평온한 마음으로 지낼 수 있도록 도와주는 향기이다.

몸 중이염, 부비강염, 기관지염, 인두염, 방광염, 칸디다성 질염, 요통, 류머티즘, 신경통, 면역력 저하, 출산
면역 기능을 강화하고 활성화하는 효능이 있다. 병후 회복기나 피로가 쌓여 있을 때 사용하면 좋다. 항염증 작용과 진통 작용이 있어서 질염, 방광염, 요도염 같은 비뇨기계 증상이나 기관지염 같은 호흡기계 증상에 도움이 된다. 이때 라벤더, 티트리, 샌들우드와 블렌딩해서 쓰면 좋다. 소화가 잘 안 될 때는 배에 바르고 가볍게 마사지를 하거나 향기 목욕을 한다. 자궁 수축을 촉진하는 작용이 있어서 출산할 때 사용하는 경우도 있다.

피부 피부염, 가려움증, 두드러기, 습진, 모든 피부 타입의 관리, 주름 예방, 진균성 피부염, 갈라진 피부, 모낭염, 지나친 땀
팔마로사는 피부 관리에 많이 쓰인다. 피부세포를 활성화하여 탄력과 윤기 있는 젊은 피부로 가꾸어준다. 장미나 라벤더, 네롤리 등과 블렌딩하여 사용한다. 새로운 세포가 재생되는 것을 돕고 피부 수렴 작용, 항균, 항진균 작용도 하기 때문에 습진이나 진균성 피부염, 뭐가 돋았을 때 사용하면 좋다. 지성 피부, 건성 피부, 민감성 피부 등 모든 피부 유형에 잘 맞으며, 특히 피부 노화와 가려움증에 유용하다. 진물이 나는 상처나 습진, 무좀, 손발톱 백선, 여드름 외에 비듬이나 탈모 등의 두피 관리에도 사용된다.

주요 사용법
향기 목욕, 마사지, 피부 관리, 모발 관리, 방향욕

블렌딩할 때 알아둘 것
팔마로사처럼 게라니올 성분이 함유되어 있는 제라늄, 장미, 네롤리 등과 잘 맞으며, 피부 관리에 많이 쓰이는 재스민, 일랑일랑, 로즈우드, 라벤더 등과도 잘 어울린다.

구입할 때 알아둘 것
가격 : 10ml에 1만 8천~2만 원. 증류한 시기에 따라 품질의 등급이 다르다. 팔마로사는 꽃봉오리가 맺히기 시작할 때부터 한창 만개할 무렵에 에센셜오일의 함유량이 가장 많은데, 이때 잎을 수확하여 말린 다음 증류한 것을 가장 품질이 좋은 것으로 취급한다.

기타
노트 : 톱~미들
블렌드 팩터 : 4

주의 사항
기본적인 사용법과 사용량을 지키도록 한다. 임신 중에는 사용하지 않는다. 임신 37주 이후에는 사용하는 경우도 있다.

편백 Japanese Cypress

측백나뭇과 *Chamaecyparis*속

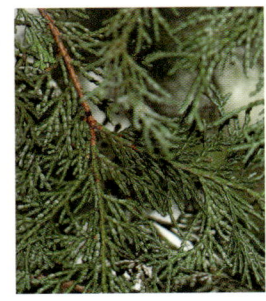

어디선가 맡아본 듯한 정겨운 느낌이 바닥에 깔려 있는 우디 계열의 차분한 향기.

학명 • *Chamaecyparis obtusa* 카마에키파리스 옵투사
주요 산지 • 일본

추출 부위 • 목질부(심재)*
추출 방법 • 수증기 증류법

일본 후쿠시마 현 이남의 남쪽 지방에 널리 분포하고 있고 또 재배되고 있다. 목재는 색깔이 희며, 나뭇결이 곱고 가지런하다. 재질이 치밀하고 벌레나 빗물, 습기 등에 강하기 때문에 최고의 건축 자재로 취급된다. 근연종으로 대만편백(*Chamaecyparis taiwanensis*)이 있다.

주요 효능
진정, 피로 회복, 혈액순환 촉진, 냄새 제거, 항균, 항진균, 항바이러스, 곤충 퇴치(진드기 퇴치) 작용

주요 방향 성분
모노테르펜 탄화수소류 : α-피넨 5~20%
세스퀴테르펜 탄화수소류 : 카디넨 15~25%
세스퀴테르펜 알코올류 : α-카디놀 5~10%, T-무롤롤 10~15%
미량 성분 : α-테르피네올, 초산테르피닐, 보르네올

* 편백은 목질부(심재) 또는 작은 가지에서 에센셜오일을 추출한다. 목질부에는 α-피넨, 카디넨, 초산테르피닐 등이 들어 있어서 체액의 울체를 제거하고 신경을 강화하며 마음을 진정시키는 효능이 있다고 한다.

어떨 때 사용하면 좋을까?
자기 자신의 중심점을 되찾고 싶을 때 사용하면 좋다. 정신을 바짝 차리고 냉정하고 침착하게 행동하고 싶을 때 도움이 되는 에센셜오일이다. 진정 효과는 목질부에서 추출한 것이 더 강하다. 목질부에서 추출한 것이든 잎에서 추출한 것이든, 모두 정신을 맑게 정화하고 상쾌하게 기분을 바꿔주는 효능이 있다.

마음 우울 상태, 무기력, 흥분, 욕구 불만, 정신적 피로, 면역력 저하
편백에는 신경을 활성화하는 방향 성분과 차분히 진정시키는 방향 성분이 들어 있어서 마음을 안정시키면서도 지나치게 가라앉지 않도록 하는 특징이 있다. 마음의 중심 에너지에 작용하여 냉정함을 잃지 않도록 하고, 몸과 마음의 근본 부분들을 정돈하여 안정시킨다. 활동 에너지가 조용히 차오르므로, 의욕도 서서히 생기기 시작한다. 편백에 에스테르류 성분이 많은 다른 에센셜오일을 블렌딩하면, 자율신경 조절 작용과 항경련 작용, 진정 작용이 한층 강해진다. 네롤리, 로즈우드, 니아울리, 페티그레인, 라빈트사라, 마저럼에도 들어 있는 α-테르피네올은 최면 작용과 함께 신경을 튼튼하게 강화해주어 스트레스를 잘 견딜 수 있게 도와준다.

몸 육체적 피로, 부종, 다리의 피로, 알레르기성 비염
밖에서부터 천천히 몸을 따뜻하게 해주며, 폐를 비롯하여 호흡기관 쪽을 안정시킨다. 정맥의 울혈이나 림프액의 울체를 풀어주는 효과가 있으므로, 냉증이나 부종, 다리가 무겁고 피로할 때 사용하면 좋다. 또 편백 에센셜오일을 청소할 때 사용하면, 알레르기성 비염이나 기관지 천식 등의 원인이 되는 진드기를 예방하는 효과를 얻을 수 있다.

피부 탈모 예방, 피부 노화, 여드름, 애완동물 관리
나한백(羅漢柏)이나 편백의 에센셜오일에는 머리카락을 잘 자라게 하는 효능이 있고, 항균 작용과 피부세포를 활성화하는 작용도 있다. 두피에 사용하는 로션에 소량을 섞어 두피용 헤어토닉으로 사용하면, 탈모를 방지하고 비듬을 예방할 수 있다. 또 얼굴에 바르는 로션에 소량을 넣으면, 특히 지성 피부의 경우에 수렴 작용을 기대할 수 있다. 편백 에센셜오일은 목질부나 잎에서 얻은 것 모두 애완동물의 집이나 우리를 청소할 때, 화장실 냄새를 없앨 때 유용하게 사용된다.

* 편백 잎에서 추출한 에센셜오일의 주요 성분
편백 잎에서 얻은 에센셜 오일은 냄새를 없애는 효과와 곰팡이나 진드기의 번식을 예방하는 효과가 뛰어나다. 에탄올과 물에 5~10%로 희석한 것을 항상 준비해두면 여러 모로 유용하다.

모노테르펜 탄화수소류 : 사비넨 10~20%, α-피넨, 리모넨 10%, β-미르센 6%
세스퀴테르펜 알코올류 : 에우데스몰
에스테르류 : 초산보르닐 5~10%
미량 성분 : 테르피넨4올, γ-테르피넨, 파라시멘

주요 사용법
향기 목욕, 마사지, 피부 관리, 모발 관리, 방향욕

블렌딩할 때 알아둘 것
블렌딩할 때 너무 많이 넣으면 톡 쏘는 듯한 향기가 지나치게 강해지거나 기침이 날 수 있으므로 분량을 잘 조절해서 사용하도록 한다. 소량을 넣으면 향기를 오래 지속시켜주는 보존제 역할을 한다. 감귤류, 꽃, 나무에서 얻는 에센셜오일과 잘 맞는다. 편백의 목질부에서 추출한 에센셜오일은 약간 점도가 높아서 병에서 쉽게 흘러나오지 않는다.

구입할 때 알아둘 것
가격 : 목질부에서 추출한 것은 10ml에 1만 5천 원, 잎에서 추출한 것은 10ml에 1만 8천 원 정도다. 목질부에서 얻은 것과 잎에서 얻은 것은 각각 향기가 다르므로, 잘 확인하고 구입한다. 잎에서 얻은 것은 장뇌 향이 강하고 상쾌한 느낌을 준다.

기타
목질부에서 추출한 에센셜오일
노트 : 베이스
블렌드 팩터 : 1
잎에서 얻은 에센셜오일
노트 : 미들
블렌드 팩터 : 3

주의 사항
고농도로 사용하면 피부를 자극하므로 피부가 민감한 사람은 주의가 필요하다.

페티그레인 Petitgrain

운향과 *Citrus*속

잎을 따서 문질렀을 때 나는 풋내와 약간 네롤리 향을 연상시키는 것이 특징적인 향기.

학명 · *Citrus aurantium* 키트루스 아우란티움
주요 산지 · 스페인, 이탈리아, 파라과이, 튀니지
추출 부위 · 잎
추출 방법 · 수증기 증류법

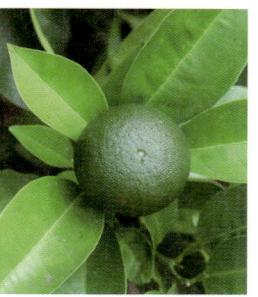

페티그레인은 비터 오렌지에서 얻는 세 가지 에센셜오일 중 하나다. 옛날에는 덜 익은 작은 과실도 원료로 썼는데 이때 작은 과실이 곡식 같다고 해서, 그리고 잎을 증류한 다음 물 위에 떠오르는 에센셜오일 입자가 작은 알갱이처럼 보인다고 해서 '작은(putit) 입자' 또는 '곡식 알갱이(grain)'라는 이름이 붙었다.

주요 효능
진정, 항우울, 항불안, 자율신경 조절, 신경 안정, 신경 강화, 혈압 강하, 항경련, 피부 조직 활성화, 항균, 항바이러스, 피부 상처 치유, 반흔 형성 촉진 작용

주요 방향 성분
에스테르류 : 초산리날릴 40~55%, 초산게라닐 5%, 안트라닐산메틸 미량
모노테르펜 알코올류 : 리날로올 20~30%, α-테르피네올 2~10%
모노테르펜 탄화수소류 : β-미르센 ~5%, 리모넨 5~18%, β-오시멘 ~5%, β-피넨 ~10%
세스퀴테르펜 탄화수소류 : β-카리오필렌 ~5%

초산리날릴, 리날로올, α-테르피네올에는 진정, 진통, 항경련 효능이 있어서 정신적, 육체적 긴장을 푸는 데 아주 유용하다. 안트라닐산메틸 성분은 부교감신경을 강화하고 항불안 작용을 하는 것이 특징이다.

어떨 때 사용하면 좋을까?

하루 종일 마음이 바쁘고 깊은 잠을 못 이룰 때 사용하면 좋다. 몸과 마음을 움직이는 스위치를 끄고 휴식 상태로 들어갈 수 있도록 도와준다. 일단 쉬어야 할 필요가 있는 사람에게 추천할 만한 에센셜오일. 페티그레인은 부교감신경의 기능을 높여 자율신경의 균형을 바로잡아준다.

마음
흥분, 불안, 걱정, 긴장, 우울 상태, 분노, 동요, 정신적 피로, 불면, 자율신경의 불균형

스트레스나 걱정거리가 압박해올 때 그것을 뛰어넘을 수 있는 강인한 힘을 북돋아주는 에센셜오일이다. 심리적인 동요가 심하고 자신의 존재감 자체가 흔들릴 때, '가벼움'과 '편안함'을 다시 생각하게 해준다. 책임 의식이 강하고 일을 떠맡는 경향이 있어서, 늘 몸과 마음이 지쳐 있는 사람에게 추천한다. 중추신경을 강하게 억제하는 작용이 있다.

몸
가슴 두근거림, 부정맥, 고혈압, 혈전증, 발작성 복통, 위통, 위염, 소화불량, 구토, 딸꾹질, 생리통, 임신 관리

스트레스에서 비롯된 소화기관이나 순환기관의 문제들에 유용하게 쓰인다. 소화불량, 경련성 위통, 발작성 복통을 동반한 설사와 변비, 가슴 두근거림, 부정맥, 콜레스테롤 과다 등이 그 예다. 밤에는 진정 작용이 있는 에센셜오일과 블렌딩해서 쓰고, 아침에는 온몸의 기능을 활성화하고 강화하는 에센셜오일과 함께 사용하면, 생활 리듬을 안정감 있게 정리할 수 있다. 생리통을 완화하고 딸꾹질을 멈추게 하는 작용도 있다고 한다. 회음부를 부드럽게 해주어서 출산할 때 사용하기도 한다.

몸
기관지염, 경련성 기침·천식, 이명, 근육 경련, 알레르기성 비염, 면역력 저하

경련과 함께 일어나는 기침을 진정시킨다. 감기에는 유칼립투스(글로불루스, 라디아타), 라빈트사라, 사이프러스와 블렌딩해서 쓰면 좋다. 면역력을 높여주므로 병후 회복기에 유용하다. 알레르기성 기침이나 천식을 예방할 때는 특히 자율신경의 균형을 바로잡고 면역력을 높이며 스트레스를 완화해주는 에센셜오일과 블렌딩하는 것이 좋다.

피부
지나친 땀, 상처, 데오도란트, 모발 관리, 피부 관리, 여드름, 지성 피부, 피부 노화

피지가 지나치게 많은 피부나 두피를 깨끗이 관리하는 데에 유용하다. 기름기 있는 비듬이 생겼을 때는 헤어토닉이나 린스로 사용한다. 캐럿시드, 네롤리, 장미, 로즈힙 오일과 블렌딩한 것은 노화에 따른 색소 침착을 예방한다. 피부 조직을 재생하는 작용이 있어서 여드름이나 상처가 난 곳을 빨리 아물게 하고 흉터도 남지 않게 도와준다.

주요 사용법
향기 목욕, 방향욕, 향기 흡입, 마사지, 피부 관리, 모발 관리, 향수

블렌딩할 때 알아둘 것
감귤류 에센셜오일을 중심으로 블렌딩할 때 페티그레인을 소량 첨가하면, 깊이 있고 더욱 조화로운 향기가 된다. 꽃과 나무에서 얻는 에센셜오일, 파출리, 베티버, 시더우드, 클로브 같은 중후한 향기와도 잘 어울려 남성용 향수에 많이 쓰인다. 오렌지 1방울, 만다린 2방울, 페티그레인 2방울을 블렌딩하면, 네롤리 대용으로 쓸 수 있는 향기가 된다.

구입할 때 알아둘 것
가격 : 10ml에 1만 6천~3만 원. 네롤리와 효능이 비슷하나 가격은 페티그레인이 더 싸다. 비터 오렌지 이외의 감귤류 잎에서 추출한 에센셜오일도 있으며, 향기와 가격에 약간 차이가 있다. 페티그레인 만다린은 안트라닐산메틸이 50% 이상 들어 있어 특히 항불안 작용이 뛰어나다. 페티그레인 레몬은 시트랄 성분이 50% 이상을 차지하며, 진통, 혈압 강하, 진정 작용이 있다. 페티그레인 베르가모트는 리날로올이 50% 정도 되고 안트라닐산메틸이 들어 있어서 페티그레인 비터 오렌지와 흡사하다.

기타
노트 : 미들
블렌드 팩터 : 2~3

주의 사항
자동차를 운전하거나 집중해야 할 일이 있을 때는 사용하지 않는다.

블랙페퍼 Black Pepper

후추과 *Piper*속

씨 | 말초 혈액순환 촉진 · 심신 기능 활성화

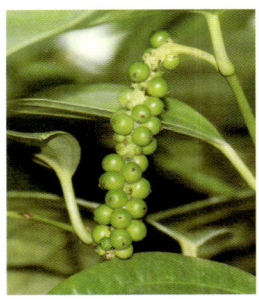

인도가 원산지인 덩굴성 상록 관목. 덩굴의 길이는 5~6m 정도이며, 잎은 달걀 모양의 타원형으로 끝이 뾰족하다. '피페르(*Piper*)' 라는 속명은 산스크리트어의 '열매(pippali)' 라는 말에서 유래했다고 한다. 중세에는 후추 값이 비싸, 화폐 대신에 후추를 세금으로 냈다고도 한다.

후추 특유의 날카로움과 따뜻함이 느껴지는 스파이스 계열의 향기.

- 학명 • *Piper nigrum* 피페르 니그룸
- 주요 산지 • 인도, 마다가스카르, 스리랑카
- 추출 부위 • 씨(말린 씨)
- 추출 방법 • 수증기 증류법

주요 효능
신경 강화, 신체 기능 활성화, 진통, 최음, 지방 연소 촉진, 식욕 증진, 소화 촉진, 거담, 빈혈 예방, 카타르 증상 제거, 해열, 발한 작용, 항균, 항바이러스, 가온 작용

주요 방향 성분
- **모노테르펜 탄화수소류**: 리모넨 10~20%, δ-3-카렌 5~15%, α-피넨 5~15%, β-피넨 5~15%, 사비넨 5~15%, β-펠란드렌 미량
- **세스퀴테르펜 탄화수소류**: β-카리오필렌 20~40%, α-후물렌 ~5%, α-코파인 미량
- **미량 성분**: 테르피넨4올, 1,8시네올 미량

몸과 마음의 기능을 강화하고 활성화하며 소화를 촉진하는 성분이 많이 들어 있다. 블랙페퍼에 많은 β-카리오필렌은 체액의 순환을 촉진하는 효능이 있으며, 위산 분비를 억제하여 위 점막을 보호하는 작용을 하는 것으로 알려져 있다.

어떨 때 사용하면 좋을까?

몸과 마음을 따뜻하게 하여 기력을 충전시키고 싶을 때 사용하면 좋다. 몸이 따뜻해지면 자연스럽게 의욕이 솟아난다. 블랙페퍼는 몸의 혈액순환은 물론이고 정묘체의 에너지 흐름을 촉진하여 생기와 활력을 불어넣어주는 에센셜 오일이다.

마음 - 분노, 성적인 문제, 발기부전, 무기력, 우울 상태, 정신적 피로, 기억·집중력 저하, 냉담, 무감동, 둔감

성적인 문제가 육체 피로에서 비롯된 경우에는 다음과 같이 두 종류의 에센셜오일을 블렌딩해서 사용하기도 한다. 하나는 몸에 활력을 불어넣어주는 블랙페퍼나 진저이고, 또 하나는 긴장을 풀어주고 자기 이미지를 높여주는 일랑일랑, 재스민, 네롤리, 장미, 샌들우드다. 예민한 감수성을 회복시키고 기억력과 집중력을 높여주므로, 모든 일에 관심이나 즐거움을 느끼지 못하고 시들해질 때 사용하면 좋다. 특히 감귤류와 블렌딩할 것을 추천한다. 분노와 같은 감정을 억압하지 않고 효과적으로 발산하고 싶을 때에 사용해도 좋다.

몸 - 소화불량, 변비, 복부 팽만(장내 가스), 치통, 잇몸 질환 예방, 근육통, 어깨 결림, 류머티즘, 요통, 좌골신경통, 냉증, 다이어트, 발열

제대로 식사할 틈도 없이 바쁘고 스트레스가 쌓여 소화불량이나 변비, 장내 가스가 차는 등의 증상이 나타날 때 사용하면 좋다. 소화기관 전체를 부드럽게 자극하여 위장의 연동운동을 활성화하고 소화액 분비를 촉진한다. 식욕이 없을 때 식욕을 돋우는 작용도 한다. 말초 혈액순환을 촉진하여 국소적으로 체온을 높이는 효능이 있기 때문에 냉증이나 요통, 거깨 결림, 좌골신경통 등에도 좋다. 발끝에서 발등, 발목, 엉덩이뼈 주위, 배, 견갑골 주위, 코뼈 윗부분 등의 핵심 부위만 골라서 바른다. 인두염, 가래가 생길 때, 열이 날 때 써도 좋다. 블랙페퍼, 그레이프프루트, 펜넬을 블렌딩해서 쓰면 교감신경을 활성화하여 지방 연소와 신진대사를 촉진하는 효과를 얻을 수 있다.

피부 - 데오도란트, 모발 관리, 거칠어진 손끝

블랙페퍼 에센셜오일을 중점적으로 넣고 블렌딩한 것은 피부 관리에 잘 쓰이지 않는다. 다른 에센셜오일과 블렌딩할 때 전체 향조에 독특한 인상을 주고 싶을 때 아주 소량을 넣는 정도다. 손끝이 거칠어진 경우에는 피부 관리에 효과가 있는 라벤더나 티트리, 벤조인, 프랑킨센스, 유자 같은 에센셜오일과 함께 아주 소량을 블렌딩해서 사용한다.

주요 사용법
향기 목욕, 마사지, 피부 관리, 모발 관리, 방향욕

블렌딩할 때 알아둘 것
장미, 유칼립투스, 프랑킨센스, 진저, 클로브, 시나몬 등과 잘 어울린다.

구입할 때 알아둘 것
가격 : 10ml에 2만 2천~3만 6천 원. 식품첨가물 허가를 받아 요리에 사용할 수 있는 블랙페퍼 에센셜오일도 있다(10ml에 3만 8천 원 정도).

기타
노트 : 톱~미들
블렌드 팩터 : 1~2

주의 사항
고농도로 사용하면 피부를 자극하므로 피부가 민감한 사람은 주의가 필요하다. 임신 초기에는 사용을 삼간다. 지나치게 사용하면 신장을 자극하게 된다. 소량(베이스 30ml에 1~3방울 정도)을 사용해도 충분하다.

프랑킨센스 Frankincense

감람과 *Boswellia*속

맑고 깨끗하며 달콤한 발삼 향기. 약간 레몬 같은 느낌도 난다.

학명 • *Boswellia carterii* 보스웰리아 카르테리
주요 산지 • 소말리아, 인도, 에티오피아, 예멘
추출 부위 • 수지
추출 방법 • 수증기 증류법, 유기용제법

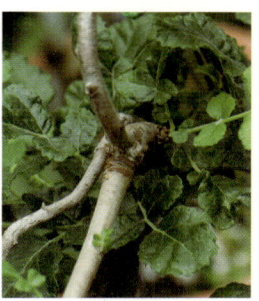

매화와 비슷하게 생긴 관목으로, 건조한 반사막 지대에서 잘 자란다. 줄기에서 나오는 눈물 같은 모양의 유백색 수지를 유향(乳香) 또는 올리바눔이라고 부른다. 고대 이집트에서는 이 유향을 태워 태양신 라에게 바쳤다. '프랑킨센스'라는 이름은 '진짜(frank) 향기(incense)'라는 의미라고 한다.

주요 효능
진정, 항우울, 거담, 카타르 증상 제거, 피부 상처 치유, 반흔 형성 촉진, 피부세포 활성화, 면역 기능 강화, 항균, 항바이러스, 항진균 작용

주요 방향 성분
모노테르펜 탄화수소류 : α-피넨 25~35%, 리모넨 10~20%, 파라시멘 5~7%, β-미르센 2~10%, 사비넨 ~5%
모노테르펜 알코올류 : α-테르피네올 미량, 리날로올 미량
세스퀴테르펜 탄화수소류 : β-카리오필렌 ~10%
옥사이드류 : 1,8시네올 미량

나무의 수지에서 추출하는 에센셜오일로서 나뭇잎이나 나뭇가지에 들어 있는 성분들이 함유되어 있어서, 향기 확산법을 사용하면 삼림욕 효과도 기대할 수 있다. 또 마음을 가라앉히고, 면역 기능을 강화하고 활성화하며, 항알레르기 작용도 한다.

수지 | 진정·차분함·새로운 방향성

어떨 때 사용하면 좋을까?

정신을 고양시켜 황홀감을 불러일으키면서 또 한편으로는 마음을 깊이 가라앉혀주는 에센셜오일. 신비로운 힘을 얻고 싶을 때 사용해보자. 정말로 하고 싶은 일이 무엇인지 분명해진다. 마음의 궤도를 수정하고 싶을 때, 위아래로 흔들리는 마음을 차분하게 붙잡아주는 향기다.

마음 짜증, 우울 상태, 마음의 상처, 지나친 긴장, 충격, 불안, 공황, 강박관념, 고집, 몸과 마음의 불균형

프랑킨센스는 명상 상태로 이끌어주는 향기다. '향수(perfume)'의 어원은 '연기를 통해서(per fumum)'라는 의미의 라틴어다. 옛날 사람들은 수지나 향목을 불에 태워 연기를 내는 '훈향'이 사람을 깨끗하게 하고 마음의 상처를 치유해주며 귀신이나 액을 물리쳐준다고 여겼다. 바로 그때 사용된 것이 프랑킨센스다. 프랑킨센스에는 아직도 명쾌하게 분석되지 않은 방향 성분이 많이 들어 있다. 지금도 사람들은 고대에 신성한 의식에 사용되었던 그 향기를 그대로 사용하고 있으며, 정신적인 효능을 기대하고 있다. 프랑킨센스는 몸의 중심을 관통하는 에너지(정묘체 에너지)가 잘 흐르도록 돕는다고 한다. 갑자기 공황 상태가 되었을 때 흡입하면 좋다. 페티그레인, 라벤더, 네롤리, 만다린, 장미와 블렌딩한 것은 불안함을 누그러뜨리고 스트레스를 완화하는 효과가 매우 뛰어나다. 경험해본 적이 없는 것에 관련된 공포심을 없애는 데에도 유용하다.

몸 면역력 저하, 천식 발작, 카타르 증상, 기관지염, 감기

살균 소독 작용을 한다. 자극을 받은 코나 목, 폐의 점막을 진정시키고 지나치게 분비되는 점액을 배출시킨다. 기관지염이나 감기에 사용하면 좋다. 천식 발작이 일어날 때는 사이프러스와 블렌딩하는 것이 도움이 된다. 몸이 허약한 사람, 극도로 긴장해서 몸이 경직되어 있는 사람에게도 유용하다. 호흡을 의식하면서 스트레칭을 하거나 천천히 요가를 할 때, 로만 캐모마일, 장미, 미르라, 마저럼, 주니퍼, 라빈트사라와 함께 향기 확산법을 실시하는 것도 좋다. 호흡이 더욱 깊어지고 마음이 평화로워지면서 여유로움과 편안함 속에 면역 기능이 활성화된다.

피부 상처, 거칠어진 손, 피부 노화, 진균성 피부염, 건조 피부, 주름, 늘어짐

건성 피부, 노화된 피부, 갈라지는 피부에 사용하면 좋다. 피부를 부드럽고 윤기 있게 만들어준다. 상처를 빨리 낫게 하고 반흔 형성을 촉진하는 효능이 있어, 손상된 피부를 재생하고 회복하는 데에 도움이 된다. 캐럿시드, 장미, 네롤리, 라벤더 등과 블렌딩한 것은 피부 노화 방지 효과가 있다.

주요 사용법
향기 목욕, 마사지, 피부 관리, 모발 관리, 방향욕

블렌딩할 때 알아둘 것
향기를 오래 지속시켜주는 보존제 역할도 한다. 그러나 베티버나 파출리 등과 비교하면 가벼운 인상을 주는 베이스 노트다. 네롤리, 장미, 미르라, 시나몬, 만다린 등, 감귤류, 꽃, 스파이스, 수지 계열의 에센셜오일과 잘 맞는다.

구입할 때 알아둘 것
가격 : 10ml에 3만 1500~7만 원. 보스웰리아 사크라(*Boswellia sacra*)라는 종에서도 프랑킨센스를 추출한다. 생산지와 종에 따라 가격이 다르다.

기타
노트 : 베이스
블렌드 팩터 : 3~4

주의 사항
기본적인 사용법과 사용량을 지키면서 사용한다. 임신 초기에는 사용을 삼간다.

베티버 Vetiver

벼과 *Vetiveria*속

뿌리 | 진정·안정·기력 강화

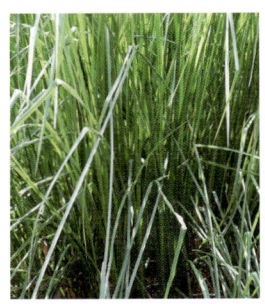

열대 지역에서 길이 2m 정도로 자라는 풀. 예전에는 뿌리나 잎으로 부채, 발, 돗자리 같은 것을 짜고, 거기에 물을 뿌려서 시원한 바람을 일으켰다고 한다. 잎에서는 향기가 거의 나지 않는다. 베티버는 타밀어로 '땅에서 파낸 뿌리' 라는 의미라고 한다.

흙냄새와 함께 달콤한 쿠 위기가 희미하게 느껴지는 중후하고 독특한 향기.

학명 • *Vetiveria zizanioides* 베티베리아 지자니오이데스
주요 산지 • 자바 섬, 인도, 브라질, 레위니옹 섬
추출 부위 • 뿌리(말린 뿌리)
추출 방법 • 수증기 증류법

주요 효능
진정, 항우울, 항경련, 빈혈 예방, 체액의 울체 제거, 피부세포 활성화, 항균, 항바이러스, 탈진균, 면역 기능 강화, 방충 작용

주요 방향 성분
세스퀴테르펜 알코올류 : 베티베롤 50~70%
케톤류 : 베티베론 미량
미량 성분 : 베티본, 베티바줄렌, β-카리오필렌, α-구르주넨

베티버의 주성분인 베티베롤은 신경을 진정시키며, 온몸의 기능을 강화하고 활성화하는 작용을 하는 것으로 알려져 있다. 베티베롤은 단일한 물질이 아니라 쿠시몰, 쿠시놀, 베티셀리네놀 같은 몇 가지 성분의 혼합체다. 항염증 작용을 하는 카마줄렌의 전구체인 베티바줄렌이 포함되어 있는 것이 특징이다. 베티버 에센셜오일은 추출된 후에 잠시 숙성 과정을 거쳐 흙냄새를 가라앉힌 후에 상품으로 출하된다.

어떨 때 사용하면 좋을까?

예를 들어 새로운 학기가 시작되거나 해가 바뀔 무렵이 되면, 새로운 변화를 열망하는 마음에 괜히 들뜨고 조급해지기 쉽다. 이럴 때 초조하고 긴장된 마음을 진정시키고 차분하게 열린 마음이 도록 정리해주는 향이 베티버다.

마음 흥분, 신경과민, 우울 상태, 불면, 월경 전 긴장증, 스트레스성 증상, 정신적 소모, 불안, 의존

신경이 곤두서 있고 감정 기복이 심하며 지나치게 공격적인 태도를 보일 때, 베티버 향기는 일단 마음속의 열기를 식히고 흥분된 감정을 가라앉히며 정신 상태를 안정시킨다. 스트레스에서 비롯된 현기증이나 불면증, 가벼운 우울증, 정신적 피로에 유용하다. 최음 작용도 약간 있다고 한다. 흙냄새 같은 향기는 제1차크라, 제3차크라와 깊은 관계가 있으며, 에너지의 흐름을 정상으로 회복시켜 마음의 정화를 돕는다고 한다. 자신감이 없고 불안정하며 무엇엔가 의존하게 될 때나 정신적인 에너지 소모가 지나칠 때 사용하면 좋다. 이혼이나 사별과 같이 인생에서 충격적인 일을 겪었을 때 사용해볼 것을 권한다. 밤에 자신이 좋아하는 에센셜오일에 베티버 1방울을 섞어 향기 목욕을 하면 좋다.

몸 소화불량, 신경성 위염, 관절염, 근육통, 류머티즘, 피로, 방충, 면역력 저하

본래 문제가 없었던 면역 기능이 스트레스나 과로 때문에 저하되었을 때 사용하면 좋다. 또 위장 기능을 활성화하고 흡수력을 높여주므로, 소화불량 때문에 음식물 섭취와 영양 공급이 잘 안 되고 체중 감소나 빈혈 같은 증상을 겪을 때 도움이 된다. 호르몬 비슷한 작용도 약간 있어서 생리 주기가 일정하지 않을 때나 갱년기 증상이 있을 때 사용해도 좋다. 관절이나 근육의 결합조직을 강화하고 혈액순환을 촉진하므로 류머티즘 등에도 효과가 있다.

피부 여드름, 탄력과 윤기 없는 피부, 두피 관리, 염증, 가려움증, 피부 관리

마음과 피부를 동시에 안정시킨다. 베티버만 단독으로 쓰는 경우는 별로 없으며 다른 에센셜오일에 소량을 섞어서 사용한다. 피부가 지성일 때, 여드름이나 염증이 생겼을 때, 거칠어졌을 때, 노화 현상이 나타났을 때 쓰면 좋다. 네롤리나 감귤 계통의 에센셜오일과 블렌딩하여 탈모 관리에 사용하는 사례도 있다.

주요 사용법
향기 목욕, 마사지, 피부 관리, 모발 관리, 방향욕

블렌딩할 때 알아둘 것
점도가 높아서 잘 흘러내리지 않는다. 향기를 유지시키는 향기 보존력이 강하다. 우디 계열이나 어시 계열의 향을 원할 때 유용하게 쓰이나, 너무 많이 넣으면 전체적으로 베티버 향이 되어버리기 쉽다. 향의 특징이 강한 편이므로 사용량에 주의한다. 감귤류, 클라리세이지, 라벤더, 네롤리, 장미, 샌들우드, 페티그레인, 일랑일랑과 잘 어울린다.

구입할 때 알아둘 것
가격 : 10ml에 1만 9천~4만 원. 베티베롤 성분이 많이 포함되어 있을수록 품질이 좋고 가격도 비싸다. 시간이 지남에 따라 향의 깊이와 아늑함이 더욱 깊어진다. 2년 된 뿌리에서 가장 좋은 에센셜오일이 추출된다.

기타
노트 : 베이스
블렌드 팩터 : 1

주의 사항
향기가 강하므로 소량(베이스 30ml에 1~2방울 정도)을 사용해도 충분하다. 임신 초기에는 사용을 삼간다. 임신 중기나 후기에는 사용할 수 있지만, 이때는 몸 상태에 충분히 주의를 기울여야 한다. 어린아이에게는 사용하지 않는다.

페퍼민트 Peppermint

꿀풀과 *Mentha*속

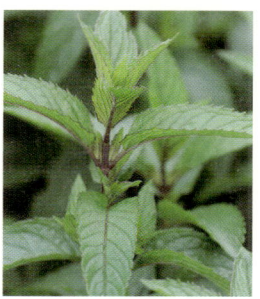

30~70cm로 자라는 여러해살이풀. 민트 종류는 여러 종류를 함께 심으면 금방 교잡종이 생길 정도로 번식력이 강하다. 향기가 자극적이고 톡 쏘는 맛이 있어서, '후추 같은'이라는 뜻의 '피페리타(*piperita*)'라는 종명이 붙었다.

기분이 상쾌한 향기. 톡 쏘는 맛과 달콤함이 느껴지는 깨끗하고 청량한 향기.

학명 • *Mentha piperita* 멘타 피페리타
주요 산지 • 미국, 프랑스, 스페인
추출 부위 • 꽃과 잎(뿌리를 제외한 모든 부분)
추출 방법 • 수증기 증류법

꽃과 잎 | 체온 조절 · 활성 · 두뇌 명석

주요 효능
신경 강화, 두뇌 명석, 체온 조절, 혈압 상승, 간장 기능 강화, 위장 기능 강화, 장내 가스 제거, 진통, 국소 마취 작용, 카타르 증상 제거 작용, 항염증, 항균, 항바이러스, 항진균 작용

주요 방향 성분
- 모노테르펜 알코올류 : L-멘톨 35~50%
- 에스테르류 : 초산멘틸 5~10%
- 케톤류 : 멘톤 15~30%, 풀레곤 미량
- 옥사이드류 : 1,8시네올 5~10%
- 미량 성분 : 리모넨, 멘토푸란

페퍼민트 에센셜오일은 사용 농도에 따라서 다르게 작용한다. 예를 들어 멘톤은 혈압을 높이는 작용을 하지만, 아주 소량을 사용하는 경우에는 오히려 혈압을 떨어뜨린다. 또 L-멘톨은 중추신경을 자극하기도 하고 안정시키기도 한다. 면역 기능도 활성화한다.

어떨 때 사용하면 좋을까?
몸과 마음, 정신에 활력을 불어넣고 싶을 때 사용하면 좋다. 시험이나 발표회 등 긴장되는 순간을 앞두고 있을 때나 흥분을 가라앉히고 평상심을 되찾고 싶을 때 사용해보자. 반대로 지나치게 비관적으로 빠져버릴 때는 활력을 불어넣어주어, 정신적인 균형을 회복할 수 있게 도와준다.

마음
정신적인 피로, 춘곤증, 의욕 저하, 무기력, 영감·직관력 둔화, 기억·집중력 저하, 충격, 분노, 흥분

마음을 강하게 해주고 머리를 맑게 해준다. 새로운 환경에 적응해야 할 때 새로운 방식을 잘 받아들이고 소화할 수 있게 도와주는 에센셜오일이다. 그리고 거기서부터 다시 새로운 발상과 영감을 얻을 수 있게 이끌어준다. 특히 장미나 제라늄과 블렌딩할 것을 추천한다. 레몬, 티트리, 로즈메리(캠퍼, 시네올, 버베논), 주니퍼 등과 블렌딩하여 아침에 사용하면 활력이 넘치는 하루를 시작할 수 있다. 아주 소량을 쓰면 정신을 차분하게 진정시켜준다. 라벤더나 캐모마일 같은 진정 효과가 있는 에센셜오일을 써도 듣지 않았던 불면증에 1방울의 페퍼민트가 효과가 있었던 임상 사례가 있다.

몸
간장 기능 저하, 복부 팽만(장내 가스), 위통, 속쓰림, 설사, 변비, 메스꺼움, 멀미, 저혈압, 갱년기 증상, 두통, 생리통, 요통, 어깨 결림, 관절염, 다리의 피로, 타박상, 염좌, 치통, 잇몸 염증, 감기, 발열, 꽃가루 알레르기, 부비강염, 시차 부적응, 피로

페퍼민트는 여러 방면에 다양하게 쓰인다. 소화기 계통의 기능이 떨어졌을 때, 예를 들면 속이 메스껍고 위가 아프며 소화가 안 되고 설사나 변비 증세가 나타날 때 사용하면 좋다. 또 정맥이나 림프액의 흐름을 촉진하여 혈액순환을 돕고 노폐물 운반을 돕는다. 따라서 부종이 있을 때, 다이어트를 할 때, 콜레스테롤 수치가 높을 때 사용하면 좋다. 라벤더와 블렌딩한 것을 두피와 관자놀이에 바르면, 두통이 완화되는 경우가 많다. 타박상이나 염좌에는 헬리크리슘, 유칼립투스 시트리오도라와 블렌딩하여 사용한다. 항균 작용이 뛰어나므로 장마철의 위생 관리나 냄새 제거에도 유용하다.

피부
진균성 피부염, 상처, 벌레 물림, 여드름, 두드러기, 가려움증, 햇볕에 탄 피부, 지나친 땀

항진균 작용은 약한 편이므로 타임(리날로올 또는 게라니올), 티트리, 팔마로사, 제라늄 등과 섞어서 사용하면 효과가 더 크다. 가벼운 마취 효과와 냉각 효과가 있어서, 피부의 가려움증 또는 얼굴이 달아오르는 것을 완화해준다. 피부가 햇볕에 탔을 때, 벌레에 물렸을 때, 대상포진에 걸렸을 때에 라벤더, 라빈트사라, 티트리 등과 블렌딩해서 사용한 임상 사례가 있다.

주요 사용법
향기 목욕, 마사지, 피부 관리, 모발 관리, 방향욕

블렌딩할 때 알아둘 것
자극성이 강하므로 베이스 30ml에 12방울(농도 2%)을 넣는다면 그중 페퍼민트는 1~3방울 정도를 사용한다. 페퍼민트와 같은 과인 꿀풀과 에센셜오일이나 사이프러스, 티트리, 레몬, 유칼립투스 등과 잘 어울린다.

구입할 때 알아둘 것
가격 : 10ml에 1만 8천~3만 원. 다양하게 사용할 수 있으므로 가장 먼저 구입하는 것이 좋은 에센셜오일 가운데 하나다. 저농약으로 재배한 것, 화학비료와 농약을 사용하지 않고 재배한 것, 완전히 유기재배를 한 것 등이 있다. 원료 식물이 각각 다르므로 용도에 따라 알맞은 것을 확인하고 구입하도록 한다.

기타
노트 : 톱
블렌드 팩터 : 1

주의 사항
피부와 점막을 자극하는 성질이 있다. 피부가 민감한 사람은 주의가 필요하다. 체온을 떨어뜨리는 작용이 있으므로, 고농도로 넓은 부위에 사용하지 않도록 한다. 임신 중이거나 6세 이하의 어린아이, 혈압이 높은 사람, 뇌전증 환자에게는 사용하지 않는다. 동종요법과 병행하여 사용하지 않는다.

베르가모트 Bergamot

운향과 *Citrus*속

달콤함이 적은 상쾌한 향기. 감귤류 중에서는 쌉쌀하고 어른스러운 분위기가 나는 향이다.

학명 • *Citrus bergamia* 키트루스 베르가미아
주요 산지 • 이탈리아, 튀니지, 아프리카
추출 부위 • 과피
추출 방법 • 압착법

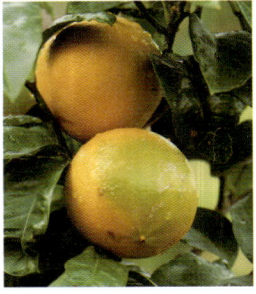

높이 4m 정도로 자라며 과실 크기가 약간 작은 편인 감귤류. 과실은 쓴맛이 있어서 그대로 식용으로 쓰이지는 않으나, 과피는 얼그레이 차의 향료 등으로 사용된다. 18세기에 베르가모트나 네롤리 등을 베이스로 배합해 만들었던 오드콜로뉴 4711은 지금도 생산되고 있다.

과피 | 항스트레스·균형 조절·정신 고양

주요 효능
정신 고양, 진정, 정신 안정, 항우울, 항경련, 장내 가스 제거, 소화 촉진, 항균, 항바이러스, 항진균, 해열 작용

주요 방향 성분
모노테르펜 탄화수소류 : 리모넨 30~40%, γ-테르피넨 2~10%
모노테르펜 알코올류 : 리날로올 10~30%
에스테르류 : 초산리날릴 30~40%
푸로쿠마린류 : 베르가프텐, 베르가모틴, 베르가프톨

다른 감귤류와 달리 리모넨 성분이 적으며, 초산리날릴, 리날로올, γ-테르피넨 성분이 60% 가까이 차지하고 있다. 신경을 진정시키고 스트레스를 완화하는 작용을 하는 것이 특징이다. 최근에 들어 분석된 성분이 약 80종류에 이른다. 푸로쿠마린류의 베르가프텐과 베르가모틴은 저농도로 사용해도 광독성을 나타내므로 주의한다.

어떨 때 사용하면 좋을까?

마음이 무겁게 가라앉고 정서가 불안할 때 사용하면 좋다. 최악의 상태에서 구해주는 에센셜오일. 베르가모트는 모든 길을 양쪽에서 바라볼 수 있게 도와준다. 앞이 안 보이는 검은 구름 속에 갇혀 있을 때 한 줄기 빛처럼 작용하는 향기다.

마음
불면, 흥분, 침울, 걱정, 정서 불안, 우울 상태, 후회하는 마음, 임신 관리, 스트레스

억압된 감정이나 막연한 불안에서 마음을 해방시켜준다. 깊숙한 곳에서부터 서서히 마음이 정리되고 부드럽게 균형 잡힌 정신 상태로 돌아오게 도와준다. 마음이 지나치게 긴장되거나 가라앉으면서 정서불안이 두드러질 때 사용해보자. 평소에 늘 참기만 하는 사람이라면, 프랑킨센스, 제라늄, 라벤더, 네롤리, 베티버 등을 블렌딩한 것이 효과가 있다. 또 심각하게 힘든 일을 겪고 감정이 마비되어 아무것도 느끼지 못하게 된 경우에는 뇌의 시상하부가 안정을 취하도록 도와준다. 임산부, 고령자, 갱년기 여성의 스트레스 관리에도 유용하게 쓰인다.

몸
변비, 설사, 소화불량, 복부 팽만(장내 가스), 식욕 부진, 발작성 복통, 방광염

베르가모트는 정신적인 측면에 크게 작용하는 에센셜오일이지만, 소화기 계통의 기능을 강화해주는 효능도 있다. 연동운동을 촉진하여 변비를 개선하고, 식욕을 증진시키는 한편 조절하기도 하며, 항경련 작용도 하는 것으로 알려져 있다. 특히 신경성 위장 증상에 효과가 있다. 위장의 움직임이 마음 상태와 밀접하게 연관되어 있기 때문에, 정신적인 스트레스로 인한 변비나 설사, 발작성 복통, 식욕 과잉이나 부진 등에 사용하면 좋다. 같은 효능이 있는 네롤리, 펜넬, 페티그레인과 함께 블렌딩해서 쓰면 상승 효과를 기대할 수 있다.

피부
두피의 지루성 피부염, 여드름, 대상포진, 지성 피부, 데오도란트

냄새 제거 효과가 있으므로 데오도란트용 로션에 라벤더, 페퍼민트, 로즈메리(시네올, 버베논), 사이프러스를 함께 블렌딩해서 사용하면 좋다. 항바이러스, 항균 작용이 있으며, 특히 황색포도상구균에 효과가 있다. 지성 피부를 관리할 때도 사용한다. 대상포진에도 효과가 있다고 하며, 이때는 티트리, 라빈트사라, 로만 캐모마일, 유칼립투스(글로불루스, 라디아타)를 블렌딩해서 쓴다.

주요 사용법
향기 목욕, 마사지, 피부 관리, 모발 관리, 향수, 습포, 방향욕

블렌딩할 때 알아둘 것
레몬이나 오렌지에 비하면 향기가 휘발되는 속도가 약간 느리다. 시트러스 계열의 오드콜로뉴에는 반드시 들어가는 에센셜오일이다. 오렌지, 레몬, 레몬그라스, 멜리사, 클라리세이지, 라벤더 등, 허브, 꽃, 감귤류, 잎에서 얻은 에센셜오일과 잘 맞는다.

구입할 때 알아둘 것
가격 : 10ml에 2만~3만 원. 10월 말이나 12월 초순부터 이듬해 3월에 걸쳐 과실을 수확한다. 수확 시기에 따라 향이 다르다. 겨울에 수확하여 추출한 것은 초록빛이 많이 나며 향기가 상쾌하다. 반면 이른 봄에 수확하여 추출한 에센셜오일은 색이 노랗고 초산리날로올 성분이 많아 향기가 더 달콤하다. 최근에는 광독성을 일으키는 푸로쿠마린류를 제거한 제품이 나오고 있다.

기타
노트 : 톱
블렌드 팩터 : 4~5

주의 사항
고농도로 사용하면 피부를 자극한다. 피부가 민감한 사람은 주의가 필요하다. 향정신성 약품, 진정제, 수면제, 뇌전증 치료제, 혈압 강하제를 복용하는 경우에는 동시에 많은 양을 사용하지 않는 것이 좋다. 특히 광독성이 강하므로, 피부에 바른 후 5~6시간은 햇빛이 닿지 않도록 주의한다.

벤조인 Benzoin

때죽나뭇과 *Styrax*속

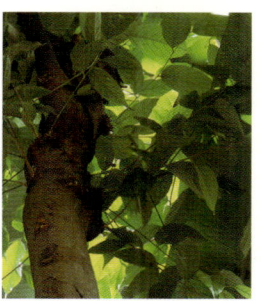

안식향(安息香)이라고도 하는 때죽 나뭇과 나무. 껍질 부분에 수지도(樹脂道)가 있는데, 이곳에 상처를 내면 향기가 좋은 수지가 흘러나오며, 공기에 닿으면 굳어버린다. 고대에는 귀중한 향료로서 의식을 행할 때 사용되었다.

과자나 바닐라 향과 비슷하며, 부드럽고도 섬세한 달콤함이 느껴지는 향기.

학명 • *Styrax benzoin* 스티락스 벤조인
Styrax tonkinensis 스티락스 톤키넨시스
주요 산지 • 라오스, 태국, 수마트라
추출 부위 • 수지
추출 방법 • 수증기 증류법, 유기용제법

> **주요 효능**
> 진정, 진통, 정신 안정, 최음, 정신 고양, 피부 상처 치유, 반흔 형성 촉진, 이뇨, 거담, 카타르 증상 제거, 항균, 항바이러스 작용
>
> **주요 방향 성분** (벤조인종)
> **산류** : 안식향산 10~35%, 계피산 20~80%
> **알데히드류** : 바닐린 2%
> **미량 성분** : 벤즈알데히드, 안식향산벤질, 안식향산코니페릴, 계피산코니페릴

> 벤조인 에센셜오일은 생산지와 종에 따라서 방향 성분의 종류와 함유량이 다르다. 톤키넨시스종은 주성분이 안식향산으로 80% 정도를 차지하고 있으며, 계피산벤질이 5% 정도, 안식향산벤질이 3% 정도 그리고 바닐린이 2% 안팎 들어 있다. 신경 안정 작용, 정신 고양 작용, 폐나 기도의 가래와 점액을 제거하는 작용, 반흔 형성 촉진 작용이 뛰어나다.

수지 | 긴장 완화 · 행복감 · 상처 치유

어떨 때 사용하면 좋을까?

신경이 날카롭게 곤두서고 가시 돋친 말과 행동을 하게 될 때 또는 한동안 그냥 내버려두면 좋겠고 어디 골방 같은 데 혼자 처박혀 있고 싶은 마음이 들 때 사용하는 에센셜오일이다. 특히 만다린과 블렌딩해서 사용할 것을 적극적으로 추천한다.

마음 긴장, 스트레스, 두통, 자신도 모르게 나는 짜증, 피로

마치 과자를 굽는 듯한 달콤한 향기가 아늑하고 따뜻한 느낌을 불러일으킨다. 어두운 가운데 따뜻한 물속에 떠 있는 듯한 이미지. 혼자 조용히 지내고 싶을 때, 아틀라스 시더우드, 만다린, 라벤더와 블렌딩하여 방향욕이나 향기 목욕을 하면 좋다. 베이스 노트로서 향기가 오래 남는다. 분량을 잘 조절하여 블렌딩하면 다정다감한 분위기의 향기가 만들어진다. 달콤한 향기를 좋아하지 않는 사람이라면 마음에 들지 않을 수도 있다. 바닐라 에센셜오일과 향기가 매우 비슷하다. 벤조인으로 그다지 효과를 느끼지 못했다면 바닐라를 써보는 것도 좋다.

몸 감기, 기관지염, 기침, 목이 쉼, 방광염

진정 작용, 항균 작용, 항바이러스 작용이 있다. 또 편안히 긴장을 풀어줌으로써, 혈액순환을 촉진하고 혈압을 떨어뜨린다. 향기 흡입법을 통해서 거담 효과를 얻을 수 있다. 폐나 기관지 같은 호흡기관을 안정시켜, 점막에서 지나치게 분비된 가래나 점액들이 잘 배출되도록 돕는다. 감기에는 유칼립투스(글로불루스, 라디아타)나 라벤더, 티트리 등에 벤조인을 소량 블렌딩해서 사용하면 좋다.

피부 트거나 갈라진 피부, 상처, 동상, 건조한 피부, 피부염, 가려움증, 여드름, 흉터, 켈로이드 피부

상처를 빨리 아물게 하고 새살이 돋는 것을 도우므로, 상처가 났거나 건성 피부 관리에 유용하며 피부 노화에도 아주 좋다. 예를 들어 발꿈치가 갈라졌거나 손이 거칠어졌을 때, 시중에서 판매하는 무향료 크림에 1~2방울 섞어서 사용하면 좋다. 밀랍, 시어버터, 캐리어오일(식물성 오일)을 베이스로 해서 만든 크림에 섞어서 써도 좋다. 캐모마일(로만, 저먼), 제라늄, 라벤더, 티트리, 네롤리, 일랑일랑과 함께 블렌딩해서 쓰는 경우가 많다. 흉터가 보기 흉하게 남는 것을 방지하고자 할 때는 장미, 로즈메리 버베논, 로즈우드, 라벤더, 제라늄과 블렌딩해서 사용하면 좋다.

주요 사용법
향기 목욕, 마사지, 피부 관리, 모발 관리, 방향욕

블렌딩할 때 알아둘 것
점도가 높아서 병에서 잘 흘러나오지 않으므로, 스포이드나 나무 꼬챙이 같은 것으로 떠내어 사용한다. 또는 미리 희석해두면 쓰기가 편하다. 향기를 오래 붙잡아두는 보존제 작용을 한다. 샌들우드, 주니퍼, 로즈우드, 일랑일랑, 미르라, 네롤리, 만다린 등, 나무, 수지, 꽃, 감귤류의 에센셜오일과 잘 어울린다.

구입할 때 알아둘 것
가격 : 10ml에 2만 1천~4만 원. 30%로 희석한 것은 10ml에 2만 1천 원 정도다. 100% 원액 에센셜오일을 구입해도 좋지만, 점도가 높아서 사용하기에 조금 불편하다. 겨울이 되면 딱딱하게 굳기 쉬우므로 따뜻한 곳에 두고 사용한다. 15~30%로 희석한 제품도 판매하고 있다.

기타
노트 : 베이스
블렌드 팩터 : 1~2

주의 사항
향기가 강하므로 소량(베이스 30ml에 1~3방울 정도)을 사용해도 충분하다. 임신 초기에는 사용을 삼간다.

스위트 마저럼 Sweet Marjoram

꿀풀과 *Origanum*속

약간 날카로우면서도 따뜻하고 안정감 있는 스파이스 계열의 허브 향기.

학명 • *Origanum majorana* 오리가눔 마요라나
주요 산지 • 이집트, 튀니지, 스페인, 프랑스
추출 부위 • 꽃과 잎(꽃이 핀 끝부분)
추출 방법 • 수증기 증류법

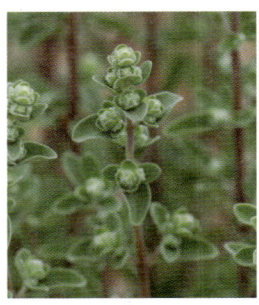

본래는 여러해살이풀인데, 추위에 약해서 한해살이풀로 재배되는 경우가 많다. 높이 20~50cm 정도로 자라며, 잎사귀는 귀여운 달걀 모양이고 하얀 조개 같은 모양의 꽃이 핀다. 주로 향신료로 많이 사용되나 잎사귀를 따서 그대로 먹기도 한다.

주요 효능
진정, 자율신경 조절, 정신 안정, 신경 강화, 혈압 강하, 위장 기능 강화, 혈액순환 촉진, 항경련, 성욕 억제, 항바이러스, 항균, 항진균 작용

주요 방향 성분
모노테르펜 탄화수소류 : γ-테르피넨 10~20%, α-테르피넨 2~10%, 사비넨 2~10%, 리모넨 미량, β-펠란드렌 미량
모노테르펜 알코올류 : 테르피넨4올 10~25%, α-테르피네올 미량, 투자놀 미량
세스퀴테르펜 탄화수소류 : β-카리오필렌 미량
에스테르류 : 초산테르피닐 미량, 초산리날릴 미량

γ-테르피넨, α-테르피넨, 테르피넨4올이 전체의 50% 가까이 차지하고 있어서 티트리와 약간 비슷하다. 전체적으로 감염증을 억제하고, 신경을 안정시키며, 근육이 결리고 아픈 것을 가라앉혀주는 효능이 뛰어나다. 테르피넨4올은 부교감신경을 강화하고 진통 작용, 항염증 작용을 한다.

어떨 때 사용하면 좋을까?
위장 상태도 안 좋고 너무 피곤해서 어깨 등이 딱딱하게 뭉쳐 있을 때 사용하면 좋다. 정신 피로나 무기력감에도 유용한 에센셜오일이다. 고독하다는 기분이 들 때, '산의 기쁨'이라는 의미의 '오리가눔(Origanum)'이란 말 그대로 기쁨을 주고 마음을 위로해준다.

[마음] 흥분, 격정, 공포, 불안, 공황, 우울 상태, 정신적 피로, 불면, 자율신경의 불균형
부교감신경의 기능을 강화하고 자율신경계의 균형을 조절해준다. 호흡, 음식물 소화, 수면, 식욕, 성욕 등 다양한 문제와 증상을 완화하는 효과가 있다. 공황 상태가 되거나 지나친 긴장감, 불안감, 우울함이 이어질 때, 위장 상태가 안 좋거나 식욕이 없을 때에 사용하면 좋다. 지나치게 흥분하거나 신경과민으로 불면증이 나타날 때는 일랑일랑, 라벤더, 네롤리, 오렌지 등에 살짝 첨가해 사용한다.

[몸] 생리불순, 생리통, 갱년기 증상, 고혈압, 가슴 두근거림, 냉증, 부종, 두통, 만성피로, 위통, 메스꺼움, 멀미
자율신경의 균형을 조절하고 혈액순환을 도우며 체온과 혈압, 심장 박동 상태를 바로잡아준다. 마저럼을 로즈메리 시네올, 클라리세이지, 라벤더와 블렌딩해서 쓰면 고혈압이나 가슴 두근거림, 냉증, 부종에 뛰어난 효과가 있다. 신경성 위통이나 복통, 변비에는 장미, 로만 캐모마일, 바질, 감귤류의 에센셜오일을 블렌딩해서 사용한다. 호흡이 얕고 숨 쉬기가 힘들 때는 마저럼과 라벤더, 프랑킨센스, 오렌지를 섞어서 향기를 흡입하면 좋다.

[몸] 건초염(腱鞘炎), 관절염, 류머티즘, 근육 통증이나 경련, 테니스엘보, 어깨 결림, 다리의 피로, 신경통, 요통
염증이나 통증을 억제하고, 근육이 결리거나 경련이 일어나는 것을 가라앉혀준다. 경련성 기침이 날 때는 물론이고, 어깨 결림이나 신경통, 요통, 생리통에 효과가 있다. 블랙페퍼나 진저 같은 스파이스 계열 에센셜오일 또는 주니퍼, 스코치파인, 로즈메리(캠퍼, 시네올) 등은 국소적으로 체온을 높여주고 통증 유발 물질을 배출하도록 돕는 작용을 하는데, 이들과 마저럼을 함께 블렌딩해서 사용하면 통증 완화 효과가 더욱 강하게 나타난다.

[피부] 진균성 피부염, 여드름, 지성 피부
항진균 작용과 항균 작용을 하므로, 같은 성분이 들어 있는 다른 에센셜오일과 함께 블렌딩하여 여드름이나 무좀 관리에 사용하는 경우가 많다.

주요 사용법
향기 목욕, 마사지, 피부 관리, 모발 관리, 방향욕

블렌딩할 때 알아둘 것
라벤더, 샌들우드, 네롤리와 같이 진정 작용을 하는 에센셜오일, 스파이스와 허브, 꽃, 나무에서 얻는 에센셜오일과 잘 어울린다.

구입할 때 알아둘 것
가격 : 10ml에 1만 8천~3만 2천 원. 마저럼은 오랜 역사가 있는 식물로서, 똑같은 이름을 가진 식물이 몇 가지 있으니 혼동하지 않도록 주의한다. 학명이 티무스 마스티키나(*Thymus mastichina*)인 스패니시 마저럼은 타임과 같은 속의 식물이고, 와일드 마저럼은 오레가노의 별명이다.

기타
노트 : 미들
블렌드 팩터 : 3~4

주의 사항
임신 초기에는 사용을 삼간다. 임신 중기나 후기에는 사용할 수 있지만, 이때는 몸 상태에 충분히 주의를 기울여야 한다. 자동차를 운전하거나 집중해야 할 일이 있을 때는 사용하지 않는다.

머틀 Myrtle

도금양과 *Myrtus*속

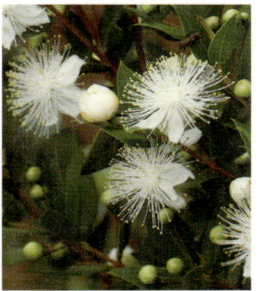

유칼립투스와 향기가 비슷하나 머틀이 좀 더 우아하고 달콤하며 섬세한 느낌을 준다.

학명 • *Myrtus communis* 미르투스 콤무니스
주요 산지 • 튀니지, 호주, 코르시카 섬, 프랑스
추출 부위 • 잎
추출 방법 • 수증기 증류법

은매화 또는 미르테라고도 부른다. 지중해 연안 지방에서 자생하는 상록 관목으로 우아한 꽃이 핀다. 미의 여신 비너스가 이 나무로 벗은 몸을 가렸다는 데서 순결, 젊음, 아름다움을 상징하는 꽃이 되었다. 결혼식 때 신부의 화관을 꾸미는 데에도 쓰인다.

잎 | 최면 · 진정 · 항감염

주요 효능
진정 작용, 최면, 카타르 증상 제거, 진해, 거담, 체액의 울체 제거, 간장 기능 강화, 피부 수렴 작용, 피부세포 활성화, 항균, 항바이러스, 면역 기능 강화 작용

주요 방향 성분
모노테르펜 탄화수소류 : α-피넨 20~30%, 리모넨 10~15%
옥사이드류 : 1,8시네올 20~30%
모노테르펜 알코올류 : 리날로올 미량, 네롤 미량, α-테르피네올 미량, 게라니올 미량
에스테르류 : 초산미르테닐 10~15%, 초산리날릴 미량, 초산게라닐 미량, 초산테르피닐 미량

α-피넨과 1,8시네올이 주성분이다. 호흡기 문제를 개선하는 데 효과가 있으며, 이와 동시에 졸음을 유발하고 긴장 이완 작용을 한다는 것이 특징이다. 유칼립투스와 같은 자극적인 분위기는 별로 느낄 수 없다. 생산지에 따라서 1,8시네올 성분이 50%에 이르기도 하는 등 성분 비율에 차이가 있다.

어떨 때 사용하면 좋을까?

감기 기운이 있거나 쌓인 피로가 느껴질 때 사용할 것을 추천한다. 라빈트사라나 유칼립투스(글로불루스, 라디아타)가 갖고 있는 효능이 조금 더 부드러운 형태로 나타나는 에센셜오일이라 할 수 있다. 졸음을 유발하므로 불면증이 있는 사람이 쓰면 좋으며, 어린아이에게도 사용할 수 있다.

마음 | 불면, 심신 증상, 무기력, 분노, 불안, 질투, 비정상적인 물욕

마치 천사들로 둘러싸여 있는 듯한 느낌 속에, 가볍고 즐겁고 밝게 통통 튀는 듯한 기분을 만들어주는 향기. 자기 자신 안에 있는 아름다움과 명랑한 마음을 들여다볼 수 있게 해준다. 그리스 신화의 날개 달린 샌들을 신은 헤르메스처럼 가볍게 한 걸음을 내딛고, 자기가 좋아하는 것들을 스스럼없이 즐길 수 있도록 도와준다. 평온하게 진정시켜주고, 마음의 균형을 잘 조절해준다.

몸 | 소화불량, 기관지염, 인두염, 감기, 인플루엔자, 만성 기침, 알레르기성 천식, 중이염, 정맥류, 방광염, 면역력 저하

코, 인두, 기관지, 폐에 이르는 호흡기관의 감염증에 매우 유용하게 쓰인다. 가래와 같은 점액을 배출하는 효능이 있다. 특히 만성 기관지염이 있을 때 사이프러스를 블렌딩하여 사용하면 마른기침과 목의 통증을 줄일 수 있다. 어린아이한테도 적절히 희석하여 사용할 수 있다. 아이들은 대체로 이 향기를 싫어하지 않으므로, 아이들 방에 향기 확산법을 실행하는 것도 좋다. 항균, 항바이러스 작용과 함께 면역 기능을 강화하는 작용이 있어서, 우리 몸이 본래 갖고 있는 치유력을 더욱 높여준다. 티트리, 라벤더, 유칼립투스(글로불루스, 라디아타), 감귤류의 에센셜오일과 함께 사용하면 효과가 더욱 좋다. 감염증에 자주 걸리는 사람에게 특히 유용하다. 간장과 갑상선 기능을 강화하는 작용이 있다고 하며, 실제로 간장과 갑상선 기능에 문제가 있는 경우에 적용하는 임상 사례가 있다.

피부 | 피부 노화, 주름·여드름 방지, 피부 염증, 모공 확장, 상처, 건선, 모발 관리

피부 수렴 작용을 하며, 건강한 피부를 유지할 수 있게 도와준다. 주름살과 여드름을 예방하고, 노화가 시작된 피부에 활력을 불어넣어주며, 염증을 가라앉힌다. 라벤더, 제라늄, 네롤리, 장미처럼 피부를 건강하게 가꾸어주는 효능이 있는 에센셜오일과 블렌딩해서 쓰면 윤기 있고 젊은 피부를 유지할 수 있다. 두피에 기름기가 많거나 비듬이 있을 때는 머틀을 멜리사, 라벤더, 로즈메리(시네올, 버베논), 시더우드와 함께 블렌딩하여 샴푸에 섞어 쓰면 좋다.

주요 사용법
향기 목욕, 마사지, 피부 관리, 모발 관리, 방향욕

블렌딩할 때 알아둘 것
사이프러스, 주니퍼, 타임, 멜리사, 라벤더, 베르가모트, 로즈우드 등, 허브, 감귤류, 나무에서 얻는 에센셜오일과 잘 맞고, 티트리, 유칼립투스 같은 도금양과의 에센셜오일과도 잘 어울린다.

구입할 때 알아둘 것
가격 : 10ml에 1만 6천~2만 2천 원. 레드머틀(Red Myrtle)이라고 부르는 모로코산 머틀은 1,8시네올이 30~40%, α-피넨이 20~30%, 초산미르테닐이 10~15%로서 성분에 차이가 난다. 따라서 코르시카나 튀니지에서 생산된 것과는 효능도 다른데, 항경련 작용이나 울혈 제거 작용은 더 강력하나 호흡기에 작용하는 효능은 약간 약하다.

기타
노트 : 톱
블렌드 팩터 : 3

주의 사항
기본적인 사용법과 사용량을 지키면서 사용한다.

만다린 Mandarin

운향과 *Citrus*속

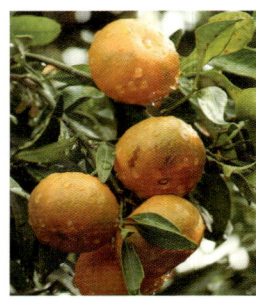

향이 매우 달콤하며 아이들도 좋아하는 향기.

학명 • *Citrus reticulata* 키트루스 레티쿨라타
주요 산지 • 이탈리아, 스페인, 미국
추출 부위 • 과피
추출 방법 • 압착법

나무의 크기가 비교적 자그마한 감귤류로서 잎사귀에 광택이 있다. 원산지는 중국이며 몇 가지 종류가 있는데, 일본의 온주 밀감도 만다린의 한 종류에 속한다. 과실이 완전히 성숙하기 직전인 10월 말에서 11월 말 정도에 에센셜오일을 추출한다.

주요 효능
진정, 자율신경 조절, 항우울, 항불안, 항경련, 장내 가스 제거, 소화 촉진, 혈액순환 촉진, 항균, 항바이러스

주요 방향 성분
모노테르펜 탄화수소류 : 리모넨 70~80%, γ-테르피넨 10~20%, α-피넨 미량, β-피넨 미량, β-미르센 미량
에스테르류 : 안트라닐산메틸 미량, 초산벤질 미량

만다린의 특성을 결정하는 것은 주성분인 리모넨과 미량 성분인 초산벤질, 안트라닐산메틸, 리날로올이다. 안트라닐산메틸은 항불안 효능이 있어서 우울한 감정이나 불안함을 완화하고 잠을 잘 자게 도와준다고 한다. 만다린의 잎에는 이 성분이 과실보다 많아 50% 이상 들어 있다(만다린의 잎에서 얻은 에센셜오일을 페티그레인 만다린이라 한다).

어떨 때 사용하면 좋을까?

주변 사람들에게는 물론이고 자기 자신에게도 따뜻하고 평화로운 마음으로 다가가고 싶을 때 사용하는 에센셜오일. 마음이 편안해지고, 얼굴에 미소가 떠오르며, 응석을 부리고 싶은 기분이 돈다. 정서불안을 보이는 어린아이에게도 효과가 있으며, 특히 배를 마사지해주면 좋다.

[마음] 불면, 흥분, 긴장, 걱정, 지나친 생각, 불안, 두려움, 우울 상태, 분노, 공격성, 자율신경의 불균형, 마음의 동요, 스트레스

감귤 계통의 에센셜오일은 교감신경을 진정시키고 긴장을 완화하는 효과가 뛰어나다. 자신도 모르게 늘 어깨에 힘이 들어가 있고 경직되어 있으나 본인은 그럴 의도가 없었기 때문에 그 피로함을 깨닫지 못하고 있는 사람이나, 자기 자신에게 요구하는 것이 엄격하고 이상적인 것을 추구하는 경향이 있는 사람에게 추천하고 싶은 에센셜오일이다. 사소한 일에 고민 반응을 보이거나 피로에 지쳐 있을 때 사용하면 좋다. 어른이나 아이 모두가 만족감을 느끼고 정신적인 안정감을 얻을 수 있다. 아주 연한 농도로 희석한 부드러운 향기는 애완동물도 좋아한다. 잎에서 얻은 페티그레인과 블렌딩하면 상승 효과를 얻을 수 있다. 방향욕은 신경성 천식 발작을 예방하는 데에도 좋다. 뇌하수체를 안정시키는 효과가 있다고 하며, 내분비계의 균형이 깨졌을 때 사용한 임상 사례가 있다.

[몸] 변비, 설사, 소화불량, 복부 팽만(장내 가스), 식욕 부진, 발작성 복통, 위통, 딸꾹질, 생리통, 고혈압, 천식 예방

스트레스성 위염이나 위궤양이 있을 때, 설사와 변비를 반복할 때, 소화불량 또는 메스꺼움을 느낄 때, 공기를 들이마셔 배에 가스가 가득 차 있을 때 사용하면 좋다. 어린아이가 배가 아프다고 할 때는 만다린, 로만 캐모마일, 라벤더를 블렌딩해서 쓰면 좋다.

[피부] 피부 노화 방지, 여드름, 탈모 예방과 모발 관리, 냄새 제거, 데오도란트, 임신선 예방, 임신 관리

피부를 부드럽고 윤기 있게 가꾸어준다. 얼굴에 사용하는 오일이나 로션에 소량을 넣어 사용하면 좋다. 또 임신을 하면 임신선이 생기거나 체중이 급격히 증가하여 피부가 틀 수 있는데, 이런 것을 예방하고 피부 조직을 강화하고 싶을 때 라벤더나 네롤리를 함께 블렌딩해서 사용한다. 탈모를 예방하고, 비듬을 없애며, 지성 두피를 관리할 때에도 유용하게 쓰인다. 향기가 좋아서 냄새 제거 작용과 데오도란트 효과도 뛰어나다. 노인들의 체취 예방에는 물론이고, 중고등학생용 로션 등에 사용해도 아주 좋다.

주요 사용법
향기 목욕, 마사지, 피부 관리, 모발 관리, 향수, 습포, 방향욕, 향기 흡입

블렌딩할 때 알아둘 것
감귤류 중에서는 향기가 오래 지속되는 편이다. 블렌딩이 잘못되었다 싶을 때 만다린을 소량 첨가하면 향기가 무난하게 조절된다. 일랑일랑, 네롤리, 오렌지, 벤조인, 페티그레인, 로즈우드, 제라늄 등, 꽃이나 감귤류, 수지, 허브에서 얻은 에센셜오일과 잘 맞는다.

구입할 때 알아둘 것
가격 : 만다린은 10ml에 2만~3만 원이고, 만다린의 변종인 탄제린에센셜오일은 10ml에 1만 6천~2만 원이다. 탄제린의 학명은 *Citrus reticulata var. tangerine*. 종 이름 뒤에 변종 이름을 쓴다. 리모넨이 약간 많으며 오렌지 같은 달콤한 향기가 나는데, 작용은 만다린과 거의 같다고 보아도 무방하다.

기타
노트 : 톱
블렌드 팩터 : 4

주의 사항
고농도로 사용하면 피부를 자극한다. 피부가 민감한 사람은 주의가 필요하다. 고농도로 오랜 기간 연속적으로 사용하는 것은 삼간다. 광독성이 낮은 것으로 알려져 있으나, 피부에 바른 후에는 햇빛이 닿지 않도록 주의한다.

미르라 Myrrh

감람과 *Commiphora*속

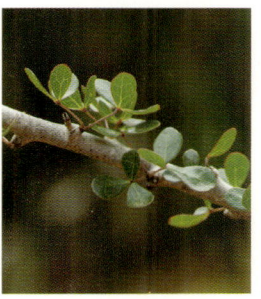

스파이시한 발삼 향으로 쓴맛과 대운맛이 나며, 마치 약과 같은 느낌을 주는 향기다.

학명 • *Commiphora molmol* 콤미포라 몰몰
주요 산지 • 인도, 소말리아, 에티오피아
추출 부위 • 수지
추출 방법 • 수증기 증류법

가시가 나 있는 관목으로, 나무껍질에서 적갈색 수지가 스며 나온다. 'Commiphora'라는 속명은 그리스어로 '고무(kommi)'라는 말과 '생산하다(phoreo)'라는 말에서 왔다. 아기 예수가 탄생했을 때 동방박사가 가져온 선물 중 하나인 몰약이 바로 미르라다.

주요 효능
진정, 최음, 면역 기능 강화, 항염증, 피부 상처 치유, 반흔 형성 촉진, 피부 수렴 작용, 피부세포 활성화, 항균, 항바이러스 작용

주요 방향 성분
세스퀴테르펜 탄화수소류 : 린데스트렌 20~40%, 쿠르제렌 15~25%, 푸라노에우데스마디엔 20~40%, α-코파엔 미량, β-엘레멘 미량, δ-엘레멘 미량
케톤류 : 메틸이소부틸케톤 미량
세스퀴테르펜 알코올류 : 카디놀 미량

약간 매운 듯도 하고 약 냄새 같기도 한 미르라의 향기는 수지 특유의 깊은 느낌과 함께 몸과 마음에 천천히 구석구석 스며든다. 세스퀴테르펜 탄화수소류가 주성분으로서 진통, 항염증, 항소양증, 감염증 예방 작용이 있다. 그 밖에도 미르라 특유의 정신적인 효능이 있으며, 입안의 염증이나 상처를 빨리 낫게 하는 작용을 한다. 주로 정신적인 측면에 도움을 주며, 구강 관리에 사용되기도 한다.

수지 | 내면의 고요함 · 안정 · 상처 치유

어떨 때 사용하면 좋을까?

꿈꾸고 있는 듯한 느낌이 들 때 사용하면 좋은 에센셜오일. 미르라는 고양된 마음 상태를 억압하지 않으면서 현실 속에서 안정감을 되찾게 도와주는 힘이 있다. 고대 이집트에서는 사람들을 잠재우고 불안감을 진정시키는 데 키피라는 향료를 사용했는데, 해가 지면 이 키피에 미르라를 넣어서 불에 태워 연기를 냈다고 한다.

마음
우울 상태, 고집, 강박관념, 공황, 공포, 극도의 불안, 고독함, 슬픔, 불면, 거식증, 성적인 문제

프랑킨센스와 같은 감람과 식물에서 얻은 에센셜오일로서, 고대에는 귀중한 향료로 쓰였다. 병든 사람을 구해주는 의사를 상징하는 나무이기도 하다. 톡 쏘는 듯한 향기를 맡으면, 머릿속에서부터 목을 거쳐 가슴까지 시원해지면서 불필요한 힘이 빠져나가 편안해진다. 마음의 고요함과 평화로움을 가져다주며, 꿈과 희망을 현실화해 나가는 데에 힘이 되어준다. 마저럼, 로만 캐모마일, 네롤리, 장미, 로즈우드, 진저, 시나몬, 일랑일랑과 블렌딩한 것을 성욕 감퇴와 발기부전, 섭식 장애, 공황 증세에 사용한 임상 사례가 있다. 이들 증세는 모두 심리적인 요인과 관련이 있기 때문에, 에센셜오일을 선택할 때에는 정신 상태나 감정을 신중하게 고려할 필요가 있다.

몸
갑상선 기능의 문제, 설사, 소화기관의 기증 저하, 잇몸 염증, 구내염, 인두염, 기관지염, 감기

클로브, 페퍼민트, 로만 캐모마일, 티트리, 레몬과 블렌딩해서 치약이나 양치액을 만들어 사용하면 구내염이나 잇몸 염증을 예방할 수 있다. 소화기관의 움직임을 자극하고 싶을 때는 배를 부드럽게 누르면서 시계 방향으로 마사지한다. 미르라는 백혈구를 활성화하고, 마치 기도나 폐의 소독제 같은 역할을 한다. 그러므로 기관지염이나 감기에 걸렸을 때 유칼립투스(글로불루스, 라디아타)나 티트리와 블렌딩해서 사용하면 좋다. 갑상선을 활성화하여 기능 이상을 바로잡아주는 효능이 있다는 견해도 있다.

피부
피부 궤양, 트고 갈라진 피부, 거친 손, 무좀, 습진, 건선, 가려움증, 여드름, 치질, 상처

미르라는 미라를 만들 때 사용되었을 정도로 살균 소독 작용이 뛰어나다. 상처가 난 곳에 자꾸 진물이 나거나 잘 낫지 않을 때 사용하면 좋다. 가려움증이나 염증을 완화해주는 세스퀴테르펜 계열의 방향 성분이 많으므로 피부 염증에도 많이 쓰인다. 발뒤꿈치가 건조해서 갈라질 때나 수유로 유두가 갈라졌을 때, 라벤더, 제라늄, 록로즈와 블렌딩해서 사용하면 도움이 된다.

주요 사용법
향기 목욕, 마사지, 피부 관리, 모발 관리, 방향욕

블렌딩할 때 알아둘 것
어시 계열 또는 오리엔탈 계열 향기를 만들고 싶을 때 사용한다. 클로브, 프랑킨센스, 라벤더, 베르가못, 페티그레인, 장미 등, 허브나 감귤류, 꽃, 스파이스, 수지에서 얻는 에센셜오일과 블렌딩하면 흙냄새 같은 인상을 연출할 수 있다. 향기를 붙잡아두는 보존제 역할도 한다.

구입할 때 알아둘 것
가격 : 10ml에 5만 2천~6만 원. 일반적으로 미르라 에센셜오일의 라벨을 보면 학명이 '*Commiphora myrrha*' 또는 '*Commiphora molmol*' 또는 '*Commiphora myrrha var. mol mol*'이라고 쓰여 있는데, 모두 같은 종이므로 어느 쪽을 써도 무방하다.

기타
노트 : 베이스
블렌드 팩터 : 1~2

주의 사항
향기가 강하므로 소량(베이스 30ml에 1~3방울 정도)을 사용해도 충분하다. 임신 초기에는 사용을 삼간다. 임신 중기나 후기에는 사용할 수 있지만, 이때는 몸 상태에 충분히 주의를 기울여야 한다.

멜리사 Melissa

꿀풀과 *Melissa*속

우울한 기분을 없애주며, 레몬과 같은 청량감이 있는 향기.

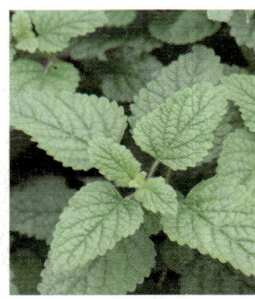

학명 • *Melissa officinalis* 멜리사 오피키날리스
주요 산지 • 프랑스
추출 부위 • 꽃과 잎
추출 방법 • 수증기 증류법

레몬밤이라고도 한다. 벌이 좋아한 다고 해서 '꿀벌(melissa)'이라는 말에서 속명이 유래했다고 한다. 높 이 40cm 정도로 자란다. 옛날부터 강심제 또는 생명력을 강하게 북돋 아주는 만병통치약으로 알려져왔으 며, 베네딕트 수도원에서는 멜리사 물을 만들어왔다.

주요 효능
진정, 항우울, 진통, 항염증, 항경 련, 소화 촉진, 혈압 강하, 담즙 분비 촉진, 결석 용해 작용, 항균, 항바이러스, 항진균 작용

주요 방향 성분
알데히드류 : 시트랄 25~45%, 시트로넬랄 ~5%
세스퀴테르펜 탄화수소류 : β-카리오필렌 10~30%, 게르마크렌 D 5~15%
모노테르펜 알코올류 : 게라니올

진통 효능이 뛰어나며, 강심 작용과 항알레르기 작용을 하는 것이 특징이다. 시트랄은 항히스타민 작용이 나 항균 작용, 항진균 작용이 뛰어나지만, 피부 자극성도 강하기 때문에 사용 농도에 주의해야 한다. 시트 랄은 게라니알과 네랄의 혼합체인데, 두 가지의 비율이 생산지나 증류 연도에 따라서 조금씩 다르다.

어떨 때 사용하면 좋을까?

기분이 울적하고 무거운 상태에서 벗어나서 몸과 마음의 불균형을 바로잡을 수 있게 도와준다. 생기를 회복시켜주는 에센셜오일이다. 제3, 제4차크라를 활성화하여 고통이나 충격을 완화해주며, 몸과 마음과 영혼을 일체화하는 힘 이 있다.

마음
동요, 정신적 피로, 조증·우울증 상태, 감정의 억압, 비탄, 흥분, 분노, 욕구불만, 긴장, 히스테리, 무기력, 갱년기, 불면

내면의 세계에 생기를 불어넣어 활성화하는 향기다. 정신을 안정시켜 감정의 균형을 바로잡고 마음 을 가라앉힌다. 울증이나 조증 상태, 가슴을 쥐어짜는 듯이 괴롭고 참을 수 없을 때 또는 완전히 짓 눌려 있는 듯한 기분이 들 때 사용하면 좋다. 스트레스가 심할 때나 신경과민, 신경쇠약 상태일 때 에도 유용하다. 또 이런 정신 상태에서 비롯되는 다양한 심신 증상들, 예를 들면 협심증이나 고혈 압, 가슴 두근거림, 공황 상태, 과호흡, 현기증, 두통, 불면증 등에도 좋다. 정신적, 신체적으로 피로 하여 사소한 일에도 쉽게 화가 날 때 너그러운 마음을 되찾을 수 있게 도와준다.

몸
소화불량, 메스꺼움, 위경련, 발작성 복통, 간 기능 저하, 담낭 결석, 두통, 요통, 생리통, 어깨 결림, 꽃가루 알레르기

담즙 분비 기능과 소화 기능을 높여준다. 스트레스성 소화불량이나 메스꺼움 등의 증상이 있을 때 쓰면 좋다. 로즈메리 버베논, 마저럼, 라벤더와 블렌딩해서 쓸 것을 추천한다. 멜리사 차를 마셔도 같은 효과를 기대할 수 있다. 위통이나 생리통 같은 몸의 통증을 완화하는 데에 유용하다.

피부
진균성 피부염, 알레르기성 피부염, 대상포진, 두드러기, 가려움증, 벌레 물림, 햇볕에 탄 피부, 모발 관리, 땀

두피나 머리카락이 지나치게 지성일 때는 라벤더, 아틀라스 시더우드와 블렌딩한 것을 샴푸에 섞어 사용한다. 피부 가려움증을 완화하는 데에 멜리사 방향 증류수에 장미, 티트리, 로만 캐모마일, 라 벤더를 블렌딩해서 사용한 임상 사례가 있다. 간접적이긴 하지만 향기 목욕이나 방향욕으로 긴장을 완화하는 것도 알레르기 대책으로 효과가 있다. 대상포진에 걸렸을 때 멜리사를 장미, 티트리와 블 렌딩해서 사용하면 항바이러스 작용, 진통 작용, 마음의 진정 효과를 기대할 수 있다.

주요 사용법
향기 목욕, 마사지, 피부 관리, 모발 관리, 방향욕

블렌딩할 때 알아둘 것
레몬이나 레몬그라스, 시트로넬라와 같은 시트랄 성분이 많은 에센셜오 일을 비롯해 캐모마일, 제라늄, 로즈 우드, 라벤더, 머틀 등의, 감귤류, 꽃, 허브, 나무의 잎에서 얻는 에센셜오 일과 잘 맞는다.

구입할 때 알아둘 것
가격 : 10ml에 24만~34만 원. 100% 의 순수 멜리사 에센셜오일은 가격 이 매우 비싸다. 가격이 싼 경우에는 희석한 것이거나, 시트로넬라나 레 몬그라스처럼 향기가 비슷한 다른 에센셜오일과 혼합한 것일 수 있으 므로 잘 확인한다. 소량(1~5ml) 단 위로도 구입할 수 있다.

기타
노트 : 미들
블렌드 팩터 : 1

주의 사항
고농도로 사용하면 피부를 자극한 다. 피부가 민감한 사람은 주의가 필 요하다. 효능이 강하므로 소량(베이 스 30ml에 1~3방울 정도)을 사용해 도 충분하다. 임신 중에는 사용하지 않는다. 녹내장이 있는 경우에는 과 도하게 사용하는 것을 피한다.

서양톱풀 Yarrow

국화과 Achillea속

약간 스파이시한 분위기가 느껴지는 달콤한 허브 계열 향기.

학명 • Achillea millefolium 아킬레아 밀레폴리움
주요 산지 • 프랑스, 헝가리
추출 부위 • 꽃
추출 방법 • 수증기 증류법

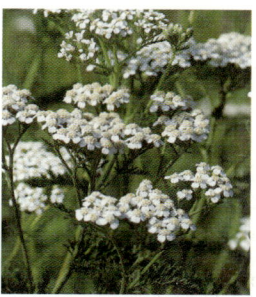

높이 60~80cm로 자라는 여러해살이풀. Achillea라는 속명은 그리스 신화의 영웅 아킬레우스와 관련이 있다. '밀레폴리움(*millefolium*)'은 '천 개의 잎'이라는 의미인데, 작은 잎이 깃털처럼 작게 갈라져 있는 모습에서 그런 이름이 유래했다.

주요 효능
진정, 항염증, 항소양증, 항경련, 거담, 호르몬 조절, 통경, 담즙 분비 촉진, 지방 연소 촉진, 피부 상처 치유, 반흔 형성 촉진, 항균, 항바이러스 작용

주요 방향 성분
- 모노테르펜 탄화수소류 : β-피넨 ~5%, 파라시멘 ~5%
- 케톤류 : 캠퍼 5~20%, 투존 10~15%
- 옥사이드류 : 1,8시네올 ~10%
- 세스퀴테르펜 탄화수소류 : 카마줄렌 5~30%, 게르마크렌 D 10~13%
- 미량 성분 : 디하이드로아줄렌, 보르네올, 초산보르닐

캠퍼, 투존, 1,8시네올, 카마줄렌이 있어서 호르몬 조절 작용, 카타르 증상 제거 작용, 거담 작용, 항염증, 항알레르기 작용을 하는 것이 특징이다. 에센셜오일이 아줄렌블루라는 짙은 감색을 띠고 있으므로, 사용할 때 옷 등에 묻지 않도록 주의한다.

어떨 때 사용하면 좋을까?

차분하면서도 달콤한 향기가 축 처진 기분을 밝게 이끌어준다. 혈액순환을 촉진하고 심신의 기능을 강화하며, 밝고 긍정적인 기분을 가질 수 있게 도와준다. 아주 조금만 사용해도 충분히 향기가 느껴지는 에센셜오일이다.

마음 | 억압된 분노, 욕구불만, 울화, 깊은 슬픔, 불만, 신경과민, 정신적 소모

마음에 묻어둔 과거의 상처나 분노의 감정을 치유해주고 감정 덩어리를 제거해주는 에센셜오일이다. 정신적인 측면에 사용할 때는 아주 낮은 농도로 희석해서 써야 한다. 고대에는 피가 생명의 본질을 운반해준다고 믿었다. 그래서 고대인들은 부드럽게 심장을 자극하고 혈액순환을 촉진하는 서양톱풀을 소중하게 여겼으며, 나아가 이것이 사랑을 지켜주고 악령으로부터 몸을 보호해준다고 믿었다. 교회에서 흔히 가꾸었던 허브이기도 하다. 약한 정신을 지켜주고 타인과의 경계선을 분명히 해서 주변의 영향을 받지 않게 도와준다. 환경이나 다른 사람의 영향을 쉽게 받아서 정신적인 에너지 소모가 큰 사람에게 알맞은 에센셜오일이다.

몸 | 신경통, 관절염, 류머티즘, 좌골신경통, 냉증, 생리불순, 생리통, 저혈압, 요통, 복통, 간 기능 저하

투존은 여성호르몬인 에스트로겐과 비슷한 작용을 하는 성분으로서, 여성 생식기관의 기능을 바로 잡아주고 생리 주기를 정상화하여 갱년기 증상을 완화한다. 반면에 뇌 등의 중추신경계에 강한 독성을 나타내는 성분이기도 하므로, 사용 기간이나 사용량에 주의를 기울여야 한다. 혈액순환을 촉진하고 근육을 이완시켜 해독 작용을 돕기 때문에 관절염, 염좌, 류머티즘 같은 증상을 완화하려는 목적으로 블렌딩하는 경우도 있다. 담즙의 생성과 분비를 촉진하는 효능도 있는 것으로 알려져 있다.

피부 | 여드름, 가려움증, 거친 손, 알레르기성 피부염, 상처

서양톱풀은 오래전부터 상처 치료나 지혈 등에 사용되어온 약초다. 항알레르기, 항염증, 항히스타민 작용을 하는 카마줄렌이나 디하이드로아줄렌 같은 성분이 포함되어 있어서, 가려움증이나 염증을 완화하고 상처가 났거나 거칠어진 피부 조직을 재생하는 데에 효과가 있다. 그러나 신경독성이 있는 케톤류 성분이 들어 있으므로 연속적으로 사용하지 말고 블렌딩하는 에센셜오일을 정기적으로 바꾸는 것이 좋다. 똑같이 카마줄렌을 함유하고 있는 에센셜오일에는 저먼 캐모마일이 있다. 로만 캐모마일, 장미, 라벤더, 로즈우드 등과도 배합해보면서 피부와 몸에 좋은 블렌딩을 연구해보자.

주요 사용법
향기 목욕, 마사지, 피부 관리, 모발 관리, 방향욕

블렌딩할 때 알아둘 것
서양톱풀은 향이 강해서 블렌딩했을 때 전체적으로 서양톱풀 향으로 기울기 쉬우므로 사용량을 적절히 조절하는 것이 좋다. 저먼 캐모마일, 시더우드, 스코치파인, 유칼립투스, 감귤 계통의 에센셜오일과 잘 맞는다.

구입할 때 알아둘 것
가격 : 10ml에 13만~18만 원으로 가격이 약간 비싼 편이다. 향기와 작용력이 강해서 한 번 사용할 때 1~3방울만 써도 충분하므로, 1~5ml 단위로 구입하는 것이 좋다.

기타
노트 : 미들~베이스
블렌드 팩터 : 1

주의 사항
향기가 강하므로 소량(베이스 30ml에 1~2방울 정도)을 사용해도 충분하다. 고농도로 사용하는 것은 삼간다. 유유아, 임신 중 또는 수유 중인 사람, 뇌전증 질환이 있는 사람은 사용을 삼간다. 국화과 식물과 돼지풀에 알레르기가 있는 사람은 주의가 필요하다.

유칼립투스 글로불루스 Eucalyptus Globulus

도금양과 *Eucalyptus*속

잎 | 거담 · 신체 기능 활성화 · 개방감

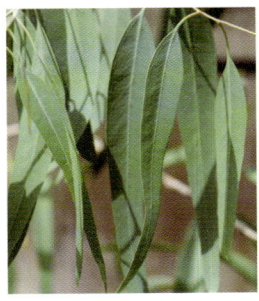

높이 50m 정도인 상록 교목. 감염증이 발생하기 쉬운 다습한 지역의 공기를 건조하게 정화하는 힘이 있다. 1792년에 태즈메이니아 섬에서 발견되었다. '유칼립투스(Eucalyptus)'는 그리스어로 '잘 뒤덮는다'는 의미로서 왕성한 번식력을 나타낸다.

코가 뻥 뚫리는 듯한 시네올 특유의 톡 쏘는 향기.

학명 · *Eucalyptus globulus* 에우칼립투스 글로불루스
주요 산지 · 호주, 포르투갈, 중국, 스페인
추출 부위 · 잎(말린 잎)
추출 방법 · 수증기 증류법

주요 효능
신경 기능 강화, 면역 기능 강화, 신체 기능 활성화, 두뇌 명석, 이뇨, 진해, 거담, 카타르 증상 제거, 체액의 울체 제거, 항균, 항바이러스, 항진균 작용

주요 방향 성분
옥사이드류 : 1,8시네올 80~90%
모노테르펜 탄화수소류 : α-피넨 10~15%, 펠란드렌 미량, 리모넨 미량, 파라시멘 미량
세스퀴테르펜 알코올류 : 글로불롤 미량
세스퀴테르펜 탄화수소류 : 아로마덴드렌 미량

유칼립톨이라고도 부르는 1,8시네올이 주성분이다. 면역 기능 활성화, 항균 작용, 거담 작용, 카타르 증상 제거 작용, 기관지 점막 항염증 작용, 소화기관의 경련을 억제하고 완화하는 작용, 기침을 가라앉히는 작용을 하는 것이 특징이다.

어떨 때 사용하면 좋을까?

폐나 기관지가 약한 사람에게 알맞은 에센셜오일이다. 심리적으로도 숨이 막힐 것 같은 괴로운 느낌을 없애준다. 구석구석 스며드는 듯한 유칼립투스 글로불루스 향기는 공기를 살균 소독하고 정화하며, 몸과 마음을 상쾌하게 회복시켜주면서도 흥분은 가라앉혀 마음을 평온하게 해준다.

마음 답답하게 막혀 있는 느낌, 부정적인 생각, 무력감, 낡은 생각의 고집, 우울 상태, 기억·집중력 저하

넓은 의미에서 '호흡'이란 세포에 에너지를 공급하는 수단이다. 새로운 에너지를 불어넣고 낡은 에너지를 배출하는 작용이라고도 볼 수 있다. 그래서 요가나 명상에서는 배, 가슴, 목을 차례대로 의식하면서 심호흡을 하며, 폐에 남아 있는 공기를 완전히 내뱉는 것을 중요하게 생각한다. 주변 환경이나 관계 속에서 꽉 막힌 답답함과 압박감이 느껴지고 부정적인 생각에 사로잡히게 될 때, 정신적으로 구석에 몰리는 듯할 때, 유칼립투스는 그런 생각들을 돌아내고 해방시킨다. 그리하여 앞뒤가 통하는 올바른 생각과 적극적이고 의욕적인 마음을 되찾을 수 있게 도와준다. 공부할 때나 일할 때 사용하면 두뇌의 움직임이 명석해진다.

몸 감기, 인플루엔자, 기관지염, 카타르 증상, 귀의 염증, 열, 근육통, 어깨 결림, 신경통, 류머티즘, 타박상, 위장 경련, 방광염, 면역 기능 저하, 모발 관리, 곤충 퇴치

거담 작용과 울혈, 울체 제거 작용으로 지나치게 분비된 점액을 억제해 호흡 기능을 높여준다. 기침이나 가래로 고생하는 경우에 유용하다. 호흡기 중에서도 기관지나 폐 같은 하기도 쪽의 증상을 개선하는 데 효과가 있다. 향기가 강해서 코에 가깝게 바르면 기침이 날 수도 있으므로, 등 쪽에 바르는 것이 좋다. 1,8시네올은 면역세포를 자극해 면역 기능을 강화하므로, 감기나 인플루엔자 초기에 사용하면 회복을 앞당길 수 있다. 또 진통 작용, 항경련 작용이 있으므로, 크림으로 만들어 류머티즘이나 신경통, 어깨 결림, 타박상 등에 바르면 좋다. 그 밖에 신장 기능을 바로잡아주는 작용, 혈당을 낮추는 작용이 있다고 한다. 파리, 진드기, 벼룩 같은 벌레를 퇴치하는 데에도 효과가 있다.

피부 여드름, 지성 피부, 모발 관리, 탈모 관리, 비듬의 예방

페퍼민트, 로즈메리(시네올, 버베논), 티트리와 블렌딩하여 샴푸에 섞어 사용하면, 두피를 자극해 비듬과 탈모를 예방하고 발모 효과를 기대할 수 있다.

주요 사용법
향기 목욕, 마사지, 피부 관리, 모발 관리, 향수, 습포, 방향욕, 향기 흡입

블렌딩할 때 알아둘 것
향기가 굉장히 강해서 기침이 날 수도 있으므로, 흡입하거나 아로마 포트에 이용할 때는 아주 소량을 사용하도록 한다. 블렌딩할 때 대략 어림짐작으로 하고 싶다면, 라디아타종을 사용하기를 권한다.

구입할 때 알아둘 것
가격 : 10ml에 1만 4천~1만 8천 원. 글로불루스종은 특히 하기도인 기관지와 폐에 문제가 있을 때 사용한다. 1,8시네올이 풍부하며(약 80%) 향기가 굉장히 강하다. 용도 또는 사용하는 사람에 따라서 라디아타종과 따로따로 구별해서 사용하면 좋다.

기타
노트 : 톱
블렌드 팩터 : 1

주의 사항
고농도로 사용하면 피부를 자극한다. 피부가 민감한 사람은 주의가 필요하다. 임신 중에는 사용하지 않는다. 자극이 강하므로 유유아에게는 사용하지 않는다.

유칼립투스 시트리오도라 Eucalyptus Citriodora

도금양과 *Eucalyptus*속

레몬을 연상시키는 상쾌하고 자극적인 그린 계열 향기.

학명 · *Eucalyptus citriodora* 에우칼립투스 키트리오도라
주요 산지 · 호주, 남아메리카, 중국, 마다가스카르
추출 부위 · 잎(말린 잎)
추출 방법 · 수증기 증류법

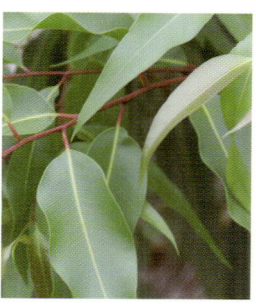

높이 20m 정도로 자란다. 시트리오도라종은 시트로넬랄이라는 성분을 많이 함유하고 있으며, 잎을 비비면 레몬과 비슷한 향기가 나서 레몬 유칼립투스라고도 부른다. 향료 업계에서 중요한 자원으로 쓰인다.

주요 효능
진정, 진통, 항염증, 항경련, 류머티즘 완화, 면역 기능 강화, 결석 용해 작용, 혈압 강하, 울혈 제거, 항균, 항바이러스, 항진균, 곤충(모기) 퇴치 작용

주요 방향 성분
알데히드류 : 시트로넬랄 70~80%
모노테르펜 알코올류 : 이소풀레골 ~10%, 시트로넬롤 10~20%, 게라니올 ~5%
미량 성분 : α-피넨, 초산시트로넬릴, β-카리오필렌, 1,8시네올

주성분인 시트로넬랄은 곤충 퇴치 작용, 국소 진통 작용, 항염증 작용, 항바이러스 작용을 한다. 유칼립투스 시트리오도라 에센셜오일은 울체를 제거하고 통증이나 염증을 완화하는 효과가 뛰어나다. 항바이러스 효능은 약한 편이다. 다른 유칼립투스와 효능이 다르다.

어떨 때 사용하면 좋을까?

밝고 상쾌하게 기분 전환을 하고 싶을 때 사용하면 좋다. 레몬 비슷한 향기가 공기를 정화하는 효과도 있으므로, 상쾌한 공기를 마시면서 생기를 되찾을 수 있을 것이다. 해야 할 일이 너무 많아서 하나하나 대응해 나가지 못하고 있을 때 사용해보자.

마음 — 정서 불안, 집중력, 의욕 저하, 정신적 피로, 고독한 기분
감정 상태가 불안하거나 무겁게 가라앉아 있을 때, 의욕이 없고 기운이 없을 때 활력을 불어넣어준다. 본래 밝고 생기 넘치는 자유인으로서 활달한 성격을 지닌 사람이 문득 외로움을 느꼈을 때 사용해도 좋다. 모든 일을 열심히 처리하고 창조적으로 해나갈 수 있도록 도와준다.

몸 — 근육의 열상, 근육의 염증, 근육통, 관절염, 테니스엘보, 염좌, 요통, 어깨 결림, 부종, 정맥이나 림프액의 울혈, 잇몸 염증, 대장염, 방광염, 질염, 치질, 다이어트, 당뇨병 예방, 난소의 울혈 제거, 부비강염, 중이염, 고혈압, 애완동물 관리

시트리오도라종에는 1,8시네올이 적어서 글로불루스나 라디아타종과 같은 효능은 별로 없다. 반면에 항염증 작용을 하는 시트로넬랄이 풍부해서 피부나 근육, 관절, 내장기관, 요로, 생식기관의 염증, 부비강염에 사용된다. 요통, 어깨 결림, 좌골신경통에는 페티그레인, 로즈메리 시네올, 라벤더, 마저럼을 섞어서 쓴다. 또 헬리크리슘, 프랑킨센스, 자작나무(179쪽 참조)와 블렌딩하여 근육 열상이나 염증, 타박상의 응급처치에 사용하기도 한다(연속 사용 기간은 2주 이내). 그 밖에 요로 감염증에도 사용되며, 췌장 기능을 조절하는 에센셜오일로서 당뇨병 예방에도 쓰이고 있다. 혈압을 낮추고, 셀룰라이트나 비만 문제를 개선하는 데도 효과가 있다고 한다.

피부 — 벌레 물림, 무좀, 진균성 피부염, 수두, 가려움증
시트로넬랄에는 곤충 퇴치 효능이 있다. 특히 모기나 진드기가 싫어하기 때문에 이들 벌레를 없애는 데 효과가 있다. 모기나 벌레에 물린 곳에 바르면 좋고, 잘 낫지 않는 무좀에도 유용하다. 그 밖에 데오도란트 효과가 있으므로, 더운 계절에 스프레이에 소량을 넣어 사용하면 좋다.

주요 사용법
향기 목욕, 마사지, 피부 관리, 모발 관리, 방향욕

블렌딩할 때 알아둘 것
제라늄, 라벤더, 페퍼민트, 티트리, 유칼립투스 라디아타, 유칼립투스 글로불루스 등과 잘 맞는다. 시트로넬랄처럼 같은 종류의 방향 성분이 들어 있는 에센셜오일과도 잘 맞는다.

구입할 때 알아둘 것
가격 : 10ml에 1만 4천~1만 8천 원. 스타이게리아나종(*Eucalyptus staigeriana*)도 레몬과 비슷한 향기가 나지만, 주성분이 시트랄이기 때문에 시트리오도라와는 효능이 조금 다르다. 구입할 때는 학명을 확인하도록 하자.

기타
노트 : 톱
블렌드 팩터 : 1

주의 사항
고농도로 사용하면 피부를 자극한다. 피부가 민감한 사람은 주의가 필요하다. 임신 중에는 사용하지 않는다.

유칼립투스 라디아타 Eucalyptus Radiata

도금양과 Eucalyptus속

| 잎 | 거담·정신 정화·해방감 |

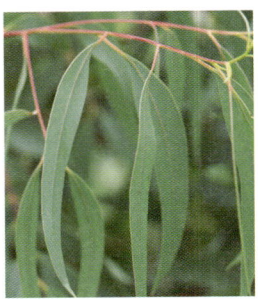

유칼립투스의 종류는 약 600가지에 이른다. 성장이 빠르고 삼림욕 효과가 있으며 공해에도 강하기 때문에 최근에는 도시에서도 많이 심고 있다. 특히 라디아타종은 향료로서뿐만 아니라 석유를 대체하는 에너지원으로도 주목을 받고 있다.

상쾌하게 깊이 스며드는 듯한 기분 좋은 향기.

학명 • *Eucalyptus radiata* 게우칼립투스 라디아타
주요 산지 • 호주, 남아프리카, 중국
추출 부위 • 잎(말린 잎)
추출 방법 • 수증기 증류법

주요 효능
신경 강화, 면역 기능 강화, 신체 기능 활성화, 항염증, 카타르 증상 제거, 울혈 제거, 거담, 진해, 항균, 항바이러스 작용

주요 방향 성분
옥사이드류 : 1,8시네올 60~75%
모노테르펜 탄화수소류 : 리모넨 3~10%, α-피넨 2~5%, β-미르센 ~2%, γ-테르피넨 ~2%
모노테르펜 알코올류 : α-테르피네올 5~10%
에스테르류 : 초산테르피닐 미량, 초산게라닐 미량
알데히드류 : 시트랄 미량

1,8시네올이 주성분이지만 전체적으로 보면 점유 비율이 글로불루스종보다도 적으며 그만큼 다른 성분이 풍부하다.

어떤 때 사용하면 좋을까?

코와 목이 약한 사람에게 좋은 에센셜오일이다. 몸과 마음이 좀 피곤하다는 느낌이 들 때 사용하면 활력을 되찾을 수 있게 도와준다. 또 기분이 무겁게 가라앉을 때 흡입하면, 기분 좋은 라디아타 향기가 마음을 가볍게 끌어올려준다.

마음 답답하게 막혀 있는 느낌, 부정적인 생각, 무력감, 낡은 생각의 고집, 우울 상태, 기억·집중력 저하

마음의 여유를 되찾아주고 한숨 돌릴 수 있게 도와준다. 유칼립투스 글로불루스보다 천천히 부드럽게 몸과 마음을 정화하고 활성화한다. 유칼립투스 에센셜오일들은 칙칙하고 무겁게 가라앉은 마음을 해방시킨다. 그리고 새로운 곳에 자유롭게 한 단계 올라설 수 있는 용기를 주고, 가슴을 활짝 펼 수 있게 도와준다. 고정관념이나 습관, 어떤 주의 같은 것을 고집하고 있을 때 또는 자신의 마음이나 가능성을 스스로 가두어놓는 경향이 있을 때 사용해보자.

몸 꽃가루 알레르기, 인두염, 부비강염·귀의 염증, 귀의 통증, 천식, 기침, 발열, 감기, 인플루엔자, 면역 기능 저하, 방광염, 질염, 대하, 애완동물 관리

호흡기 중에서도 코나 인두 같은 상기도 쪽, 귀의 증상에 효과가 있다. 거담, 울혈 제거 작용이 있어서 지나치게 분비된 점액을 제거하고 염증을 완화한다. 효능이 강한 다른 에센셜오일과 블렌딩해서 사용하면 좋다. 방 안에 향기 확산법을 실시하면 감염증 예방에 효과가 있다. 코감기나 목감기, 인플루엔자를 예방하고 치료를 보조하는 용도로 사용한다. 라벤트사라, 로즈메리 시네올과 블렌딩하여 목, 가슴, 코 주변에 바르면 좋다. 파리, 진드기, 벼룩 같은 벌레를 없애는 데에도 유용하다. 글로불루스종보다 효능이나 성질이 부드러우므로 유칼립투스 글로불루스를 사용할 수 없는 어린아이나 고령자, 동물에게도 쓸 수 있다.

피부 여드름, 지성 피부, 모발 관리

지성 피부를 관리할 때 또는 피부에 염증이 생겼거나 곪은 듯이 여드름이 났을 때 사용하면 좋다. 유칼립투스 글로불루스가 지나치게 자극적이라고 느껴질 때 사용한다. 피부 관리를 할 때 주로 사용하는 에센셜오일은 아니지만, 다른 에센셜오일에 소량 블렌딩해서 사용하면 좋다.

주요 사용법
향기 목욕, 마사지, 피부 관리, 모발 관리, 방향욕

블렌딩할 때 알아둘 것
글로불루스종보다 1,8시네올 성분이 적고, 다른 방향 성분이 비교적 많이 들어 있으며, 향기가 부드럽다. 그러므로 방향욕이나 흡입법에 이용할 때 사용량을 엄격히 제한하지 않아도 괜찮다. 라벤더나 로즈메리 같은 허브 계열의 에센셜오일과 잘 맞는다.

구입할 때 알아둘 것
가격 : 10ml에 1만 8천~1만 9천 원. 유칼립투스 글로불루스와 라디아타는 방향 성분과 용도가 비슷하다. 그러나 향기나 작용하는 성질은 라디아타가 좀 더 부드럽다. 어린아이에게는 유칼립투스 중에서도 비교적 자극이 적은 라디아타를 사용하는 것이 좋다.

기타
노트 : 톱
블렌드 팩터 : 2

주의 사항
임신 초기에는 사용을 삼간다. 임신 중기나 후기에는 사용할 수 있지만, 이때는 몸 상태에 충분히 주의를 기울여야 한다. 글로불루스종보다는 자극성이 약하지만, 피부가 민감한 사람은 주의가 필요하다.

유자 Yuzu

운향과 *Citrus*속

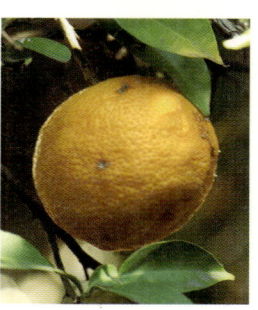

높이가 4m 정도 되는 내한성 상록수로, 가지에 날카로운 가시가 나 있다. 과실은 지름 4~7cm 정도이며, 과피가 두껍고 울퉁불퉁하다. 요리나 과자를 만드는 데에 과피나 과즙을 이용한다. '유노스(junos)'는 '유자의 신맛'이라는 뜻으로, 신맛이 강해서 이런 이름이 붙었다.

유자 특유의 상쾌함이 흘러넘치는 향기.

학명 • *Citrus junos* 키트루스 유노스
주요 산지 • 일본
추출 부위 • 과피
추출 방법 • 압착법

주요 효능	주요 방향 성분
진통, 발한 작용, 혈액순환 촉진, 가온 작용, 식욕 증진, 위장 기능 강화, 소화 촉진, 피부 수렴 작용, 피부 상처 치유, 항균, 항바이러스, 방충 작용	**모노테르펜 탄화수소류** : 리모넨 70~80%, α-피넨 ~2%, γ-테르피넨 ~10%, β-펠란드렌 ~2%, 파라시멘 미량 **페놀류** : 티몰 미량 **알데히드류** : 시트랄 미량

75가지 정도의 방향 성분이 포함되어 있으나, 리모넨이 70% 이상을 차지한다. 혈관을 확장하여 혈액순환을 촉진한다. 아로마테라피에 유자가 사용되기 시작한 것은 최근의 일이나 상당히 주목을 받고 있다.

어떨 때 사용하면 좋을까?

추운 계절에 몸과 마음을 따뜻하게 하여 활력을 되찾고 싶을 때 사용하면 좋다. 어깨와 허리 통증을 완화해주며 면역 기능을 높이고 긴장을 이완시키는 효과가 있다. 나이가 많거나 아로마테라피에 익숙하지 않은 사람들도 좋아하는 에센셜오일이다.

마음 우울 상태, 불안, 긴장, 스트레스, 피로, 불면

스트레스성 심신 증상이나 두통, 위통 등이 있을 때 유용하다. 방향욕, 오일 마사지, 향기 목욕에 사용하면 좋다. 유자 에센셜오일이 있으면, 계절에 상관없이 유자 목욕을 즐길 수 있다. 향기로운 포푸리나 룸스프레이 등을 만들어서 활용하면, 어느새 잔잔히 흐르는 향기에 마음의 긴장이 해소된다.

몸 소화불량, 식욕 부진, 부종, 다리의 피로, 어깨 결림, 관절통, 류머티즘, 좌골신경통, 요통, 냉증에. 임신 관리

위장 기능을 강화하고 소화를 촉진한다. 명치 부근이나 아랫배에 바르고 시계 방향으로 마사지를 한다. 복부 팽만감이나 변비 증상에도 좋다. 몸을 따뜻하게 해주는 효과가 있다. 냉증이 개선됨에 따라서 안 좋았던 몸 상태가 나아졌다는 임상 사례가 아주 많다. 혈액순환을 촉진하고 면역 기능을 강화해주는 에센셜오일 가운데 비교적 가격 부담 없이 구입할 수 있는 유자, 진저, 스코치파인, 라벤더 등은 항상 가정에 구비해두는 것이 좋다. 유자는 냉증, 어깨 결림, 오십견, 신경통, 요통, 임신 트러블 증상 등을 완화하는 데에 유용하다. 로즈메리 시네올, 라벤더, 진저, 카르다몸과 블렌딩하면 가온 효과가 한층 더 커지므로, 임신 중이 아니라면 실행해볼 것을 권한다.

피부 탈모, 트거나 거칠어진 피부, 상처, 동상, 지성 피부

모근을 자극하고 두피를 부드럽게 해주어 비듬을 예방하는 효과가 있다. 여드름이나 확대된 모공이 신경 쓰일 때는, 피부 수렴 작용을 하는 다른 에센셜오일과 블렌딩하여 로션이나 스킨케어용 오일에 소량 섞어서 사용한다. 크림이나 손 세정제에 섞어서 사용하면, 다른 사람들도 그 향기를 좋아할 뿐 아니라 혈액순환 촉진 효과와 살균 소독 효과를 얻을 수 있다. 또 손이 거칠어지거나 거스러미가 일어나는 것을 방지하며 상처를 치료하는 효과도 기대할 수 있다.

주요 사용법
향기 목욕, 마사지, 피부 관리, 모발 관리, 방향욕

블렌딩할 때 알아둘 것
샌들우드, 스코치파인, 주니퍼, 사이프러스, 진저, 만다린, 네롤리, 카르다몸, 라벤더, 오렌지 등, 허브나 꽃, 감귤류, 나무에서 얻는 에센셜오일과 잘 맞는다.

구입할 때 알아둘 것
가격 : 10ml에 2만 8천~3만 8천 원. 식품첨가물 허가를 받은 에센셜오일이 10ml에 2만 8천 원이며, 수증기 증류법으로 추출한 에센셜오일이 10ml에 3만 9900원 정도다. 수증기 증류법으로 추출한 것이 부드러운 느낌을 준다. 자신의 취향에 맞는 것을 구입하자. 식품첨가물 허가를 받은 식용 유자 에센셜오일도 구입할 수 있으며, 감기 초기나 메스꺼움이 일어날 때 소량을 꿀에 섞어 마시면 회복하는 데 도움이 된다.

기타
노트 : 톱
블렌드 팩터 : 4

주의 사항
고농도로 사용하면 피부를 자극한다. 피부가 민감한 사람은 주의가 필요하다. 광독성이 있다고 알려져 있으므로, 피부에 바른 후에는 햇빛이 닿지 않도록 한다.

라빈트사라 Ravintsara

녹나뭇과 Cinnamomum속

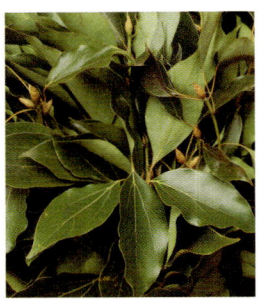

녹나무과의 교목. 같은 종의 녹나무라도 마다가스카르에서 자라는 것은 향이 다르다. 잎에서 추출한 에센셜오일에는 캠퍼가 별로 함유되어 있지 않으나, 나무껍질이나 뿌리에서 추출한 것에는 캠퍼와 사프롤이 들어 있어 독성이 강하다.

유칼립투스처럼 깊이 스며드는 상쾌한 향기.

학명 • *Cinnamomum camphora* 킨나모뭄 캄포라
주요 산지 • 마다가스카르, 레뉘니옹 섬
추출 부위 • 잎
추출 방법 • 수증기 증류법

주요 효능
진정, 최면, 진통, 신경 강화, 신체 기능 활성화, 면역 기능 강화, 카타르 증상 제거, 거담, 진해, 울혈 제거, 항균, 항바이러스 작용

주요 방향 성분
옥사이드류 : 1,8시네올 50~60%
모노테르펜 탄화수소류 : α-피넨 5~10%, 사비넨 10~15%, β-피넨 미량, 리모넨 미량
모노테르펜 알코올류 : α-테르피네올 5~10%
미량 성분 : β-미르센, β-카리오필렌, α-휴물렌

1,8시네올이 주성분이다. 염증을 억제하고, 가래나 과잉 분비된 점액을 배출시키며, 면역 기능을 활성화한다. α-테르피네올은 항알르기 작용, 천식 완화 작용, 진해 작용, 담즙 분비 촉진 작용을 한다.

어떨 때 사용하면 좋을까?
감기 기운이 있거나 피로가 쌓였을 때, 잠을 이루지 못할 때 사용하면 좋다. 충격을 받은 일이 있을 때도 유용하다. 다양한 방면에 두루두루 작용하는 에센셜오일로서, 전반적으로 몸과 마음의 균형을 바로잡아주는 작용을 한다.

마음
흥분, 정신적 피로, 충격, 트라우마, 극도의 불안, 불면, 걱정, 공황, 공포, 심한 긴장, 우울 상태, 무기력, 출산

현실 속에서 일어난 일들을 직시하고 사실로 받아들여 극복할 수 있는 힘을 주며, 천천히 본래 상태로 되돌아갈 수 있게 도와준다. 내면의 중심이 흔들릴 정도로 충격적인 일을 겪었을 때, 공포 또는 공황 상태에 빠지거나 정신적으로 극심한 혼란을 느낄 때 사용하면 좋다. 정신 상태를 바르고 꿋꿋하게 강화해준다고 하겠다. 임상에서는 스트레스나 피로가 쌓여 잠을 이루지 못하는 경우 또는 출산을 앞두고 불안을 느끼는 경우에 사용되고 있다. 실제로 병이 있는 것은 아니지만 병적인 모습으로 일상생활을 하고 있는 경우, 우울증이 있거나 스트레스성 질신 증상을 보이는 경우에 본래 모습으로 회복시켜준다. 척추를 따라 바르면서 문지르고 마사지하면 좋다.

몸
면역력 저하, 냉증, 어깨 결림, 다리의 피로, 권태감, 인두염, 감기, 인플루엔자, 기관지염, 부비강염, 폐렴, 발열, 천식 예방, 꽃가루 알레르기, 중이염, 간염, 장염

'라빈트사라'라는 이름은 '잎(ravina)' 그리고 '좋다(tsara)'는 의미를 지닌 마다가스카르어에서 유래했다. 라빈트사라 에센셜오일은 다방면에 걸쳐 두루두루 쓰인다. 항균, 항바이러스, 면역 기능 강화 작용을 하며, 질병 치유력을 높여준다. 티트리, 라벤더, 유칼립투스, 감귤류와 블렌딩하면 더욱 효과가 있다. 라빈트사라는 몸과 마음에 유용한 응급처치용 아로마의 하나로서, 관절통, 근육의 경련과 경직, 류머티즘, 목이나 어깨 결림, 스트레스, 피로 증상 등을 완화하는 데 유용하게 쓰인다. 라벤더, 로즈우드, 유칼립투스 시트리오도라와 블렌딩하면 좋다. 부신 기능을 활성화한다고도 하며 그 방면으로 응용될 가능성이 높다. 세균이나 바이러스 감염에 따른 장염이나 간염에 사용되는 경우도 있다.

피부
건선, 수두, 진균성 피부염, 여드름, 헤르페스, 구강 관리

항균, 항바이러스 효능이 뛰어나다. 피부에 상처가 나서 덧날 가능성이 있을 때, 잘 낫지 않는 무좀, 건선에 사용하기도 한다. 잇몸 염증이나 입안에 상처가 났을 때 사용해도 좋다.

주요 사용법
향기 목욕, 마사지, 피부 관리, 모발 관리, 방향욕

블렌딩할 때 알아둘 것
유칼립투스나 티트리 같은 도금양과 에센셜오일, 타임이나 라벤더나 로즈메리 같은 꿀풀과 에센셜오일, 감귤류 에센셜오일과 잘 맞는다. 그 밖의 다른 에센셜오일과도 대체로 잘 어울리므로 사용하기 편하다.

구입할 때 알아둘 것
가격 : 10ml에 2만 1천~2만 5천 원. 라빈트사라를 라벤사라와 혼동하는 경우가 있는데, 라벤사라는 라벤사라 아로마티카(*Ravensara aromatica*)라는 학명을 지닌 다른 종이다. 라빈트사라와 라벤사라의 에센셜오일은 방향 성분도 다르고, 따라서 아로마 효능도 당연히 다르므로 확인하고 구입하도록 한다.

기타
노트 : 톱
블렌드 팩터 : 3

주의 사항
임신 초기에는 사용을 삼간다. 임신 중기나 후기에는 사용할 수 있지만, 이때는 몸 상태에 충분히 주의를 기울여야 한다.

라벤더 앙구스티폴리아 Lavender Angustifolia

꿀풀과 *Lavandula*속

상쾌하고 과일 같은 신맛과 달콤함이 느껴지는 허브 계열의 향기.

학명 • *Lavandula angustifolia* 라반둘라 앙구스티폴리아
주요 산지 • 프랑스, 호주(태즈메이니아), 불가리아
추출 부위 • 꽃과 잎(꽃이 핀 끝부분)
추출 방법 • 수증기 증류법

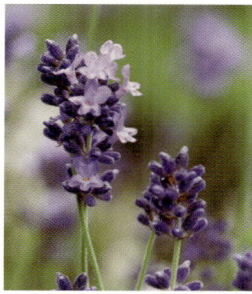

물 빠짐이 좋고 건조한 석회질 산악지대에서 자라는 여러해살이풀. 척박한 환경에서 성장하므로 역경을 딛고 나아가는 강인한 식물이다. 야생 라벤더는 줄기도 작고 꽃도 작으나, 향기가 매우 강하다.

주요 효능
진정, 진통, 최면, 항우울, 자율신경 조절, 항경련, 혈압 강하, 항염증, 피부 상처 치유, 반흔 형성 촉진, 근육 이완, 피부세포 활성화, 항균, 항바이러스, 항진균 작용

주요 방향 성분
모노테르펜 알코올류 : L-리날로올 30~45%, 테르피넨4올 ~5%, 라벤둘롤 미량
에스테르류 : 초산리날릴 40~45%
세스퀴테르펜 탄화수소류 : β-카리오필렌 ~5%
모노테르펜 탄화수소류 : β-오시멘 ~5%, α-피넨 미량, δ-3-카렌 미량
옥사이드류 : 1,8시네올 미량, 리날로올옥사이드 미량

초산리날릴과 L-체 리날로올이 주성분이다. 주요 효능은 진정, 항경련, 진통 작용이지만, 미량의 방향 성분이 300가지 넘게 들어 있어서 그 밖에도 다양한 효능을 발휘하는 만능 에센셜오일이다.

꽃과 잎 | 진정·균형 조절·상처 치유

어떨 때 사용하면 좋을까?

신체적인 통증이 있을 때, 마음이 안정되지 않을 때, 화가 끓어오를 때 사용하면 좋다. 마음을 가라앉히고 긴장을 완화하는 효과가 있다. 라벤더는 몸과 마음, 감정과 정신의 모든 측면에서 균형을 잡을 수 있도록 도와준다. 응급 상태가 생겼을 때 쓸 수 있는 응급처치용 아로마의 하나다. 소량을 바르는 경우라면 에센셜오일 원액을 사용해도 괜찮다.

마음
흥분, 격정, 긴장, 불안, 공포, 우울 상태, 자율신경의 불균형, 월경 전 긴장증, 갱년기, 임신 관리, 출산, 냉증, 고혈압, 가슴 두근거림, 불면, 만성 피로, 면역력 저하

아름다운 보라색의 라벤더 꽃은 보는 것만으로도 마음이 차분하고 편안해진다. 라벤더 향기도 이처럼 부교감신경을 활성화하여 자율신경의 균형을 바로잡고, 스트레스성 심신 증상을 완화한다. 베르가모트, 네롤리와 블렌딩한 것은 공황 또는 히스테리 상태를 보일 때의 응급처치 수단으로 매우 유용하다. 라벤더라는 이름은 '씻는다(lavare)'는 의미의 라틴어에서 유래했다고 한다. 그 이름에 걸맞게 라벤더는 마음의 아픔이나 무겁고 우울한 감정을 씻어내 내면의 안정을 되찾아주고, 자신의 본래 모습을 다시 만들어 나갈 수 있게 도와준다. 뇌에서 세로토닌이 분비되는 것을 촉진한다고도 한다.

몸
생리통, 요통, 두통, 위통, 발작성 복통, 근육 경련과 통증, 다리의 피로, 천식 예방, 타박상, 부상, 감기, 기관지염, 귀의 염증

두통이나 근육 결림, 위통, 생리통과 같이 통증과 경련이 나타나는 모든 증상에 유용하다. 타박상을 입은 직후에 바로 발라도 좋다. 마저럼, 로즈메리(캠퍼, 시네올), 페퍼민트와 함께 사용하면 근육을 풀어주고 통증을 완화하는 효과가 더욱 커진다. 경련성 통증에 스트레스 완화 효과가 있는 에센셜오일이나 페티그레인과 블렌딩해서 쓰면 상승 효과를 기대할 수 있다. 면역 기능을 활성화하여 병원균에 맞설 수 있는 저항력을 길러준다.

피부
거친 손, 피부 상처, 화상, 발의 굳은살 또는 물집, 피부염, 가려움증, 진균성 피부염, 대상포진, 치질, 벌레 물림, 임신선

화상을 입었을 때 응급처치 수단으로 사용하면 통증도 완화되고 흉터도 별로 남지 않는다. 피부 상처나 여드름, 무좀, 수두 등을 소독할 필요가 있을 때 티트리와 블렌딩해서 사용하면 상처를 빨리 아물게 하는 효과가 있다. 직접 바르기 곤란한 경우에는 스프레이 형태로 사용하는 방법을 연구해보자. 피부가 민감한 사람은 물론이고 모든 피부에 사용할 수 있으며 어린아이에게도 무방하다.

주요 사용법
향기 목욕, 마사지, 피부 관리, 모발 관리, 방향욕

블렌딩할 때 알아둘 것
꽃, 감귤류, 잎, 허브, 꿀풀과 에센셜오일과 잘 맞는다. 다른 에센셜오일들을 블렌딩한 후에 라벤더를 1~2방울 첨가하면, 상승 효과를 기대할 수 있고, 향기가 전체적으로 편안한 분위기를 띠게 된다.

구입할 때 알아둘 것
가격 : 재배한 것은 10ml에 2만 1천~3만 원, 야생 라벤더는 10ml에 3만 5천~4만 원 정도다. 독성이 없고 자극적이지 않으며 안전성이 높아, 가장 먼저 갖추어둘 만한 에센셜오일이다. 생육 환경의 고도가 높을수록 초산리날릴의 비율이 증가하여 달콤한 향기가 난다. 1600~1800m 높이에서 자란 야생 라벤더의 에센셜오일은 생산량이 적어서 구하기가 어렵지만, 그 향기가 각별하여 최고의 품질로 취급되고 있다.

기타
노트 : 톱~미들
블렌드 팩터 : 6~7

주의 사항
임신 초기에는 사용을 삼간다. 고농도로 사용하면 강한 각성 효과가 나타나 잠을 이루기 어렵다.

레몬 Lemon

운향과 *Citrus*속

아주 가볍고 산뜻하며 상쾌한 레몬 향기.

학명 • *Citrus limon* 키트루스 리몬
주요 산지 • 이탈리아, 미국, 스페인, 아르헨티나

추출 부위 • 과피
추출 방법 • 압착법

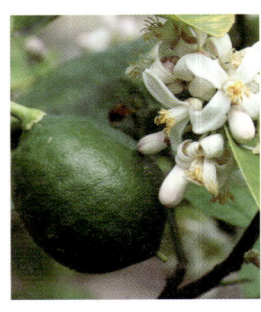

높이 6m 정도로 자라는 상록 교목. 표면은 희고 뒷면은 보라색인 꽃이 1년 내내 핀다. 레몬이 유럽에 퍼진 것은 12세기 무렵으로, 십자군 전쟁에 참전했던 병사들이 가져왔다고 한다. 괴혈병을 예방하고 치료하는 데에 사용되었다.

주요 효능
정신 고무 작용, 위장 기능 강화, 장내 가스 제거, 소화 촉진, 혈액 순환 촉진, 가온, 지혈, 결석 용해, 간장 기능 강화, 정맥의 순환을 촉진하는 작용, 항균, 항바이러스, 면역 기능 강화 작용

주요 방향 성분
모노테르펜 탄화수소류 : 리모넨 60~70%, β-피넨 10~15%, γ-테르피넨 5~10%, α-피넨 미량, β-미르센 미량, 사비넨 미량
세스퀴테르펜 탄화수소류 : β-비사볼렌
푸로쿠마린류 : 베르가모틴 미량, 베르가프텐 미량
알데히드류 : 시트랄 미량

레몬에는 130가지가 넘는 방향 성분이 들어 있으며, 주성분은 리모넨, β-피넨 같은 모노테르펜 탄화수소류다. 미량 성분인 시트랄, 헥산알, 헵탄알 등이 레몬 특유의 향기를 만들어낸다. 푸로쿠마린류가 들어 있으므로 광독성에 주의해야 한다.

어떨 때 사용하면 좋을까?

냉정한 판단력과 기억력과 집중력을 높이고 의욕적으로 생활하고 싶을 때 유용한 에센셜오일. 레몬 향기가 뇌를 자극하여 신선하게 기분 전환을 해주므로, 머리가 멍할 때나 하루를 시작하는 아침에 사용해볼 것을 추천한다. 바질, 티트리, 로즈메리와 블렌딩하면 더 좋다.

몸 │ 소화불량, 식욕 부진, 변비, 메스꺼움, 속쓰림, 걸미, 숙취, 간장 기능 저하, 임신 관리
다른 감귤류와 마찬가지로 위장 기능을 촉진한다. 특히 기름기 많은 음식을 먹었을 때 소화 작용을 도와주고, 간장 기능을 강화한다. 속이 메스껍거나 구토 증세가 있을 때는 바질, 페퍼민트와 블렌딩한 것을 많이 쓴다. 로즈메리 버베논, 캐럿시드와 블렌딩한 것이 간장, 담낭, 췌장 기능을 강화한다는 임상 사례가 있다.

몸 │ 부종, 다이어트, 관절염, 류머티즘, 치질, 정맥류, 냉증, 고혈압, 신장 기능 저하, 혈액이나 림프액의 정체
혈액이나 림프액의 흐름을 촉진하고 몸을 따뜻하게 해주어 몸 안의 노폐물 배출을 돕는다. 관절염, 류머티즘, 통풍과 같은 근육이나 관절 통증, 다리가 붓고 피곤할 때 사용하면 좋다. 임신 트러블을 개선하고 셀룰라이트를 관리하는 데에도 유용하다. 혈관 벽을 강화하고 특히 정맥의 흐름을 원활히 촉진하는 효능이 있어서, 사이프러스나 시더우드와 블렌딩하여 정맥류와 치질을 예방하는 데에 사용한다. 잇몸 염증과 구취를 예방하는 구강 관리에도 좋고, 동맥경화, 고혈압, 당뇨병 같은 생활습관병을 예방하는 데에도 쓰인다.

몸 │ 면역 기능 저하, 감기, 인플루엔자, 인두염, 감염증 예방, 병후 회복기
레몬 향기는 상쾌하게 기분 전환을 해줄 뿐만 아니라 항균 작용도 뛰어나다. 방향제로 쓰면 공기 청정 효과를 얻을 수 있다. 병원균을 막아주는 백혈구를 활성화한다고 해서, 감기에 걸렸을 때나 염증이 있을 때, 병후 회복기에 사용되고 있다. 약간 뜨거운 물에 스코치파인, 페티그레인, 사이프러스, 로즈메리(시네올, 버베논)를 함께 넣고 목욕이나 족욕을 하면, 몸과 마음의 활력을 되찾을 수 있다.

피부 │ 지성 피부, 여드름, 기미, 뾰루지, 사마귀, 티눈, 데오도란트, 손톱 손질, 모발 관리
사마귀나 티눈이 생겼을 때는 그 부분에만 레몬 에센셜오일을 고농도로 바르는 방법을 쓴다. 손톱이나 입술 등이 거칠어졌을 때, 지성 피부나 지성 두피 손질에 사용하면 효과가 있다. 여드름이 곪거나 빨갛게 된 피부에도 쓰인다. 데오도란트 효과가 뛰어나므로 체취 예방에도 유용하다.

주요 사용법
향기 목욕, 마사지, 피부 관리, 모발 관리, 향수, 습포, 방향욕, 청소(집안 관리)

블렌딩할 때 알아둘 것
레몬은 대표적인 톱 노트의 에센셜오일이다. 감귤 계통의 에센셜오일, 로즈메리나 페퍼민트 같은 허브 계통의 에센셜오일, 코리앤더나 프랑킨센스 같은 리모넨을 함유하고 있는 에센셜오일과 잘 맞는다. 라빈트사라, 라벤더, 티트리와 배합하면 면역 기능을 활성화하여 질병 치유력을 높일 수 있다.

구입할 때 알아둘 것
가격 : 10ml에 1만 7천~2만 6천 원. 대부분 과피를 압착하여 에센셜오일을 추출하지만, 증류법으로 추출한 것도 있다. 증류법을 쓰면 열 때문에 성분이 약간 변해, 향료로서는 압착법으로 추출한 것이 더 향기가 좋다. 이탈리아산이 캘리포니아산보다 대체로 시트랄 성분이 더 많이 들어 있다.

기타
노트 : 톱
블렌드 팩터 : 4

주의 사항
고농도로 사용하면 피부를 자극한다. 피부가 민감한 사람은 주의가 필요하다. 광독성이 있다고 알려져 있으므로, 피부에 바른 후에는 햇빛이 닿지 않도록 한다.

레몬그라스 Lemongrass

벼과 Cymbopogon속

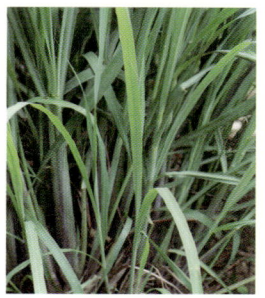

톡 쏘는 듯한 신선한 풀 냄새와 레몬 향이 연상되는 향기.

학명 • *Cymbopogon citratus* 킴보포곤 키트라투스
주요 산지 • 베트남, 마다가스카르, 스리랑카, 인도네시아, 인도
추출 부위 • 잎(뿌리를 제외한 부분 전체)
추출 방법 • 수증기 증류법

잎의 길이가 긴 벼과의 여러해살이 풀로서, 성장 속도가 빨라 1년에 2회 이상 수확할 수 있다. 열대성 기후 지역이 재배하기 알맞으며, 높은 온도와 햇볕을 좋아한다. 오래전부터 더운 지방에 많은 열병이나 감염증을 예방하는 데 사용되어온 역사가 있다.

주요 효능
진정, 진통, 항알레르기, 혈액순환 촉진, 혈관 확장, 혈압 강하, 소화 촉진, 장내 가스 제거, 항염증, 해열, 피부 수렴 작용, 항균, 항바이러스, 항진균, 곤충 퇴치 작용

주요 방향 성분
알데히드류 : 시트랄 70~80%, 시트로넬랄 2~10%
모노테르펜 탄화수소류 : 리모넨 2~5%
모노테르펜 알코올류 : 게라니올 ~5%
미량 성분 : 초산게라닐, β-카리오필렌, 리날로올

이성질체 관계의 방향 성분인 게라니알과 네랄이 섞여 있는데, 이들을 모두 아울러 시트랄이라고 부른다. 시트랄에는 항히스타민 작용, 항진균 작용, 항균 작용, 항암 작용, 진정 작용, 진통 작용이 있는데, 피부를 자극하는 특성이 있으므로 사용할 때는 농도에 주의해야 한다.

잎 | 각성·두뇌 명석·신체 기능 활성화

어떨 때 사용하면 좋을까?

기분 전환이 필요할 때 사용하면 깨끗하고 산뜻한 향기에 정신이 번쩍 든다. 해결되지 않는 고민거리가 있거나 정신이 피로할 때, 극도의 긴장감을 느낄 때 사용해보자. 시야를 넓혀주고, 냉정하게 해결책을 찾아낼 수 있도록 도와주는 에센셜오일.

마음 흥분, 신경과민, 기억·집중력 저하, 근심 걱정, 무기력, 긴장

이 향기는 과도하게 흥분하거나 신경과민 상태에 빠졌을 때, 마음을 진정시키고 새로운 상태로 이끌어준다. 어떤 문제나 걱정거리에 시달리느라 다른 일에 모든 흥미를 잃고 우울, 식욕 부진, 나아가 불면증에 이르는 상황이 되었다면, 로즈메리(시네올, 버베논), 페퍼민트, 스코치파인과 블렌딩해서 사용해보자. 정신을 고양시키고 활성화하여 의욕과 집중력을 되찾아줄 것이다. 아침에 샤워할 때 또는 사무실이나 공부방에 향기 확산법을 실시하는 것도 좋다. 아드레날린 분비를 촉진한다고도 한다.

몸 근육통, 어깨 결림, 류머티즘, 냉증, 요통, 다리의 부종, 다이어트, 애완동물 관리, 곤충 퇴치

혈액순환을 촉진하고 통증을 완화하며 근육이나 힘줄의 기능을 강화하는 작용이 있어서, 염좌, 접질림, 근육통, 어깨 결림 등에 유용하게 쓰인다. 운동 후에 근육을 풀어줄 때 사용해도 좋다. 지방이나 셀룰라이트 문제를 개선하는 데에도 도움이 되며, 신체 기능을 강화하는 효능이 있다. 항균 작용, 냄새 제거 작용, 벼룩이나 진드기를 퇴치하는 작용이 있으므로, 애완동물의 집을 청소하거나 브러싱을 할 때 쓰면 좋다. 이때 라벤더나 편백 등과 블렌딩하면 효과가 더 크다. 부엌에서 파리나 바퀴벌레 같은 해충을 퇴치하는 용도로도 쓰인다.

피부 여드름, 진균성 피부염, 가려움증, 냄새 제거, 데오도란트, 지나친 땀, 벌레 물림, 모발 관리

지나치게 땀이 많이 날 때 또는 몸 냄새를 없애고 싶을 때 사용한다. 데오도란트 효과가 큰 에센셜오일이므로 여름에 사용하는 보디로션에 섞어서 쓰면 좋다. 벌레에 물려 가려울 때는 라벤더, 멜리사, 티트리, 캐모마일(저먼, 로만)과 블렌딩해서 바르면 좋다. 시트랄은 특히 백선균에 효과가 있다고 하며 무좀에 걸렸을 때 사용한다. 이때 레몬그라스나 티트리, 미르라, 팔마로사, 제라늄과 블렌딩하면 더 큰 효과를 얻을 수 있다.

주요 사용법
향기 목욕, 마사지, 피부 관리, 모발 관리, 방향욕

블렌딩할 때 알아둘 것
속이 안 좋아지거나 피부가 심하게 자극을 받을 수 있으므로, 사용량을 적당히 조절해서 써야 한다. 마저럼, 로즈메리, 블랙페퍼, 진저, 안젤리카 등, 허브나 스파이스, 씨에서 얻는 에센셜오일과 잘 맞는다.

구입할 때 알아둘 것
가격 : 10ml에 1만 7천~1만 8천 원. 레몬그라스라 불리는 식물에는 킴보포곤 플렉수오수스(*Cymbopogon flexuosus*)라는 것도 있는데, 여기에는 시트랄 함량이 더 많다. 레몬그라스 에센셜오일은 숙성됨에 따라서 공기나 햇빛에 노출되어 시트랄 함량이 서서히 감소한다. 따라서 신선한 것을 구입해서 가능한 한 1년 이내에 다 사용하는 것이 좋다.

기타
노트 : 톱
블렌드 팩터 : 1~2

주의 사항
고농도로 사용하면 피부를 자극한다. 피부가 민감한 사람은 주의가 필요하다. 작용성이 강하므로 소량(베이스 30ml에 1~3방울 정도)을 사용해도 충분하다. 안압을 높이므로 녹내장이 있는 사람은 과도하게 사용하지 않도록 주의한다. 임신 중에는 사용하지 않는다.

로즈 앱솔루트 Rose Absolute

장미과 *Rosa*속

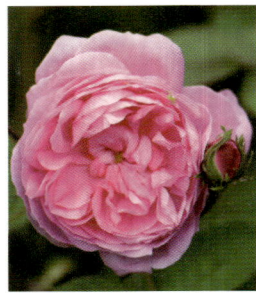

학명이 '*Rosa centifolia*'인 캐비지 로즈는 '100개의(centifolia)'라는 뜻을 지닌 이름 그대로 꽃잎의 수가 100장에 이른다고 한다. 비너스와 함께 태어난 꽃이라고 하며, 보티첼리의 그림〈비너스의 탄생〉에는 켄티폴리아종 장미가 그려져 있다.

로즈 오토보다 더 화려하고 더 장미 같은 느낌을 주는 플로랄 노트의 향기.

학명 · *Rosa centifolia* 로사 켄티폴리아
　　　Rosa damascena 로사 다마스케나
주요 산지 · 불가리아, 터키, 모로코, 프랑스, 이집트
추출 부위 · 꽃
추출 방법 · 유기용제법

주요 효능
진정, 항우울, 정신 고양, 행복감 증진, 신체 기능 활성화, 호르몬 분비 조절, 통경, 최음, 항경련, 피부 수렴 작용, 변비 개선 작용, 반흔 형성 촉진, 피부를 부드럽게 하는 작용, 항염증, 항균, 항바이러스 작용

주요 방향 성분
모노테르펜 알코올류 : 시트로넬롤 10~20%, 게라니올 5~10%, 네롤 3~8%, 리날로올 10~20%
방향족 알코올류 : 페닐에틸알코올 65~70%
미량 성분 : 다마세논, 파르네솔, 다마스콘, β-이오논, 로즈옥사이드, 오이게놀, 초산게라닐

다마스크 로즈나 켄티폴리아 종 장미에서 유기용제법으로 추출한 에센셜오일이 로즈 앱솔루트다. 주요 성분은 로즈 오토와 거의 같으나 성분 비율이 크게 달라, 향의 느낌도 서로 다르다. 로즈 앱솔루트에는 페닐에틸알코올 성분이 압도적으로 많다.

어떨 때 사용하면 좋을까?

마음을 따뜻하게 해주는 향기다. 여성스러움을 불러일으키며, 감정을 자유롭게 표현할 수 있게 도와준다. 로즈 오토와 로즈 앱솔루트를 상황에 맞게 구별하여 사용하면 좋다. 우리 몸속의 에너지가 세포 구석구석까지 잘 흐를 수 있게 해주는 힘이 있다. 자신의 힘을 더욱 발휘하고 싶을 때 사용해보자.

마음 애정에 관한 두려움, 성에 관한 두려움, 발기부전, 불감증, 포기, 변화·떠나보내는 두려움, 비탄, 우울 상태, 충격, 질투, 집념, 흥분, 정서 불안, 무기력, 의기소침

로즈 오토와 마찬가지로 충만한 마음과 행복감을 불러일으킨다. 로즈 앱솔루트 향기는 관능을 자극하며, 로즈 오토보다 최음 작용이 더 강하다고 한다. 마음의 상처를 입었을 때, 로즈 오토는 그 상처를 따뜻하게 감싸고 어루만지듯이 치유하여 무겁게 가라앉은 자리에서 일어날 수 있게 이끌어준다. 반면에 로즈 앱솔루트는 상처를 어루만져줌과 동시에 내면의 뜨거운 정열을 일깨운다. 그리하여 본래의 쾌활함과 강인함을 한층 성장시켜 상처와 충격을 뛰어넘을 수 있게 도와준다. 로즈 앱솔루트나 로즈 오토는 얼핏 보기에는 부드럽지만 굉장히 강력한 힘을 지닌 에센셜오일이다.

몸 갱년기, 생리통, 생리불순, 월경 전 긴장증, 변비 출산, 스트레스성 증상, 고혈압, 가슴 두근거림

호르몬 균형을 바로잡고 자궁을 튼튼하게 해준다. 월경 전 긴장증이나 갱년기의 정서불안에 유용하다. 몸과 마음이 밀접한 관계에 있기 때문에, 향기는 정신적인 긴장을 해소하고자 할 때 중요한 역할을 한다. 같은 장미라도 로즈 앱솔루트와 로즈 오토는 향의 느낌이 다르므로, 자신의 취향에 맞는 것을 사용하면 된다.

피부 땀띠, 여드름, 건조, 거칠어진 피부, 주름살, 기미·흉터·색소 침착, 눈그늘, 습진, 가려움증, 상처, 정맥류, 임신선 예방, 모든 연령의 피부 관리

피부 관리를 하는 데에는 로즈 오토가 쓰기 편하다고 한다. 예전에는 로즈 앱솔루트를 추출할 때 사용된 용제가 2~6% 정도 잔류되어 있다고 해서, 피부가 민감한 사람이나 어린아이에게는 로즈 오토만을 사용하는 경우도 많았다. 피부를 활성화하는 효능이 매우 뛰어난 페닐에틸알코올은 장미의 방향 증류수에도 많이 들어 있다.

주요 사용법
향기 목욕, 마사지, 피부 관리, 모발 관리, 향수, 습포, 방향욕, 향기 흡입

블렌딩할 때 알아둘 것
블렌딩을 할 때 로즈 앱솔루트를 넣으면 부드럽고 섬세한 느낌이 나며 기분 좋은 달콤함을 만들 수 있다. 화려한 향기가 진하고 달콤해서 향수를 만드는 데에 잘 어울린다. 꽃, 허브, 나무, 씨, 수지, 감귤류 등, 거의 대부분의 에센셜오일과 잘 맞는다.

구입할 때 알아둘 것
가격 : 10ml에 12만~15만 원. 로즈 앱솔루트는 로즈 오토에 비해 같은 양의 원료에서 추출할 수 있는 에센셜오일의 양이 많기 때문에 가격이 약간 낮다. 그렇다고 해도 고가이므로 1~5ml 단위로 소량을 구입할 것을 추천한다. 유통량은 적으나 다마스케나종을 원료로 추출한 로즈 앱솔루트도 있다. 향기가 부드럽고 우아하다.

기타
노트 : 미들~베이스
블렌드 팩터 : 1

주의 사항
작용성이 강하므로 소량(베이스 30ml에 1~3방울 정도)을 사용해도 충분하다. 임신 초기에는 사용을 삼간다.

로즈우드 Rosewood

녹나뭇과 Aniba속

약간 스파이시하며, 마음을 편안히 쉬게 해주는 플로랄 우디 계열의 향기.

학명 • Aniba rosaeodora 아니바 로사에오도라
주요 산지 • 브라질
추출 부위 • 목질부
추출 방법 • 수증기 증류법

목질부 | 정신 안정 · 진정 · 온화함

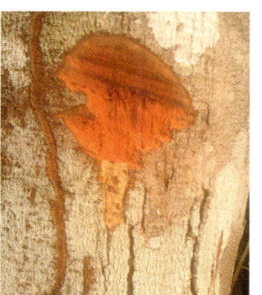

부아드로즈(Bois de Rose)라고도 부른다. 상쾌한 향이 나는 중요한 향료 원료다. 성장 속도가 대단히 느려서, 에센셜오일을 추출할 수 있을 때까지 자라는 데에 약 15년이 걸린다. 한때 무분별하게 벌목되어 멸종 위기를 겪었으나, 지금은 브라질 정부가 계획적으로 나무를 심고 관리하고 있다.

주요 효능
진정, 진통, 항우울, 신경 강화, 피로 회복, 최음, 피부를 부드럽게 하는 작용, 피부세포 활성화, 면역 기능 강화, 항균, 항바이러스, 항진균 작용

주요 방향 성분
모노테르펜 탄화수소류 : α-피넨 미량, 리모넨 미량
모노테르펜 알코올류 : 리날로올(D-체와 L-체 혼합) 80~90%, α-테르피네올 2~5%
에스테르류 : 초산리날릴 미량
옥사이드류 : 1,8시네올 미량, 리날로올옥사이드 미량

로즈우드 에센셜오일은 편안하게 긴장을 풀어주는 효능이 있다. 방향 성분 가운데 D-체 리날로올은 교감신경을 활성화하여 신경을 강화하고 우울증이나 불안함을 완화하는 작용을 한다. α-테르피네올은 항염증 작용과 피부 수렴 작용을, 1,8시네올은 거담 작용을 한다.

어떨 때 사용하면 좋을까?

편안하게 쉬고 싶을 때 사용하는 에센셜오일. 장미와 비슷하면서 부드럽고 다정하며 달콤한 향기가 마음을 편안하게 해준다. 또 정신적, 육체적 피로를 포근하게 풀어주며, 마음을 밝게 만들어준다. 욕조에 2~3방울 떨어뜨리는 향기 목욕을 추천한다.

마음 | 불안, 우울, 정신적 피로, 무기력, 흥분, 신경질, 스트레스, 식욕 부진, 임신 관리

적절히 희석하면 임산부나 어린아이에게도 쓸 수 있는 에센셜오일이다. 주성분인 리날로올에는 D-체와 L-체가 있는데, 로즈우드 에센셜오일에는 두 가지 모두 들어 있다. D-리날로올은 몸과 마음을 활성화하는 작용을 하며, L-리날로올은 진정 작용을 한다. 그러므로 육체적인 피로나 스트레스성 어깨 결림, 두통, 지나친 신경 피로에 모두 유용하게 쓰인다. 부드럽고 기분 좋은 향기를 맡게 되면 금세 마음이 평화로워지만, 그 속에는 중추신경계를 강화하고 안정시키는 힘이 감추어져 있다. 출산할 때 분만을 돕는 데에도 사용된다. 요가나 호흡법, 명상 등을 할 때 로즈우드, 프랑킨센스, 편백, 네롤리, 장미 등으로 향기 확산법을 실시하면, 집중력이 더욱 높아지고 차크라를 활성화하는 데에도 효과가 있다고 한다.

몸 | 피로, 감기, 인두염, 중이염, 부비강염, 기관지염, 구내염, 방광염, 질염, 대하

면역력을 높여주고 항균 작용을 하는 성분이 많이 들어 있어서, 감염증이나 염증에 유용하게 쓰인다. 이런 경우에는 레몬, 티트리, 유칼립투스(글로불루스, 라디아타)와 블렌딩한다. 어린아이가 감기에 걸렸을 때도 사용할 수 있다.

피부 | 여드름, 습진, 피부염, 진균성 피부염, 상처, 모세혈관 확장증, 주름, 기미, 주근깨, 굳은살, 건조, 피부 관리, 임신선, 모발 관리

민감한 피부, 보통 피부, 지성 피부 등 모든 유형의 피부 관리에는 물론이고 피부 노화에도 유용하다. 피부세포를 활성화하여 젊음을 되찾아준다. 피부에 탄력이 없고 건조할 때, 주름살이 생겼을 때, 기미나 주근깨가 나타날 때 그리고 여드름이나 건선 증상에도 효과가 있다. 아토피성 피부염이나 습진에는 라벤더, 장미, 캐모마일(저먼, 로만)과 블렌딩해서 사용한다. 손상된 모발 관리에도 유용하다. 항진균 효능이 있어서 티트리, 팔마로사, 제라늄 등과 블렌딩하여 무좀이나 손톱 백선 같은 진균성 피부염에도 사용한다.

주요 사용법
향기 목욕, 마사지, 피부 관리, 모발 관리, 방향욕

블렌딩할 때 알아둘 것
비누를 비롯해서 두피나 피부 관리 제품을 만들 때 빠뜨릴 수 없는 에센셜오일이다. 대부분의 에센셜오일과 잘 어울리나, 특히 장미, 일랑일랑, 프랑킨센스, 제라늄, 라벤더, 네롤리와 블렌딩할 것을 추천한다.

구입할 때 알아둘 것
가격 : 10ml에 1만 7500~2만 4천 원. 피부를 자극하는 성질이 약하고 안전성 높은 성분이 많아서 부담 없이 사용할 수 있다. 피부 관리나 긴장 해소용으로 매우 유용하므로, 가장 먼저 구입해서 써보기를 추천하는 에센셜오일 중의 하나다. 장미와는 종류가 다른 식물(나무)이니 혼동하지 않도록 주의하자.

기타
노트 : 미들
블렌드 팩터 : 6

주의 사항
기본적인 사용법과 사용량을 지키면서 사용한다.

로즈 오토 Rose Otto

장미과 *Rosa*속

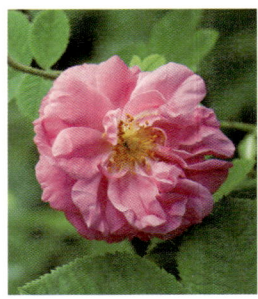

기품이 넘치는 플로랄 향기. '향기의 여왕'으로 불린다.

학명 • *Rosa damascena* 로사 다마스케나
주요 산지 • 불가리아, 터키, 모로코, 프랑스, 이집트
추출 부위 • 꽃
추출 방법 • 수증기 증류법

로즈 오토는 장미의 원종에 가까운 다마스크 로즈에서 추출한 에센셜 오일이다. 해가 뜨면 향기가 옅어지므로 아침 일찍 꽃을 수확하여 곧바로 증류소로 보낸다. '오토(otto)'라는 말은 '꽃의 정수' 또는 '향수'를 의미하는 페르시아어인 'attar'에서 유래했다.

주요 효능
진정, 항우울, 행복감 증진, 신체 기능 활성화, 항경련, 호르몬 분비 조절, 통경, 최음, 피부 수렴 작용, 항염증, 변비 개선, 반흔 형성 촉진, 피부를 부드럽게 하는 작용, 항균, 항바이러스 작용

주요 방향 성분
모노테르펜 알코올류 : 시트로넬롤 45~60%, 게라니올 10~20%, 네롤 5~10%, 리날로올 1~2%
방향족 알코올류 : 페닐에틸알코올 1~2%
모노테르펜 탄화수소류 : 스테아롭텐 10~20%
미량 성분 : 다마세논, 다마스콘, β-이오논, 로즈옥사이드, 오이게놀, 초산게라닐, 파르네솔

향기 연구는 장미에서 시작하여 장미에서 끝난다는 말이 있다. 발견된 성분이 500가지가 넘으나, 아직 미지의 성분도 많다. 장미 흔기를 자아내는 것은 다마세논, 로즈옥사이드 등의 미량 성분이다. 로즈 오토는 온도가 13℃ 이하로 내려가면 굳는 성질이 있다.

어떨 때 사용하면 좋을까?

힘들고 외로울 때 유용한 에센셜오일이다. 마음 아픈 일이나 자신감을 잃어버리는 일이 생겼을 때 사용해보자. 부정적인 모든 감정을 가라앉혀준다. 그리고 상처를 입고 닫혀버린 제4차크라를 열어서 다시 한 번 기쁜 마음과 애정을 받아들일 수 있게 도와준다. 성장하는 힘을 부여해주는 에센셜오일이다.

마음 욕구 불만, 흥분, 마음의 고통, 비탄, 분노, 침울, 고독감, 신경과민, 우울 상태, 무감동, 충격, 질투, 강박관념, 정서 불안, 성적 문제, 발기 부전, 불감증

따뜻하고 사랑이 넘치는 향기가 마음을 달래주고 충만한 행복감을 가져다준다. 진정시킴과 동시에 고양시키는 힘이 있다. 기운이 없을 때는 살짝 기분을 띄워주며, 반대로 기분이 착 가라앉을 때는 천천히 위로 끌어올려주는 것을 느낄 수 있다. 마음을 정화하는 데에 유용한 향기다. 어떤 일이 벌어졌을 때, 상황은 달라진 것이 없다 해도 그 일을 받아들이는 마음은 좀 편안해졌다는 사람이 많다. 장미는 전통적으로 사랑의 상징이었고, 최음제로도 사용돼왔다. 사랑하고 사랑받는 일에 뭔가 걸리는 것이 있을 때 도움을 주며, 여성의 성적인 측면에 육체적, 감정적으로 효능을 발휘한다. 네롤리, 일랑일랑, 재스민과 마찬가지로 성적인 문제가 있을 때 사용된다.

몸 갱년기, 생리통, 생리불순, 월경 전 긴장증, 변비, 출산, 꽃가루 알레르기, 기관지염, 현기증·불면증·두통·위장 기능 저하와 같은 스트레스성 증상, 가슴 두근거림, 고혈압

뇌하수체나 시상하부를 자극한다고 하며, 호르몬 균형을 바로잡고 자궁을 튼튼하게 해준다. 사이프러스, 제라늄, 클라리세이지와 블렌딩하면 더욱 효과가 크다. 여성의 일생에 걸쳐 사춘기, 성숙기, 출산, 갱년기, 노년기의 각 단계에 따라 폭넓게 사용되고 있다. 혈액을 정화하는 작용, 항히스타민 작용, 간장 기능과 면역 기능 강화 작용이 있으며, 꽃가루 알레르기와 숙취에도 사용된다.

피부 땀띠, 여드름, 건조, 거칠어진 피부, 주름, 기미, 흉터, 색소 침착, 눈그늘, 습진, 가려움증, 상처, 정맥류, 임신선 예방, 모든 연령·피부 타입별 피부 관리

피부에 탄력과 윤기를 되찾아주며, 특히 노화된 피부에 젊음을 회복시켜준다. 모세혈관이 두드러지게 눈에 띄는 피부 유형에 좋다. 팔마로사, 제라늄과 블렌딩하여 로즈힙 오일에 섞어 사용하면 더욱 아름다운 피부로 가꿀 수 있다. 사이프러스와 블렌딩한 것은 정맥류를 예방하는 데도 좋다. 눈이 피로할 때나 신생아 습진 등에는 장미의 방향 증류수가 유용하게 쓰인다.

주요 사용법
향기 목욕, 마사지, 피부 관리, 모발 관리, 향수, 습포, 방향욕, 향기 흡입

블렌딩할 때 알아둘 것
로즈 오토는 향기가 진해서 강하고 화려한 분위기를 연출한다. 블렌딩이 잘못된 경우에도 로즈 오토를 넣으면 무리 없이 마무리가 되며, 향기가 더 우아하고 깊어진다. 꽃, 허브, 나무, 씨, 수지, 감귤류 등, 거의 대부분의 에센셜오일과 잘 맞는다.

구입할 때 알아둘 것
가격 : 로즈 오토는 10ml에 30만~40만 원, 로즈 오토 에센셜오일을 호호바 오일에 5~10%로 희석한 로즈 인 호호바는 10ml에 3만~4만 원이다. 꽃 3500~4천 kg에서 추출하는 에센셜오일의 양이 1L밖에 안 되므로 가격이 매우 비싸다. 그러나 로즈 오토는 베이스에 1방울만 넣어도 깜짝 놀랄 만큼 효과가 크다. 1~5ml 단위로 소량을 구입하는 것이 좋다. 많지는 않으나 켄티폴리아종을 원료로 수증기 증류법으로 추출한 에센셜오일도 있다. 터키산 로즈 오토는 불가리아산에 비해 향기가 더 남성적이고 강하다.

기타
노트 : 미들~베이스
블렌드 팩터 : 1

주의 사항
작용성이 강하므로 소량(베이스 30ml에 1~3방울 정도)을 사용해도 충분하다. 임신 초기에는 사용을 삼간다.

로즈메리 캠퍼 Rosemary Camphor

꿀풀과 *Rosmarinus*속

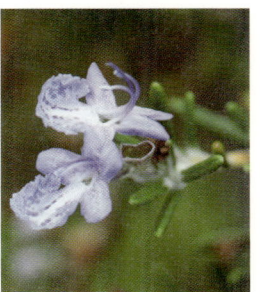

높이 1m 이상 자라는 상록 관목으로, 만년로(萬年老)라고도 부른다. 해안 가까운 곳에서 자란다. 파란색의 작은 꽃이 마치 파도가 부서진 물방울 같다고 해서 '물방울(Ros)'과 '바다의(marinus)'라는 말에서 '로스마리누스(*Rosmarinus*)'라는 속명이 유래했다.

코를 찌르는 듯이 예리하고 자극적이며 날카로운 캠퍼(장뇌) 향기.

학명 • *Rosmarinus officinalis* ct. camphor
로스마리누스 오피키날리스 캄포르
주요 산지 • 프랑스
추출 부위 • 꽃과 잎
추출 방법 • 수증기 증류법

꽃과 잎 | 근육 이완 · 두뇌 명석 · 직감

주요 효능
신경 강화, 머리를 맑게 함, 강심 작용, 혈압 상승 작용, 통경, 간장 기능 강화, 담즙 분비 촉진, 카타르 증상 제거, 근육 이완, 가온 작용, 울혈 제거, 이뇨, 항균, 항바이러스 작용

주요 방향 성분
모노테르펜 탄화수소류 : α-피넨 10~25%, 캠펜 5~15%
케톤류 : 캠퍼 15~25%
옥사이드류 : 1,8시네올 15~35%
미량 성분 : 리날로올, β-카리오필렌, 리모넨, 초산보르닐, β-미르센, α-테르피네올

근육 이완 작용을 하는 캠퍼가 주성분이다. 1,8시네올, α-피넨 같은 옥사이드류와 모노테르펜 탄화수소류를 함유하고 있어서 감염증 예방 효과도 기대할 수 있다.

어떨 때 사용하면 좋을까?

힘이 없고 자꾸만 노곤해질 때 사용하면 좋다. 콕 찌르는 듯한 향기가 코를 지나 머릿속으로 들어오면 정신이 번쩍 든다. 결단력과 집중력, 의욕이 필요할 때 알맞은 향기다. 캠퍼종은 향기가 너무 강해 오히려 피로해질 수 있으며, 다른 로즈메리보다 적은 양을 사용해도 효과가 충분하다.

마음　무기력, 기억 · 집중력 저하, 신경쇠약
정신을 고양하고 활성화하여 반짝이는 직감이나 영감을 불러일으키는 향기. 뇌의 혈류량을 증가시키고 기억력과 집중력을 높여주는 작용도 한다. 소량으로도 신체 기능이 활성화되며, 지나치면 오히려 자극이 강해서 뇌전증 발작의 원인이 될 수도 있다. 농도를 진하게 해서 사용하면 로즈메리 캠퍼의 신경독성 작용이 강하게 나타날 수 있으므로 주의해야 한다.

몸　근육 · 관절의 증상, 어깨 결림, 다리의 피로, 다이어트, 저혈압, 소화불량, 부비강염, 생리불순, 치질
주로 근육에 문제가 있을 때 사용한다. 심장 박동을 강화해 혈액순환을 촉진하며, 근육 이완 효능이 뛰어나서 어깨 결림, 근육통, 관절 통증, 요통, 신경통, 근육 경직, 류머티즘 등에 많이 쓰인다. 소량만 사용해도 심장을 활성화해 혈압을 상승시킨다. 많이 쓰면 근육을 이완시켜 편안하게 긴장을 해소할 수 있으나, 지나치면 주성분인 캠퍼가 간장과 신경에 독성을 나타내 유산이나 경련 또는 혼수상태를 일으킬 가능성이 있다고 한다. 단독으로 사용하기보다 다른 에센셜오일과 블렌딩해서 사용하는 것이 좋다. 셀룰라이트나 비만 문제를 개선하는 데에 사용하기도 하는데, 이때는 버베논종이 더 많이 쓰인다.

주요 사용법
향기 목욕, 마사지, 피부 관리, 모발 관리, 방향욕

블렌딩할 때 알아둘 것
라벤더, 마저럼, 타임, 제라늄, 스코치파인, 프랑킨센스, 카르다몸, 진저, 주니퍼, 유칼립투스, 레몬 등, 허브나무, 감귤류, 스파이스 계열의 에센셜오일과 잘 맞는다.

구입할 때 알아둘 것
가격 : 로즈메리 캠퍼는 10ml에 2만 원 정도다. 로즈메리는 캠퍼 향이 강한 캠퍼종, 버베논 향이 강한 버베논종, 시네올 향이 강한 시네올종의 세 가지 케모타입이 있다. 종명 뒤에 성분 이름을 써서 종류를 표시하고 있으므로 확인하고 구입한다. 캠퍼종은 근육통이나 요통에 효과가 있지만 신경독성이 있는 성분도 많으므로 사용량에 주의해야 한다.

기타
노트 : 미들
블렌드 팩터 : 1

주의 사항
고농도로 사용하면 피부를 자극한다. 피부가 민감한 사람은 주의가 필요하다. 작용성이 강하므로 소량(베이스 30ml에 1~3방울 정도)을 사용해도 충분하다. 임신 중 또는 수유 중인 사람, 뇌전증 질환이 있는 사람, 유유아에게는 사용을 삼간다. 동종요법과 함께 사용하지 않는다.

＊ 로즈메리 캠퍼의 유독성

개인적으로 로즈메리 에센셜오일을 사용할 때는 다른 로즈메리종(버베논, 시네올)에 비해 캠퍼종을 덜 쓰는 경향이 있다. 주요 작용이 대부분 근육과 관련되어 있고 다른 측면에는 활용되는 예가 적다는 문제도 있거니와 케톤류인 캠퍼에 신경독성이 있다는 점을 꺼리기 때문으로 보인다. 그러나 캠퍼는 일정하게 용도를 정해놓고 희석 농도를 주의해서 사용한다면, 큰 효과를 얻을 수 있는 에센셜오일이다.

로즈메리 시네올 Rosemary Cineole

꿀풀과 *Rosmarinus*속

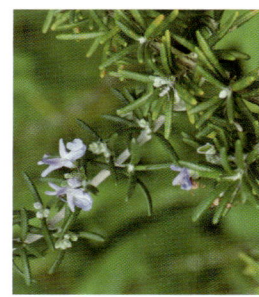

유칼립투스와 비슷하며, 상쾌하고 신선하게 기분 전환을 해주는 향기.

학명 • *Rosmarinus officinalis* ct. *cineole*
로스마리누스 오피키날리스 키네올레
주요 산지 • 모로코, 튀니지, 북아프리카

추출 부위 • 꽃과 잎
추출 방법 • 수증기 증류법

주요 효능
두뇌 명석, 기억력과 집중력 강화, 간장 기능 강화, 항염증, 거담, 카타르 증상 제거, 소화 촉진, 항균, 항바이러스, 항진균 작용

주요 방향 성분
옥사이드류 : 1,8시네올 50~60%
모노테르펜 탄화수소류 : α-피넨 10~20%
케톤류 : 캠퍼 2~10%
미량 성분 : 보르네올, β-카리오필렌

로즈메리는 옛날부터 민간에서 약용 식물로 사용되어왔다. 종명인 '오피키날리스(*officinalis*)'는 라틴어로 '약용의' 또는 '약효가 있는'이라는 의미이다. 그 외에도 오래전부터 약용으로 사용되어온 식물에 세이지, 재스민, 진저 등이 있다.

거담 작용, 카타르 증상 제거 작용, 혈액순환 촉진 작용을 하는 옥사이드인 1,8시네올이 주요 성분이다. 호흡기관에서 과잉 분비되는 점액이나 가래, 염증을 동반한 감기 증상, 근육통에 효과가 있다.

어떨 때 사용하면 좋을까?
마음이 약간 무거울 때, 그래서 몸을 움직이고 행동하는 것이 귀찮고 꼼짝도 하기 싫을 때 사용하면 좋다. 뇌에 활력을 불어넣어 의욕과 자신감을 되찾아 준다. 공부방에 잘 어울리는 향기다.

마음
불안, 긴장, 짜증, 무기력, 불면, 정신적 피로, 기억·집중력 저하

마음이 혼란스럽고 생각을 집중하기 어려울 때 유용하다. 머리를 산뜻하게 해 쉽게 기분 전환을 할 수 있게 도와준다. 신경과민으로 사소한 일에도 짜증이 나고 그러다가 불쑥 화를 낸 것에 대한 후회감에 빠질 때 사용해보자. 이런 정신 상태가 오래 지속되면 육체 피로뿐만 아니라 신경쇠약이나 우울증, 불면증으로 이어질 수 있으니 빨리 손을 쓰는 것이 좋다. 로즈메리는 어느 종류든 전반적으로 정신 상태를 상승 방향으로 이끌어주는 작용을 한다. 그러나 향기의 깊이나 예민함 등의 느낌이 각각 조금씩 다르므로, 상태에 따라 용도를 구별해서 사용해볼 것을 추천한다.

몸
만성 피로, 감기, 인플루엔자, 기관지염, 부비강염, 중이염, 귀의 통증, 두통, 냉증, 어깨 결림, 류머티즘, 요통, 근육통, 좌골신경통, 설사, 변비, 소화불량

울혈을 제거하고 호흡기관에서 과잉 분비되는 점액을 용해하는 1,8시네올 성분이 많이 들어 있어서 가래 배출을 돕는다. 다른 에센셜오일과 블렌딩하여 목이나 코, 기관지, 폐의 카타르 증상에 사용한다. 소량을 쓰면 어린아이의 감기나 기관지염에도 좋다. 티트리, 유칼립투스(글로불루스, 라디아타), 타임 리날로올과 블렌딩한 것은 감염증을 예방하고 면역 기능을 강화하는 데 사용된다. 혈액순환을 촉진하는 효과도 있다. 냉증이나 정맥류에 사이프러스나 감귤류를 블렌딩하여 사용한 임상 사례가 있다. 근육 피로나 류머티즘, 신경통에도 쓰인다. 운동하기 전의 준비 단계에 써도 좋다. 소화기 계통이 약해서 설사나 구토, 소화불량, 변비 증상이 있을 때도 유용하게 쓰인다.

피부
모발 관리, 데오도란트, 여드름, 뾰루지, 피부 관리

데오도란트 작용이 뛰어나므로 체취를 예방하는 데에 유용하다. 지성 피부를 깨끗이 하고 수렴 작용을 하며, 여드름 같은 것이 나는 것을 예방한다. 비듬이나 탈모가 걱정될 때는 아틀라스 시더우드, 주니퍼, 편백, 티트리 등과 블렌딩하여 무향료 샴푸에 섞어서 쓰면 좋다.

주요 사용법
향기 목욕, 마사지, 피부 관리, 모발 관리, 방향욕

블렌딩할 때 알아둘 것
유칼립투스나 티트리, 머틀 같은 도금양과 에센셜오일을 비롯해서 타임, 프랑킨센스, 시더우드, 레몬, 오렌지, 제라늄, 라벤더, 네롤리 등, 감귤류나 허브, 나무, 수지에서 얻는 에센셜오일과 잘 맞는다.

구입할 때 알아둘 것
가격 : 10㎖에 1만 9천~2만 원. 향기와 효능이 다른 케모타입이 세 가지 있으므로 잘 확인하고 구입하도록 한다. 처음 로즈메리를 구입하는 경우라면 비교적 성질이 부드러운 로즈메리 시네올을 추천한다.

기타
노트 : 톱
블렌드 팩터 : 2

주의 사항
고농도로 사용하면 피부를 자극한다. 피부가 민감한 사람은 주의가 필요하다. 작용성이 강하므로 소량(베이스 30㎖에 1~3방울 정도)을 사용해도 충분하다. 임신 초기에는 사용을 삼간다. 임신 중기나 후기에는 사용할 수 있지만, 이때는 몸 상태에 충분히 주의를 기울여야 한다. 동종요법과 함께 사용하지 않는다.

로즈메리 버베논 Rosemary Verbenone

꿀풀과 *Rosmarinus*속

시원한 허브 계열의 신선하고 상쾌한 향기.

학명 • *Rosmarinus officinalis* ct. verbenone
로스마리누스 오피키날리스 베르버노네
주요 산지 • 코르시카 섬, 스페인, 프랑스

추출 부위 • 꽃과 잎
추출 방법 • 수증기 증류법

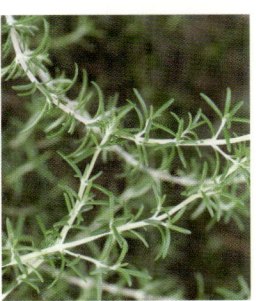

육류 요리의 냄새를 없애주고 소화 기능을 촉진한다고 해서, 프랑스 요리나 이탈리아 요리에 빠지지 않는 허브. 본래 생장 환경에 따라 향기가 달라진다는 케모타입 이야기도 처음에는 요리사들 사이에서 통용되던 것이었으나, 점차 아로마테라피 세계로 확산되어 들어왔다.

주요 효능
자율신경 조절, 항경련, 거담, 카타르 증상 제거, 심장 기능 강화, 난소 기능 강화, 간장 기능 강화, 담즙 분비 촉진, 울혈 제거, 장내 가스 제거, 지방 연소 촉진, 피부 조직 활성화, 피부 상처 치유, 반흔 형성 촉진, 항균, 항바이러스 작용

주요 방향 성분
모노테르펜 탄화수소류 : α-피넨 25~35%, 캄펜 5~15%
케톤류 : 버베논 15~20%, 캠퍼 2~10%
에스테르류 : 초산보르닐 2~10%
옥사이드류 : 1,8시네올 5~20%
모노테르펜 알코올류 : 보르네올 ~10%
미량 성분 : β-카리오필렌

초산보르닐, 버베논, α-피넨 등이 주성분이다. 간장 기능을 강화해주는 효능이 뛰어나다. 콜레스테롤 수치가 높은 경우 또는 다이어트를 하고 싶을 때 사용한다.

꽃과 잎 | 간장 기능 조절 · 해독 · 카타르 증상 제거

어떨 때 사용하면 좋을까?
정신적으로는 우울하고 불안감을 많이 느낄 때, 신체적으로는 과식이나 과음을 하게 될 때 또는 약을 먹어도 피로감이 가시지 않을 때 사용하면 좋다. 몸과 마음의 기능을 강화하고 활성화하는 에센셜오일이다.

마음 우울 상태, 불면, 걱정, 신경과민, 무기력, 자신감 상실, 기억·집중력 저하, 갱년기 증상, 발기부전, 성적인 문제
정신적으로 불안정하고 짜증이 나며 그런 상태에서 쉽게 화를 냈다가 후회하는 일이 자주 생길 때, 생각을 집중하기가 어려울 뿐 아니라 그럴 의욕 자체가 없을 때, 자신감이나 목적의식이 점점 사라지고 자기 자신을 소중히 여기는 마음이 생기지 않을 때 사용해보자. 로즈메리 버베논은 심장이나 신장, 간장, 폐와 관련이 있으며, 몸과 마음 양면을 부드럽게 자극하여 근본적으로 어긋나 있는 부분을 개선해준다. 근심 걱정이 많고 우울할 때, 신경과민 상태일 때, 성적인 문제가 있는 경우에 라벤더, 장미, 네롤리, 만다린, 멜리사, 페티그레인과 블렌딩하여 사용하기도 한다.

몸 심장·간장·담낭·췌장의 기능 저하, 소화불량, 위경련, 구토, 저혈압, 고콜레스테롤, 셀룰라이트, 냉증, 생리불순, 월경과다, 대하, 기관지염, 중이염, 잇몸 염증
간장과 담낭의 기능을 조절하고 몸을 정화해준다. 비만, 당뇨병, 동맥경화, 높은 콜레스테롤 수치 등 생활습관병을 예방하는 데 유용하다. 신진대사를 촉진하고 간장 기능을 조절하며 담즙 분비를 촉진하고 지방을 분해하는 작용이 다른 로즈메리종보다 뛰어나다. 간독성이 있는 페놀류 성분이 포함된 에센셜오일을 사용할 때, 간장을 보호하는 효능이 있는 로즈메리 버베논을 함께 쓰면 좋다. 소화불량, 복부 팽만감, 위와 장의 경련성 복통 등을 완화한다. 호흡기관에서 과잉 분비되는 점액을 제거해주므로, 카타르 증상을 완화하는 데에도 유용하게 쓰인다. 정맥이나 림프액의 울체 제거에도 효과가 있으며, 부종이나 정맥류, 치질 증상에 사이프러스와 블렌딩해서 사용하는 경우가 있다.

피부 모발 관리, 상처, 튼 피부, 피부 노화, 주름 예방, 모낭염, 여드름, 켈로이드, 흉터
비듬이나 탈모를 예방하는 데에는 로즈메리 시네올이나 버베논이 모두 쓰인다. 피부를 깨끗하게 해주고 피부 조직을 활성화하는 효능이 있다. 피부 탄력을 되찾고 주름살을 예방하고자 할 때, 여드름이나 모낭염이 생겼을 때, 상처가 나거나 피부가 튼 경우에 많이 사용되고 있다. 거의 모든 피부 유형에 사용할 수 있다.

주요 사용법
향기 목욕, 마사지, 피부 관리, 모발 관리, 방향욕

블렌딩할 때 알아둘 것
유칼립투스나 티트리 같은 도금양과 에센셜오일을 비롯해서 프랑킨센스, 사이프러스, 장미, 오렌지, 레몬, 라벤더, 제라늄 등, 감귤류나 허브, 나무, 수지에서 얻는 에센셜오일과 잘 맞는다.

구입할 때 알아둘 것
가격 : 10ml에 4만 2천~4만 5천 원. 향기와 효능이 다른 케모타입이 세 가지 있으므로 확인하고 구입하도록 한다. 로즈메리 버베논은 가격은 약간 비싸지만 다양한 용도로 편리하게 사용할 수 있다.

기타
노트 : 톱~미들
블렌드 팩터 : 2

주의 사항
고농도로 사용하면 피부를 자극한다. 피부가 민감한 사람은 주의가 필요하다. 작용성이 강하므로 소량(베이스 30ml에 2~3방울 정도)을 사용해도 충분하다. 임신 중 또는 수유 중인 사람, 뇌전증 질환이 있는 사람, 유유아에게는 사용을 삼간다. 동종요법과 함께 사용하지 않는다.

LESSON 02 캐리어오일 가이드 읽는 법

에센셜오일은 원액을 그대로 사용하지 않으며, 식물의 씨나 열매에서 추출한 식물성 오일(캐리어오일) 등에 희석하여 마사지 등에 사용한다(56쪽 참조).

식물성 오일에는 올레산이나 리놀레산 같은 지방산뿐 아니라 비타민 A나 비타민 E 같은 피부에 좋은 성분들이 들어 있으며, 마사지할 때는 물론이고 크림이나 젤을 비롯한 아로마 응용 소품에 두루 사용된다.

캐리어오일 가이드에서는 19종류의 식물성 오일을 소개한다. 피부 상태, 용도, 목적에 맞추어 캐리어오일을 선택할 수 있게 된다면, 아로마를 더욱 즐길 수 있을 것이다.

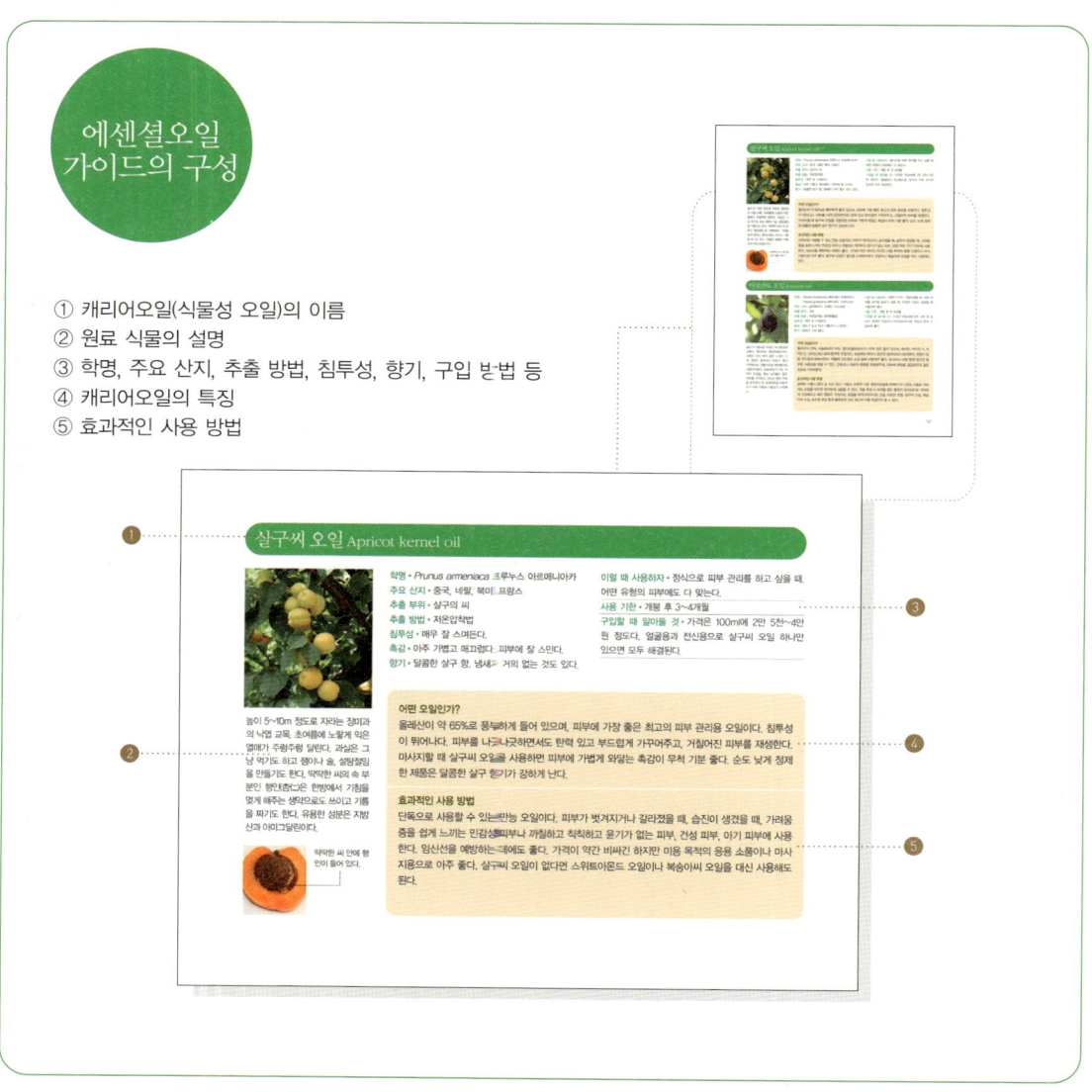

에센셜오일 가이드의 구성

① 캐리어오일(식물성 오일)의 이름
② 원료 식물의 설명
③ 학명, 주요 산지, 추출 방법, 침투성, 향기, 구입 방법 등
④ 캐리어오일의 특징
⑤ 효과적인 사용 방법

살구씨 오일 Apricot kernel oil

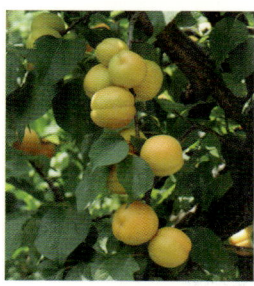

높이 5~10m 정도로 자라는 장미과의 낙엽 교목. 초여름에 노랗게 익은 열매가 주렁주렁 달린다. 과실은 그냥 먹기도 하고 잼이나 술, 설탕절임을 만들기도 한다. 딱딱한 씨의 속 부분인 행인(杏仁)은 한방에서 기침을 멎게 해주는 생약으로도 쓰이고 기름을 짜기도 한다. 유용한 성분은 지방산과 아미그달린이다.

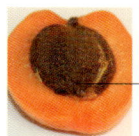

딱딱한 씨 안에 행인이 들어 있다.

학명 • Prunus armeniaca 프루누스 아르메니아카
주요 산지 • 중국, 네팔, 북미, 프랑스
추출 부위 • 살구의 씨
추출 방법 • 저온압착법
침투성 • 매우 잘 스며든다.
촉감 • 아주 가볍고 매끄럽다. 피부에 잘 스민다.
향기 • 달콤한 살구 향. 냄새가 거의 없는 것도 있다.

이럴 때 사용하자 • 정식으로 피부 관리를 하고 싶을 때. 어떤 유형의 피부에도 다 맞는다.
사용 기한 • 개봉 후 3~4개월
구입할 때 알아둘 것 • 가격은 100ml에 2만 5천~4만 원 정도다. 얼굴용과 전신용으로 살구씨 오일 하나만 있으면 모두 해결된다.

어떤 오일인가?
올레산이 약 65%로 풍부하게 들어 있으며, 피부에 가장 좋은 최고의 피부 관리용 오일이다. 침투성이 뛰어나다. 피부를 나긋나긋하면서도 탄력 있고 부드럽게 가꾸어주고, 거칠어진 피부를 재생한다. 마사지할 때 살구씨 오일을 사용하면 피부에 가볍게 와닿는 촉감이 무척 기분 좋다. 순도 낮게 정제한 제품은 달콤한 살구 향기가 강하게 난다.

효과적인 사용 방법
단독으로 사용할 수 있는 만능 오일이다. 피부가 벗겨지거나 갈라졌을 때, 습진이 생겼을 때, 가려움증을 쉽게 느끼는 민감성 피부나 까칠하고 칙칙하고 윤기가 없는 피부, 건성 피부, 아기 피부에 사용한다. 임신선을 예방하는 데에도 좋다. 가격이 약간 비싸긴 하지만 미용 목적의 응용 소품이나 마사지용으로 아주 좋다. 살구씨 오일이 없다면 스위트아몬드 오일이나 복숭아씨 오일을 대신 사용해도 된다.

아보카도 오일 Avocado oil

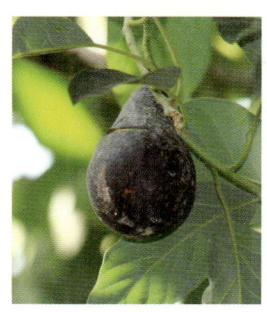

높이 7~25m로 자라는 녹나뭇과의 상록수. 원산지는 중앙아메리카다. 과육은 마치 버터 같은 느낌이 나며, 영양이 풍부하고 맛있다. 열대 지역에서는 전통적으로 화장품으로 사용되어왔다. 아보카도가 나는 지역의 여성들, 특히 노인들도 젊은 피부를 유지하고 있다는 점이 주목을 받으면서 전 세계적으로 아보카도가 피부 미용에 이용되기 시작했다.

학명 • Persea Americana 페르세아 아메리카나
　　　　Persea gratissima 페르세아 그라티시마
주요 산지 • 남아메리카, 스페인, 이스라엘
추출 부위 • 과육
추출 방법 • 저온압착법, 용제추출법
침투성 • 매우 잘 스며든다.
촉감 • 점도가 높고 약간 기름기가 느껴진다.
향기 • 냄새가 거의 없다.

이럴 때 사용하자 • 피부가 아주 거칠어졌을 때, 피부 상태를 관리할 필요가 있을 때, 두껍게 각질이 생겼을 때 사용하면 좋다.
사용 기한 • 개봉 후 4~6개월
구입할 때 알아둘 것 • 가격은 100ml에 2만~3만 원 정도다. 호호바 오일이나 마카다미아너트 오일과 함께 구입하면 좋다.

어떤 오일인가?
올레산이 70%, 리놀레산이 10%, 팔미트올레산이 5~10% 정도 들어 있으며, 레시틴, 비타민 A, 비타민 E, 비타민 B군 등이 풍부한 오일이다. 보습력이 뛰어나 갈라진 발바닥이나 발뒤꿈치, 팔꿈치 등을 부드럽게 회복시킨다. 겨울에 건조해진 손과 발에 사용하면 좋다. 로션이나 크림 등에 넣으면 풍부한 사용감을 얻을 수 있다. 근육이나 피부의 염증을 완화해주며, 피부에 영양을 공급해주어 젊은 피부로 가꾸어준다.

효과적인 사용 방법
걸쭉한 기름 느낌이 날 수도 있다. 가볍고 산뜻한 다른 캐리어오일에 전체의 10~25% 비율로 아보카도 오일을 섞으면 편리하게 사용할 수 있다. 개봉 후에 4~6개월 정도 품질이 유지되므로 넉넉하게 구입해두고 써도 괜찮다. 아보카도 오일을 마카다미아너트 오일, 아르간 오일, 살구씨 오일, 복숭아씨 오일, 로즈힙 오일 등과 블렌딩한 것은 최고의 미용 오일이라 할 수 있다.

올리브 오일 Olive oil (엑스트라버진 오일 Extra Virgin Olive Oil)

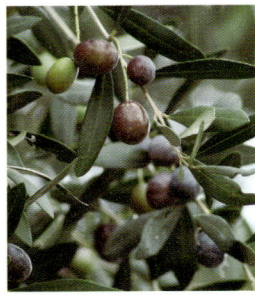

물푸레나뭇과의 상록 교목으로, 수명이 길어서 수령 천 년이 넘는 고목도 현존하고 있다. 올리브는 수천 년 전부터 재배되었으며, 힘과 용기와 평화의 상징으로 여겨왔다. 잎과 열매와 오일이 약이나 향유로 사용되어왔다. 변비, 고혈압, 심장병, 동맥경화를 예방한다고 하며, 식용유로 널리 쓰이고 있다.

학명 • *Olea europaea* 올레아 에우로파이아
주요 산지 • 이탈리아, 그리스 스페인, 지중해 연안 지역
추출 부위 • 과육
추출 방법 • 저온압착법
침투성 • 보통
촉감 • 약간 점도가 느껴지나 산뜻하고 가벼운 것도 있다.
향기 • 독특한 향이 있으나, 색새가 거의 나지 않는 것도 있다.

이럴 때 사용하자 • 몸이 피곤하거나 통증이 있을 때, 피부나 모발 관리에 두루 쓰인다.
사용 기한 • 개봉 후 4~6개월
구입할 때 알아둘 것 • 가격은 100ml에 1만~4만 원 정도다. 순도 높게 정제한 것은 아로마 전문점에서 구입할 수 있다. 가격 차이가 크다.

어떤 오일인가?
몸과 마음이 몹시 피로하고 소모된 상태일 때 사용하면 좋은 오일이다. 근육을 풀어주고 통증과 피로감을 완화해준다. 고대 그리스에서는 경기에 나가는 사람들이 시합을 전후해서 많이 사용했다고 한다. 올레산이 약 70~85%, 리놀레산이 5~10% 정도 들어 있으며, 비타민 A와 비타민 E도 함유되어 있다. 건성 피부를 보호하고 부드러운 피부로 가꾸어주고, 주름살과 색소 침착을 예방해준다. 벌레에 물린 곳이나 피부의 염증 증상도 완화한다.

효과적인 사용 방법
올리브 오일에는 몇 개의 등급이 있는데, 첫 번째로 짠 엑스트라버진 오일을 사용하는 것이 좋다. 향기가 강하므로, 전체의 20~25% 정도의 비율로 다른 오일과 섞어놓으면 편리하게 사용할 수 있다. 피부 노화 예방, 손톱이나 두피 관리, 임신선 예방에 유용하며 클렌징 용도로도 많이 쓰인다. 화장용이나 치료용 올리브 오일 또는 올리브 스쿠알렌은 순도 높게 정제되어 있어 거의 냄새가 나지 않으며, 단독으로도 사용된다. 올리브 스쿠알렌 오일은 촉감이 매우 산뜻하고 가벼우며 매끄럽다.

동백 오일 Camelia oil

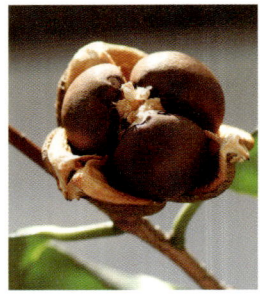

동백과의 상록 교목으로, 과실 속에 씨가 여러 개 들어 있다. 동백 오일은 옛날부터 여성들이 피부나 검은 머리를 아름답게 가꾸는 데에 사용해왔다. 근래에는 비누 재료나 캐리어오일로 쓰이는 것은 물론이고 튀김 기름으로도 각광을 받고 있다. 정원수로도 많이 이용되고 있으며, 일본에는 나라 시대부터 즐겨 심어 온 다양한 원예 품종이 있다.

학명 • *Camellia japonica* 카켈리아 야포니카
주요 산지 • 일본   추출 부위 • 씨
추출 방법 • 저온압착법
침투성 • 잘 스며든다.
촉감 • 가볍고 매끄러운 정도는 보통이다. 순도 높게 정제한 것은 산뜻하고 가볍다.
향기 • 독특한 향이 있으나, 냄새가 거의 없는 것도 있다.

이럴 때 사용하자 • 모발과 두피 관리에 두루 쓰인다. 자외선을 방지하는 효과가 있고, 건성 피부에 좋다.
사용 기한 • 개봉 후 8개월~1년
구입할 때 알아둘 것 • 가격은 100ml에 2만 5천~4만 원 정도다. 냄새가 나지 않게 순도 높게 정제한 것은 아로마 전문점에서 구입할 수 있다.

어떤 오일인가?
올레산이 85~90% 들어 있어서 피부에 좋다. 리놀레산은 2~4%로 아주 적어서 쉽게 산화하지 않으며 안정성이 높다. 자외선으로부터 피부를 보호해준다. 독특한 향이 있고 약간 기름기가 느껴지나, 피부에 잘 스며든다. 두피에 영양과 탄력과 윤기를 공급해서 굵고 건강한 머리카락이 나오게 해준다. 비듬이나 가려움증을 예방하고 머리카락의 손상을 막아주며 탈모와 흰머리를 예방하는 데에도 효과가 있다.

효과적인 사용 방법
샴푸를 하기 전에 두피에 바르거나, 따뜻한 물에 1~2방울 떨어뜨리고 린스 대신 사용한다. 2주 정도 계속하는 것이 좋다. 면도한 후에 바르는 오일로 사용해도 좋고, 자외선 방지용으로도 사용할 수 있다. 향이 강한 경우에는, 전체의 20~25% 정도의 비율로 다른 캐리어오일과 섞어 써도 좋다. 잘 정제한 동백 오일은 냄새가 없고 자극적이지 않으며 촉감이 산뜻하고 가볍다. 목욕 후에 바르면 아토피성 피부나 민감성 피부를 보호할 수 있다.

포도씨 오일 Grape seed oil

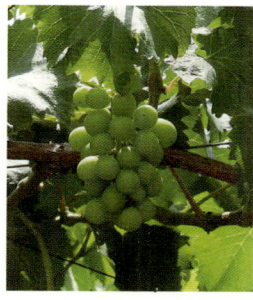

포도과의 낙엽 활엽 덩굴성 나무로, 잎의 일부가 변형되어 덩굴손이 되었다. 기원전 4000년대에 에게해 지역에서 재배되기 시작하여 세계 각지로 퍼져 나갔다. 현재는 세계에서 가장 생산량이 많은 과실나무다. 포도주를 만들고 남은 포도씨에서 아름다운 녹색을 띤 포도씨 오일을 얻는다. 포도씨 오일은 맛이 깔끔하며, 각종 요리나 과자 그리고 화장품 원료로 사용되고 있다.

학명 • *Vitis vinifera* 비티스 비니페라
주요 산지 • 프랑스, 이탈리아, 칠레
추출 부위 • 포도의 씨
추출 방법 • 압착법, 용제추출법
침투성 • 보통
촉감 • 가볍고 산뜻하다. 피부에 매끄럽게 잘 발라진다.
향기 • 냄새가 거의 없다.

이럴 때 사용하자 • 전신 마사지용이나 화장용으로 쓰인다. 보통 피부나 지성 피부에 좋다.
사용 기한 • 개봉 후 2~3개월
구입할 때 알아둘 것 • 가격은 100ml에 1만 5천~1만 8천 원 정도다. 자극적이지 않고 끈적이지 않는 오일이 필요할 때 사용한다.

어떤 오일인가?
마사지할 때 손놀림이 매끄럽고 가볍다는 것을 느낄 수 있으며, 잘 발라진다. 주성분은 리놀레산으로 60~70% 들어 있으며, 비타민 E도 100g에 30~70mg 전후로 비교적 많이 포함되어 있다. 리놀레산이 주성분인 다른 오일에 비해 사용감이 가볍고 산뜻하며 기름의 끈적이는 느낌이 전혀 없다. 클렌징 효과와 보습 효과가 있으므로, 건성 피부나 지성 피부에 다 잘 맞는다.

효과적인 사용 방법
여름처럼 땀이 많이 나는 계절이나, 등이나 배와 같이 넓은 부위를 마사지할 때 적당한 캐리어오일이다. 포도씨 오일이나 호호바 오일은 사용하고 난 후에 끈적이는 느낌이 남지 않는다. 또 크림이나 로션의 재료로도 편리하게 쓸 수 있다. 리놀레산은 약간 산화하기 쉬운 성질이 있으므로, 가능한 한 빨리 사용하는 것이 좋다. 오일이 묻은 수건에서는 산패한 오일 냄새가 나므로 곧바로 세탁하도록 한다.

참깨 오일 Sesame seed oil

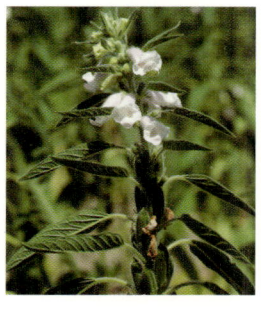

높이 1m 정도로 자라는 참깻과의 한해살이풀로, 오래전에 중국에서 들어왔다. 몸에 좋은 성분이 많이 들어 있는 식품으로 예전에는 많은 농가에서 재배했으나, 지금은 생산량이 크게 줄어들어 대부분을 수입하고 있다. 최근에는 무농약이나 유기농으로 재배한 참깨 수요가 증가하고 있다.

학명 • *Sesamum indicum* 세사뭄 인디쿰
　　　Sesamum orientale 세사뭄 오리엔탈레
주요 산지 • 인도, 중국, 아프리카, 동남아시아
추출 부위 • 씨
추출 방법 • 저온압착법
침투성 • 약간 잘 스며드는 편이다.
촉감 • 약간 점성이 있으나, 매끄러운 정도는 보통이다.
향기 • 냄새가 거의 없다. 볶은 참깨로 짜서 향이 있는 것은 사용하지 않는다.

이럴 때 사용하자 • 모발 관리에 쓰인다. 통증을 완화하고 혈액순환을 촉진할 때, 본격적인 마사지를 할 때 사용한다.
사용 기한 • 개봉 후 6~8개월
구입할 때 알아둘 것 • 가격은 100ml에 8천 원 정도다. 갈색이 아니라 연한 황색이 나는 참깨 오일을 선택한다.

어떤 오일인가?
세사몰린이나 세사몰 같은 참깨 특유의 항산화물질과 비타민 E를 함유하고 있다. 쉽게 산화하지 않아 장기간 보관할 수 있다. 노화 방지, 독소 배출(디톡스) 효과가 있으며 두피 관리, 류머티즘이나 관절염에도 유용하다. 일단 100~120°C 정도로 온도를 높였다가 식혀서 차광 용기에 넣어두고 사용하는 경우도 있다. 이렇게 전처리를 하면 항산화물질이 증가하기 때문이다.

효과적인 사용 방법
마사지에는 볶지 않은 날 참깨에서 추출한 참깨 오일을 사용한다. 아보카도 오일보다는 덜하지만, 약간 기름기 도는 막이 표면에 얇게 생기는 느낌이 난다. 사용감이 산뜻하고 가벼운 다른 캐리어오일과 섞어서 써도 좋지만, 단독으로 사용해도 괜찮다. 목이 약한 사람에게는, 전처리를 한 참깨 오일을 5분 정도 입안에 머금고 있다가 가글을 한 다음에 뱉고, 다시 레몬 즙을 떨어뜨린 물로 입안을 헹구는 방법을 쓰기도 한다.

소맥 배아 오일 Wheatgerm oil

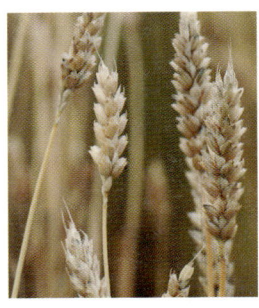

벼과의 한해살이풀. 밀가루를 만들고 남은 밀, 즉 소맥의 배아 부분에서 오일을 추출한다. 소맥 배아 오일에는 씨가 발아하고 성장하는 데 필요한 영양분이 풍부하게 들어 있으며, 건강식품이나 화장품을 만드는 원료로도 이용된다. 수유율이 매우 낮아서, 밀이 1톤이라고 할 때 오일은 100g 정도밖에 추출되지 않는다.

학명 • Triticum vulgare 트리티쿰 불가레
　　　 Triticum aestivum 트리티쿰 아이스티붐
주요 산지 • 미국, 캐나다, 호주
추출 부위 • 밀의 배아
추출 방법 • 압착법, 용제추출법
침투성 • 보통
촉감 • 점도가 높고 걸쭉하며 사용감이 무겁다.
향기 • 독특한 향이 있다.

이럴 때 사용하자 • 피부 노화를 방지하고 싶을 때, 입술이나 손발이 건조할 때 사용하면 좋다.
사용 기한 • 개봉 후 3~4개월
구입할 때 알아둘 것 • 가격은 100ml에 2만~6만 원 정도다. 건조한 피부, 노화한 피부, 입술, 손끝과 손톱 관리에 좋다.

어떤 오일인가?
리놀레산이 55~60%, 올레산이 20~30% 들어 있으며, 그 밖에 비타민류도 풍부하게 함유되어 있다. 항산화 작용이 뛰어난 비타민 E가 150~240mg/100g으로 특히 많이 들어 있다. 직접 복용하면 체내의 산화 작용을 방지하고 혈액순환을 촉진하여 냉증과 근육 피로를 회복하는 데에 도움이 된다. 또한 추위에 노출된 피부가 얼었을 때, 피부가 건조하거나 거칠어졌을 때, 염증이 있을 때 써도 좋으며, 피부 노화 관리에도 효과가 있다. 되직한 크림을 바른 듯한 느낌이 남는다.

효과적인 사용 방법
단독으로는 사용하지 않으며, 전체의 5~10% 정도의 비율로 다른 캐리어오일과 섞어서 쓰는 것이 좋다. 손이 거칠어졌을 때 쓰는 핸드크림, 립크림용 시어버터, 아보카도 오일, 마카다미아너트 오일 등과 블렌딩한다. 개봉한 후에는 빨리 쓰도록 한다. 아로마테라피용 오일이 없을 때는 건강식품으로 나온 소맥 배아 오일의 캡슐을 대신 사용해도 된다. 필요할 때만 터뜨려서 쓰면 되므로 신선함을 유지할 수 있다. 밀가루 알레르기가 있는 사람은 사용을 삼간다.

스위트아몬드 오일 Sweet Almond oil

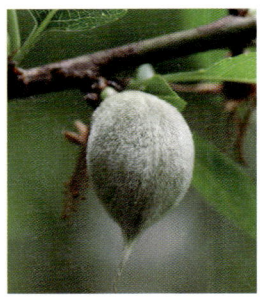

장미과의 낙엽 교목. 과실은 편평한 모양을 하고 있으며, 맛이 시어서 먹을 수 없다. 과실에 열을 가하면 껍질이 갈라지면서 씨가 나오는데, 씨는 식용으로 쓰인다. 벚꽃이나 복숭아 종류 중에서는 가장 먼저 추운 겨울에 눈이 나오며, 잎이 나오기 전인 2월 초 무렵에 연한 분홍색 꽃이 핀다. 꽃말은 '희망'이다.

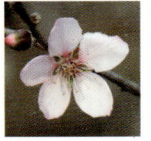
아몬드 꽃

학명 • Prunus amygdalus 프루누스 아미그달루스
　　　 Prunus dulcis 프루누스 둘키스
주요 산지 • 지중해 연안, 캘리포니아, 이탈리아, 스페인
추출 부위 • 아몬드의 씨　**추출 방법** • 저온압착법
침투성 • 보통 또는 약간 천천히 스며든다.
촉감 • 피부에 닿는 느낌이 부드럽다. 가볍고 매끄러운 정도는 보통이다.
향기 • 냄새가 거의 없다.

이럴 때 사용하자 • 일상적인 피부 관리에 쓰인다. 아기 피부에 마사지할 때도 좋다.
사용 기한 • 개봉 후 3~4개월
구입할 때 알아둘 것 • 가격은 100ml에 2만 원 정도다. 얼굴용이나 전신용으로 다 쓸 수 있으며, 어떤 오일을 골라야 할지 잘 모를 때는 스위트아몬드 오일이나 호바 오일을 선택한다.

어떤 오일인가?
피부에 천천히 스며들며 유용한 성분들이 부드럽게 작용한다. 아기 피부나 가려움증이 잘 생기는 민감한 피부에 효과적이다. 올레산이 60~80%, 리놀레산이 약 20% 들어 있으며, 그 밖에 팔미틴, 비타민 A, 비타민 B_1, 비타민 B_2, 비타민 B_6 등이 함유되어 있다. 항염증 작용, 보습 작용이 있으며 피부를 부드럽게 가꾸어준다. 올리브 오일이나 아보카도 오일보다 보존 기간이 약간 짧으므로, 되도록 빨리 사용하는 것이 좋다.

효과적인 사용 방법
단독으로 사용할 수 있다. 스위트아몬드 오일은 살구씨 오일과 효능은 비슷하나 가격은 그보다 낮아 사용하는 데 부담이 적다. 다른 캐리어오일에 섞어서 쓰면 더 큰 효과를 얻을 수 있다. 손이나 발바닥 등이 갈라졌을 때는 올리브 오일, 소맥 배아 오일, 캐럿 오일 등과 섞어서 사용한다. 아기에게 사용할 때 또는 습진이나 거칠어진 피부에는 단독으로 쓰거나 칼렌둘라 오일과 섞어서 사용한다.

달맞이꽃 오일 Evening Primrose Oil

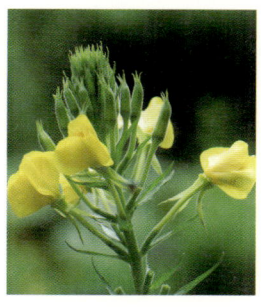

바늘꽃과의 두해살이풀로 월견초라고도 한다. 옛날부터 체질 개선에 효과가 있는 약초로 사용되어왔다. 꽃잎은 4장이며, 밤에 노란색 꽃이 피었다가 아침이 되면 시든다. 바늘꽃과의 달맞이꽃속 식물은 전 세계에 80종 이상이 분포되어 있으며, 야외에 나가면 야생화한 종을 쉽게 찾아볼 수 있다.

학명 • Oenothera biennis 오에노테라 비엔니스
주요 산지 • 북미, 영국, 중국
추출 부위 • 씨
추출 방법 • 저온압착법
침투성 • 보통
촉감 • 약간 점성이 있다.
향기 • 냄새가 거의 없거나 약간 있다.

이럴 때 사용하자 • 피부가 지쳐 있을 때, 몸과 마음의 피로가 계속될 때, 알레르기나 월경 전 긴장증이 있을 때, 스트레스가 심할 때 사용하면 좋다.
사용 기한 • 개봉 후 약 3주. 냉장고에 보관한다.
구입할 때 알아둘 것 • 가격은 100ml에 6만 원 정도로 비싸다. 쉽게 산화하므로 소량씩 구입하는 것이 좋다.

어떤 오일인가?
우리 몸 안에 들어와 중요한 생리 활성 물질인 프로스타글란딘으로 바뀌는 리놀레산이 60~75%, γ-리놀렌산이 10% 정도 들어 있다. 이들 성분은 면역 기능을 강화하고 항알레르기, 항염증, 노화 방지 작용을 하며 간접적으로 호르몬 균형을 바로잡아준다. 달맞이꽃 오일은 몸에 바르기도 하고 직접 복용하기도 한다. 산화 속도가 빠르므로 소량씩 구입하는 것이 좋다.

효과적인 사용 방법
오일에서 신선함이 사라지기 전에 사용하도록 한다. 전체의 10~20% 정도의 비율로 다른 캐리어오일과 섞어서 사용한다. 호르몬 균형이 깨졌을 때, 갱년기 증상이나 월경 전 긴장증, 생리통이 있을 때, 피부가 건조하거나 염증, 습진, 아토피성 피부염이 생겼을 때, 관절 염증이나 통증, 류머티즘 증상이 있을 때는 몸에 바르는 방법 외에 직접 건강보조식품으로 섭취하는 것도 좋다. 건강식품으로 나온 캡슐을 터뜨려서 마사지용으로 대신 사용할 수도 있다.

복숭아씨 오일 Peach kernel oil

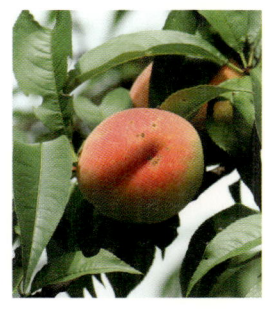

장미과의 낙엽 교목. 4월경에 잎과 함께 꽃이 핀다. 딱딱한 씨의 속 부분에는 살구씨와 같이 아미그달린이라는 유익한 성분이 들어 있다. 그러나 한방에서는 그 효능과 사용 방법을 살구와 달리하여 부인병에 좋은 생약으로 쓰고 있다. 복숭아 잎은 가정에서 습진이나 땀띠 약으로 사용되었다.

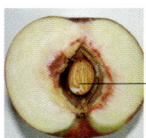
딱딱한 씨의 속 부분을 사용한다.

학명 • Prunus persica 프루누스 페르시카
주요 산지 • 중국, 북미
추출 부위 • 복숭아의 씨
추출 방법 • 저온압착법
침투성 • 보통 또는 약간 천천히 스며든다.
촉감 • 약간 점성이 있다. 피부에 닿는 느낌이 부드럽다.
향기 • 냄새가 거의 없다.

이럴 때 사용하자 • 일상적인 피부 관리에 쓰이며, 모든 피부 유형에 다 맞는다. 얼굴용과 전신용으로 다 좋다.
사용 기한 • 개봉 후 3~4개월 이내
구입할 때 알아둘 것 • 가격은 100ml에 2만 원 정도다. 살구씨 오일이 좀 더 사용감이 가볍고 산뜻하다.

어떤 오일인가?
올레산이 60~65%, 리놀레산이 25% 정도 들어 있다. 똑같은 장미과 식물이며 똑같이 씨에서 추출하는 살구씨 오일이나 스위트아몬드 오일과 효능이 비슷하다. 민감성 피부, 건성 피부, 거칠어진 피부에 좋다. 피부 노화를 예방하며, 가려움증이나 습진이 있을 때도 좋다. 얼굴과 몸 전체에 다 사용하는 경우가 많다. 피부를 보호하고 영양을 공급해준다.

효과적인 사용 방법
살구씨 오일, 스위트아몬드 오일, 복숭아씨 오일은 모두 미용 효과가 있다. 사용감은 복숭아씨 오일과 스위트아몬드 오일이 비슷하다. 산뜻하고 가벼운 사용감을 원한다면 복숭아씨 오일보다 살구씨 오일을 고른다. 가격 부담이 적은 복숭아씨 오일과 스위트아몬드 오일에, 지성 피부나 복합성 피부라면 호호바 오일을 조금 더 넣을 수도 있고, 건성 피부라면 아보카도 오일을 조금 첨가해서 사용할 수도 있다. 여러 가지로 응용해서 사용해보자.

헤이즐넛 오일 Hazelnuts Oil

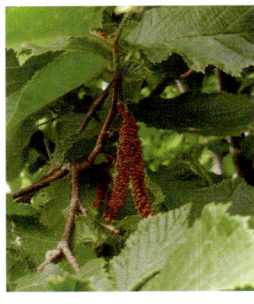

서양개암나무라고도 한다. 자작나무과의 낙엽 활엽 관목으로, 원산지는 유럽이다. 과실은 밤과 같은 견과로서 매우 맛있으며, 과자나 요리에 많이 쓰인다. 야생에서는 다람쥐나 들쥐가 겨울용 먹이로 땅속에 저장해두는데, 묻어둔 것을 잊어버린 것이 나중에 발아하여 나무로 성장한다.

- 학명 • *Colyrus avellana* 콜리루스 아벨라나
- 주요 산지 • 프랑스
- 추출 부위 • 과실
- 추출 방법 • 저온압착법
- 침투성 • 매우 잘 스며든다.
- 촉감 • 매끄럽게 잘 발라지며 끈적거림이 적다.
- 향기 • 고소한 헤이즐넛 향기가 난다.

- 이럴 때 사용하자 • 거칠어진 피부를 재생하고 싶을 때 사용한다. 보통 피부나 지성 피부에 다 맞는다.
- 사용 기한 • 개봉 후 6개월 이내
- 구입할 때 알아둘 것 • 가격은 100ml에 4만~5만 원 정도로 다소 비싼 편이다.

어떤 오일인가?
올레산이 약 40%이며, 팔미트올레산이 20~25%로 다른 캐리어오일에 비해 압도적으로 많다. 헤이즐넛 오일은 침투성이 뛰어나며, 함께 블렌딩한 에센셜오일이 빨리 스며들도록 도와준다. 점성은 있으나 잘 스며들기 때문에 기름기 있다는 느낌이 그다지 들지 않는다. 거칠어진 피부를 회복시키고, 지성 피부에는 수렴 작용을 한다. 체액 순환을 촉진하고 근육에도 작용한다고 한다.

효과적인 사용 방법
헤이즐넛 오일의 독특한 향이 맞지 않다면 다른 캐리어오일과 섞어서 쓴다. 팔미트올레산은 피부 재생과 관련이 있는 중요한 지방산으로, 사람의 피지에도 들어 있는데, 나이가 들수록 차츰 감소한다. 따라서 로션 등을 만들 때 헤이즐넛 오일이나 마카다미아너트 오일을 조금 넣으면 좋다. 이 두 가지 너트 오일을 블렌딩한 것은 부종이나 어깨 결림, 근육통에도 아주 유용하다.

호호바 오일 Jojoba oil

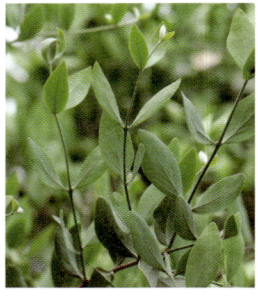

회양목과의 상록 관목이다. 두껍고 거칠거칠한 잎이 수분 증발을 방지하며, 햇빛이 강하고 비가 잘 오지 않는 반건조 지역에서도 잘 자란다. 속명인 '심몬드시아*Simmondsia*'는 식물학자 시먼즈(F. W. Simmonds)의 이름에서 따왔다. 호호바 오일은 향유고래 기름의 대용품으로 주목받기 시작했으며, 화장품과 모발 관리용 제품 원료로 쓰이고 있다.

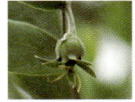

호호바의 암꽃. 수분이 이루어진 후에 이 암꽃이 과실이 된다.

- 학명 • *Simmondsia chinensis* 심몬드시아 키넨시스
- 주요 산지 • 멕시코, 미국 남서부, 이스라엘
- 추출 부위 • 씨
- 추출 방법 • 저온압착법
- 침투성 • 매우 잘 스며든다.
- 촉감 • 아주 가볍고 매끄러우며 사용감이 산뜻하다.
- 향기 • 잘 정제된 호호바 오일은 냄새가 없다. 호호바 골드는 희미하게 향이 느껴진다.

- 이럴 때 사용하자 • 모발이나 피부 관리 전반에 사용한다. 모든 피부 유형에 맞는다. 폭넓게 다양하게 쓰인다.
- 사용 기한 • 개봉 후 8개월~1년 이내
- 구입할 때 알아둘 것 • 가격은 100ml에 2만 6천~5만 원 정도다. 산뜻한 오일이 필요할 때 쓰면 좋다.

어떤 오일인가?
식물성 액체 왁스다. 노란색의 호호바 골드 오일과 무색투명한 호호바 오일이 있다. 안정성이 높고 열에 강하며 품질이 오래 보존된다. 온도가 낮은 곳에서는 고체가 되나 실온에서는 액체 상태로 돌아온다. 주성분은 고급 지방산과 고급 알코올로 구성된 에스테르다. 산뜻하고 가벼워서 기름기를 거의 느낄 수 없다. 피부의 피지 균형을 바로잡아주며, 염증을 억제하고, 주름살과 색소 침착을 방지한다. 북미 원주민들이 따가운 햇볕에 건조해지기 쉬운 피부와 머리카락을 보호하는 데 사용해온 오일이다.

효과적인 사용 방법
촉감이 비단결 같으며 단독으로도 사용할 수 있다. 끈끈한 오일이라도 호호바 오일과 섞으면 사용감이 산뜻하고 가벼워져서 사용하기에 좋다. 얼굴에 쓸 수 있는 것은 물론이고, 모발 관리용이나 아로마 응용 소품에 이르기까지 용도가 다양하다. 염증이나 여드름이 있는 피부, 지성 피부, 노화된 피부에 아주 좋다. 소량씩 장미 방향 증류수에 섞어 써도 좋다. 두피에 발라 잘 스며든 다음에 샴푸를 하면, 탈모 방지 또는 발모 효과도 있으며 머리카락에 윤기가 난다. 이때 린스는 하지 않아도 된다.

보리지 오일 Borage oil

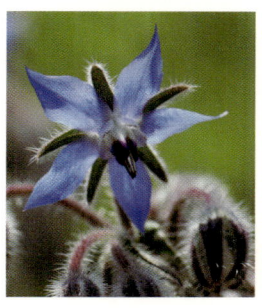

지칫과의 한해살이풀로서 가시 같은 흰색 털로 뒤덮여 있다. 속명인 '보라고(Borago)'는 '뻣뻣한 털(bora)'이라는 의미를 지닌 라틴어에서 유래했다. 고개를 숙이듯 아래를 향해서 피는 별 모양의 꽃은 설탕에 절인 다음 케이크 장식에 쓰기도 하고 날것을 샐러드에 이용하기도 한다. 보리지는 마음을 위로하고 우울한 기분을 없애준다. 예부터 용기를 불어넣어주는 꽃으로 알려졌으며, 교회의 태피스트리나 기사의 옷에 그 문양이 들어가는 경우가 많았다. 중세의 기사들은 이별의 잔을 들 때 파란색 보리지 꽃을 띄워서 마셨다고 한다.

학명 • *Borago officinalis* 보라고 오피키날리스
주요 산지 • 프랑스, 중국, 중동
추출 부위 • 씨
추출 방법 • 저온압착법
침투성 • 보통
촉감 • 약간 점성이 있다.
향기 • 냄새가 거의 없거나 약간 있다.

이럴 때 사용하자 • 피부가 지쳐 있을 때, 몸의 피로가 계속될 때, 주름살을 예방하고 싶을 때, 피부가 건조하거나 알레르기가 있을 때 사용하면 좋다.
사용 기한 • 개봉 후 약 3주 정도. 냉장고에 보관한다.
구입할 때 알아둘 것 • 가격은 10ml에 1만 2천 원, 100ml에 8만 원 정도로 비싸다. 산화하기 쉬우므로 소량씩 구입하는 것이 좋다.

어떤 오일인가?
달맞이꽃 오일과 효능이 비슷하다. 보리지 오일과 달맞이꽃 오일은 모두 γ-리놀렌산을 함유하고 있으며, 피부에 바르는 것은 물론이고 복용하기도 한다. 보리지 오일에는 다양한 증상에 효과가 있다는 γ-리놀렌산이 20~30% 정도 들어 있는데, 이는 달맞이꽃 오일의 두 배에 가깝다. 리놀레산은 30% 정도로 약간 적은 편이다. 체액 순환을 촉진하며 면역 기능을 강화한다. 피부를 부드럽게 가꾸어주고, 피부세포를 활성화하며, 보습 효과가 있어서 주름을 예방한다. 최근에는 부신 기능을 강화하는 효과가 있다는 의견이 나오고 있다.

효과적인 사용 방법
오일의 신선함이 사라지기 전에 사용하도록 한다. 전체의 10~20%의 비율로 다른 캐리어오일과 섞어서 쓴다. 스트레스를 받을 때, 슬픔이나 실망을 느낄 때, 질병을 앓고 난 후에 사용하면 좋다. 또 갱년기 증상이나 월경 전 긴장증, 생리불순, 생리통에도 좋으며 습진, 아토피성 피부염, 꽃가루 알레르기, 관절염, 류머티즘 증상 등이 있을 때도 유용하게 쓰인다. 보리지 오일은 바르기도 하고 복용하기도 한다. 건강식품으로 나온 캡슐을 터뜨려서 마사지용으로 대신 사용할 수도 있다.

마카다미아너트 오일 Macadamia nut oil

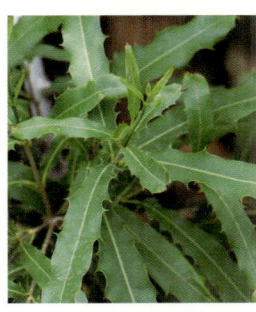

프로테아과 식물로 원산지는 호주다. 마카다미아는 영국의 화학자인 머캐덤(L. Macadam)의 이름에서 따왔다. 잎은 광택이 있고 긴 타원형이며 가장자리가 톱니 모양을 하고 있다. 가지에 잎이 원을 그리면서 여러 장 붙어 있다. 동그란 과실에는 지방, 철분, 칼슘, 인 등이 풍부하게 들어 있으며, 소금을 넣고 볶거나 초콜릿과 함께 과자를 만드는 데 많이 쓰인다.

학명 • *Macadamia ternifolia* 마카다미아 테르니폴리아
　　　　　Macadamia integrifolia 마카다미아 인테그리폴리아
주요 산지 • 호주, 파라과이, 미국(하와이, 마우이)
추출 부위 • 과실
추출 방법 • 저온압착법
침투성 • 매우 잘 스며든다.
촉감 • 약간 점성이 있으나 끈적이는 느낌은 적다.
향기 • 냄새가 거의 없다. 독특한 향이 나는 것도 있다.

이럴 때 사용하자 • 피부가 심하게 건조해서 가려움증이 있을 때 사용한다. 피부 노화를 예방하는 데도 좋다.
사용 기한 • 개봉 후 6~8개월 이내
구입할 때 알아둘 것 • 가격은 100ml에 2만 원 정도다. 잘 변하지 않으므로, 약간 많은 양을 구입해도 괜찮다.

어떤 오일인가?
잘 산화하지 않으며 장기 보관이 가능한 캐리어오일이다. 올레산이 55~70% 들어 있고, 리놀레산은 1~4%로 적게 들어 있다. 사람의 피지 성분 중 10% 이상을 차지하는 것이 팔미트올레산이다. 마카다미아너트 오일에는 이 팔미트올레산이 헤이즐넛 오일 못지않게 15~25% 정도로 많이 들어 있다. 비타민 A, 비타민 B, 비타민 E도 들어 있으며, 피부에 젊음을 되찾아주는 효능이 있다. 피부에 잘 스며들어 사용하기 편리하다.

효과적인 사용 방법
피지 분비가 적은 건성 피부를 마사지할 때 쓰면 좋다. 단독으로 사용해도 좋지만, 호호바 오일, 스위트아몬드 오일, 살구씨 오일, 올리브 오일과 섞어서 쓰는 것을 권한다. 등이나 다리가 자주 가렵고, 가려워서 긁은 곳이 염증으로 번지는 일이 잦은 경우에 효과가 있다. 겨울에 피부가 거칠어졌을 때나 고령자의 피부를 마사지할 때 유용한 오일 중 하나다.

로즈힙 오일 Rosehip oil

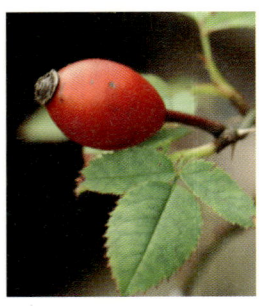

장미과의 낙엽 관목으로 여름이 끝날 무렵에 열매가 달린다. 가을에 빨갛게 익는 타원형 열매는 옛날부터 강장제로 쓰였다. 요즘은 비타민 C가 풍부한 과실로 알려져 잼이나 시럽, 허브티로 이용되고 있다. 로즈힙 오일을 추출하는 장미는 도그로즈(Dog Rose)를 비롯해 여러 품종이 있다.

학명 • *Rosa rubiginosa* 로사 루비기노사
  Rosa canina 로사 카니나
  Rosa moschata 로사 모스카타
주요 산지 • 칠레, 페루, 미국 **추출 부위** • 씨
추출 방법 • 저온압착법, 용저추출법
침투성 • 보통
촉감 • 점성이 강하고 되직하다.
향기 • 독특한 향기가 있다.

이럴 때 사용하자 • 피부에 젊음을 되돌리고 싶을 때 사용한다. 주름살이나 기미, 색소 침착을 예방하는 데에도 좋다.
사용 기한 • 개봉 후 약 3주 정도. 냉장고에 보관한다.
구입할 때 알아둘 것 • 가격은 10ml에 9500원, 100ml에 6만 원 정도로 비싸다. 산화하기 쉬우므로 소량씩 구입하는 것이 좋다.

어떤 오일인가?
피부 상처를 치유하는 작용, 항염증 작용, 미백 효과를 기대할 수 있다. 피부세포를 재생하고 노화를 예방하는 미용 오일로 인기가 있다. 올레산이 10~15%, 필수지방산인 리놀레산과 α-리놀렌산이 각각 40%와 20~25% 정도 들어 있다. 이들 필수지방산은 몸 안에서 대사 과정을 거쳐, 혈압과 호르몬 분비를 조절하고 면역 기능을 바로잡아주는 프로스타글란딘으로 바뀐다.

효과적인 사용 방법
오일에서 신선함이 사라지기 전에 사용하도록 한다. 기름 냄새 같은 것이 약간 나는데, 향이 맞지 않으면 다른 캐리어오일과 섞어서 사용한다. 블렌딩 오일을 만들 때는 향기가 강하고 미용에 좋은 에센셜오일을 한 가지 넣으면 좋다. 눈가나 얼굴 미용용으로 알맞다. 피부가 벗겨지거나 거칠어졌을 때, 상처나 흉터가 염려될 때 건성 피부에 사용할 때는 살구씨 오일이나 호호바 오일, 아보카도 오일과 블렌딩하면 좋다.

아르니카 오일 Arnica oil

인퓨즈드 오일

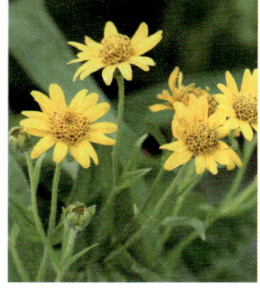

유럽 산악 지대의 목초지에서 자라는 국화과의 여러해살이풀로, 잎의 모양이 마치 토끼의 귀처럼 생겼다. 꽃을 알코올이나 식물성 오일에 담가 팅크처나 인퓨즈드 오일(infused oil)을 만든다. 염좌 또는 타박상을 입었을 때 가정에서 흔히 약으로 사용했던 식물인데, 사실 아르니카는 독초이기도 하다. 동종요법에서 자주 사용하는 레미디의 하나다.

학명 • *Arnica montana* 아르니카 몬타나
주요 산지 • 독일, 프랑스
추출 부위 • 꽃
추출 방법 • 올리브 오일(또는 해바라기 오일)에 담근다.
침투성 • 보통
촉감 • 약간 점성이 있다. 베이스로 사용한 오일에 따라 다르다.
향기 • 약과 비슷한 독특한 향기가 난다.

이럴 때 사용하자 • 허리나 어깨 등 몸에 통증이 있을 때 사용한다.
사용 기한 • 개봉 후 2~3개월
구입할 때 알아둘 것 • 가격은 100ml에 4만 원 정도로 약간 비싸다.

어떤 오일인가?
염좌나 타박상을 입었을 때 통증을 완화해준다. 부기를 가라앉히고 다친 곳이 빨리 회복되도록 도와준다. 사고나 부상을 당해 신체적, 정신적으로 충격을 받고 생명 에너지의 흐름이 막혔을 때, 상태를 회복시켜주는 허브로 알려져 있다.

효과적인 사용 방법
부상을 당한 직후에 가능한 한 빨리 전체적으로 오일을 바른다. 멍이 들거나 상처가 났을 때, 타박상이나 화상을 입었을 때 사용하면 좋다. 염좌, 근육통, 테니스엘보, 관절염, 류머티즘, 요통 증상이 있을 때나 정신적인 충격을 받았을 때도 좋다. 가격이 비싼 오일이므로 다른 캐리어오일과 섞어서 사용하는 경우가 많다. 더 깊은 부위의 통증이나 상처 그리고 염증이나 만성적인 증상이 있을 때는 세인트존스워트 오일을 써보는 것도 좋다. 이 두 가지 오일을 섞어서 사용한 임상 사례도 있다.

칼렌둘라 오일 Calendula oil

인퓨즈드 오일

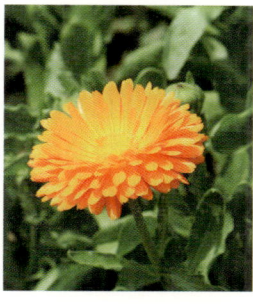

국화과의 한해살이풀로 금잔화라고도 하며, 중세부터 오랫동안 약초로 사용되어왔다. 특히 상처를 소독하고 지혈할 때, 궤양이나 염증이 생긴 곳이나 짓무른 곳, 붓거나 통증이 있는 곳에 사용했고, 간이나 장이 약한 경우에도 많이 쓰였다. 칼렌둘라는 오일로서만이 아니라 허브티, 틴크처, 동종요법의 레미디, 플라워 에센스를 만드는 데에도 사용되고 있다.

학명 • *Calendula officinalis* 칼렌둘라 오피키날리스
주요 산지 • 영국, 호주, 프랑스, 지중해 연안
추출 부위 • 꽃
추출 방법 • 올리브 오일(또는 해바라기 오일)에 담근다.
침투성 • 보통
촉감 • 약간 점성이 있다. 베이스로 사용한 오일에 따라 다르다.
향기 • 약과 비슷한 독특한 향기가 난다.

이럴 때 사용하자 • 아기 피부에 사용할 수 있다. 거칠어진 피부에도 좋다.
사용 기한 • 개봉 후 2~3개월
구입할 때 알아둘 것 • 가격은 100ml에 4만 원 정도로 약간 비싼 편이다.

어떤 오일인가?
칼렌둘린과 사포닌 같은 유용한 성분과 카로티노이드나 플라보노이드 같은 색소가 녹아 나와서 베이스 오일의 색깔이 노랗다. 진통 작용, 항염증 작용이 있으며, 피부세포를 재생하여 상처를 빨리 아물게 하는 효과가 뛰어나다. 그러므로 피부가 아프면서 가려울 때, 거칠어졌을 때, 햇볕에 탔을 때, 화상을 입었을 때 사용하면 좋고, 염증이나 습진이 잘 생기는 민감성 피부에도 유용하다. 정맥류나 타박상에 사용하는 경우도 있다.

효과적인 사용 방법
피부의 상처나 염증을 최대한 억제하고 회복을 촉진하는 오일이다. 아기의 기저귀 발진이나 습진, 수유할 때의 유두 관리(수유 직전에 잘 닦아낸다), 피부가 갈라진 곳 등에 사용한다. 단독으로 사용해도 좋으나, 전체의 20~25%의 비율로 다른 캐리어오일과 섞어서 사용하는 경우가 많다. 밀랍과 함께 연고를 만들 때 쓰면 좋다. 피부가 민감한 사람은 패치테스트를 하고 사용한다.

캐럿 오일 Carrot Oil

인퓨즈드 오일

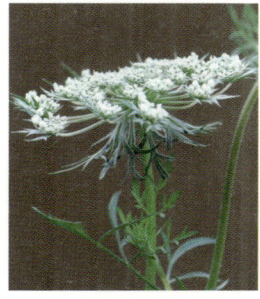

산형과의 두해살이풀로, 옛날부터 약으로 사용해온 야생 당근이다. 레이스처럼 아름다운 꽃이 피어, '여왕마마의 레이스(Queen-Anne's-Lace)'라는 이름으로 불렸다. 식용 당근(*Daucus carota* var. *sativus*)은 야생 당근을 개량한 것이다. 잘게 썬 뿌리를 식물성 오일에 담가 캐럿 오일을 만든다.

학명 • *Daucus carota* 다우쿠스 카로타
주요 산지 • 프랑스
추출 부위 • 뿌리
추출 방법 • 올리브 오일(또는 해바라기 오일)에 담근다.
침투성 • 보통
촉감 • 약간 점성이 있다. 베이스로 사용한 오일에 따라 다르다.
향기 • 희미하게 당근 냄새가 난다.

이럴 때 사용하자 • 피부가 거칠어졌을 때 또는 점막 부분이 약해졌을 때 사용하면 좋다.
사용 기한 • 개봉 후 2~3개월
구입할 때 알아둘 것 • 가격은 10ml에 6500원, 100ml에 4만 원 정도다. 소량씩 구입하는 것이 좋다.

어떤 오일인가?
카로티노이드, 비타민 A, 비타민 B, 비타민 C, 비타민 D가 들어 있어서 점막 조직이나 피부가 약해졌을 때 회복을 돕는다. 잘 낫지 않는 건선이나 습진에 사용하는 경우가 있다. 가을이나 겨울에 입술과 손발이 메마를 때, 손이 트고 거칠어졌을 때, 주부습진 또는 화상을 입었을 때 사용하면 효과가 있다. 약간 점성이 있고 끈끈하므로, 전체의 10~20%의 비율로 다른 캐리어오일과 섞어서 쓰는 경우가 많다.

효과적인 사용 방법
노화 현상이 나타나기 쉬운 목이나 손에 사용하면 좋다. 목욕 후에 캐럿 오일을 입술에 바르고 5분 정도 랩을 씌워두었다가 떼어낸 후, 남아 있는 유분을 휴지로 살짝 눌러 제거한다. 캐럿 오일, 스위트 아몬드 오일, 시어버터, 밀랍으로 립크림을 만들면, 가지고 다니면서 편하게 쓸 수 있다. 라벤더, 페퍼민트 같은 에센셜오일을 넣어도 좋다.

세인트존스워트 오일 St. John's wort oil

인퓨즈드 오일

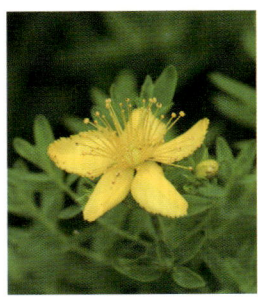

학명 • Hypericum perforatum 히페리쿰 페르포라툼
주요 산지 • 프랑스, 영국
추출 부위 • 꽃
추출 방법 • 올리브 오일(또는 해바라기 오일)에 담근다.
침투성 • 보통
촉감 • 약간 점성이 있다. 베이스로 사용한 오일에 따라 다르다.
향기 • 독특한 향이 있다.

이럴 때 사용하자 • 신경통과 근육통을 비롯해 허리나 어깨 등 통증이 있는 곳에 쓰인다. 아르니카 오일을 사용하는 부위보다 더 깊은 부위에 통증이 있을 때 유용하다.
사용 기한 • 개봉 후 2~3개월
구입할 때 알아둘 것 • 가격은 100ml에 4만 5천~5만 5천 원 정도다.

높이 30~60cm 정도로 자라는 물레나물과의 여러해살이풀로, 서양고추나물 또는 '성 요한의 풀'이라고도 부른다. 종명인 '페르포라툼(perforatum)'은 '구멍이 나 있는'이라는 뜻인데, 잎에 투명해 보이는 반점이 많이 나 있어서 그런 이름이 붙었다. 꽃을 찧으면 붉은색 즙이 나오는데, 이 때문에 지혈 작용과 진통 작용을 하는 식물로 알려졌다. 실제로 십자군 병사들이 원정을 떠날 때 지혈용 또는 타박상 약으로 이 오일을 지참했다고 한다. 허브 티, 팅크처, 동종요법의 레미디, 건강보조식품으로 사용되고 있다.

어떤 오일인가?
꽃에는 에센셜오일을 비롯해서 히페리신, 플라보노이드 같은 유용한 성분이 들어 있다. 붉은색의 세인트존스워트 오일은 타박상, 염좌, 요통, 베인 상처 등의 다양한 통증을 완화한다. 또 독소 배출 작용을 하므로 두드러기가 났을 때나 피부에 난 상처, 치질, 염증 등에 효과가 있다. 가격이 비싼 오일이므로 다른 캐리어오일과 섞어서 사용하는 경우가 많다.

효과적인 사용 방법
타박상, 근육통, 염좌, 관절염, 류머티즘, 정맥류, 신경통에 좋다. 신경 조직에 염증이 있거나 날카롭게 찌르는 듯한 통증이 있을 때, 몸 안의 깊은 부위에서 통증이 느껴질 때 사용하며, 그 밖에 집중적으로 통증이 느껴지는 곳에 바르면 좋다. 단독으로 써도 좋으나 아르니카 오일, 마카다미아너트 오일, 헤이즐넛 오일 등과 섞어서 사용하면 상승 효과를 기대할 수 있다. 찰과상이나 베인 상처, 햇볕에 탔거나 화상을 입었을 때는 단독으로 바르거나 칼렌둘라 오일과 섞어서 바르면 좋다.

column 02 발바닥의 반사구

발바닥은 몸의 각 장기나 기관과 연결되어 있으며, 각각 연결된 부분을 반사구라고 부른다. 반사구를 자극하면 그 부위와 연관되어 있는 장기나 기관에 영향을 미친다고 한다.

반사구의 위치를 외우는 것은 쉽지 않지만, 발을 몸의 각 위치(머리, 가슴, 윗배, 아랫배)에 대응시켜서 오른쪽 발은 몸의 오른쪽, 왼쪽 발은 몸의 왼쪽을 담당한다고 기억하면 쉬울 것이다. 발바닥을 눌렀을 때, 딱딱한 것이 느껴지면서 아픈 곳을 중점적으로 자극하면 좋다.

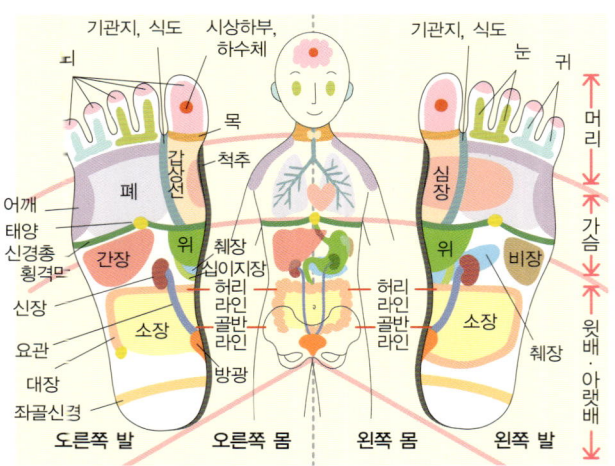

양쪽 발의 그림에서 뇌로 표시한 부분(엄지발가락 제외)을 부비강 반사구로 보는 견해도 있다.

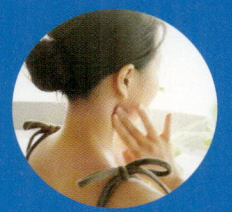

PART 04
셀프케어 증상별 가이드

아로마테라피는 의료를 대신하는 것이 아니다.
하지만 생활 속에서 즐기는 아로마테라피가 몸과 마음의 균형을
바로잡고 유지하는 데 도움이 된다는 사람이 늘어나고 있다.
집에서 아로마테라피를 즐길 때 알아두어야 할 점과
아로마 레시피를 소개한다.

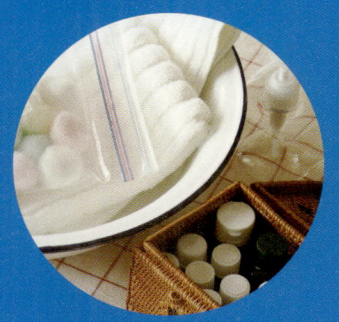

셀프케어를 시작하기 전에

무엇이든지 지속적으로 해야만 변화가 나타난다. 가끔 한 번씩 해보는 것으로는 체감하기 어렵다. 우선은 3일 동안만 계속해보자. 그런 다음에도 계속할 수 있을 것 같으면 다시 3일을 해본다. 이렇게 3일을 한 주기로 묶어 생각하고, 몹시 피곤하거나 시간을 내기 어려울 때는 쉬도록 하자.

계속하다 보면 몸도 익숙해지고, 어떤 식으로든 효과가 나타나게 된다. 그러다가 재미가 붙으면 몇 주기를 계속해서 할 수 있게 될 것이다.

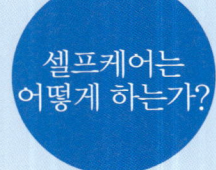

셀프케어는 어떻게 하는가?

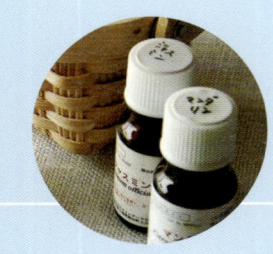

패치테스트와 사용한 레시피 기록하기

문제가 생기는 것을 막으려면 반드시 패치테스트를 실시하고, 자신이 블렌딩한 에센셜오일의 레시피나 베이스, 과정 등을 메모해두는 것이 좋다. 원하지 않는 결과가 나타났을 경우에는 다음 번 레시피를 만드는 데 참고할 수 있다. 또 기록을 해둠으로써 자신을 객관적으로 살펴볼 수 있는 계기가 되기도 한다. 마사지를 하는 동안 체온이 떨어지지 않도록, 시술하는 부위 이외에는 목욕 수건 등을 잘 덮어주도록 한다.

처치 시간과 빈도에 따라서 그에 맞는 방법을 생각하자

어느 정도의 시간을 들여 어떤 빈도로 실행할 것인지도 아로마테라피의 중요한 요소다. 시간이 많지 않을 때는 약간 높은 농도로 희석해서 한 부분에 국소적으로 바르는 방식을 택할 수도 있다. 시간이 있는지 없는지, 어디서 누구에게 행할 것인지에 따라서도 구체적인 방법이 달라진다. 오랫동안 지속적으로 행할 수 있겠다 싶은 방식을 그때그때 상황에 맞게 찾아내는 것이 중요하다. 손쉽게 가정에서 매일 할 수 있는 방법으로는 향기 목욕을 들 수 있다. 외출할 때 가지고 다닐 수 있는 아로마 응용 소품을 이용하는 것도 한 방법이다.

주변을 배려하는 것도 잊지 말자

향기에 대한 기호는 사람마다 다르며, 같은 가족이라도 향기 취향이 다를 수 있다. 그러므로 집에서도 그렇고 특히 회사나 병원 등에서 행할 때는 사람들이 대체로 좋아하는 향, 주변에 냄새가 잘 배지 않는 향의 에센셜오일을 선택하는 것이 좋다.

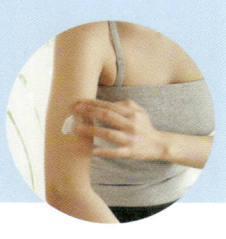

주의! 증상의 정도를 잘 파악해야 한다!

급성 증상의 경우에는 반드시 의사의 진료를 받고 그 지시를 따라야 한다. 아로마테라피는 의료를 대신하는 것이 아니다. 보조적인 방법으로만 활용해주기 바란다. 만성적인 증상에 적용하는 경우에, 마음에 걸리는 점이 있으면 의사나 전문가와 상담하자. 통증이나 그 밖의 증상들은 우리 몸의 신체적, 정신적 균형이 깨졌다는 것을 알려주는 신호가 될 수는 있으나, 우리가 스스로 질병을 진단할 수는 없다. 셀프케어에 한계가 있다는 점을 잘 이해하는 것이 중요하다.

* 174쪽 이후의 레시피에 나오는 밀랍 연고, 밀랍 크림은 80~81쪽에 만드는 방법이 나와 있다.

실행 방식에 변화를 주자

어느 정도 아로마에 익숙해지면, 다양한 방식으로 아로마테라피를 실천해보자. 늘 하던 아로마테라피 방식을 다르게 바꾸어봄으로써 새로운 즐거움을 발견할 수 있을 것이다.

예

① 수면 효과와 진정 작용이 있는 아로마
  ↓ 잠자기 전의 향기 목욕

② 근본 원인이라고 생각되는 부분에 초점을 맞춘다
  ↓ 매일 10~20분씩 오일 마사지

③ 신체 기능을 활성화하는 아로마
  ↓ 아침에 하는 향기 목욕

④ 수면 효과와 진정 작용
  휴일의 족욕

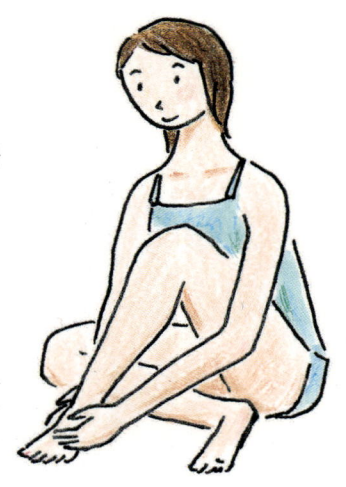

그 밖에 주의할 점
- 다른 사람에게 실시할 때는 상대방이 원하는 것이 맞는지를 확인한다.
- 에센셜오일을 먹지 않는다. 실수로 눈 같은 점막 부분에 닿는 일이 없도록 조심한다.
- 주의 사항이나 금기 사항을 반드시 확인한다(유유아나 임산부, 지병이 있는 경우 등).
- 고령자에게 실시할 때는 에센셜오일의 종류나 농도가 잘 맞지 않을 수도 있다는 점을 명심한다.

몸과 마음 편 **1** # 운동기관의 문제

운동기관 : 뼈, 근육, 힘줄, 관절 등

운동 후의 몸 관리 전반에는 로즈메리, 주니퍼, 유칼립투스 시트리오도라 등이 유용하게 쓰인다. 열을 식힐 때는 페퍼민트를 추가하고, 근육을 따뜻하게 해서 풀어주어야 할 때는 라벤더, 오렌지, 진저, 마저럼을 추가한다.

열을 식힐 때 쓰는 스프레이
주니퍼 8방울
레몬그라스 8방울
로즈메리 시네올 12방울(캠퍼는 10방울)
페퍼민트 6방울
무수에탄올 10ml, 정제수 90ml
만드는 방법 : 에센셜오일을 무수에탄올에 희석하고 정제수를 넣는다. 스프레이 병을 잘 흔들어서 사용한다.

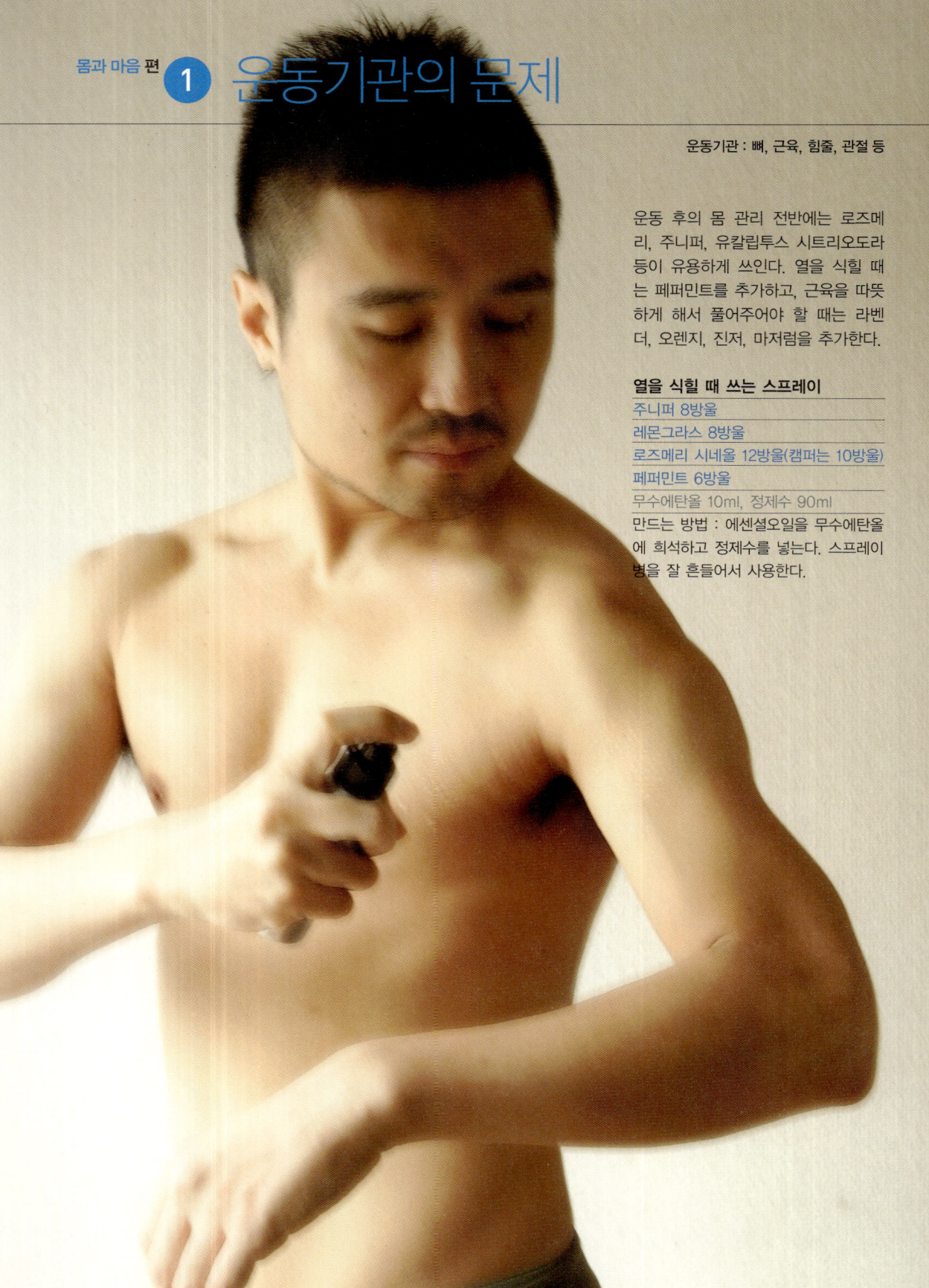

아로마테라피 포인트

근육을 따뜻하게 해서 축적되어 있던 피로 물질을 제거하는 에센셜오일을 사용한다. 근육이 있는 부분뿐만 아니라 피로와 통증을 느끼기 쉬운 관절 주변과 힘줄에도 에센셜오일이 골고루 잘 스며들게 문지르자. 회복도 빠르고 부상을 입는 것도 방지할 수 있다. 긴장을 하면 어깨가 뭉치고 호흡이 얕아지며, 의식하지 못하는 사이에 근육들이 경직된다. 근육이 결리고 뭉치는 것은 마음의 상태와도 밀접한 관계가 있으므로, 편안하게 긴장을 풀 수 있는 환경을 만드는 것도 중요하다.

- 근육을 따뜻하게 하고 긴장을 완화한다(근육 이완, 혈액순환 촉진, 가온).
- 요산이나 젖산 같은 노폐물 배출을 돕는다(혈액이나 림프액의 울체 제거).
- 흥분을 가라앉히고 차분하고 평온한 시간을 가진다(진정, 자율신경 조절).

알아보자 01 — 어깨 결림이나 요통이 잘 낫지 않는다. 왜 그럴까?

어깨가 결린다는 것은 근육이 긴장하여 수축된 상태라는 뜻이다. 근육이 피로하면 젖산이라는 피로물질, 즉 노폐물이 생긴다. 젖산은 혈액으로 운반되어 몸 안에서 대사 과정을 거친 후 몸 밖으로 배출된다. 그런데 혈액순환이 좋지 않으면, 젖산이 몸 안에 쌓인 상태로 남아 통증이나 피로의 원인이 된다.

> 혈액순환이 잘되게 하려면, 편안히 긴장을 풀고 몸을 따뜻하게 하는 것이 좋다.

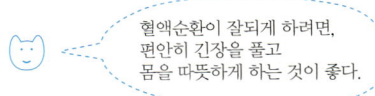
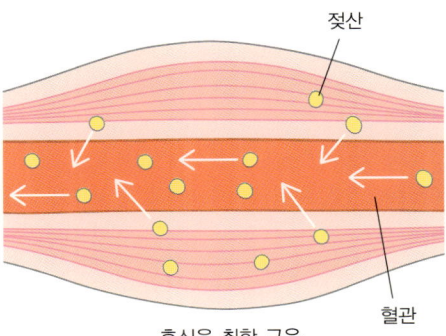

근육이 긴장하면 그 근육을 지나는 혈액의 흐름도 나빠진다. 그러면 산소나 에너지원의 공급이 원활하지 않고 젖산도 잘 배출되지 않는다.

주의할 것!
부상을 당한 직후에는 그 부분을 무조건 차갑게 해야 한다. 차게 함으로써 환부의 부기를 억제하고 치유를 촉진할 수 있다. 따뜻하게 하는 것은 절대로 피해야 한다.

알아보자 02 — 무릎이 아프다고 하시는 어머니. 운동도 꾸준히 하시는데 왜 그럴까?

우리 몸은 근육과 뼈가 상호 작용하여 움직인다. 뼈와 뼈를 연결하는 부분을 관절이라고 하며, 무릎도 그중 하나다. 관절 내부에는 완충제와 윤활유 역할을 하는 연골과 활액이 있어서 뼈끼리 부딪치는 것을 막아준다. 무릎을 너무 많이 써서 연골이 마모되었거나 노화에 따라 활액이 감소하면, 뼈끼리 직접 부딪치거나 변형이 일어나 통증이 발생하게 된다.

> 급격한 움직임도 무릎에 통증을 일으키므로 조심하자!

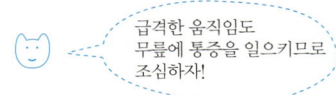
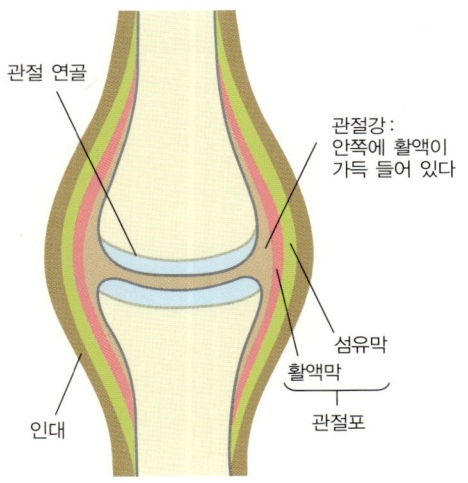

체중 증가나 냉증도 통증을 일으키는 원인이 된다. 넓적다리의 근육을 강화하고 스트레칭을 자주 해준다. 그 외에 향기 목욕을 하거나 무릎 주변에 에센셜오일을 바르는 것도 통증을 완화하는 데 도움이 된다.

어깨 결림, 요통, 근육통, 다리에 쥐가 날 때

결리거나 뭉쳐 있는 부분의 혈액과 림프액의 순환을 촉진하면, 긴장되고 경직된 근육이 풀어지며 통증이 완화된다. 블렌딩 오일을 바른 다음에 손바닥이나 손가락으로 눌러가면서 원을 그리듯이 근육을 풀어준다. 에센셜오일을 몇 방울 떨어뜨리고 향기 목욕을 하는 것도 좋다.

추천하는 에센셜오일

기본 오일 스코치파인, 레몬그라스, 마저럼, 주니퍼, 로즈메리(캠퍼, 시네올), 블랙페퍼

보조 오일 일랑일랑, 사이프러스, 진저, 페티그레인, 유칼립투스(글로불루스, 시트리오도라), 라벤더

어깨 결림에 좋은 아로마 크림

혈액순환을 촉진하고 근육을 이완하는 효능이 있는 마저럼, 주니퍼, 로즈메리, 라벤더가 좋다. 팔을 지나치게 많이 써도 어깨가 결린다. 어깨 관절, 팔이 연결되는 부분, 가슴 위쪽(쇄골의 아래 부분)에 오일을 바른다.

마저럼 4방울

라벤더 5방울

레몬그라스 4방울

밀랍 크림이나 시판용 무향료 크림 30g(또는 로션 30ml)

만드는 방법 : 베이스에 에센셜오일을 넣고 잘 섞는다.

* 증상이 심할 때는 자작나무, 진저, 페퍼민트 가운데 하나를 2방울 추가한다. 자작나무(179쪽 참조)는 살리실산메틸이 주성분으로, 파스 같은 냄새가 난다. 피부에 자극성이 있으므로 2주 이상 연속해서 사용하지 않도록 하며, 아주 심할 때만 사용하도록 한다.

요통용 마사지 오일

엉덩이부터 넓적다리 바깥쪽까지 골고루 바르고 마사지하면서 풀어준다. 이 부분을 이완시키면 허리가 받는 부담이 경감된다. 체액 순환을 촉진하고 근육을 이완하며 진통 작용이 있는 에센셜오일을 조화롭게 블렌딩한다. 스트레스에서 비롯된 요통에는 정신적으로 편안하게 쉬게 해주는 에센셜오일을 선택하는 것도 한 방법이다.

스코치파인 4방울

마저럼 4방울

로즈메리 시네올 4방울(캠퍼의 경우에는 3방울)

캐리어오일 30ml

만드는 방법 : 베이스에 에센셜오일을 넣고 잘 섞는다.

* 통증이 심할 때는 진저나 블랙페퍼 2방울 또는 자작나무나 페퍼민트 2방울을 추가한다.

* 캐리어오일로 아르니카 오일을 사용하면 더 강한 진통 효과를 얻을 수 있다.

근육통용 마사지 오일

진통 작용과 항염증 효능이 강한 레몬그라스나 유칼립투스 시트리오도라, 근육에 쌓여 있는 노폐물을 배출하는 주니퍼나 사이프러스를 배합한다. 페퍼민트를 추가하면 청량감을 느낄 수 있고 얼음찜질 효과가 더욱 커진다.

레몬그라스 3방울

주니퍼 3방울

로즈메리 시네올 3방울(캠퍼는 2방울)

캐리어오일 30ml

만드는 방법 : 베이스에 에센셜오일을 넣고 잘 섞는다.

* 열이 나는 듯이 느껴질 때는 페퍼민트와 라벤더를 2방울씩 추가한다.

쥐가 나는 것을 예방하는 마사지 오일

종아리 근육에 피로가 쌓여서 심한 경련이 일어나는 것을 예방하려면 라벤더, 마저럼, 일랑일랑, 페티그레인, 로즈메리(캠퍼, 시네올), 바질과 같이 항경련 작용, 진통 작용, 근육 이완 작용을 하는 에센셜오일을 준비한다. 쥐가 난 직후에 라벤더 원액을 3방울 정도 바르면 통증이 상당히 완화된다.

마저럼 3방울

일랑일랑 3방울

라벤더 5방울

캐리어오일 30ml

만드는 방법 : 베이스에 에센셜오일을 넣고 잘 섞는다.

* 여기에 로즈메리 캠퍼를 2방울 추가하면 더 큰 효과를 얻을 수 있다.

무거운 몸, 피로감

혈액순환을 촉진하고 몸과 마음을 활성화해주는 레몬이나 로즈메리, 정신적인 피로를 완화해주는 편백이나 로즈우드 같은 에센셜오일을 선택한다. 피로의 원인은 몸 안의 노폐물 증가, 냉증, 수면 부족, 스트레스, 불규칙한 식사 등 여러 가지가 있다. 질병이 원인인 경우도 있으므로 오랫동안 피로가 계속되는 경우에는 의사의 진료를 받는 것이 좋다.

추천하는 에센셜오일

기본 오일 스코치파인, 제라늄, 사이프러스, 라빈트사라, 레몬, 로즈메리(캠퍼, 시네올)

보조 오일 주니퍼, 타임 리날로올, 편백, 마저럼, 라벤더, 로즈우드, 샌들우드

눈의 피로, 몸의 피로에

눈을 혹사하고, 오랫동안 같은 자세로 있는 시간이 많은 경우에 실행해보자. 장미 방향 증류수를 적신 화장솜으로 눈을 냉찜질한 다음에, 목 뒤쪽과 눈 위를 뜨거운 수건으로 덮어 따뜻하게 한다. 아래에 소개한 레시피의 젤을 목, 어깨, 쇄골 아래, 손목, 종아리 등에 바른다.

그레이프프루트 6방울

제라늄 2방울

로즈우드 4방울

젤 베이스 30g(또는 젤 베이스 25g과 캐리어오일 5ml)

만드는 방법 : 베이스에 에센셜오일을 넣고 잘 섞는다.

피로 회복용 입욕제

피곤하지만 조금만 더 분발하고 싶을 때 사용해보자. 라빈트사라와 로즈메리는 이럴 때 체력과 기운을 북돋아준다. 어느 쪽이든 좋아하는 것을 선택해서 쓰면 된다. 유자는 몸 구석구석까지 따뜻하게 해주므로 기분 좋게 숙면을 취하는 데 도움이 된다.

라빈트사라 1방울

로즈메리 시네올 1방울

유자 2방울

천연 소금 40g

만드는 방법 : 천연 소금과 에센셜오일을 잘 섞는다.

* 같은 양의 에센셜오일을 10ml의 식물성 오일에 섞어 마사지를 해도 효과가 있다.

하반신의 피로를 풀어주는 족욕

족욕은 전신의 혈액순환을 촉진하며, 발뿐만 아니라 어깨나 등에 쌓여 있는 듯한 피로감도 가볍게 씻어내준다. 사이프러스, 주니퍼, 샌들우드를 사용해서 10~15분 정도 족욕을 해보자. 족욕을 할 수 없는 경우에는, 세면대에 뜨거운 물을 받아놓고 수욕을 해도 좋다. 손을 손목 위로 10cm 되는 부분까지 5분 정도 담그면 된다.

사이프러스 2방울

레몬 2방울

천연 소금 40g

만드는 방법 : 천연 소금과 에센셜오일을 잘 섞는다. 양동이처럼 발이 잠길 정도의 깊은 통에 42°C 정도의 더운 물을 붓고 에센셜오일과 천연 소금 섞은 것을 넣은 후, 발목에서 15cm 정도 되는 곳까지 발을 담근다.

* 같은 양의 에센셜오일을 10ml의 식물성 오일에 섞어 아킬레스건 양쪽에 발라도 효과가 있다.

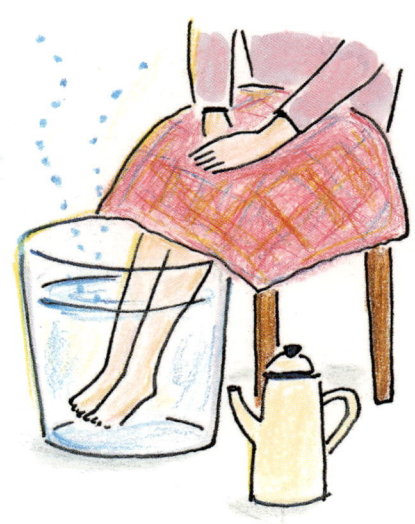

관절통, 좌골신경통, 류머티즘, 건초염

가온 작용, 진통 작용, 근육 이완 작용, 항염증 작용, 듀사 코티손 작용을 하는 에센셜오일을 선택한다. 몸이 차면 통증이 더 심해진다. 몸을 따뜻하게 하고 혈액순환을 돕는 에센셜오일로 목욕이나 족욕을 하면, 통증 유발 물질을 제거하고 통증을 완화하는 데 도움이 된다.

추천하는 에센셜오일

기본 오일 스코치파인, 오렌지(스위트, 비터), 주니퍼, 마저럼, 유칼립투스 시트리오도라, 로즈메리(캠퍼, 시네올)

보조 오일 사이프러스, 진저, 바질, 페퍼민트, 블랙페퍼, 서양톱풀, 유자, 라벤더

소염 진통 크림

염증이나 통증을 가라앉히는 데에는 스코치파인, 주니퍼, 유칼립투스 시트리오도라가 많이 사용된다. 향기에 완전히 익숙해지면 효과가 감소하므로, 대략 1개월을 기준으로 에센셜오일의 배합에 변화를 주는 것이 좋다. 가지고 다니면서 쓸 수 있는 소품을 만들어두면 편리하다.

스코치파인 4방울

라벤더 4방울

유자 또는 그레이프프루트 3방울

밀랍 크림이나 시판용 무향료 크림 30g(또는 젤 25g과 캐리어오일 5ml)

만드는 방법 : 베이스에 에센셜오일을 넣고 잘 섞는다.

* 염증이나 통증이 심할 때는 자작나무(179쪽 참조)와 페퍼민트를 2방울씩, 냉증이 심할 때는 진저 2방울을 추가한다.

통증을 완화하는 입욕제

옛날부터 몸을 따뜻하게 해주어 신경통이나 류머티즘에 효과가 있다고 알려진 유자 에센셜오일을 블렌딩해보자. 상황에 따라서 스코치파인과 로즈메리를 서로 바꾸어가며 블렌딩해도 좋다.

스코치파인 또는 로즈메리(캠퍼 또는 시네올) 2방울

유자 2방울

천연 소금 40g

만드는 방법 : 천연 소금에 에센셜오일을 넣고 잘 섞는다.

* 위와 같은 에센셜오일로 마사지 오일을 만들려면, 천연 소금 대신 식물성 오일을 10ml 섞으면 된다.

아로마 체험기

01 여행하는 중에 몸과 마음의 피로를 풀 때

나는 여행 컨설턴트 일을 하고 있다. 흥분과 긴장 속에 여행을 하다 보면 다리가 언제나 피곤한 상태다. 그래서 고객들이 즐겁고 신나는 기분을 잃지 않고 여행을 계속할 수 있도록 에센셜오일로 다리 등에 바를 수 있는 오일을 만들어 나누어주고 있다. 장미, 라벤더, 샌들우드, 제라늄 버번을 기본 오일로 하고 여기에 유자나 오렌지 같은 감귤류를 추가해서 완성한다. 잠잘 때도 유용하게 쓰고 있으며, 발에만 쓰기에는 아깝다는 호평을 받고 있다. 발에만 사용하는 오일에는 레몬그라스나 로즈메리 유칼립투스도 사용하고 있다.

(60대 여성)

운동 전의 워밍업 오일

테니스나 골프 같은 운동을 할 때는 한쪽 팔이나 손목, 어깨, 허리 등의 특정 부위에 부담을 주어 통증을 일으키는 경우가 많다. 운동을 시작하기 전에 워밍업 오일을 발라 근육 부분의 온도를 따뜻하게 높여보자. 힘줄이나 관절의 움직임이 원활해지고 부상을 예방하는 데도 도움이 될 것이다.

유칼립투스 글로불루스 4방울

로즈메리 캠퍼 3방울(시네올은 4방울)

주니퍼 5방울

캐리어오일 30ml(또는 로션 15ml와 식물성 오일 15ml)

만드는 방법 : 베이스에 에센셜오일을 넣고 잘 섞는다.

돌발성 요통, 염좌, 타박상, 근육 열상 등의 응급처치

우선 시원하게 해서 염증과 통증을 줄여줄 수 있는 에센셜오일을 사용한다. 다친 직후에 라벤더 에센셜오일 원액 2방울을 바르거나, 페퍼민트와 헬리크리섬(아래 설명 참조)을 각각 2방울씩 10ml의 캐리어오일에 희석하여 바르면, 치료 경과가 눈에 띄게 좋아진다.

추천하는 에센셜오일

기본 오일 헬리크리섬, 페퍼민트, 서양톱풀, 유칼립투스 시트리오도라, 자작나무

보조 오일 유칼립투스 글로불루스, 마저럼, 라벤더, 로즈메리(캠퍼, 시네올)

다친 직후의 냉찜질용 스프레이

다친 직후에 염증이 생겼을 때는 환부를 차게 식힌다. 냉찜질을 하거나 냉찜질용 스프레이를 만들어서 여러 번 뿌려준다. 통증 때문에 환부를 만질 수 없을 때는 오일보다 스프레이가 더 유용하다.

페퍼민트 4방울

라벤더 6방울

무수에탄올 5ml와 정제수 25ml

만드는 방법 : 스프레이 용기에 베이스와 에센셜오일을 넣고 섞는다. 잘 흔들어서 사용한다.

* 냉찜질을 하려면, 대야에 가득 얼음물을 담고 위의 에센셜오일을 2방울씩 넣은 다음에 수건을 적셔서 환부에 얹는다.
* 골절 직후에 오일 마사지는 절대 금지다.

점토를 이용한 찜질

긴급하게 응급처치를 할 때는 점토도 아주 유용하다. 거즈 위에 에센셜오일을 섞은 점토를 올려놓고 환부에 대고 찜질을 한다. 점토를 베이스로 사용하면 에센셜오일의 침투성이 더욱 좋아지기 때문에 냉찜질 효과가 더욱 커진다.

페퍼민트 2방울

유칼립투스 시트리오도라 2방울

유칼립투스 글로불루스 2방울

점토(몬모릴로나이트 또는 고령토)에 물을 넣고 흘러내리지 않을 정도의 묽기로 반죽한 것 40g, 거즈

만드는 방법 : 점토 반죽에 에센셜오일을 넣고 잘 섞어 반죽한 다음에 거즈에 바른다.

염좌, 타박상, 돌발성 요통용 크림

다친 직후에는 환부를 따뜻하게 하거나 마사지를 하면 절대로 안 된다. 우선 차게 식힌 다음에 크림을 바른다. 아래의 레시피는 응급처치용이다. 며칠 후에 일단 염증이 가라앉으면, 자작나무 대신에 오렌지나 진저로 바꾸어 사용한다.

유칼립투스 시트리오도라 4방울

페퍼민트 4방울

라벤더 4방울

자작나무 3방울

밀랍 크림이나 시판용 무향료 크림 20g

아르니카 오일 10ml

만드는 방법 : 크림과 캐리어오일을 잘 섞은 후에 다시 에센셜오일을 넣고 잘 섞는다.

* 아르니카 오일이 없으면 크림(30g)으로만 만든다.

인대나 근육 열상용 크림

병원에서 치료를 받은 후에 사용한다. 깁스나 붕대로 처치한 환부의 주변에 바르거나, 처치 상태에 따라 결리거나 부은 듯한 부위 등에 골고루 펴 바른다.

주니퍼 4방울

유칼립투스 시트리오도라 3방울

로즈메리 시네올 4방울(캠퍼는 3방울)

라벤더 4방울

밀랍 크림이나 시판용 무향료 크림 30g(또는 캐리어오일 30ml)

만드는 방법 : 베이스에 에센셜오일을 넣고 잘 섞는다.

헬리크리섬	초산네릴, β-디온, α-피넨 등이 주성분이다. 혈종이나 피가 굳는 것을 억제하고 혈액이나 림프액의 울체를 제거한다. 간장 기능을 강화한다. 진통 작용, 항염증 작용, 항경련 작용, 피부 수렴 작용, 반흔 형성 촉진 작용을 한다. 타박상을 입은 후에 바로 바르면 멍이 들거나 붓는 것을 예방할 수 있다.
자작나무	주성분은 살리실산메틸로서 90% 이상 들어 있다. 파스 같은 냄새가 난다. 진통 작용, 항염증 작용, 항경련 작용, 가온 작용을 한다. 어깨 결림, 신경통, 류머티즘, 염좌, 건초염 등에 사용된다. 피부를 자극하는 성질이 매우 강하므로 연속해서 2주 이상 사용하지 않는다.

몸과 마음 편

2 호흡기 계통의 문제

호흡기 계통 : 코, 비강, 부비강, 인두, 후두, 기관, 기관지, 폐 등

에센셜오일을 사용하여 양치를 하면, 병원균이 침입하기 쉬운 목을 살균할 수 있다. 또 감기도 예방할 수 있고 목이 건조해지거나 아픈 것을 가라앉힐 수 있다.

최강의 양치액 레시피
티트리 1방울
레몬 1방울
만드는 방법 : 컵에 물 200ml를 넣고 에센셜오일을 섞는다.

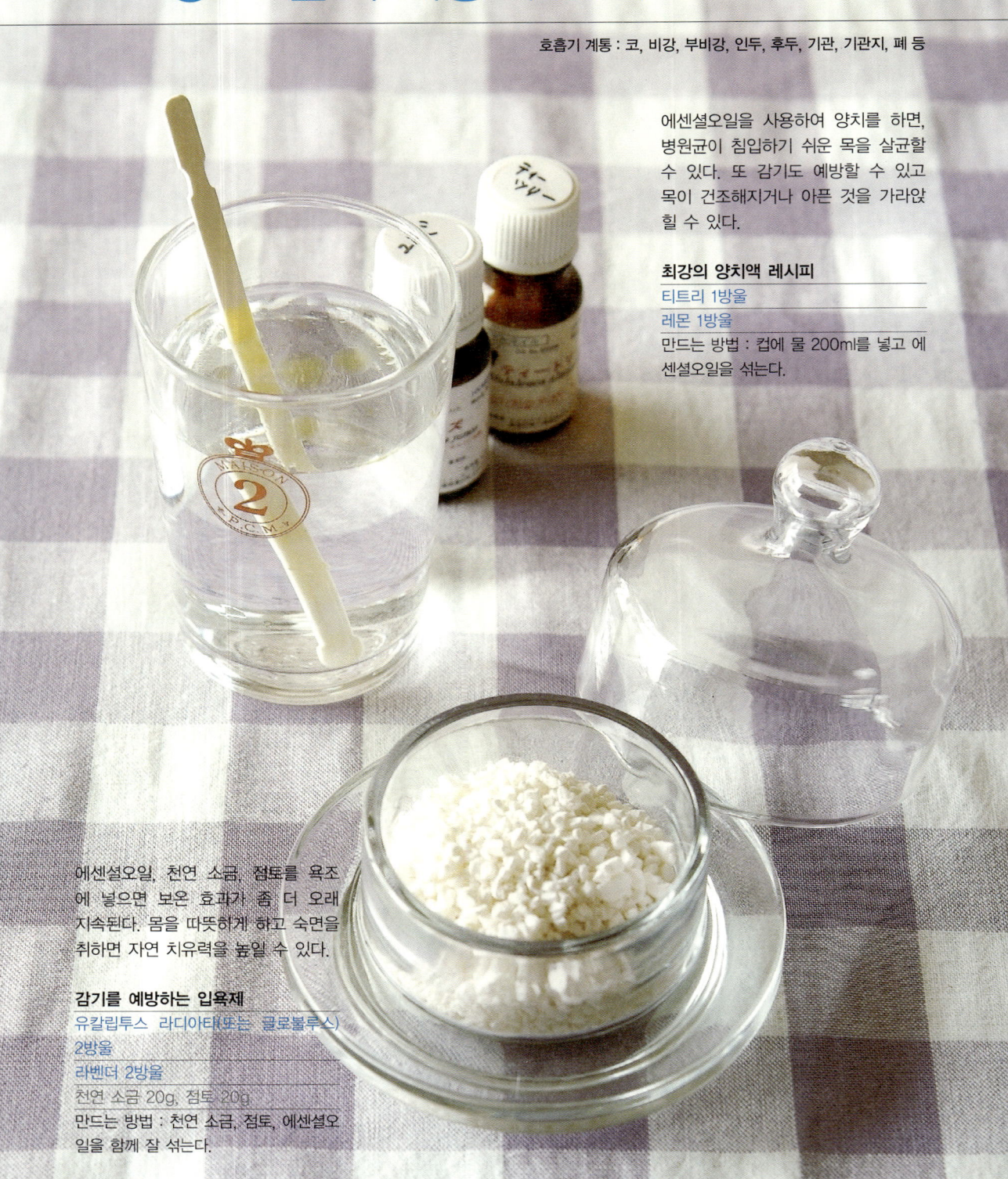

에센셜오일, 천연 소금, 점토를 욕조에 넣으면 보온 효과가 좀 더 오래 지속된다. 몸을 따뜻하게 하고 숙면을 취하면 자연 치유력을 높일 수 있다.

감기를 예방하는 입욕제
유칼립투스 라디아타(또는 글로불루스) 2방울
라벤더 2방울
천연 소금 20g, 점토 20g
만드는 방법 : 천연 소금, 점토, 에센셜오일을 함께 잘 섞는다.

아로마테라피 포인트

에센셜오일을 흡입하면 코에서 폐까지 공기가 지나가는 통로(기도)가 살균 소독이 되고, 점막을 통해서 에센셜오일 성분이 효과적으로 흡수된다. 감기를 예방하는 데 가장 중요한 것은 습도와 온도를 유지하는 것이다. 공기가 건조하거나 온도가 낮아지면, 호흡기 점막 세포의 저항력이 떨어지고 섬모운동이 약해져서 세균이나 바이러스의 활동이 강해지기 때문이다. 피로하거나 스트레스를 받거나 수면이 부족해도 저항력이 떨어진다.

- 감기의 원인이 되는 세균과 바이러스를 억제한다(항균, 항바이러스).
- 면역 기능을 활성화해서 치유력을 높인다(면역 기능 강화, 진정, 자율신경 조절).
- 염증이나 기침을 억제하고 과잉 분비되는 점액이나 가래를 배출한다(항염증, 진해, 거담, 카타르 증상 제거).

알아보자 01 — 1년 내내 감기를 달고 사는데, 아로마테라피로 예방할 수 있을까?

코나 목 같은 호흡기에는 공기와 함께 세균이나 바이러스, 먼지 같은 이물질이 침입하기 쉽다. 감기는 코나 목, 기관지에 세균이 침입하여 염증을 일으킨 결과다. 예방의 첫걸음은 공기가 들어오는 입구에서부터 이물질을 차단하는 것이다. 항균, 항바이러스 효능이 있는 에센셜오일을 이용하여 흡입하거나 양치하는 습관을 들여보자. 기온이 떨어지고 공기가 건조해지는 겨울에는 특히 더 주의한다.

> 목에는 림프 조직이라는 것이 있다. 림프액은 세균이나 바이러스를 잡아먹어, 폐까지 들어가지 못하게 차단해준다.

알아보자 02 — 기침이 많이 나면 몹시 지치고 힘들어진다. 기침은 왜 나는 것일까?

기침은 이물질을 배출하는 데 필요한 아주 중요한 작용이다. 먼지나 세균 같은 이물질은 호흡기의 점막에 흡착된 다음에 기침 또는 점막의 섬모운동을 통해서 밖으로 배출된다. 이 과정이 제대로 이루어지도록 호흡기를 잘 관리하자. 그러나 기침이 계속되는 경우에는 반드시 병원에 가서 진료를 받아야 한다. 기침을 심하게 해서 근육통이 생겼을 때에도 에센셜오일이 효과가 있다.

> 호흡기의 안쪽은 모두 살균 성분이 있는 점액으로 뒤덮여 있다.

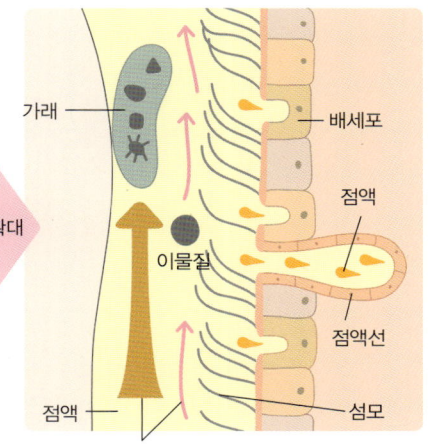

코에서 들어온 공기는 습도 95%, 온도 35℃ 정도로 조절되어 폐로 들어간다. 공기가 건조하고 온도가 낮은 겨울에는 몸의 저항력이 떨어진다.

기침과 섬모운동을 통해 이물질이나 가래가 배출된다.
가래는 세균과 싸운 백혈구, 죽은 세균, 점액이 뒤섞인 것으로, 섬모가 위의 방향으로 움직이며 밖으로 운반한다.

감기, 인플루엔자

목이 붓고 가래와 기침이 난다는 것은 우리 몸이 세균과 싸우고 있다는 것을 의미한다. 항균, 항바이러스 작용을 하는 에센셜오일로 몸의 치유력을 한층 더 높여보자. 몸 안에 가래가 완전히 배출되지 않고 남아 있으면, 새로운 세균이나 바이러스 감염의 온상이 된다. 유칼립투스와 같이 거담 작용을 하는 에센셜오일도 적절히 사용해보자.

추천하는 에센셜오일

- **기본 오일**: 티트리, 유칼립투스(글로불루스, 라디아타), 라빈트사라, 로즈우드, 페퍼민트
- **보조 오일**: 타임 리날로올, 니아울리 시네올, 머틀, 로즈메리 시네올, 레몬

감기 기운이 있을 때 쓰는 향수

업무 중간중간에 또는 스트레스를 느낄 때 사용해보자. 감기를 예방함과 동시에 긴장을 해소할 수 있는 오드콜로뉴다. 신선한 시트러스 계열로 마무리된 향기가 다정하게 살짝 감싸주는 듯한 느낌을 준다.

페티그레인 2방울

베르가모트 6방울

만다린 또는 스위트 오렌지 3방울

로즈메리 시네올 5방울

샌들우드 3방울

무수에탄올 10ml, 정제수 20ml

만드는 방법 : 유리로 된 병에 무수에탄올을 넣고 에센셜오일을 떨어뜨려 희석한다. 그다음에 정제수를 넣고, 잘 흔들어서 사용한다.

산뜻한 아로마 마스크와 아로마 스프레이

지하철이나 병원 대기실, 사무실 같은 곳에서 아주 유용하다. 1회용 마스크에 에센셜오일을 1방울 떨어뜨리기만 하면 된다. 아래의 레시피에 레몬과 로즈우드를 1방울씩 추가하면 향기가 더욱 부드러워진다. 에센셜오일끼리 상승 효과도 더욱 커진다.

페퍼민트 또는 티트리 1방울

유칼립투스 라디아타 1방울

마스크(입체형)

만드는 방법 : 1회용 입체 마스크에 에센셜오일을 떨어뜨린다.

* 향이 너무 강하다고 느껴지면, 스프레이를 만들어서 뿌려도 된다. 스프레이 용기에 무수에탄올 5ml와 위의 에센셜오일을 각각 6방울씩(레몬과 로즈우드도 함께 넣을 경우에는 각각 3방울씩) 넣어 희석한 다음에, 정제수 25ml를 추가로 더 넣고 잘 흔들어서 마스크에 뿌리면 된다.

감기를 이기는 만능 연고

콧물, 코막힘, 기침, 가래 등의 일반적인 감기 증상에 쓸 수 있는 만능 연고를 만들어보자. 목에서 가슴, 턱 밑에서 귀, 어깨에서 등에 걸쳐 부드럽게 발라준다. 아래의 레시피에 페퍼민트를 2방울 추가하면 청량감이 증가하며 코가 더욱 시원하게 뚫리는 것을 느낄 수 있다.

티트리 4방울

유칼립투스 라디아타 6방울

라빈트사라 5방울

밀랍 연고나 시판용 무향료 크림 30g

만드는 방법 : 베이스에 에센셜오일을 넣고 잘 섞는다.

* 감기 기운으로 배가 아프거나 안 좋을 때는 티트리 대신에 마저럼을 사용한다.
* 유칼립투스는 글로불루스를 사용해도 좋다.

인플루엔자용 연고

우선 병원에서 진료와 처방을 받은 다음에, 편안히 쉬는 데에 조금이라도 도움이 될 수 있도록 사용한다. 이 레시피는 작용성이 매우 강하므로, 2주 연속 사용하지 않도록 한다. 사용하는 방법은 위에서 설명한 만능 연고와 같다.

라빈트사라 12방울

라벤더 10방울

유칼립투스 라디아타 12방울

타임 리날로올 5방울

티트리 또는 로즈메리 시네올 6방울

밀랍 연고나 시판용 무향료 크림 30g(또는 무향료 로션 35ml와 식물성 오일 5ml)

만드는 방법 : 베이스에 에센셜오일을 넣고 잘 섞는다.

* 타임 리날로올 대신에 로즈메리 시네올을 사용해도 좋다.

목의 통증

항균 작용, 항바이러스 작용, 항염증 작용을 하는 에센셜오일을 선택한다. 공기가 건조한 계절에는 목이나 몸의 저항력이 떨어지기 쉽다. 에센셜오일을 블렌딩한 아로마 소품들을 항상 가지고 다니면서 하루에도 여러 번씩 사용해보자. 감기 예방과 목의 통증 완화에 효과가 있다.

추천하는 에센셜오일

- **기본 오일**: 티트리, 니아울리 시네올, 페퍼민트, 유칼립투스(라디아타, 글로불루스)
- **보조 오일**: 라벤더, 레몬, 유자

휴대용 양치액

보존 기간이 짧아 하루 안에 다 써야 하지만, 산뜻한 향기의 양치액을 작은 페트병 같은 데에 담아서 가지고 다니면 언제나 입안을 상쾌하게 헹굴 수 있다. 베이스로 사용하는 녹차는 살균 효과를 더욱 높여준다.

티트리 또는 유칼립투스 라디아타 2방울

레몬 3방울

무수에탄올 1작은술(5~10ml)

페트병, 물 또는 녹차 500ml

만드는 방법 : 무수에탄올에 에센셜오일을 넣어 희석한 다음, 물 또는 녹차가 들어 있는 페트병에 넣는다. 반드시 그 날 안에 다 사용해야 한다.

* 무수에탄올이 없어도 된다. 이럴 때는 에센셜오일을 페트병에 넣고 잘 흔들어서 사용한다.
* 고열이 나거나 목 안에 염증이 생긴 경우에는 반드시 의사의 진료를 받도록 한다.

상쾌한 마우스 스프레이

양치액보다는 보존 기간이 길고 외출할 때도 가지고 다니면서 간편하게 쓸 수 있다. 스프레이 용기에 넣고, 목이 아프거나 칼칼할 때 입안에 뿌린다.

페퍼민트 2방울

티트리 또는 니아울리 시네올 2방울

레몬 2방울

무수에탄올 3ml, 물 27ml

만드는 방법 : 스프레이 용기에 무수에탄올을 담은 후 에센셜오일을 넣어 희석한 다음에 물을 넣는다. 잘 흔들어서 사용한다.

* 보존 기간은 2~3주 정도다.
* 식품첨가물 허가를 받은 에센셜오일을 사용하면 더 좋다.

기관지염, 기침, 가래

기침이나 가래가 만성화되면, 호흡기 깊숙한 곳에서 염증이 생기거나 폐렴으로 진행될 수도 있으니 주의해야 한다. 가래가 나오는 것은 아직 세균이나 바이러스가 남아 있다는 뜻이므로, 무리하지 말고 안정을 취하도록 하자. 항균, 항바이러스, 거담, 진해 작용을 하는 에센셜오일을 사용한다.

추천하는 에센셜오일

- **기본 오일**: 사이프러스, 티트리, 유칼립투스(글로불루스, 라디아타), 로즈메리 버베논
- **보조 오일**: 진저, 프랑킨센스, 페티그레인, 머틀, 니아울리 시네올, 팔마로사

기침을 물리치는 간단 흡입법

기침과 가래가 계속 나올 때는 코에서 폐까지 소독한다는 기분으로 향기를 흡입해보자. 폐에 차 있는 열기를 제거해 시원하게 해준다. 아래의 에센셜오일을 식물성 오일 10ml에 희석하여 가슴이나 등에 발라도 효과가 있다.

사이프러스 2방울

진저 1방울

70℃ 정도의 뜨거운 물 머그잔 하나 분량

만드는 방법 : 머그잔의 뜨거운 물에 에센셜오일을 넣고, 뜨겁게 올라오는 수증기를 들이마신다.

* 이때는 눈을 감도록 하고, 한꺼번에 급히 들이마시지 않도록 주의한다.

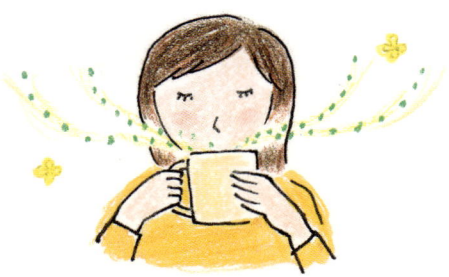

수증기 때문에 기침이 나는 경우에는 물의 온도를 조금 낮추거나 오일을 희석해서 몸에 바르는 쪽으로 방법을 바꾸도록 한다.

콧물, 코막힘

울혈 제거 작용, 과잉 분비된 점액 용해 작용, 카타르 증상 제거 작용, 항염증 작용을 하는 에센셜오일을 선택한다. 그중에서도 특히 페퍼민트, 유칼립투스 글로불루스, 유칼립투스 라디아타는 코 점막의 부종을 가라앉혀 숨 쉬기를 편하게 해준다.

추천하는 에센셜오일

- 기본 오일: 티트리, 페퍼민트, 유칼립투스 라디아타, 라빈트사라, 로즈메리 버베논
- 보조 오일: 스코치파인, 오렌지, 진저, 유칼립투스 글로불루스, 라벤더

코감기용 아로마 젤

코 주변, 턱에서 귀에 이르는 부분에 바른다. 사용감이 끈적이지 않고 산뜻하므로 회사 같은 데서도 간편하게 사용할 수 있다. 집에 있을 때는 식물성 오일을 베이스로 사용해서 가슴이나 등, 목 등에 골고루 발라도 좋다.

페퍼민트 3방울

티트리 6방울

유칼립투스(글로불루스 또는 라디아타) 4방울

젤 40g, 식물성 오일 5ml

장미 방향 증류수 5ml(장미수가 없으면 식물성 오일을 5ml 늘린다)

만드는 방법 : 베이스를 잘 섞은 후에 다시 에센셜오일을 넣고 잘 섞는다.

* 피부가 상한 상태라서 젤을 발랐을 때 자극이 심할 때는 위의 에센셜오일을 모두 절반만 넣고 그 대신에 라벤더를 2방울 추가해도 된다.

막힌 코를 뚫어주는 아로마 오일

된 콧물이 나와 코가 막힐 때 사용한다. 콧방울과 콧등의 두 군데에 오일을 바른 다음에, 엄지손가락과 집게손가락으로 가볍게 코를 쥐고 위아래로 마사지한다.

로즈메리 버베논 2방울

티트리 2방울

라벤더 2방울

유칼립투스(글로불루스 또는 라디아타) 1방울

캐리어오일 10ml

만드는 방법 : 베이스에 에센셜오일을 넣고 잘 섞는다.

발열, 무거운 몸

해열 작용을 하는 에센셜오일을 기본 오일로 하여, 발한 작용을 하거나 면역 기능을 높여주는 에센셜오일을 선택한다. 열이 날 때는 물을 많이 마시고, 발열로 소모되기 쉬운 비타민 C 등을 충분히 섭취하도록 하자. 열이 계속될 때는 의사의 진료를 받는다.

추천하는 에센셜오일

- 기본 오일: 블랙페퍼, 페퍼민트, 유칼립투스(글로불루스, 라디아타), 라빈트사라
- 보조 오일: 티트리, 니아울리 시네올, 베르가모트, 레몬

열이 날 때의 냉찜질

물 위에 떠 있는 에센셜오일을 떠내듯이 수건을 건져서 짠 다음에 이마나 겨드랑이, 서혜부 등에 올려놓는다. 여러 번 되풀이한다.

페퍼민트 2방울

라빈트사라, 유칼립투스 라디아타, 티트리, 베르가모트 가운데 향기가 마음에 드는 것으로 1~2방울

찬물, 대야

만드는 방법 : 대야에 찬물을 담고 에센셜오일을 떨어뜨린다. 표면에 떠 있는 에센셜오일을 떠내듯이 수건을 건져서 잘 짠다.

* 찜질을 할 수 없는 경우에는 화장솜에 장미 방향 증류수를 적셔 이마나 목 등을 닦아도 좋다. 무수에탄올 1작은술에 페퍼민트 2방울을 섞어 장미 방향 증류수 250ml에 넣어 사용하면, 청량감이 더욱 높고 효과도 더 크다.

병후 회복을 돕는 오일

병을 앓고 난 후에 체력이 떨어지고 쉽게 피로를 느낄 때 사용하면 좋다. 가슴뼈가 있는 부분이나 배, 발바닥, 종아리에 가볍게 바른다.

그레이프프루트 3방울

타임 리날로올 또는 로즈우드 3방울

로즈메리 버베논 5방울

레몬 4방울

식물성 오일 30ml(또는 젤 20g과 식물성 오일 10ml)

만드는 방법 : 베이스에 에센셜오일을 넣고 잘 섞는다.

아로마테라피의 효용 사례　01

"아로마가 건강 관리에 도움이 되고 있다"
41세 여성

자각 증상

꽃가루 알레르기와 비염, 천식, 냉증, 어깨 결림, 민감성 피부. 6개월 전에 직장을 옮긴 이후로 피로가 계속 쌓여왔다. 2~3년 전에 천식 진단을 받았으며, 가끔 천식 증상이 나타난다. 예전에 십이지장 궤양을 앓은 적이 있다. 깊은 잠을 못 이루고 자주 깬다. 왼쪽 발목의 인대가 늘어나 있어 쉽게 접질리고 아플 때가 많다.

시술과 셀프케어 방침

집에서 하는 셀프케어 외에 6개월 정도 지속적으로 마사지 시술을 받을 것을 제안했다.
첫 번째 마사지 레시피 : 라벤더 3방울, 로만 캐모마일 2방울, 로즈메리 캠퍼 2방울, 호호바 오일 15ml, 마카다미아너트 오일 15ml　* 목과 어깨에만 진저를 1방울 추가해서 바른다.
시술 : 족욕 20분, 전신·두피·얼굴

집에서 하는 셀프케어

① 유칼립투스와 티트리 흡입 ② 라벤더와 유자를 이용한 향기 목욕 ③ 아로마 젤 ④ 마사지
몸 전용 오일 : 오렌지 2방울, 벤조인 1방울, 호호바 오일 15ml / 로만 캐모마일 1방울, 라벤더 2방울, 마저럼 1방울, 호호바 오일 15ml / 페티그레인 만다린 2방울, 자작나무 2방울, 라벤더 3방울 / 호호바 오일 15ml
코와 목 전용 오일 : 티트리 2방울, 유칼립투스 라디아타 1방울, 레몬 1방울, 호호바 오일 10ml
발 전용 오일 : 라벤더 2방울, 진저 1방울, 카르다몸 1방울, 블랙페퍼 2방울 / 호호바 오일 15ml / 기타

시술 과정

8개월에 걸쳐 10회 시술을 행했다. 약 20분 동안 족욕을 한 다음에 75~90분 동안 전신 마사지를 하는 것을 기본으로 하여, 스트레스가 심할 때는 얼굴과 두피 마사지도 병행했다. 두 번째부터는 몸 상태에 맞게 레시피를 변경했다. 아로마 소품을 만드는 방법이나 흡입 방법 등을 조언했다. 매회 새로운 아로마 제품을 생활 속에 도입했다.

본인의 느낌

첫 번째 시술 후(9월 16일)
몸과 발목이 모두 왼쪽이 더 피로하다는 것을 알게 되었다.
두 번째 시술 후(11월 16일)
불규칙한 대장 증상은 아직 나아지는 기미가 없다. 말투가 부드러워지고 얼굴색이 좋아졌다는 말을 들었다.
세 번째 시술 후(12월 14일)
변비와 설사가 반복되고 있었는데, 최근 한 달 동안은 특별히 그런 증상이 없다. 천식 증상은 없지만, 비염과 수족냉증(특히 발)이 좀 있다. 오일을 바르면 다리 안쪽이 아프다.
네 번째 시술 후(1월 14일)
최근에 천식 증상이 나타났고 얼굴이 가렵다. 밤에 자다가 깨는 횟수가 줄었다. 아로마 젤 만드는 방법과 아로마 흡입법을 배웠다. 에센셜오일과 허브티를 구입했다.
여섯 번째 시술 후(2월 24일)
젤을 발랐더니 목 상태가 좋아졌다. 얼굴선이 뚜렷하게 살아나는 듯하다. 허브티를 마시는 것도 습관이 되었다. 직장에서 담당하고 있던 업무의 내용을 바꾸기로 했다. 지난주에는 기분이 저조하고 위가 뭉치는 느낌이 많이 들었는데, 네롤리와 라벤더 오일을 발랐더니 시원하게 내려갔다. 일주일에 2~3번 수영을 하기로 했다.
일곱 번째 시술 후(2월 22일)
밥이 맛있게 느껴진다. 어깨가 심하게 결리고 잇몸이 들뜨기도 했는데, 자작나무를 넣은 오일을 발랐더니 좋아졌다. 배와 관련된 증상은 상당히 개선된 것 같다.
열 번째 시술 후(5월 11일)
하루하루가 즐겁다. 한 달에 한 번씩은 꼭 감기에 걸리곤 했는데 없어졌다. 스트레스를 해소하는 방법을 알게 되었다. 직장 일은 여전히 힘들지만, 예전과 달리 상처를 받지 않는다. 오히려 더 강하게 밀고나가게 된 듯하다. 평소 생활에 여유가 없기 때문에, 조용히 아로마 시간을 갖는 것이 무척 소중하다. 새벽 네다섯 시에 눈을 뜨는 일이 없어졌다. 에센셜오일을 넣은 방향 증류수를 수영 후에 사용했더니 피부 상태가 굉장히 좋다.

Comment ▶▶ 아로마테라피로 어느 정도 안정이 된 이후로 1년에 3~4회, 계절이 바뀔 때마다 정기적으로 몸 상태를 점검하고 있다. 가끔 몸이 안 좋을 때는 집에서 스스로 아로마 요법을 실시하고 수영을 하면서 잘 대응해 나가고 있다. 꽃가루 알레르기나 비염, 천식 증상이 해마다 조금씩 나아지고 있어 무척 기쁘다.

몸과 마음 편 3

소화기 계통의 문제

소화기 계통 : 입, 식도, 위, 간장, 췌장, 담낭, 십이지장, 소장, 대장, 직장, 항문

조용히 흔들리는 아로마 향초의 불꽃을 바라보고 있노라면, 그 평화로움에 시간이 가는 것을 잊을 정도다. 여기에 오렌지, 벤조인, 레몬그라스, 시나몬, 블랙페퍼, 라벤더 등의 에센셜오일의 향기를 더하면, 스트레스나 위장의 부담도 한결 가벼워질 것이다.

오렌지와 스파이스의 아로마 향초

오렌지(스위트 또는 비터) 20방울
블랙페퍼 10방울
클로브(또는 시나몬) 5방울
유칼립투스 시트리오도라(또는 벤조인) 10방울
밀랍 150g/ 초벌구이한 작은 질그릇(또는 바닥에 구멍이 없는 용기)/ 굵은 실

만드는 방법 : 밀랍을 약한 불에 천천히 중탕하여 녹인다. 너무 많이 가열하면 화재가 날 염려가 있으므로 주의한다. 나무젓가락에 심지로 쓸 실을 묶어 용기 안에 늘어뜨리고, 밀랍 녹인 것을 가만히 들이붓는다. 온도가 조금 내려가면, 밀랍이 굳기 전에 심지를 적시듯이 에센셜오일을 넣고 나무 꼬챙이 같은 것으로 살며시 저어준다.

* 밀랍 대신에 파라핀이나 시판용 양초를 사용해도 된다. 실 역시 시판용 양초에 들어 있는 실을 다시 사용해도 된다. 불을 취급할 때는 조심한다.

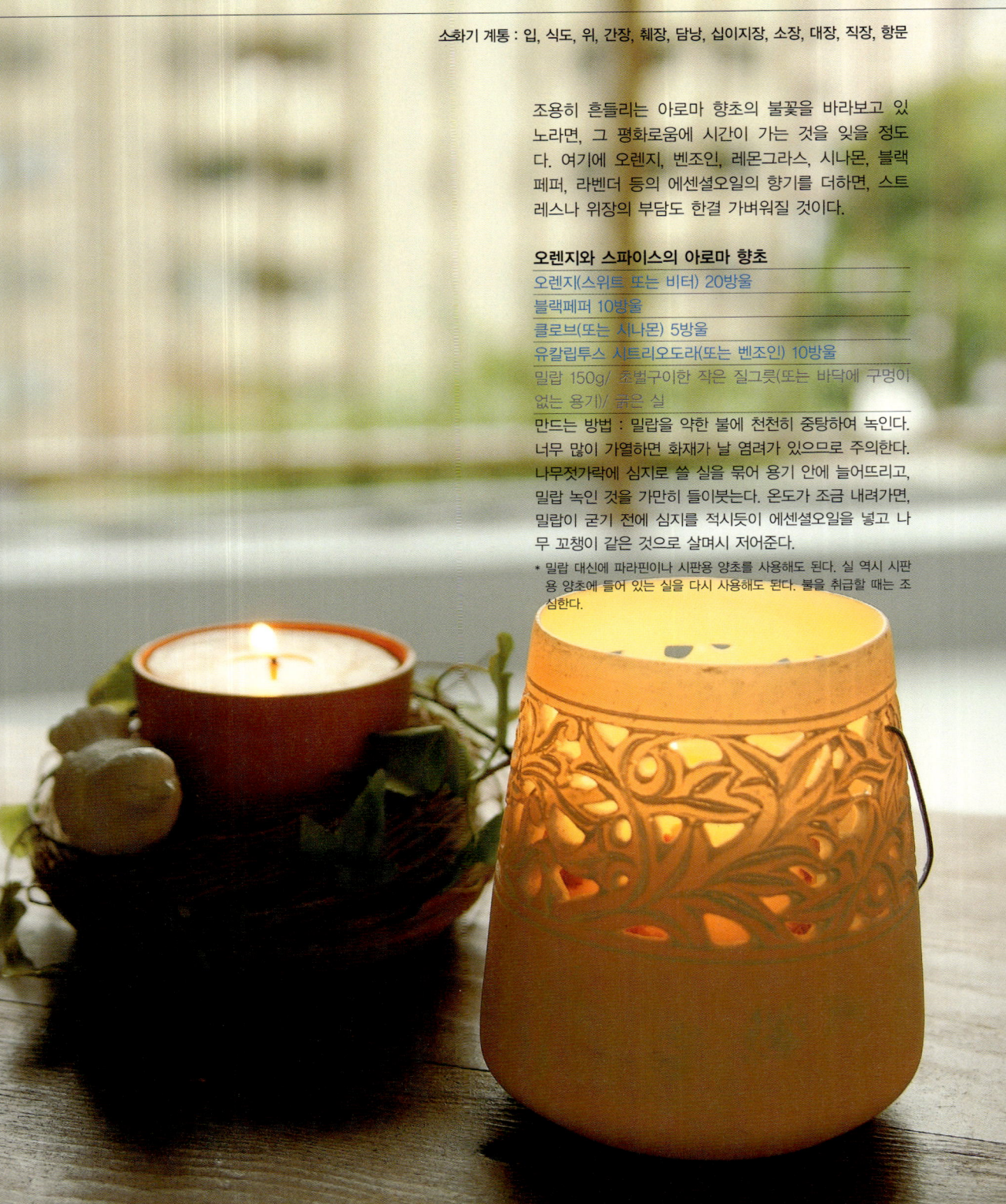

아로마테라피 포인트

소화기는 마음의 상태와 관계가 깊은 기관이다. 편안하게 긴장을 풀고 쉬면, 소화액이 적절히 분비되면서 소화관의 연동운동이 원활해지고 소화, 흡수, 배설 과정이 자연스럽게 이루어진다. 반면에 흥분한 상태가 이어지거나 열심히 일하고 있을 때는 교감신경이 활발히 움직이고 소화 작용은 억제된다. 그리고 정신적으로 긴장을 하거나 배와 허리가 차가워지면, 연동운동의 흐름이 깨져 위장의 움직임이 둔해진다. 그러므로 생활 리듬을 바로잡아 정신 상태를 안정시키고 배 주변을 따뜻하게 유지하는 것이 문제 해결의 핵심이다.

- 편안한 마음으로 긴장을 푼다(스트레스 완화, 자율신경 조절, 부교감신경 강화, 정신 안정).
- 연동운동을 촉진하고 소화를 돕는다(장내 가스 제거, 위장 기능 강화, 소화 기능 촉진, 변비 제거).
- 위장을 따뜻하게 유지하고 소화액 분비를 촉진한다(혈액순환 촉진, 가온, 담즙 분비 촉진, 간장 기능 강화).

알아보자 01
짜증이 나고 화가 날 때는 위가 아프고 설사나 변비가 된다. 짜증과 위장의 움직임은 어떤 관계가 있는지?

질병이 있는 경우가 아니라면 계속되는 긴장이나 불안, 울화 등의 정신적인 스트레스도 설사나 위통의 원인이 된다고 보고 있다. 스트레스로 자율신경이나 호르몬의 균형이 깨지면, 위액이 지나치게 분비되거나 위 점막의 혈액순환이 나빠지며 위벽을 보호하는 점액이 감소해, 결국 위 점막이 헐게 된다. 여기에 강한 산성을 띤 위액이 작용해 염증을 일으키면 통증을 느끼게 되는 것이다. 우리가 섭취한 음식물은 연동운동을 통해 대장으로 가서 대변이 되는데, 이 운동의 균형이 깨졌을 때에도 설사를 하게 된다.

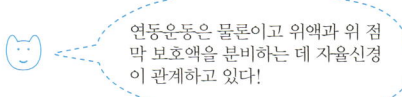

연동운동은 물론이고 위액과 위 점막 보호액을 분비하는 데 자율신경이 관계하고 있다!

알아보자 02
배 속이 안 좋을 때는 입에서 이상한 냄새가 나는데, 왜 그럴까?

소화기관은 입에서 항문까지 약 9m에 이르는 하나의 관이다. 식도에서 위로 들어가는 입구(분문)는 음식물이 통과할 때만 열리므로, 위장의 냄새가 위쪽으로 직접 올라오는 일이 없다. 그러나 위가 소화불량 상태가 되면, 일시적으로 분문이 충분히 닫히지 않거나 혀에 설태(혀 표면에 이끼처럼 덮이는 찌꺼기)가 끼어서 냄새가 날 수 있다. 또 장에서 발생한 가스가 혈관을 타고 폐나 입으로 전달되어, 날숨을 통해 구취를 풍기는 경우도 있다.

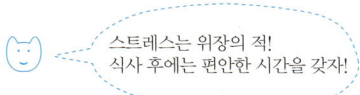

스트레스는 위장의 적! 식사 후에는 편안한 시간을 갖자!

연동운동의 과정

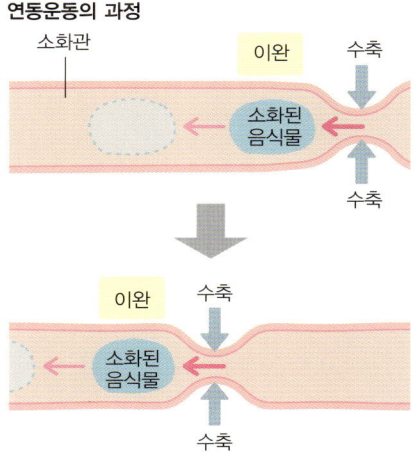

소화관에서는 소화된 음식물이 진행하는 방향 쪽에 있는 근육이 이완되고 그 이전 부분의 근육이 수축되면서 음식물을 앞으로 밀어낸다.

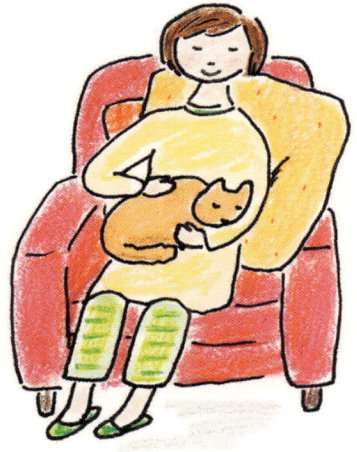

긴장을 풀고 편안히 쉬면, 자율신경인 부교감신경이 활발하게 움직여 소화액 분비를 촉진하고 소화와 흡수를 돕는다.

소화불량, 설사(식중독)

배를 따뜻하게 해주고 소화관의 연동운동을 촉진하며 소화액 분비를 도와주는 진저, 오렌지, 레몬그라스 등을 사용한다. 불안이나 긴장 때문에 소화불량이 생길 수도 있으므로, 네롤리나 로만 캐모마일 등을 쓰는 것도 좋은 방법이다. 식중독이나 과식이 원인이 되어 발생하는 설사는 몸이 스스로 정화하고 해독하려는 움직임이기도 하므로, 필요 이상으로 억제하지 않는 것이 좋다. 이것은 옛날부터 전해오는 생활의 지혜다.

추천하는 에센셜오일

기본 오일 오렌지, 클로브, 진저, 펜넬, 블랙페퍼, 페퍼민트, 만다린, 레몬

보조 오일 레몬그라스, 로즈메리(시네올, 버베논), 로만 캐모마일, 네롤리

소화를 돕는 허브티

소화 촉진 작용을 하는 페퍼민트와 로즈메리 허브 말린 것을 섞어서 사용한다. 기름진 식사 후에 마시는 차에 청량감이 넘치는 향기가 잘 어울린다. 위장 기능을 강화하는 오렌지 껍질과 레몬그라스를 넣으면 맛이 조화를 이루어 마시기가 더욱 좋아진다.

- 페퍼민트와 로즈메리 허브를 섞은 것 2작은술
- 레몬그라스와 오렌지 껍질 조금
- 뜨거운 물 400ml

만드는 방법 : 재료를 섞어 뜨거운 물에 우려낸다.

식중독에 바르는 오일

피부에 느껴지는 열감이나 향기가 약간 강한 레시피다. 가벼운 식중독이 의심스러울 때 바르면 증상이 좀 가벼워진다. 살균 작용이 있으며, 위장을 따뜻하게 하여 연동운동의 균형을 바로잡아준다.

- 클로브 2방울
- 페퍼민트 2방울
- 바질 2방울
- 티트리 2방울
- 캐리어오일 20ml

만드는 방법 : 베이스에 에센셜오일을 넣고 잘 섞는다.

* 심한 구토, 복통, 설사, 발열 등의 증상이 있을 때는 의사의 진료를 받도록 한다.

속쓰림 또는 속이 거북할 때 쓰는 아로마 크림

명치에서부터 배 전체에 부드럽게 바른다. 감귤류나 스파이스 계열의 에센셜오일, 로만 캐모마일, 페퍼민트는 위액 분비를 돕고 위의 연동운동을 촉진한다.

- 페퍼민트 2방울
- 블랙페퍼 또는 진저 3방울
- 로즈메리 버베논 3방울
- 레몬 5방울
- 밀랍 크림이나 시판용 무향료 크림 30g 또는 캐리어오일 30ml

만드는 방법 : 베이스에 에센셜오일을 넣고 잘 섞는다.

아로마 체험기

폭음 폭식 후에 빨갛게 여드름이 났을 때

해외여행을 하면서 신나게 놀았다. 거의 매일 밤늦도록 친구들과 술을 마시고 기름진 육류 요리를 먹었다. 그래서 그런지 가끔 두통과 구토 증세가 있었다. 그 후 귀국을 했는데 입 주변이 건조해지면서 갈라지고, 머리카락이 나기 시작하는 부분과 이마 양쪽에 여드름이 나서 빨갛게 붓고 곪기 시작했다. 큰일 났다 싶어서 로즈메리 버베논, 주니퍼, 제라늄, 그레이프프루트 에센셜오일로 마사지와 반신욕을 시작했다. 허브티(페퍼민트, 로즈메리 등)도 마셨다. 마시고 남은 허브티 45ml에 무수에탄올 5ml를 넣고 베르가모트, 티트리, 라벤더를 각각 1방울씩 넣어 화장수를 만들어서 썼다. 지금은 여드름 흔적도 연해지고 피부의 투명함이 회복되었다. 과식에다 수면 부족이 원인인 것 같아서 반성하고 있다. (20대 여성)

변비와 설사 같은 불규칙한 배변 리듬

식중독도 아닌데 설사를 할 때, 설사와 변비가 번갈아 계속될 때, 업무를 보거나 운동을 하는 중에 갑자기 변의가 느껴질 때가 있다. 이럴 때는 오렌지, 네롤리, 로만 캐모마일이 효과가 있다. 우선 감귤류나 스파이스 계열의 에센셜오일로 배를 따뜻하게 하고, 위장의 연동운동을 전체적으로 바로잡아준다. 변비에는 로즈메리나 마저럼 등을, 설사에는 페티그레인이나 바질, 페퍼민트를 추가한다.

추천하는 에센셜오일

- 기본 오일: 오렌지, 카르다몸, 로만 캐모마일, 네롤리, 페티그레인, 라벤더, 로즈우드
- 보조 오일: 진저, 바질, 블랙페퍼, 페퍼민트, 베르가모트, 마저럼, 로즈메리(시네올, 버베논)

변비를 개선하는 아로마 크림

장의 움직임에 따라 배에 손을 밀착시키고 천천히 시계 방향으로 움직인다. 배가 차가울 때는 아래의 레시피에 카르다몸, 바질, 블랙페퍼를 추가한다. 식용으로 나온 장미 방향 증류수를 마셔도 효과가 있다.

- 오렌지 또는 만다린 4방울
- 로즈메리(시네올 또는 버베논) 3방울
- 마저럼 3방울
- 밀랍 크림이나 시판용 무향료 크림 30g 또는 캐리어오일 30ml

만드는 방법 : 베이스에 에센셜오일을 넣고 잘 섞는다.

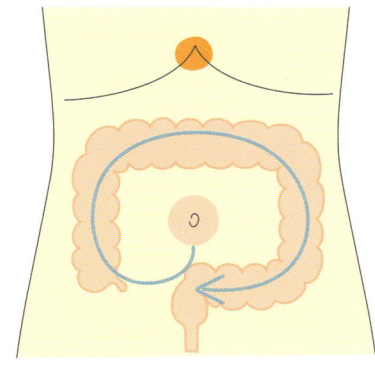

우선 ● 부분에 몇 초 동안 손바닥을 올려놓는다.

배꼽을 중심으로 원을 그리듯이 움직이며 배를 쓰다듬는다.

위통, 발작성 복통(산통)

위의 통증은 스트레스와 관련이 있는 경우가 많다. 네롤리, 마저럼, 페티그레인처럼 경련을 가라앉히고 정신적인 긴장을 풀어주는 에센셜오일이 효과가 있다. 위산과다인 경우에는 로만 캐모마일이나 바질, 페퍼민트를, 위염일 때는 항염증 작용을 하는 저먼 캐모마일을 추가한다. 증상이 심한 경우에는 반드시 의사의 진료를 받는다.

추천하는 에센셜오일

- 기본 오일: 일랑일랑, 로만 캐모마일, 바질, 페티그레인, 페퍼민트, 라벤더
- 보조 오일: 네롤리, 만다린, 마저럼, 로즈메리 버베논

배를 편안하게 해주는 오일

명치와 배에 부드럽게 바른다. 발바닥에 있는 위장의 반사구(170쪽 참조)에 바르고 문지르는 것도 좋은 방법이다. 해당 에센셜오일을 떨어뜨리고 향기 목욕을 해도 좋다. 갑작스러운 통증에는 페퍼민트나 바질을 흡입법으로 흡입한 다음에 라벤더 원액 2방울 정도를 바르면 가라앉는 경우가 있다.

- 네롤리 또는 로만 캐모마일 2방울
- 페퍼민트 3방울
- 바질 3방울
- 캐리어오일 또는 무향료 로션 30ml(15ml씩 섞어서 사용해도 된다)

만드는 방법 : 베이스에 에센셜오일을 넣고 잘 섞는다.

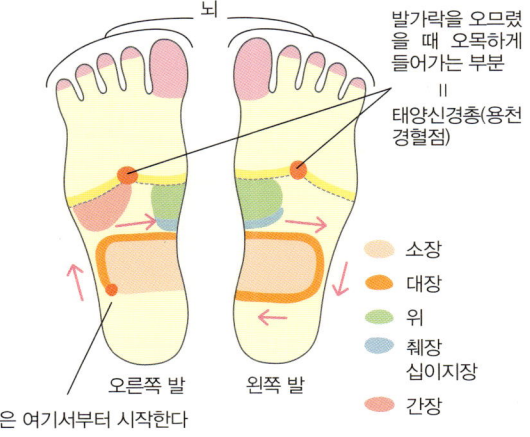

뇌

발가락을 오므렸을 때 오목하게 들어가는 부분 = 태양신경총(용천경혈점)

오른쪽 발 / 왼쪽 발
대장은 여기서부터 시작한다

- 소장
- 대장
- 위
- 췌장 십이지장
- 간장

숙취

술 마신 다음 날 아침의 숙취에는 기분을 가볍게 해주고 메스꺼움을 가라앉혀주는 레몬, 간장과 췌장 기능을 돕고 알코올 분해를 촉진하는 로즈메리 버베논과 페퍼민트 등을 사용한다. 수분을 많이 섭취하고, 목욕이나 족욕을 해서 땀을 내는 것도 좋다.

추천하는 에센셜오일

- `기본 오일` 그레이프프루트, 바질, 페퍼민트, 로즈메리 버베논, 레몬, 유자
- `보조 오일` 캐럿시드, 주니퍼, 블랙페퍼, 멜리사

숙취에 좋은 입욕제

입욕제를 만들어 목욕할 때 사용해보자. 혈액과 림프액 순환을 돕고 발한 작용을 촉진하는 에센셜오일을 배합한다.

주니퍼 2방울

레몬 또는 그레이프프루트 2방울

천연 소금 40g

만드는 방법 : 천연 소금에 에센셜오일을 넣고 잘 섞는다.

간장 기능을 돕는 아로마 크림

간장 기능을 높이는 데에는 캐럿시드가 효과가 있다. 오른쪽 옆구리와 배, 허리에 골고루 문질러 바른다. 레몬과 로즈메리 버베논은 지방을 분해하는 소화액인 담즙이 잘 분비되도록 촉진하므로, 숙취뿐만 아니라 기름기 많은 음식을 먹었을 때 사용해도 좋다.

캐럿시드 3방울

페퍼민트 3방울

로즈메리 버베논 4방울

레몬 4방울

밀랍 크림이나 시판용 무향료 크림 30g 또는 캐리어오일 30ml

만드는 방법 : 베이스에 에센셜오일을 넣고 잘 섞는다.

메스꺼움을 가라앉혀주는 아로마 꿀

식용 에센셜오일을 꿀에 섞어서 마신다. 숙취에서 비롯된 메스꺼움을 가라앉히는 효과를 기대할 수 있다.

레몬 또는 유자 4방울 이내

페퍼민트 2방울 이내

꿀 30g

만드는 방법 : 꿀에 에센셜오일을 넣고 잘 섞는다. 2작은술 정도를 하루에 두 번가량 마신다.

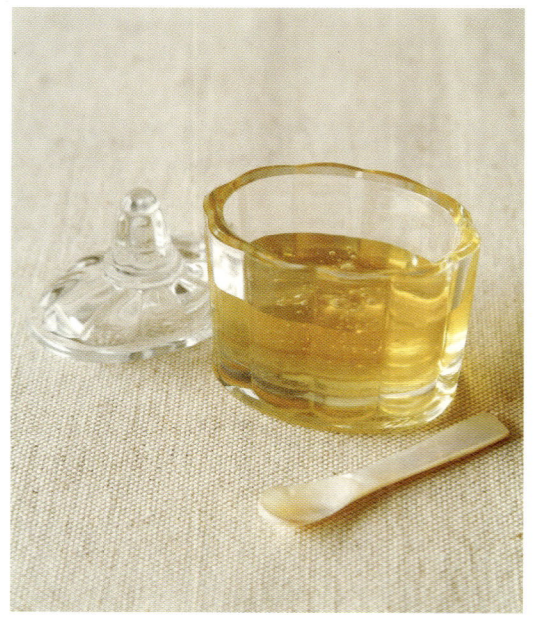

장내 가스(복부 팽만)

배에 가스가 잘 차는 사람에게 좋다. 스파이스나 감귤류 등 소화 작용을 돕고 장내 가스를 배출하는 에센셜오일을 기본 오일로 하여 블렌딩한다. 식용(식품첨가물 허가를 받은 것)으로 나온 페퍼민트나 장미, 네롤리의 방향 증류수를 마시는 것도 효과가 있다.

추천하는 에센셜오일

- **기본 오일**: 오렌지, 카르다몸, 로만 캐모마일, 펜넬, 페퍼민트, 만다린, 블랙페퍼
- **보조 오일**: 클로브, 진저, 바질, 마저럼, 로즈메리(시네올, 버베논)

장내 가스를 가라앉히는 아로마 크림

변비나 소화불량 등으로 배 안에 가스가 가득 차 있을 때, 명치와 배 전체에 크림을 골고루 바른 다음에 손바닥을 대고 배꼽을 중심으로 시계 방향으로 천천히 부드럽게 문질러보자(189쪽 참조).

펜넬 3방울
카르다몸 2방울
오렌지(스위트 또는 비터) 3방울

밀랍 크림이나 시판용 무향료 크림 30g 또는 캐리어오일 30ml

만드는 방법 : 베이스에 에센셜오일을 넣고 잘 섞는다.

배를 편하게 해주는 허브티

과식을 했을 때나 배가 아플 때는 저먼 캐모마일과 페퍼민트로 만든 허브티가 효과가 있다. 오렌지 껍질, 펜넬, 레몬그라스, 로즈메리, 로즈힙도 마시기 편한 허브티로 추천할 만하다.

저먼 캐모마일이나 펜넬 허브티(또는 두 가지를 섞은 것) 2작은술 정도
따뜻한 우유나 물 400ml

만드는 방법 : 따뜻한 우유나 물에 허브티를 우려낸다.
* 기호에 따라서 생강이나 강황 가루를 조금 넣어도 좋다.

아로마 체험기 03

수술 후에 생긴 배의 통증이 완화되었다

수술을 한 뒤로 장의 유착이 잘 일어나, 변비와 장내 가스로 인한 복부 팽만감과 통증이 꽤 심했다. 게다가 스트레스와 만성피로, 어깨 결림, 수족 냉증이 있어서, 숙면을 취하지 못하고 힘들어서 아로마를 시작하게 되었다. 5개월이 지나자, 배의 통증이 완전히 없어진 것은 아니지만 생리통 같은 심각한 통증은 없어졌고 많이 편해졌다. 예전보다 가스도 잘 나오고 화장실도 거의 매일 가고 있다. 잠도 잘 자고, 전체적으로 몸 상태가 좋아졌다는 생각이 든다. 애용하고 있는 에센셜오일은 오렌지, 바질, 펜넬, 진저, 페퍼민트다. 처음에는 라벤더, 오렌지, 베르가모트, 페티그레인, 제라늄, 네롤리, 마저럼을 사용했다. 매일 배에 오일을 바르고 있다. 앞으로도 계속할 생각이다. (40대 여성)

아로마 체험기 04

출근 시간에 찾아오는 복통

출근 시간에 명치 부근이 찌르는 듯이 아파서 참을 수 없을 때가 있다. 주저앉을 정도로 아플 때도 있어서 몹시 난감하다. 지하철 안에서 갑자기 복통이 찾아와 중간에 내려서 화장실을 가보면 속이 안 좋아서 그런 것도 아니다. 병원에 갔더니 신경성 위염이라는 진단을 받았다. 그래서 아로마테라피를 해보기로 마음먹었다. 라벤더와 페퍼민트를 섞은 오일을 가방에 넣어 가지고 다니면서 배에 바르고, 휴지에 로만 캐모마일을 1방울 떨어뜨린 다음에 속옷 사이에 넣고 가슴 쪽에서 향이 올라오는 것을 맡는 방법을 써보았다. 그랬더니 통증도 조금 가라앉고 통증이 찾아오는 빈도도 점점 줄었다. 페퍼민트 오일의 즉각적인 진통 효과에 정말 놀랐다. (30대 여성)

몸과 마음 편 ④ 비뇨기 계통의 문제

비뇨기 계통 : 신장, 요관, 방광, 요도

네틀(nettle)은 몸을 깨끗이 정화해주는 작용을 하며 빈혈과 꽃가루 알레르기 예방 효과가 뛰어나다. 그리고 철분과 비타민 C가 풍부하다. 이 네틀에 다른 허브를 블렌딩해보자. 허브티뿐만 아니라 아무것도 넣지 않은 끓인 물도 훌륭한 약이 된다. 끓인 물은 몸 안에서 대사되지 않은 물질이나 노폐물을 씻어내는 작용을 한다. 끓인 물 마시기에 익숙해지면, 점차 끓인 물의 단맛을 느낄 수 있게 될 것이다.

몸을 정화하는 차
저먼 캐모마일, 페퍼민트, 네틀 허브티를 블렌딩한 것 2작은술
뜨거운 물 400ml
만드는 방법 : 뜨거운 물에 허브티를 넣고 우려낸다.

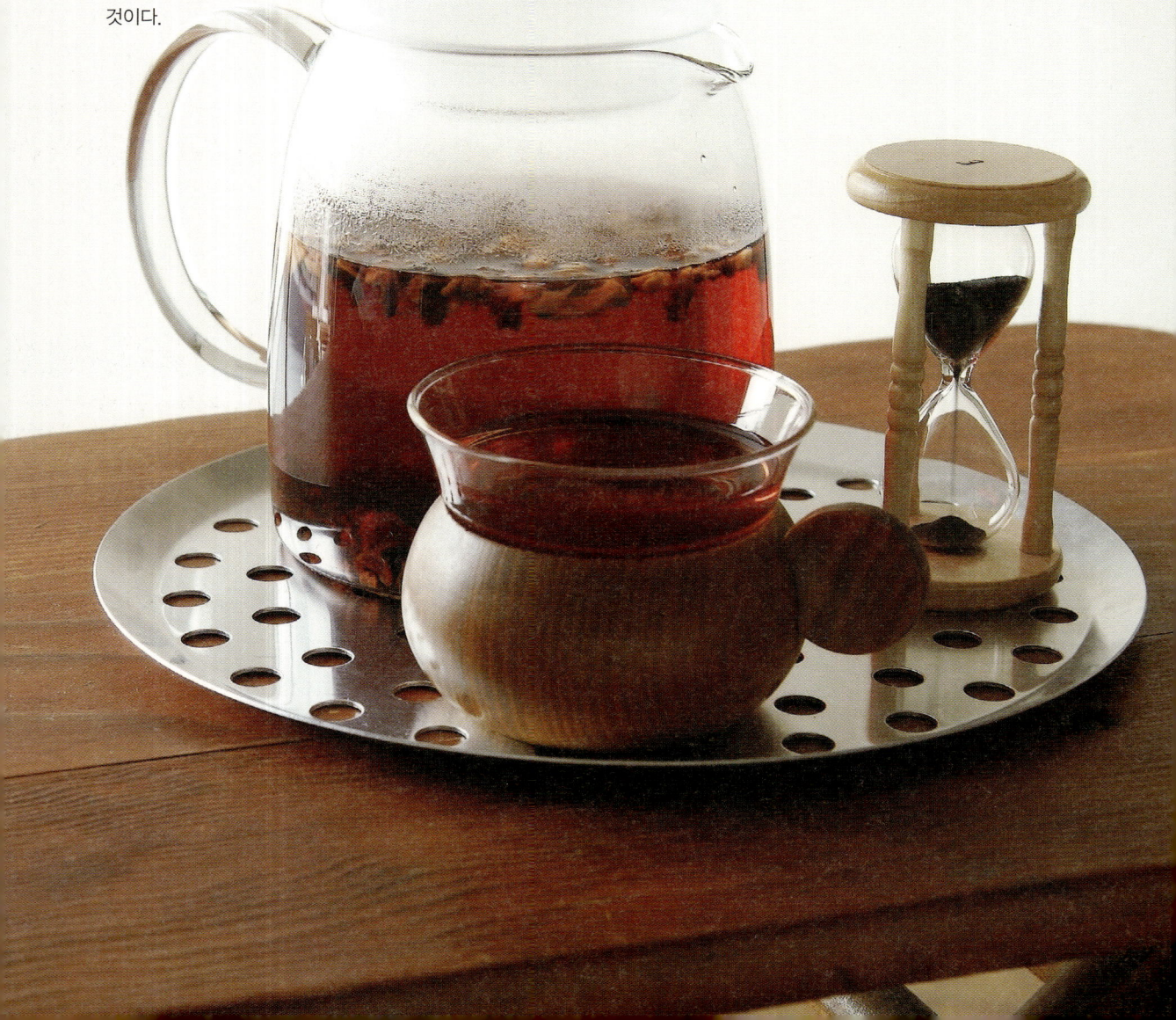

아로마테라피 포인트

몸 안에 노폐물이 쌓이거나 몸이 차거나 잘 쉬지 못하고 스트레스를 받거나 등등, 우리 몸의 균형이 깨지게 되는 원인은 매우 다양하다. 이때 혈액을 정화하는 일을 맡고 있는 신장의 기능을 강화하면, 노폐물 배설을 촉진할 뿐 아니라 질병을 예방하는 효과도 거둘 수 있다. 허브티와 끓인 물을 의식적으로 자주 마시고, 신장 기능을 강화하고 혈액순환을 촉진하는 에센셜오일을 사용하여 소변량을 늘리도록 해보자.

- 신장의 여과 기능을 높여 소변이 잘 만들어지도록 한다(이뇨 촉진, 신장 기능 강화).
- 몸을 따뜻하게 하여 요산이나 젖산 같은 노폐물이 잘 운반되도록 한다(혈액과 림프액의 울체 제거, 가온, 혈액순환 촉진).
- 흥분을 가라앉히고 평온하게 쉬는 시간을 가진다(진정, 자율신경 조절, 신경 안정, 행복감 증진 촉진).

알아보자 01
업무 특성상 아침부터 저녁까지 화장실을 한 번밖에 가지 못한다. 방광염에 걸리기 쉽다는 말을 들었는데, 정말 그럴까?

성인이 하루에 배설하는 소변의 양은 약 1500ml이다. 소변을 보는 횟수는 평균 하루에 4~6회, 밤에는 0~1회 정도다. 방광은 소변을 모아두는 곳이지만, 시간이 너무 오래 지나면 세균 감염이 일어나기 쉽다. 특히 여성은 요도의 길이가 약 4cm로서 남성(약 20cm)보다 짧기 때문에, 세균이 침입하기 쉽고 방광염을 일으키기도 쉽다.

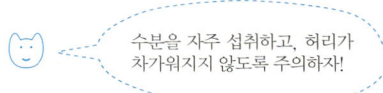
수분을 자주 섭취하고, 허리가 차가워지지 않도록 주의하자!

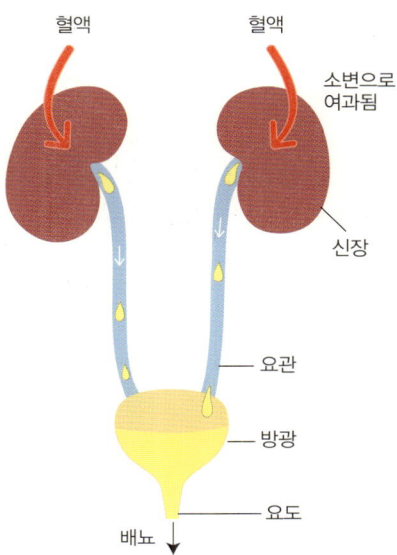

혈액이 신장에서 여과된다. 몸에 필요한 물질은 재흡수되며, 불필요한 노폐물만 소변이 되어 방광에 저장된다.

알아보자 02
아기는 어떻게 소변을 가리게 되는 것일까?

방광에 소변이 300~400ml 정도 모이면, 방광 안의 압력이 높아진다. 그러면 자율신경이 작용하여 반사적으로 방광 근육이 수축하고, 방광 출구의 내요도 괄약근이 이완되어 소변이 나오게 된다. 그러나 소변을 참거나 내보낼 때 사용하는 근육은 외요도 괄약근이다. 이 외요도 괄약근은 자신의 의지로 움직일 수 있기 때문에, 아기도 훈련을 통해 소변을 가릴 수 있게 되는 것이다.

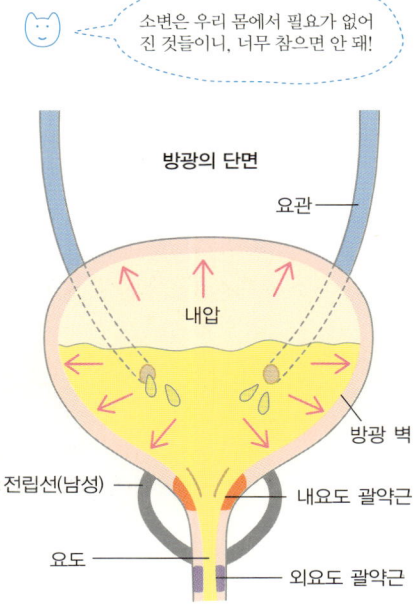
소변은 우리 몸에서 필요가 없어진 것들이니, 너무 참으면 안 돼!

빈뇨 증상은 스트레스나 불안, 긴장 등이 원인이 되어 나타난다. 소변이 조금만 쌓여도 방광 벽이 과민하게 반응하여 요의를 느끼게 된다.

신장 기능 강화와 이뇨 작용

신장 기능을 높여주고 이뇨 작용을 촉진하는 주니퍼나 캐럿시드를 기본 오일로 하고, 여기에 몸을 따뜻하게 해주는 스파이스나 감귤류 에센셜오일을 배합한다. 샤워만 하지 말고, 따뜻한 물속에 느긋하게 몸을 담그는 시간도 갖도록 하자.

추천하는 에센셜오일

- **기본 오일** 캐럿시드, 주니퍼, 아틀라스 시더우드, 샌들우드, 사이프러스, 블랙페퍼
- **보조 오일** 오렌지, 페퍼민트, 마저럼, 로즈메리 버베논, 레몬

신장 기능을 강화하는 아로마 크림

신장이 있는 부분인 허리와 아랫배에 전체적으로 문질러 바른다. 신장 질환이 있는 사람은 지나치게 사용하면 오히려 신장에 부담을 줄 수 있으므로 주의한다.

캐럿시드 3방울

주니퍼 또는 블랙페퍼 3방울

아틀라스 시더우드 3방울

밀랍 크림이나 시판용 무향료 크림 30g 또는 캐리어오일 30ml

만드는 방법 : 베이스에 에센셜오일을 넣고 잘 섞는다.

이뇨 작용을 촉진하는 마사지 오일

수분을 많이 섭취하고 몸을 따뜻하게 유지하도록 신경 쓴다. 허리나 배에 손난로 등을 사용하는 것도 좋다. 오일은 허리와 아랫배 전체에 잘 문질러 바른다.

주니퍼 3방울

사이프러스 2방울

오렌지(스위트 또는 비터) 3방울

라벤더 2방울

캐리어오일 30ml

만드는 방법 : 베이스에 에센셜오일을 넣고 잘 섞는다.

정신적 긴장에 따른 빈뇨

방광 벽의 근육은 평활근으로서 자율신경의 지배를 받는다. 긴장이나 스트레스가 심하면 방광 벽이 과민해져서, 조금만 소변이 차도 배뇨 작용을 하는 근육이 수축해 요의를 느끼게 된다. 마음이 편안해지는 향기를 선택하고, 흡입을 하거나 향기 목욕을 함으로써 긴장감을 해소하도록 해보자.

추천하는 에센셜오일

- **기본 오일** 오렌지, 로만 캐모마일, 사이프러스, 네롤리, 페티그레인, 마저럼
- **보조 오일** 미르라, 만다린, 라벤더, 라빈트사라, 자신의 취향에 맞는 에센셜오일

불안감을 없애주는 오일

자기 취향에 맞는 향기의 에센셜오일을 기본 오일로 한다. 여기에 긴장된 신경을 이완하고 항불안 작용을 하는 페티그레인, 네롤리, 오렌지 같은 에센셜오일을 블렌딩한다. 허리, 아랫배, 손목에서 팔꿈치에 이르는 부분, 명치 등에 바른다.

오렌지(스위트 또는 비터) 6방울

페티그레인 2방울

네롤리 2방울

사이프러스 3방울

캐리어오일 30ml

만드는 방법 : 베이스에 에센셜오일을 넣고 잘 섞는다.

* 무수에탄올 3ml에 에센셜오일을 희석한 다음 정제수 27ml를 넣어, 스프레이로 사용해도 좋다.

빈뇨 걱정을 덜어주는 입욕제

외출할 일이 있는데 괜찮을지 조금 걱정이 될 때 사용해보자. 외출하기 2~3일 전부터 향기 목욕을 한다. 외출 시에도 사용할 수 있도록, 앞에서 설명한 불안감 제거 오일이나 스프레이를 가지고 나가자.

편백(또는 나무에서 추출하는 에센셜오일 중에서 자신의 취향에 맞는 것) 1방울

만다린 2방울 또는 로즈우드 1방울

천연 소금 40g

만드는 방법 : 천연 소금에 에센셜오일을 넣고 잘 섞는다.

방광염 예방과 처치

피로, 냉증, 수면 부족, 스트레스가 누적되어 면역 기능이 떨어지면 방광염이 생기기 쉽다. 방광에 소변이 가득 차 있는 상태가 계속되는 경우에도 세균에 감염되기 쉽다. 몸을 따뜻하게 하는 것은 물론이고, 허브티 등을 마셔서 수분을 많이 섭취하고 부지런히 화장실을 드나들도록 하자. 아주 초기의 방광염이라면, 항균 작용을 하는 에센셜오일을 2~3방울 떨어뜨리고 향기 목욕을 하는 것만으로도 바로 회복할 수 있다.

추천하는 에센셜오일

기본 오일 샌들우드, 제라늄, 티트리, 팔마로사, 머틀, 라벤더, 로즈우드

보조 오일 스코치파인, 사이프러스, 주니퍼, 아틀라스 시더우드, 일랑일랑, 마저럼

방광염 예방에 좋은 입욕제

목욕할 때 에센셜오일을 사용해보자. 방광염 예방, 피로 회복, 면역 기능 강화에 유용하다.

라벤더 2방울

로즈우드 또는 샌들우드 2방울

천연 소금 40g

만드는 방법 : 천연 소금에 에센셜오일을 넣고 잘 섞는다.

방광염에 좋은 좌욕 또는 반신욕용 입욕제

욕조에서 허리까지만 오도록 따뜻한 물을 받아 반신욕을 하는 것도 좋고, 큰 대야에 살균 작용을 하는 에센셜오일을 떨어뜨리고 좌욕을 하는 것도 좋다. 천연 소금을 함께 사용하면 더욱 효과가 있으나, 에센셜오일만 사용해도 된다.

샌들우드 1방울

라벤더 1방울

팔마로사 1방울

천연 소금 40g

만드는 방법 : 천연 소금에 에센셜오일을 넣고 잘 섞는다.

전립선비대증과 가벼운 방광염용 마사지 크림(남성용)

전립선비대증이 있으면 소변이 잘 안 나오고 방광이 늘 차 있기가 쉽다. 또 오랫동안 같은 자세로 일하거나 과로, 냉증이 겹치면, 전립선의 혈액순환이 나빠져서 전립선염이나 방광염을 일으키기 쉽다. 울체 제거에 효과가 있는 머틀과 사이프러스를 블렌딩한 오일을 아랫배와 허리, 대퇴부, 서혜부 등에 골고루 바른다.

머틀 6방울

로즈우드 4방울

티트리 3방울

사이프러스 3방울

밀랍 크림이나 시판용 무향료 크림 30g 또는 캐리어오일 30ml

만드는 방법 : 베이스에 에센셜오일을 넣고 잘 섞는다.

가벼운 방광염용 마사지 크림(여성용)

방광염에 걸린 경우에는 아래와 같이 크림을 만들어 가지고 다니면서 하루에 3회 정도 아랫배와 신장이 있는 부위, 허리에 바르도록 하자. 그리고 수분을 충분히 섭취한다. 혈뇨나 발열, 오한 증상이 나타나면 바로 의사의 진료를 받도록 한다.

마저럼 또는 일랑일랑 2방울

로즈우드 5방울

팔마로사 3방울

티트리 4방울

밀랍 크림이나 시판용 무향료 크림 30g 또는 캐리어오일 30ml

만드는 방법 : 베이스에 에센셜오일을 넣고 잘 섞는다.

몸과 마음 편 **5** # 순환기 계통의 문제

순환기 계통 : 심장, 동맥, 정맥, 모세혈관, 림프관

서혜부, 오금 부분, 배, 팔꿈치 안쪽에서 겨드랑이 아래, 쇄골 아래, 목 등에는 림프절이 있다. 이 부분을 가볍게 살짝 누르면 림프절을 자극할 수 있으며(198쪽 참조), 이로써 비뇨기관, 면역기관, 순환기관의 기능을 원활하게 촉진할 수 있다.

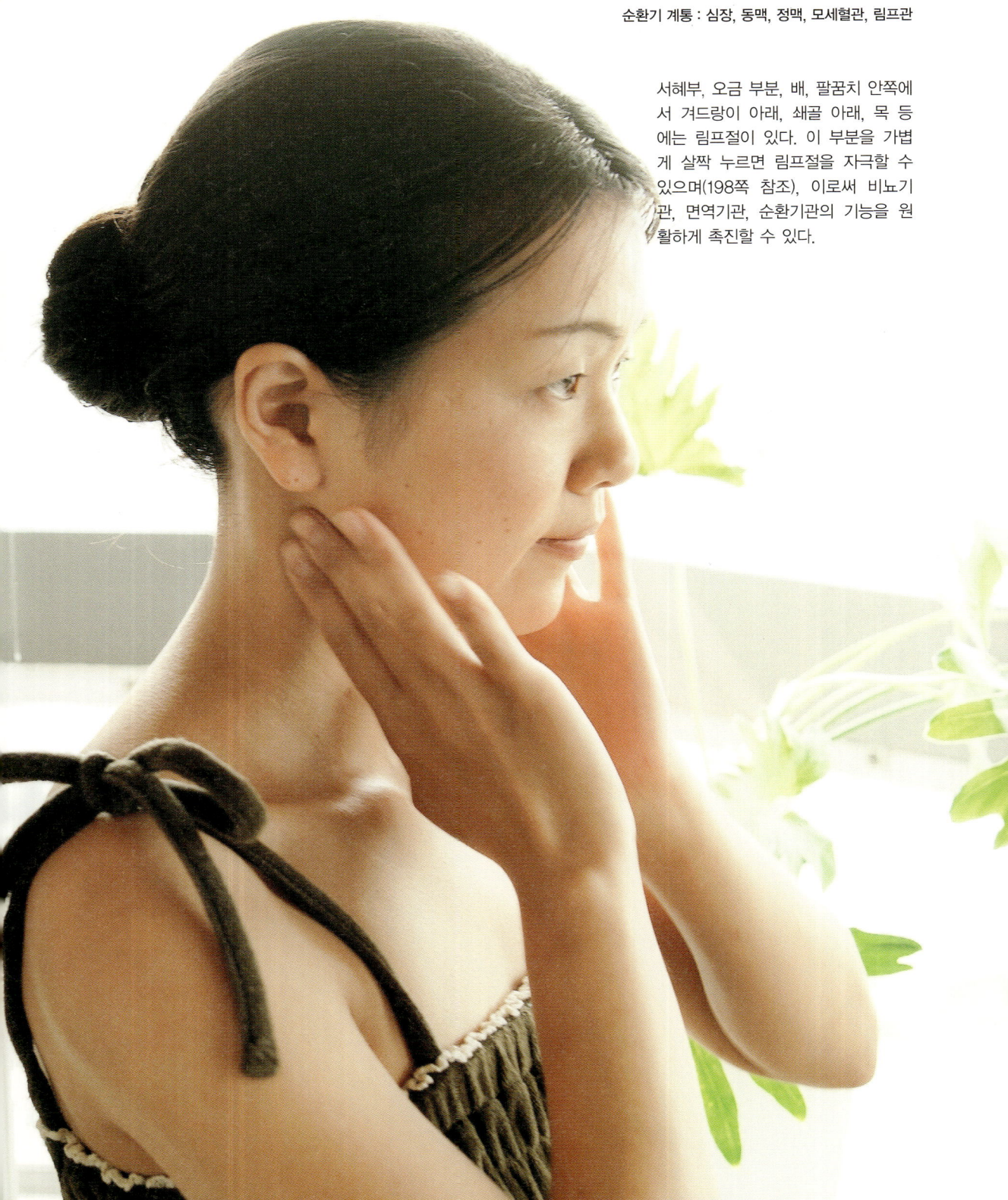

아로마테라피 포인트

스트레스, 흡연, 당분이나 지방분이 많은 식사, 자율신경이나 내분비계(호르몬)의 혼란, 몸 안에 쌓인 노폐물, 혈관과 심장의 노화 등은 심근경색이나 고혈압, 동맥경화의 위험을 높이는 요인으로 알려져 있다. 예를 들어 혈관에 노폐물이 달라붙어 있거나 노화 때문에 혈관이 탄력을 잃으면, 혈액의 흐름이 나빠진다. 그러면 심장은 혈액을 더 강하게 내보내야 하는 압력을 받게 되고, 결국 혈압이 올라가게 되는 것이다. 이럴 때는 식생활 개선이나 운동은 물론이고, 냉증을 완화하고 노폐물을 배출하며 스트레스에 적절히 대처할 수 있도록 노력해야 한다.

- 혈압을 조절하고 스트레스를 완화하며 편안하게 긴장을 해소한다(스트레스 완화, 진정, 자율신경 조절, 혈압 조절).
- 냉증을 완화하고 체액 순환을 촉진한다(가온, 혈액순환 촉진, 울체 제거).
- 지방을 분해하고 혈액 속의 노폐물 배출을 촉진한다(독소 제거, 지방 연소, 림프액의 울체 제거).

알아보자 01
심장은 왜 멈추지 않고 계속 뛰는 것일까?

심장은 온몸에 혈액을 내보내는 펌프 역할을 한다. 온몸에 퍼져 있는 모세혈관을 통해 각각의 세포에 영양소와 산소, 호르몬을 운반하고, 세포에서는 이산화탄소나 노폐물을 회수해온다. 심장의 기능이 나빠지면, 각 세포에 필요한 영양소와 산소를 공급하지 못할 뿐 아니라 노폐물이 회수되지 못한 채로 쌓이게 된다. 그래서 심장은 쉴 수가 없는 것이다.

> 순환기관은 혈액을 통해서 온몸의 물질들을 운반하는 교통기관!

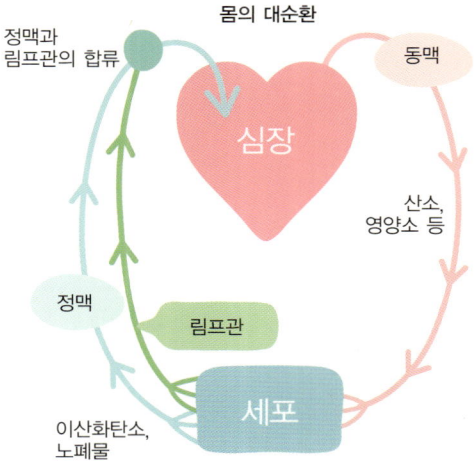

세포에서는 산소와 이산화탄소, 영양소와 노폐물 등의 물질 교환이 이루어진다. 노폐물은 정맥만이 아니라 림프관을 통해서도 운반된다. 정맥과 림프관의 순환이 원활하게 이루어지면, 몸 안이 깨끗하게 정화된다.

알아보자 02
긴장하면 심장이 두근거린다. 왜 그럴까?

심장을 비롯한 순환기관의 기능은 몸 안팎의 변화에 대응하는 호르몬과 자율신경의 작용으로 조절된다. 긴장이나 불안함을 느끼게 되면, 자율신경 가운데 교감신경의 기능이 활발해져서 심장 박동이 빨라진다. 심장이 두근거리는 것은 이 때문이다. 자율신경은 마음 상태를 강하게 반영하며, 그 중추인 시상하부의 기능도 감정의 영향을 받으면 균형을 잃고 흔들리게 된다.

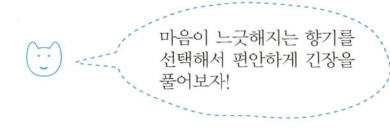

> 마음이 느긋해지는 향기를 선택해서 편안하게 긴장을 풀어보자!

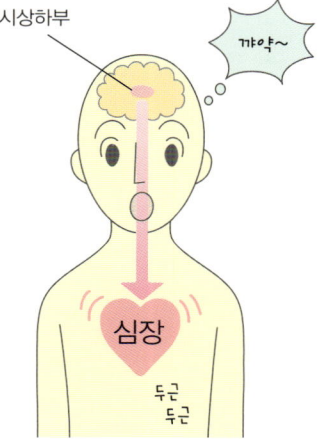

'마음'은 순환기관 전체에 영향을 미친다. 스트레스나 슬픔 등이 오래 지속되면, 온몸의 건강 상태가 그 영향을 받는다.

냉증

냉증은 만병의 근원이다. 우리 몸이 본래 갖고 있는 치유력은 체온이 36.5°C일 때 최고로 발휘된다고 한다. 평열이 낮은 사람도 그것을 당연하다 여기지 말고 항상 몸을 따뜻하게 하도록 노력하자. 더욱 건강한 상태를 유지할 수 있을 것이다. 기본 오일로는 혈액순환을 촉진하고 가온 작용을 하는 에센셜오일을 선택한다.

추천하는 에센셜오일

- **기본 오일** 오렌지, 마저럼, 유자, 레몬, 레몬그라스, 로즈메리(캠퍼, 시네올)
- **보조 오일** 스코치파인, 사이프러스, 샌들우드, 진저, 파출리, 라벤더

column 03
주요 림프절의 위치와 관리

우리 몸에는 림프관을 통해 온몸에 림프액이 흐르고 있다. 림프절은 이물질의 여과 작용과 면역 기능을 담당하고 있다. 아래 그림에서 분홍색 점으로 표시한 부분은 정맥각(靜脈角)이라고 하는데, 쇄골하정맥과 내경정맥과 림프관이 만나는 곳이다. 여기를 자극하여 체액의 흐름을 활성화하는 것이 매우 중요하다.

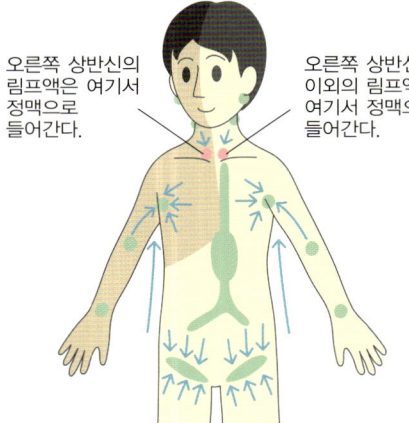

오른쪽 상반신의 림프액은 여기서 정맥으로 들어간다.

오른쪽 상반신 이외의 림프액은 여기서 정맥으로 들어간다.

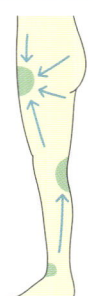

그림에 주요 림프절의 위치를 표시해놓았다. 림프계를 마사지하면, 면역 기능과 대사 기능의 균형을 바로잡는 데 효과가 있다. 그림에 표시해놓은 부분을 중심으로, 피부 표면을 살짝 눌러주거나 화살표 방향으로 마사지를 해보자. 이때 힘을 주지 말고 부드럽게 쓰다듬듯이 마사지해야 한다는 점을 잊지 말자.

느긋하게 긴장을 푸는 입욕제

향기 목욕을 하기 어려운 경우라면 수욕이나 족욕을 해도 좋다. 손과 발의 혈액순환이 좋아지면 온몸이 따뜻해지면서 느긋하게 긴장을 풀 수가 있다.

라벤더 2방울

유자 2방울

천연 소금 40g

만드는 방법 : 천연 소금에 에센셜오일을 넣고 잘 섞는다.

냉증에 좋은 마사지 오일

손과 발에서 겨드랑이나 서혜부까지, 배, 목, 오금을 마사지한다. 손목과 발목 부분은 가볍게 힘을 주면서 마사지한다. 이 마사지는 몸이 잘 붓는 증상에도 유용하다. 시간이 없을 때는 배와 손목, 발목만 마사지해도 좋다.

스코치파인 4방울

오렌지(스위트, 비터) 3방울

로즈메리 시네올 3방울

캐리어오일 또는 무향료 로션 30ml

만드는 방법 : 베이스에 에센셜오일을 넣고 잘 섞는다.

* 부종, 정맥류, 치질(200쪽 참조)이 있는 경우에도 참고하자.

겨울에 피부가 얼거나 트는 것을 예방하는 연고

손과 발, 관절 주변에 잘 문질러 바른다. 유자와 제라늄은 손이 거칠어졌을 때 유용한 에센셜오일이므로, 이 연고는 핸드크림으로도 좋다.

유자 4방울

제라늄 2방울

벤조인 또는 로즈우드 2방울

라벤더 3방울

밀랍 연고 30g

만드는 방법 : 베이스에 에센셜오일을 넣고 잘 섞는다.

가슴 두근거림(빈맥)

질병 때문이 아니라 긴장, 흥분, 근심 걱정에서 비롯된 경우에 사용한다. 빠른 호흡과 맥박을 안정시키는 에센셜오일을 선택한다. 부교감신경의 기능을 높이는 에센셜오일이 중심이 되지만, 자신의 취향에 맞는 향기를 추가하면 더 큰 효과를 거둘 수 있다.

추천하는 에센셜오일

- 기본 오일: 일랑일랑, 로만 캐모마일, 네롤리, 페티그레인, 마저럼, 멜리사, 라벤더
- 보조 오일: 오렌지, 사이프러스, 베르가모트, 편백, 발레리안, 프랑킨센스, 만다린, 장미

만인의 아로마 스프레이

자신이 있는 공간이나 손목, 휴지 등에 스프레이를 뿌리고 향기를 흡입한다. 감귤류가 주를 이루는 따뜻한 향기가 흐르면서 마음을 느긋하고 편안하게 만들어준다.

만다린 또는 비터 오렌지 6방울

네롤리 3방울

페티그레인 3방울

무수에탄올 20ml, 정제수 10ml

만드는 방법 : 무수에탄올에 에센셜오일을 희석한다. 정제수를 넣고 잘 흔들어서 사용한다.

이국적인 아로마 스프레이

열대 지방에서 피는 꽃인 일랑일랑을 블렌딩하면, 이국적인 분위기가 나는 스프레이가 된다. 전체적으로 산뜻한 인상을 주는 향기이나, 강력한 느낌도 받을 수 있다.

일랑일랑 또는 로만 캐모마일 3방울

라벤더 5방울

사이프러스 3방울

마저럼 3방울

무수에탄올 20ml, 정제수 10ml

만드는 방법 : 무수에탄올에 에센셜오일을 희석한다. 정제수를 넣고 잘 흔들어서 사용한다.

저혈압, 기립성 저혈압

질병 때문은 아닌데 혈압이 낮아서 오전에는 힘이 없고, 자리에서 일어나면 가끔 어지럽고 현기증을 느끼는 경우에 추천하는 레시피다. 혈액순환을 촉진하고 자율신경의 균형을 바로잡아주는 에센셜오일을 배합해서 만들어보자. 가볍게 운동하는 습관을 들이는 것도 좋다. 아침에는 신선한 기분을 느낄 수 있는 향기를, 저녁에는 편안히 쉴 수 있는 향기를 선택해서 리듬과 변화를 주어보자.

추천하는 에센셜오일

- 기본 오일: 오렌지, 클로브, 사이프러스, 티트리, 페퍼민트, 레몬, 유칼립투스, 로즈메리
- 보조 오일: 로만 캐모마일, 네롤리, 베르가모트, 마저럼, 만다린, 라빈트사라, 로즈우드

아침용 아로마 스프레이

실내에 뿌리거나 손목, 휴지 등에 분사하고 향기를 흡입한다. 레몬과 페퍼민트는 기분을 상쾌하고 신선하게 만들어주는 효능이 뛰어나다. 그 향기가 정신을 깨우고 몸과 마음을 활동 모드로 바꾸어줄 것이다.

페퍼민트 또는 로즈메리 4방울

레몬 8방울

무수에탄올 20ml, 정제수 10ml

만드는 방법 : 무수에탄올에 에센셜오일을 희석한다. 정제수를 넣고 잘 흔들어서 사용한다.

* 로즈메리는 자신의 취향에 맞는 것을 골라 사용하자.

저녁용 입욕제

지나치게 사용한 머리를 쉬게 하고 힘을 빼보자. 향기 목욕을 할 때는 입욕제를 만들어서 넣어도 되고 에센셜오일만 떨어뜨려 사용해도 좋다. 그때그때 기분에 따라서 로즈우드를 라벤더, 네롤리, 프랑킨센스 등으로 바꾸어 사용해도 된다.

베르가모트 또는 만다린 2방울

로즈우드 1방울

천연 소금 40g

만드는 방법 : 천연 소금에 에센셜오일을 넣고 잘 섞는다.

부종, 정맥류, 치질

정맥이나 림프액의 울체를 제거하고 정맥의 순환을 촉진하며, 이뇨 작용, 혈관 확장 작용, 혈전 용해 작용, 피부 수렴 작용을 하는 에센셜오일을 선택한다. 임상에서는 레몬 같은 감귤류와 사이프러스 같은 나무 계열 에센셜오일이 많이 사용되고 있다. 하반신으로 내려온 혈액은 중력을 거슬러 올라 심장으로 되돌아가야 하기 때문에 원활하게 순환하기 어려운 면이 있다. 이럴 때 걷기와 같은 가벼운 운동을 하면, 근육 수축을 통해 혈액순환을 촉진할 수 있다.

추천하는 에센셜오일

기본 오일 사이프러스, 샌들우드, 주니퍼, 아틀라스 시더우드, 파출리, 헬리크리섬, 레몬

보조 오일 오렌지, 캐럿시드, 제라늄, 베티버, 마저럼, 로즈메리 버베논

부종 제거용 족욕 소금

부종이 심하다 싶은 날에는 뜨거운 물에 에센셜오일을 떨어뜨리고 족욕을 하자. 족욕 후에 가볍게 마사지를 하면 더욱 효과가 있다. 같은 레시피로 향기 목욕을 하도 발한 효과를 얻을 수 있다.

주니퍼 2방울

제라늄 또는 레몬그라스 2방울

천연 소금 40g

만드는 방법 : 천연 소금에 에센셜오일을 넣고 잘 섞는다.

부종과 정맥류를 예방하는 마사지 크림

오금 부분, 종아리, 발목 주변에 크림을 바르고 심장 쪽을 향해 부드럽게 쓸어준다. 모세혈관을 튼튼하게 강화하고 혈액순환을 촉진하여 냉증 개선에 효과가 있는 에센셜오일을 선택하여 배합한다. 레몬, 캐럿시드, 사이프러스 등이 좋다.

사이프러스 또는 주니퍼 6방울

캐럿시드 3방울

레몬 6방울

시판용 무향료 크림 40g, 소맥 배아 오일 10ml

만드는 방법 : 베이스를 잘 섞은 후에 에센셜오일을 넣고 다시 잘 섞는다.

* 정맥류가 있는 경우에는 그 부위를 피해 위쪽 부분에 바르고 마사지한다.
* 순환기 계통, 비뇨기 계통의 레시피도 참조한다.

치질용 연고

붓고 튀어나와 있는 치질에는 파출리, 사이프러스, 레몬과 같이 정맥의 울혈을 제거하고 피부 수렴 작용을 하는 에센셜오일을 사용한다. 출혈이 있을 때는 상처가 난 것과 같으므로, 아래의 레시피에 라벤더, 미르라, 헬리크리섬, 록로즈 등을 1~2방울 추가한다.

사이프러스 3방울

제라늄 3방울

파출리 3방울

레몬 3방울

밀랍 8g, 세인트존스워트 오일 12ml, 스위트아몬드 오일 20ml

만드는 방법 : 베이스를 중탕하여 녹인 다음 굳기 전에 에센셜오일을 넣고 잘 섞는다.

* 만드는 과정은 80쪽 참조.
* 제라늄은 이집트산을 추천한다.

아로마 체험기

05

가족의 수족 냉증 대책

우리 가족은 모두 족욕을 즐기고 있다. 10월에 접어들어 아침저녁으로 쌀쌀한 기운이 스며들면 족욕을 할 수 있도록 준비해놓는다. 힘들었던 여름의 후유증 때문인지 자연스럽게 몸이 족욕을 원하기 때문이다. 아이들도 하겠다고 서로 난리다. 3일 정도는 계속 족욕을 하고 그 후로도 내킬 때마다 하고 있는데, 준비 과정이나 뒷정리가 부담스럽지 않아 좋다. 귀찮을 때도 있긴 하지만, 족욕으로 피로가 말끔히 가신다는 생각에 한편으로 마음이 든든한 측면도 있다. 에센셜오일은 라벤더나 오렌지를 쓰고, 생리 전후에는 클라리세이지를 넣는다. 족욕을 하면서 허브티를 함께 마시면, 생리나 생리통이 훨씬 가볍게 지나간다. 저녁에 아이들이 족욕을 할 때는 라벤더를 떨어뜨려준다. 큰애는 발이 차서 쉽게 잠들지 못하곤 했는데, 족욕 효과를 톡톡히 보고 있다. (30대 여성)

아로마테라피의 효용 사례 02

"로즈메리가 생활에 리듬을 주고 있다"
62세 여성

자각 증상
정년퇴직을 한 지 4개월이 되었다. 생활 리듬에 변화가 없고, 밤 두세 시까지 잠들지 못할 때도 있다. 자고 싶을 때 자고 일어나고 싶을 때 일어나는 생활을 더는 하고 싶지 않다. 눈이 피로하고 몸이 차다. 빈뇨와 어깨 결림 증상이 있고, 오른쪽 다리 관절과 허리, 무릎에 통증이 있다. 병원에서는 변형성 슬관절과 요통 진단을 받았다.

시술과 셀프케어 방침
집에서 셀프케어(아래 내용 참조)를 하면서 동시에 5회 정도 마사지 시술을 받을 것을 제안했다. 등 전체가 마치 나무토막처럼 경직되어 있어 세심한 배려가 필요한 상태. 생활의 변화에 따라서 몸과 마음의 조절이 잘 이루어지도록 주의를 기울인다.
첫 번째 마사지 레시피 : 로즈메리 캠퍼 4방울, 네롤리 3방울, 로즈우드 2방울, 레몬 2방울, 라벤더 2방울, 호호바 오일 20ml, 마카다미아너트 오일 20ml / 로즈메리 시네올 로션(두피용)
시술 : 전신·얼굴·두피 마사지

집에서 하는 셀프케어
아침 : 로즈메리 시네올 2방울, 레몬 1방울을 뜨거운 물을 담은 머그잔이나 작은 그릇에 떨어뜨리고 향기를 흡입한다.
저녁 : ① 로즈우드를 사용하여 향기 목욕을 한다. ② 네롤리 방향 증류수로 눈을 찜질한다.
기타 : 일상적으로 허브티를 마시고, 블렌딩 오일로 스스로 마사지를 한다.
블렌딩 오일 : 라벤더 3방울, 레몬 2방울, 호호바 오일 15ml, 마카다미아너트 오일 15ml
무릎용 오일 : 라벤더 5방울, 진저 3방울, 유칼립투스 시트리오도라 3방울, 로즈메리 캠퍼 4방울, 호호바 오일 50ml

시술 과정
6개월에 걸쳐 7회 시술했다. 마사지 레시피는 두 번째부터 몸 상태에 맞춰 변경했다. 마찬가지로 마사지도 몸 전체와 얼굴을 중심으로 실시하되, 필요에 따라 두피 마사지를 병행했다.

본인의 느낌
첫 번째 시술 후(10월 15일)
로즈메리 로션으로 두피 마사지를 받았다. 머릿속이 시원해지는 느낌이었다.

두 번째 시술 후(10월 25일)
아침에 로즈메리 향을 맡은 후에 컴퓨터를 하고, 이어서 개를 데리고 산책을 하기로 했다. 대체로 순조롭다. 평소에 충분히 긴장을 풀지 못하고 있었다는 사실을 마사지를 받으면서 깨달았다. 느긋하게 머리를 쉬고 멍하니 풀어지는 느낌. 온몸이 안쪽까지 뜨끈뜨끈해지고 있다.

세 번째 시술 후(11월 20일)
기분이나 마음 상태가 바뀌면 그와 더불어 편안하게 긴장이 풀린다는 것을 느낄 수 있게 되었다. 어깨와 허리는 아직 아플 때가 있는데, 조금 쉬면 곧 좋아진다. 허브티를 마신 지 7일째부터 몸속이 개운해졌고, 전에는 배변 습관이 불규칙했는데 지금은 자연스레 아침마다 화장실에 가게 되었다.

네 번째 시술 후(12월 5일)
최근에는 눈도 피로하지 않다. 첫 번째 시술 때에 만들었던 얼굴용 화장수가 다 떨어져서, 다시 직접 만들어서 계속 사용하고 있다. 그런데 지금은 로션이나 크림을 바르지 않아도 될 정도이며, 피부 상태가 깨끗해진 것을 느낀다. 빈뇨 증상은 그다지 신경 쓰이지 않을 정도가 되었다.

일곱 번째 시술 후(2월 22일)
아로마테라피를 받으면서 내 몸의 변화에 관심을 갖게 되었다는 것, 몸이 안 좋은 상태를 조심하게 되었다는 것, 아로마 화장수를 사용하거나 향기를 흡입하고 수욕 같은 간단한 셀프케어를 할 수 있게 되었다는 것이 기쁘다. 퇴직 후에 서서히 새로운 생활 리듬을 만들어갈 즈음 '향기'라고 하는 새로운 요소를 도입한 것은 정말로 바람직한 일이라는 생각이 든다. 예전처럼 가볍게 걸어 다닐 수 있게 되어, 평소 배우고 싶었던 사진 교실에 들어가 하루하루를 즐겁게 보내고 있다.

Comment ▶▶ 몇 개월 후에 본인이 찍은 사진으로 만든 달력을 보내주어서 무척 기뻤다. 이처럼 아로마는 생활을 변화시키는 계기가 되기도 한다. 적극적으로 셀프케어를 실시하고 또 지속하는 것이 얼마나 중요한지를 보여주는 사례다.

몸과 마음 편 **6**

스트레스성 문제

신경계 : 중추신경(뇌, 척수), 말초신경(체성신경, 자율신경)

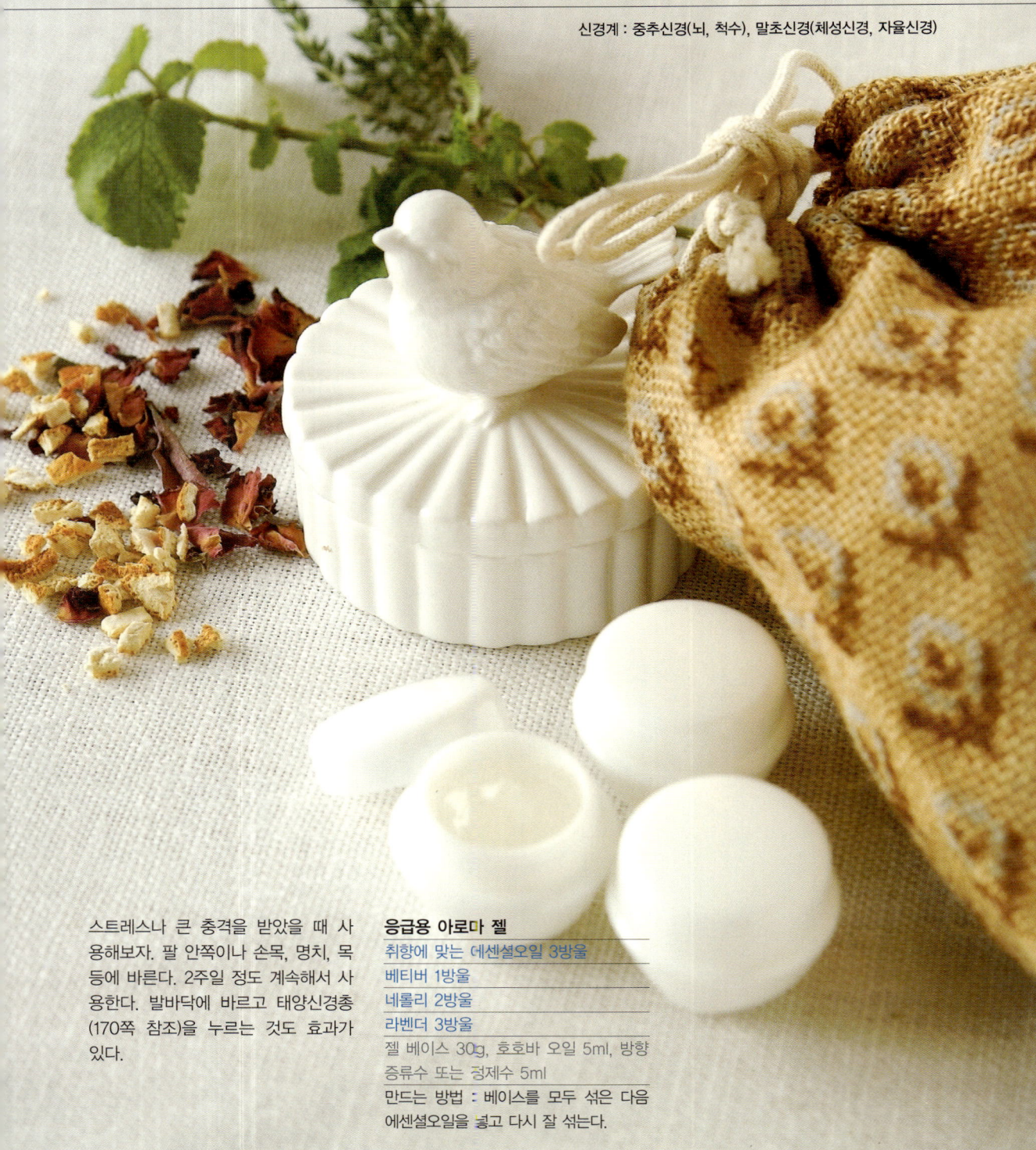

스트레스나 큰 충격을 받았을 때 사용해보자. 팔 안쪽이나 손목, 명치, 목 등에 바른다. 2주일 정도 계속해서 사용한다. 발바닥에 바르고 태양신경총 (170쪽 참조)을 누르는 것도 효과가 있다.

응급용 아로마 젤

취향에 맞는 에센셜오일 3방울

베티버 1방울

네롤리 2방울

라벤더 3방울

젤 베이스 30g, 호호바 오일 5ml, 방향 증류수 또는 정제수 5ml

만드는 방법 : 베이스를 모두 섞은 다음 에센셜오일을 넣고 다시 잘 섞는다.

아로마테라피 포인트

스트레스나 긴장, 불안을 느끼면 뇌의 시상하부와 뇌하수체가 영향을 받아 민감하게 반응한다. 그 결과로 자율신경이나 내분비계의 조절 기능에 혼란이 일어나 몸 상태가 나빠지고 변비, 설사, 생리불순, 무기력함, 권태감 등이 찾아오기도 한다. 그러나 휴식을 잘 취하면 나빠진 부분은 기능을 다시 회복할 수 있다. 편안하게 긴장을 풀어줄 수 있는 향기, 심신의 기능을 강화하고 활성화하는 에센셜오일을 골라 블렌딩을 해보자.

- 마음을 진정시키고 정신을 고양하며 편안하게 긴장을 풀어준다(스트레스 완화, 진정, 자율신경 조절, 행복감 증진).
- 냉증을 완화하고 체액 순환을 촉진한다(가온, 혈액순환 촉진, 울체 제거).
- 의욕을 불러일으키고 활동성을 높인다(교감신경 강화, 정신 강화, 정신 고무).

알아보자 01
밤을 새우면 자율신경의 리듬이 깨진다는 말을 들었다. 왜 그렇게 되는 것일까?

수면, 심장 박동, 호흡, 음식물의 소화, 흡수, 배설 등 생명 활동은 대부분 교감신경과 부교감신경(자율신경)의 지배를 받고 있다. 이들 신경의 움직임을 그때그때 몸과 마음의 상태에 따라 조절하는 것이 시상하부다. 시상하부는 매우 예민해서 분노나 슬픔 같은 감정, 스트레스, 생활습관의 혼란 등에 쉽게 영향을 받는다. 그렇기 때문에 수면을 취하지 못하면 결과적으로 자율신경의 기능이 균형을 잃어버리게 되는 것이다.

알아보자 02
좋아하는 향기를 맡으면 기분이 좋아진다. 향기와 마음은 어떤 관계가 있을까?

후각이 받아들인 자극은 곧바로 뇌의 대뇌변연계로 전달된다. 대뇌변연계는 쾌감이나 불쾌감 같은 정동을 비롯해 식욕, 성욕 등의 본능 행동을 조절한다. 향기에 따라서 기분 변화가 일어나는 것은 그 때문이라고 생각된다. 즐거웠던 경험에 대한 기억과 어떤 향기가 연결되어 있는 경우에도 그 향기가 안정감을 불러일으킨다.

> 아로마는 자율신경의 기능이 균형을 이루도록 도와준다!

> 편안하게 긴장을 해소하고 싶을 때는 자신이 가장 좋아하는 향기를 선택하자!

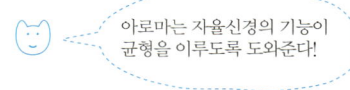

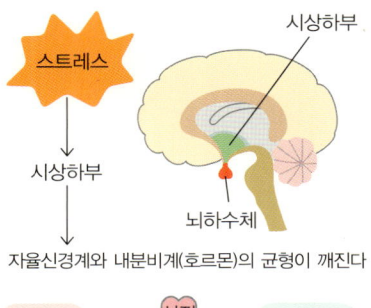

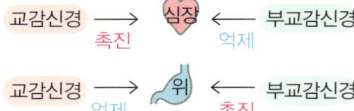

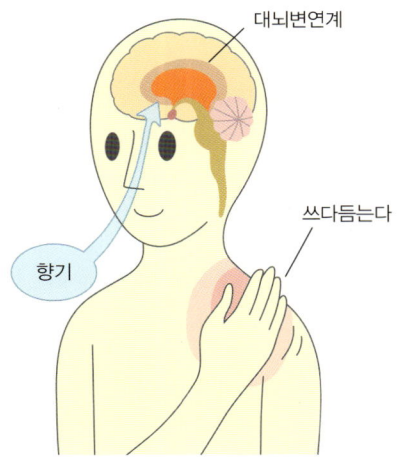

대개 하나의 기관을 두고 이 두 가지 신경이 서로 상반된 작용을 한다. 교감신경은 몸을 활동적인 상태로 만들며, 심박 수와 혈압을 높이고 위장 운동은 억제한다. 부교감신경은 몸을 휴식 상태로 이끌며, 심박 수와 혈압을 낮추고 위장 운동을 촉진한다.

아로마테라피에서는 에센셜오일 성분의 효능과 손으로 쓰다듬는 접촉 효과는 물론이고, 뇌에 전달되는 후각 자극도 중요한 요소로 보고 있다.

스트레스를 가라앉히고 마음을 진정시키고 싶을 때

편안한 마음으로 조용한 시간을 갖고 싶을 때 사용해보자. 우선 프랑킨센스나 샌들우드 같은 향냄새와 비슷한 에센셜오일을 선택한다. 여기에 자신의 취향에 맞는 에센셜오일이나 네롤리, 로만 캐모마일, 오렌지 등 꽃이나 감귤류에서 추출한 에센셜오일을 블렌딩한다. 어느새 평온한 마음으로 돌아와 있는 자신을 발견하게 될 것이다.

추천하는 에센셜오일

- **기본 오일**: 샌들우드, 제라늄, 네롤리, 페티그레인, 프랑킨센스, 마저럼, 라벤더
- **보조 오일**: 오렌지, 일랑일랑, 로만 캐모마일, 파출리, 베르가모트, 만다린, 미르라, 장미, 로즈우드

스트레스 해소용 마사지 오일

등 전체에 오일을 바르고, 목에서 엉덩이뼈까지 척추 양옆의 오목한 곳을 따라 엄지손가락으로 눌러주면서 자극한다. 시간 여유가 없을 때는 팔, 목, 어깨, 명치, 발바닥에만 발라도 충분히 효과가 있다.

- 네롤리나 로만 캐모마일 등 꽃에서 얻은 에센셜오일 2방울
- 마저럼 2방울
- 라벤더 4방울
- 캐리어오일 또는 무향료 로션 30ml

만드는 방법 : 베이스에 에센셜오일을 넣고 잘 섞는다.

실내를 향기로운 공간으로 바꾸기

아로마테라피의 효과를 쉽게 체감할 수 있는 것이 향기 확산법이다. 향기가 넓게 퍼지는 순간 늘 똑같은 실내가 특별한 공간으로 탈바꿈한다. 아래의 레시피는 하나의 예일 뿐이므로 자신이 좋아하는 향기의 에센셜오일을 사용해보기 바란다.

- 샌들우드 또는 프랑킨센스 2방울
- 오렌지(스위트 또는 비터) 3방울
- 뜨거운 물

만드는 방법 : 80℃의 뜨거운 물을 담은 그릇에 에센셜오일을 떨어뜨려 향기를 확산시킨다.

* 위와 같은 에센셜오일로 마사지 오일을 만들고자 할 때는 식물성 오일 10ml에 잘 섞으면 된다.

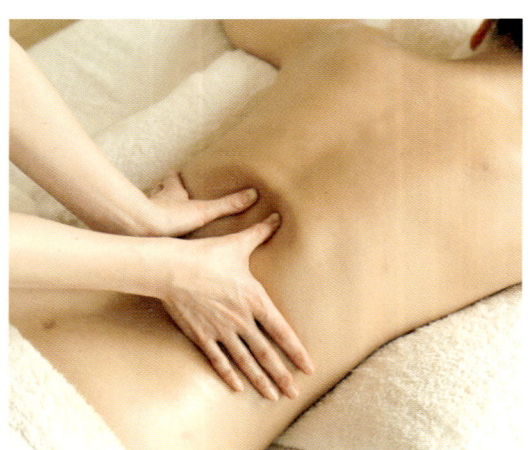

① 손바닥을 피부에 밀착시키고, 등 전체를 감싸듯이 어깨쪽을 향해 쓰다듬기 방법으로 마사지해간다.

② 엉덩이뼈에서 목을 향해 조금씩 미끄러지듯 올라가면서 척추 양옆을 엄지손가락으로 눌러준다. 척추 양옆에서 나오는 신경을 자극함으로써 심신의 균형을 바로잡을 수 있다.

불면, 깊은 잠을 못 이룰 때

침실의 환경에 문제가 있거나 낮잠을 너무 잤거나 질병이 있어서가 아니라, 머리가 말똥말똥해지면서 잠이 안 오거나 흥분 또는 긴장 상태가 이어지는 경우가 있다. 이럴 때는 몸을 따뜻하게 해주고 신경을 안정시켜 숙면을 취할 수 있게 도와주는 에센셜오일을 사용해보자. 등이나 명치, 목에 오일을 바르는 것도 좋고, 향기 목욕이나 족욕을 해도 좋다.

추천하는 에센셜오일

- **기본 오일**: 네롤리, 페티그레인, 마저럼, 만다린, 머틀, 라빈트사라, 라벤더
- **보조 오일**: 일랑일랑, 오렌지, 로만 캐모마일, 클라리세이지, 제라늄, 베티버, 유자

초간단 수욕

일상생활 속에서 별로 땀을 흘릴 일이 없는 경우, 예를 들어 대부분의 시간을 에어컨이 가동되는 환경에서 보내면 체온의 변화가 크지 않은데, 이것도 수면을 방해하는 원인이 된다. 이럴 때는 몸에 적절한 온열 자극을 주면 숙면을 취하는 데 도움이 된다. 10~15분 정도의 향기 목욕이나 족욕도 좋다.

로만 캐모마일 또는 일랑일랑 1방울

페티그레인 1방울

라벤더 1방울

뜨거운 물

만드는 방법 : 대야에 약간 뜨거운 물(40~42°C)을 담고 에센셜오일을 떨어뜨린 다음에 손목 위 10cm 또는 팔꿈치까지 5분 정도 담근다. 담그고 있는 시간은 살짝 땀이 날 때까지 또는 손이 마치 고무장갑을 낀 듯이 빨갛게 될 때까지를 기준으로 한다.

침실용 스프레이

미리 침실의 커튼이나 시트, 베개 등에 살짝 스프레이를 뿌려놓는다. 잠자리에 들 때쯤 적당히 은은한 향이 남아 있는 정도를 기준량으로 삼는다. 잠들기 약 30분 전에 등이나 명치, 발 등을 마사지하면 더욱 효과가 있다.

취향에 맞는 에센셜오일 3방울

마저럼 3방울

오렌지(비터 또는 스위트) 5방울

라벤더 4방울

무수에탄올 20ml, 정제수 10ml

만드는 방법 : 무수에탄올에 에센셜오일을 희석한 다음 정제수를 넣고 잘 섞는다. 잘 흔들어서 사용한다.

* 위와 같은 에센셜오일로 마사지 오일을 만들고자 할 때는 식물성 오일 30ml에 잘 섞으면 된다.

불안 또는 근심 걱정에 싸여 있을 때

누구에게나 불안과 근심 걱정이 있지만 그런 상태가 너무 오래 지속되는 것은 좋지 않다. 어깨를 조금만 펴보자. 일랑일랑이나 재스민, 페티그레인, 프랑킨센스, 만다린 등, 감귤류나 꽃, 수지에서 얻는 에센셜오일을 사용하는 것이 도움이 된다.

추천하는 에센셜오일

- **기본 오일**: 일랑일랑, 재스민, 베르가못, 페티그레인, 네롤리, 만다린, 라벤더, 로즈우드
- **보조 오일**: 로만 캐모마일, 바질, 베티버, 프랑킨센스, 미르라, 레몬그라스, 장미

걱정을 씻어주는 보디샴푸

약간 달콤한 플로럴 향기가 근심으로 가득한 마음을 안정시키고 편안한 기분을 되찾아줄 것이다. 샤워를 하면서 아로마 효과를 즐겨보자.

페티그레인 3방울

일랑일랑 4방울

만다린 또는 오렌지 10방울

로즈우드 또는 샌들우드 8방울

무향료 보디샴푸 100ml

만드는 방법 : 무향료 보디샴푸에 에센셜오일을 넣고 잘 섞는다.

긴장의 무게를 덜어주는 향기 목욕

중요한 시험이나 일 등을 앞두고 있을 때 사용해보자. 신경이 곤두서는 긴장감을 편안히 덜어준다. 긴장되는 상황에서 자신의 능력을 충분히 발휘하고 싶을 때 유용하다.

재스민 1방울

라벤더 또는 안젤리카 1방울

천연 소금 40g

만드는 방법 : 천연 소금에 에센셜오일을 넣고 잘 섞는다.

* 위와 같은 에센셜오일로 마사지 오일을 만들고자 할 때는 식물성 오일 10ml에 잘 섞으면 된다.

스트레스성 어깨 결림이나 두통 등에

스트레스나 긴장 때문에 등이나 어깨가 결리고 아플 때 그리고 위통과 두통이 따라올 때 사용해보자. 자신의 취향에 맞는 에센셜오일이나 긴장 이완 효과가 있는 에센셜오일을 선택한다. 향기 목욕을 하거나 등에 마사지를 해주면 효과가 있다. 미처 깨닫지 못하고 있었던 긴장 상태를 편안하게 풀어준다.

추천하는 에센셜오일

기본 오일 일랑일랑, 로만 캐모마일, 네롤리, 마저럼, 만다린, 라벤더, 로즈메리, 페퍼민트

보조 오일 스코치파인, 오렌지, 카르다몸, 제라늄, 샌들우드, 블랙페퍼, 벤조인

저녁에 사용하는 긴장 이완 입욕제

욕조에 목욕 소금을 넣고 딱딱하게 경직된 몸을 천천히 따뜻하게 녹여보자. 네롤리를 사용한 특별 블렌딩이다. 불안이나 긴장, 우울 같은 부정적 감정과 굳어 있던 몸이 가볍게 풀리면서 새로운 기분 전환이 이루어질 것이다.

네롤리 1~2방울

마저럼 또는 라벤더 2방울

천연 소금 40g

만드는 방법 : 천연 소금에 에센셜오일을 넣고 잘 섞는다.

* 위와 같은 에센셜오일로 마사지 오일을 만들고자 할 때는 식물성 오일 10ml에 잘 섞으면 된다.

달콤하고 아늑한 방향욕

실내에 향기를 가득 채우고 기분 좋은 시간을 가져보자. 나무 향기가 떠도는 가운데 만다린과 벤조인이 과자 같은 달콤함을 더해주는 시간. 아늑하고 달콤한 향기가 예민해져 있던 마음을 감싸면서 서서히 긴장을 풀어준다.

아틀라스 시더우드 1방울

만다린 3방울

벤조인 2방울

뜨거운 물

만드는 방법 : 80℃의 뜨거운 물을 담은 그릇에 에센셜오일을 떨어뜨려 향기를 확산시킨다.

* 위와 같은 에센셜오일로 마사지 오일을 만들고자 할 때는 식물성 오일 15ml(1큰술)에 잘 섞으면 된다.

두통에 좋은 화장수

필요할 때마다 사용할 수 있도록 항상 준비해놓으면 좋다. 두피나 관자놀이에 바르면 되고, 목이 뻣뻣할 때에도 목 뒤쪽에 바르면 증상이 누그러진다. 마지막으로 양쪽 손바닥을 머리 양옆에 대고 몇 분 동안 따뜻하게 감싸주면 상당히 효과가 있다.

페퍼민트 4방울

라벤더 6방울

무수에탄올 3ml, 정제수 27ml

만드는 방법 : 무수에탄올에 에센셜오일을 희석한다. 정제수를 넣고 잘 흔들어서 사용한다.

* 멜리사를 1방울 추가하면 더욱 효과가 있다. 위와 같은 에센셜오일을 밀랍 크림이나 시판용 무향료 크림 30g에 넣어, 아로마 크림을 만들어 써도 좋다.

아로마 체험기

끊을 수 없었던 두통약 대신에……

두통과 어깨 결림이 아주 심했다. 마치 헬멧을 쓰고 있는 것 같았고, 귀가 울리는 이명도 있었다. 뇌 검사 결과에는 이상이 없었다. 집안 문제로 스트레스가 심하고, 가족들에게 휘둘리지 않는 나만의 시간이 있었으면 좋겠다. 아로마 화장수를 두피나 관자놀이에 바르면 두통이 좀 나아진다. 아프기 전에 사용하면 예방해주는 효과도 있기 때문에, 늘 가방에 넣어서 가지고 다닌다. 사용하고 있는 에센셜오일은 페퍼민트와 라벤더, 장미 또는 멜리사, 클라리세이지다. 집에서는 향기 목욕과 마사지를 하고 있고, 샴푸를 조금씩 덜어서 라벤더와 페퍼민트를 섞어 쓰고 있다. 최근에는 수년간 끊지 못했던 두통약을 거의 먹지 않게 되었다. 원래 위가 약해서 탈이 날 때가 많았는데, 지금은 위의 상태도 좋아졌다. (50대 여성)

충격을 받았거나 의기소침하거나 우울할 때

마음의 내면 상태를 조절해주고 항우울 작용을 하는 에센셜오일을 선택한다. 마음을 편안하게 해주고 자신감과 용기를 불어넣어준다. 선택할 수 있는 에센셜오일의 종류가 많으므로, 자신의 취향에 가장 잘 맞고 기분 좋게 느껴지는 향기를 고르도록 하자. 그만큼 효과도 클 것이다.

추천하는 에센셜오일

`기본 오일` 일랑일랑, 네롤리, 프랑킨센스, 베티버, 베르가모트, 멜리사, 라벤더, 장미

`보조 오일` 안젤리카, 페퍼민트, 마저럼, 미르라, 로즈우드, 로즈메리 버베논, 라빈트사라

마음이 편안해지는 입욕제

마음이 괴로울 때는 목욕을 하는 것도 귀찮을 수 있으나, 그냥 뜨거운 물에 몸을 담그는 것만으로도 기분이 많이 풀어진다. 38~40°C의 물에 자신의 취향에 맞는 에센셜오일을 2~3방울 떨어뜨리고 목욕을 해보자.

로즈우드 1방울

만다린 2방울

라빈트사라 1방울

천연 소금 40g

만드는 방법 : 천연 소금에 에센셜오일을 넣고 잘 섞는다.

* 우울한 기분이 계속되고 일상생활에 지장이 있을 정도라면 의사의 진료를 받도록 하자.
* 위와 같은 에센셜오일로 마사지 오일을 만들고자 할 때는 식물성 오일 10ml에 잘 섞으면 된다.

기분을 풀어주는 장미 크림

베르가모트와 장미는 자연이 주는 천연 항우울제라고 일컬어진다. 마음을 따뜻하게 해주고 괴로움에서 벗어나게 해준다. 슬픈데도 이상하게 눈물이 나지 않을 때, 가슴이나 목에 무엇인가 걸려 있는 것 같을 때, 후회스러움 또는 사방이 막혀 있는 듯한 고독감을 느낄 때 사용해보자.

로즈 오토 3방울

베르가모트 4방울

샌들우드 3방울

호호바 오일 20ml, 밀랍 5g, 장미 방향 증류수 5ml

만드는 방법 : 81쪽을 참조한다.

* 장미가 없을 때는 제라늄 1방울, 로즈우드 3방울을 대신 블렌딩하자. 위의 에센셜오일에 페티그레인이나 베티버를 1방울 추가하면, 향기가 더욱 차분한 분위기를 띠게 된다.

정신적인 피로, 무기력함을 느낄 때

스트레스를 받으면 피로감을 느끼게 되며, 경우에 따라서는 무기력한 상태 또는 그 어떤 것에도 감정이 생기지 않는 상태에 빠질 수 있다. 이럴 때는 몸을 따뜻하게 하고 심신의 기능을 활성화하는 에센셜오일을 선택하자. 그리고 여기에 간장, 신장, 위장 기능을 강화하는 에센셜오일을 추가하여 블렌딩한다(204쪽의 〈스트레스를 가라앉히고 마음을 진정시키고 싶을 때〉를 참조).

추천하는 에센셜오일

`기본 오일` 스코치파인, 아틀라스 시더우드, 진저, 주니퍼, 티트리, 로즈우드

`보조 오일` 카르다몸, 제라늄, 팔마로사, 편백, 블랙페퍼, 서양톱풀, 유자, 레몬그라스

활력을 되찾아주는 마사지 오일

너무 무리를 해서 지쳤을 때 사용해보자. 몸과 마음에 활력을 되찾아줄 것이다. 시간이 많지 않을 때는 우선 오일을 팔 안쪽, 가슴뼈, 명치 부분에 바른다. 그런 다음 귀 전체를 가볍게 문지르고, 양손을 펴서 3분 정도 양쪽 귀를 감싸듯이 대고 있자.

스코치파인 4방울

제라늄 3방울

베르가모트 또는 만다린 4방울

캐리어오일 30ml

만드는 방법 : 베이스에 에센셜오일을 넣고 잘 섞는다.

피로를 풀어주는 세안용 액체 비누

충분히 잤는데도 피로가 남아 있는 듯이 느껴질 때, 할 일이 많아 늘 머릿속이 바쁜데 몸은 따라주지 않고 시간만 자꾸 흘러갈 때, 이 비누를 사용해보자.

티트리 5방울

레몬 3방울

제라늄 1방울

무첨가 액체 비누 50ml

만드는 방법 : 베이스에 에센셜오일을 넣고 잘 섞는다.

* 세수를 한 다음 촉촉한 느낌이 부족하다고 느껴지면, 위의 레시피에 호호바 오일 5ml를 추가한다.

목표를 향해서 열심히 노력할 때

계속 과로를 하면 스트레스를 극복할 수 있는 힘이 떨어진다. 본래 의도했던 일의 목표를 잃어버린 채 완전히 에너지가 고갈되는 경우도 있다. 피로를 풀어주고 목표를 향해 끈기 있게 밀고 나갈 수 있는 힘을 주는 에센셜오일을 사용해보자.

추천하는 에센셜오일

기본 오일 스코치파인, 아틀라스 시더우드, 타임 리날로올, 페티그레인, 네롤리, 장미

보조 오일 카르다몸, 진저, 샌들우드, 베티버, 미르라, 그레이프프루트, 로즈메리 캠퍼

나 자신을 되찾는 마사지 오일

매일 저녁 샤워 후에 팔이나 다리에 바르고 가볍게 마사지하자. 시간이 있으면 몸에도 바르고 마사지한다. 열심히 노력하고 있는 자기 자신을 받아들이고 위로해주자.

네롤리 2방울

베티버 또는 아틀라스 시더우드 2~3방울

샌들우드 1~3방울

카르다몸 2방울

호호바 오일 30ml

만드는 방법 : 베이스에 에센셜오일을 넣고 잘 섞는다.

* 베티버, 시더우드, 샌들우드의 방울 수는 취향에 따라 조절한다.

머리를 깨우는 아침 수욕

수욕을 하는 습관을 들여보자. 세면대를 이용하면 편리하다. 에센셜오일을 이용하여 아침 수욕을 잠깐 하면, 머리가 깨어나고 기분이 상쾌해져 활기찬 하루를 시작할 수 있다.

그레이프프루트 또는 레몬 2방울

로즈메리 캠퍼 1방울

뜨거운 물

만드는 방법 : 세면대나 대야에 뜨거운 물을 담고 에센셜오일을 떨어뜨린다. 손목 위 10cm 되는 곳까지 3~5분 정도 물에 담그자.

* 위와 같은 에센셜오일로 마사지 오일을 만들고자 할 때는 식물성 오일 10ml에 잘 섞으면 된다.

기분 전환이 필요할 때, 집중하고 싶을 때

실내의 공기를 싹 바꾸고 신선하게 기분 전환을 할 수 있게 도와주는 에센셜오일을 선택한다. 분위기를 바꾸거나 머릿속을 환기하고 싶을 때 유용하다. 나무의 잎이나 가지 또는 감귤류의 껍질에서 추출한 에센셜오일이 효과가 있다. 다만 향기가 한곳에 오래 정체되어 있는 것은 피하도록 하자.

추천하는 에센셜오일

기본 오일 그레이프프루트, 주니퍼, 티트리, 유칼립투스(글로불루스, 라디아타), 레몬, 로즈메리(캠퍼, 시네올)

보조 오일 오렌지, 편백, 블랙페퍼, 라벤더, 페퍼민트, 레몬그라스

상쾌한 공기 청정제

집중하고 싶을 때 실내에 틈틈이 스프레이한다.

티트리 5방울

레몬 또는 그레이프프루트 10방울

로즈메리 시네올 6방울(캠퍼는 4방울)

무수에탄올 20ml, 정제수 30ml

만드는 방법 : 무수에탄올에 에센셜오일을 희석한다. 정제수를 넣고 잘 흔들어서 사용한다.

집중력을 높이는 아로마 크림

눈앞에 놓인 문제에 집중해야 할 때 사용해보자. 관자놀이, 명치, 목, 손목 등에 여러 번 바른다.

레몬 4방울

아틀라스 시더우드 2방울

페퍼민트 3방울

밀랍 크림이나 시판용 무향료 크림 30g

만드는 방법 : 베이스에 에센셜오일을 넣고 잘 섞는다.

아로마테라피의 효용 사례   03

아로마테라피로 전반적으로 몸 상태가 개선되었다
33세 여성

자각 증상
잠을 깊이 못 자고 몸이 차며 생리불순, 위통 증상이 있다. 밤에도 일에 대한 생각이 머리를 떠나지 않는다. 스트레스가 많고, 기분이 항상 갇혀 있는 느낌이 든다. 본래 목이 일자목인데 사고로 경추 부상을 당한 후로 후유증이 심해져서, 에어컨 바람을 맞거나 날씨의 기압 변화가 심하면 금세 목이 결리고 아프다.

시술과 셀프케어 방침
우선 몸을 따뜻하게 하는 것을 첫 번째 목표로 정하고, 단계별로 차츰차츰 증상들을 개선해 나가기로 했다. 정신적인 측면의 문제와 목과 어깨의 증상들은 수시로 관리했다. 일상적으로 복용하고 있는 수면제, 진통제, 위장약은 필요할 때 복용하다가 괜찮으면 끊기도 했다. 집에서 셀프케어를 함과 동시에, 6개월 정도에 걸쳐 필요할 때마다 마사지 시술을 받을 것을 제안했다.
첫 번째 마사지 레시피 : 라벤더 3방울, 로만 캐모마일 2방울, 로즈메리 캠퍼 2방울, 호호바 오일 15ml, 마카다미아너트 오일 15ml * 목과 어깨에 사용하는 오일에만 자작나무 1방울을 추가해서 사용한다.
시술 : 목, 어깨, 등, 허리, 다리(뒤쪽), 팔

집에서 하는 셀프케어
저녁 : ① 주로 샤워만 하던 습관을 바꾼다. ② 욕조에 몸을 담그고 목욕을 할 때는 다리를 주무른다. ③ 라벤더, 페티그레인, 유자를 사용하여 향기 목욕을 하고, 목을 온찜질한다. ④ 오일을 바른다(매회 마사지 시술을 받은 후에 받아 간 오일을 사용한다).
기타 : 셀프 마사지 오일(베르가모트 2방울, 로즈메리 1방울, 페티그레인 1방울, 호호바 오일 15ml / 라벤더 2방울, 주니퍼 3방울, 레몬그라스 2방울, 호호바 오일 20ml), 향수(로즈우드 3방울, 레몬 1방울, 호호바 오일 5ml), 화장수 등

시술 과정
11개월 동안 17회에 걸쳐 마사지 시술을 했다. 본인의 희망에 따라 30분 시술을 기본으로 하고, 빈도를 늘려서 실시했다. 마사지 레시피는 두 번째부터 몸 상태에 맞춰 다르게 변경했다.

본인의 느낌
첫 번째 시술 후(7월 25일)
목, 어깨, 등이 결리는 증상이 상당히 완화되었다.
두 번째 시술 후(8월 8일) 지난번 시술 후 열이 났다. 가래 증상이 아직도 남아 있다.
네 번째 시술 후(10월 3일)
목의 통증, 수면 상태, 몸과 손발의 냉증, 생리불순 증상은 여전하다. 오늘 사용한 네롤리, 벤조인, 오렌지 향기가 마음에 들었다. 아로마에 흥미가 생겨 화장수나 오일 만드는 법을 질문했다.
여섯 번째 시술 후(11월 14일)
오일을 하루에 여러 번 목에 바르고 있다. 손과 발은 아직 차지만 허리가 따뜻해졌다. 목과 어깨가 당기긴 하지만 통증은 없다. 발바닥에서 껄끄러운 느낌이 느껴지는 것을 깨달았다(위장과 방광).
일곱 번째 시술 후(11월 28일)
요 며칠 동안 목의 상태가 좋아서 진통제를 먹지 않고 있다. 깊은 잠을 못 이루는 증상은 변함이 없다. 에센셜오일을 몇 가지 구입했다.
아홉 번째 시술 후(12월 11일)
네롤리와 방향 증류수를 구입했다. 화장수를 만들어보았다. 생리 전의 요통 증상이 가벼워지고 생리 주기도 많이 일정해진 것 같다.
열두 번째 시술 후(2월 13일) 발의 냉증이 많이 좋아진 것 같다. 휴일에는 수면제를 먹지 않게 되었다.
열네 번째 시술 후(3월 13일)
지금 20일째 수면제를 먹지 않고 있다. 5년이나 복용해왔는데, 마치 거짓말 같다.
열일곱 번째 시술 후(6월 29일)
처음에는 거부감을 느꼈으나, 얼마 지나지 않아서 약을 안 먹어도 괜찮지 않을까 하는 생각이 들었다. 아로마를 시작한 이후로 정신적인 변화가 있었다. 일을 하면서 느끼는 부담감을 예전처럼 스트레스로 여기지 않게 되었다. 아직은 목이 가끔 아프지만, 다리의 냉증이 없어져 몸 상태가 좋아졌다. 아로마의 효과를 알게 된 후 집에서 하는 셀프케어도 힘들게 느껴지지 않는다. 지금도 화장수나 로션은 만들어 쓴다. 냉증이 사라지면서 잠도 잘 오는 것 같다.

Comment ▶ 몸 상태가 개선된 이유를 두 가지로 설명할 수 있을 것 같다. 하나는 마사지 시간을 매회 30분으로 정했기 때문에, 목표를 더 명확히 할 수 있었고 핵심 에센셜오일을 적절히 선택할 수 있었으며 더 의도적으로 시술을 할 수 있었다는 점이다. 또 하나는 본인이 아로마에 깊은 관심을 가지고 다양한 아로마 소품을 활용하면서 세세한 부분까지 잘 따라와 주었다는 점이다. 아로마테라피 시술 시간을 짧게 잡을 수도 있다는 것을 배울 수 있었던 예다.

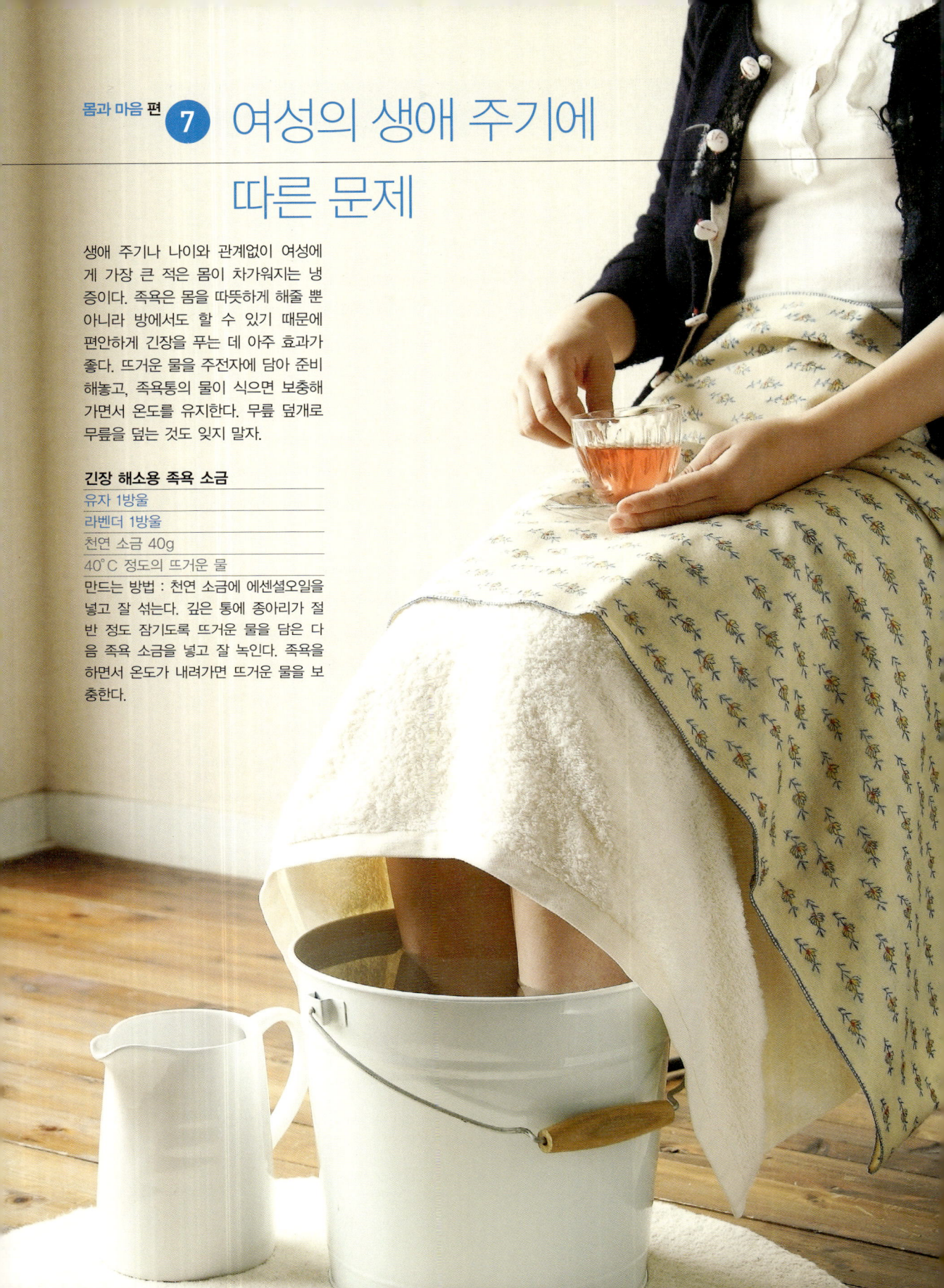

몸과 마음 편 **7** ## 여성의 생애 주기에 따른 문제

생애 주기나 나이와 관계없이 여성에게 가장 큰 적은 몸이 차가워지는 냉증이다. 족욕은 몸을 따뜻하게 해줄 뿐 아니라 방에서도 할 수 있기 때문에 편안하게 긴장을 푸는 데 아주 효과가 좋다. 뜨거운 물을 주전자에 담아 준비해놓고, 족욕통의 물이 식으면 보충해가면서 온도를 유지한다. 무릎 덮개로 무릎을 덮는 것도 잊지 말자.

긴장 해소용 족욕 소금
유자 1방울
라벤더 1방울
천연 소금 40g
40°C 정도의 뜨거운 물

만드는 방법 : 천연 소금에 에센셜오일을 넣고 잘 섞는다. 깊은 통에 종아리가 절반 정도 잠기도록 뜨거운 물을 담은 다음 족욕 소금을 넣고 잘 녹인다. 족욕을 하면서 온도가 내려가면 뜨거운 물을 보충한다.

아로마테라피 포인트

나이에 따라서 나타나는 주요 증상들이 모두 다르므로 각각의 사례에 맞게 에센셜오일을 선택하는 것이 중요하다. 그러나 몸의 냉증과 스트레스는 부정형신체증후군(특별한 병이 없는데 여기저기 아픈 증상이 나타나는 것)을 악화시키는 요인 중 하나다. 스트레스를 완화하고 가온 작용을 하는 에센셜오일을 기본 오일로 삼고, 배란기 전후로 다른 에센셜오일을 섞어서 사용해보자. 생리 주기나 상태 등을 잘 확인하고, 주기가 불규칙한 경우에는 그에 필요한 에센셜오일을 추가로 블렌딩한다.

- 혈액이나 림프액의 순환을 촉진하고, 부종 또는 생리에 동반되는 불쾌한 증상들을 완화한다(가온, 진통, 울체 제거).
- 스트레스를 누그러뜨리고 편안하게 긴장을 해소한다(스트레스 완화, 자율신경 조절, 부교감신경 강화, 진정, 정신 안정).
- 생리 주기를 확인한 다음 호르몬의 변화에 맞춰 에센셜오일을 이용한다(호르몬 조절, 통경).

알아보자 01 — 여성호르몬이란?

여성의 몸에서는 주기적으로 호르몬 분비에 변화가 일어난다. 여성호르몬에는 에스트로겐과 프로게스테론이 있다. 에스트로겐은 난소의 난포에서 분비되며, 생식기관의 발달과 생리 작용 등에 관련이 있다. 프로게스테론은 배란 후에 난포에서 형성된 황체에서 분비되며, 임신을 대비해 자궁내막을 두껍게 만들고 자궁 환경을 조정한다.

> 냉증이나 스트레스가 심하면 여성호르몬 분비 상태가 불규칙해질 수 있으므로 조심하자!

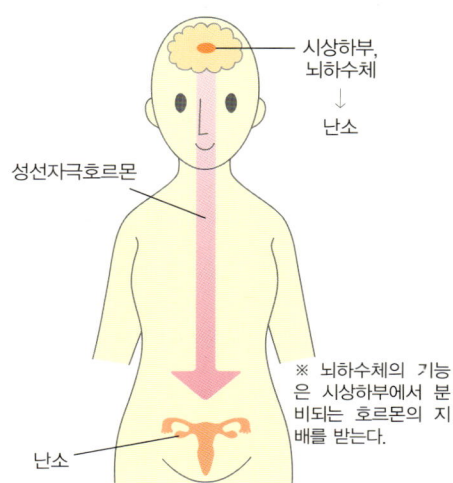

뇌하수체에서 분비되는 성선자극호르몬(FSH, LH)은 난소에 작용하여 에스트로겐과 프로게스테론의 분비를 촉진한다.

알아보자 02 — 여성은 여성호르몬의 지배를 받는다고 하는데, 정말 그럴까?

여성은 호르몬의 영향을 많이 받는다. 생리 후 점점 에스트로겐이 증가하는 난포기에는 신진대사가 활발하고 몸과 마음의 상태가 대체로 다 좋다. 그러나 배란 후에 프로게스테론이 증가하는 황체기에는 몸 안의 수분이나 영양분 등의 흐름이 막히기 쉽다. 그래서 체온이 상승하고 식욕이 증가하며, 월경 전 긴장증이나 부종 등의 증상이 생긴다. 호르몬이 몸과 마음에 미치는 영향을 이해하고, 전체적인 균형을 잃지 않는 것이 중요하다.

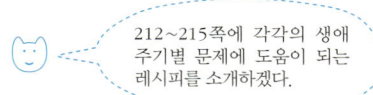

> 212~215쪽에 각각의 생애 주기별 문제에 도움이 되는 레시피를 소개하겠다.

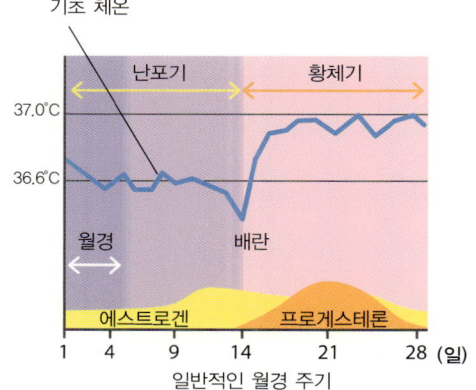

여성의 몸과 마음은 생리 주기 외에도 생애 주기, 즉 사춘기, 성숙기, 갱년기, 노년기의 각 단계에 따라 변화하는 호르몬의 영향을 받는다.

사춘기의 문제

10~18세 무렵까지로, 성인으로 성장해가는 중간 과정이다. 불안정한 정서, 여드름 같은 피부 문제, 공부나 다이어트와 관련된 고민, 식욕 문제, 몸 냄새 걱정 등 성장기라서 겪는 문제가 많은 시기다. 생식기관이 아직 미성숙한 시기여서 생리불순이나 생리통이 생기기도 쉽다.

추천하는 에센셜오일

- 기본 오일 : 오렌지, 로만 캐모마일, 그레이프프루트, 티트리, 라벤더, 클라리세이지
- 보조 오일 : 제라늄, 주니퍼, 베르가모트, 만다린, 유자, 레몬, 로즈우드, 사이프러스

생리통에 좋은 마사지 오일

엉덩이뼈 주변이나 허리, 배에 바른다. 골반 안쪽의 울혈을 풀려면 샤워보다 뜨거운 물에 몸을 담그는 것이 좋다. 목욕을 하기 어려울 때는 에센셜오일을 떨어뜨린 물에 족욕을 해도 효과가 있다.

로만 캐모마일 1방울
오렌지(스위트 또는 비터) 4방울
클라리세이지 2방울
캐리어오일 30ml

만드는 방법 : 베이스에 에센셜오일을 넣고 잘 섞는다.

생리 주기 조절용 마사지 오일

생리가 끝날 무렵부터 약 7일 동안 계속해서 아랫배와 허리에 바르고 가볍게 마사지한다.

오렌지(스위트 또는 비터) 4방울
주니퍼 2방울
라벤더 2방울
캐리어오일 30ml

만드는 방법 : 베이스에 에센셜오일을 넣고 잘 섞는다.

데오도란트용 화장수

특히 운동을 한 후에 사용하면 좋다. 스프레이 용기에 넣어두면 간편하게 쓸 수 있다. 신진대사가 활발하고 땀을 많이 흘리며 피지 분비가 왕성한 경우에 특히 유용하다. 집에서는 에센셜오일을 3~4방울 떨어뜨리고 향기 목욕을 하는 것도 효과가 있다.

사이프러스 2방울
레몬 6방울
페퍼민트 2방울
무수에탄올 10ml, 정제수 90ml

만드는 방법 : 무수에탄올에 에센셜오일을 희석한다. 정지수를 넣고 잘 흔들어서 사용한다.

정서 안정과 스트레스 해소용 입욕제

기분이 조금 무겁고 저조한 날에는 만다린, 라벤더, 로만 캐모마일 등을 사용해보자. 기분 전환이 필요하다면 레몬이나 주니퍼를 추천한다.

오렌지 또는 만다린 2방울
라벤더 1방울
천연 소금 40g

만드는 방법 : 천연 소금에 에센셜오일을 넣고 잘 섞는다.

* 오렌지는 스위트나 비터, 어느 쪽이든 좋다. 위와 같은 에센셜오일로 마사지 오일을 만들고자 할 때는 식물성 오일 10ml에 잘 섞으면 된다.

성숙기의 문제

18~45세 무렵까지로, 난소의 활동이 활발하고 생식 능력도 높으며 안정적인 시기이다. 시상하부와 뇌하수체가 여성호르몬인 에스트로겐과 프로게스테론을 조절하는데, 호르몬 균형이 깨져서 곤란을 겪는 경우도 적지 않다. 이럴 때는 몸을 따뜻하게 해주고 혈액과 른프액의 흐름을 촉진하는 에센셜오일, 생식기관의 기능을 강화하는 에센셜오일을 선택한다. 긴장을 풀고 편안히 쉴 수 있는 환경을 만드는 데에도 주의를 기울이자.

추천하는 에센셜오일

기본 오일 일랑일랑, 클라리세이지, 제라늄, 로만 캐모마일, 사이프러스, 주니퍼

보조 오일 그레이프프루트, 재스민, 네롤리, 페티그레인, 멜리사, 라벤더, 로즈우드, 장미

생리통에 좋은 마사지 오일

허리, 엉덩이뼈, 아랫배 주변에 바른다. 생리 예정 7일 전쯤부터 마사지를 하면 생리통이 가벼워지는 경우가 많다. 몸이 차가운 냉증은 생리통을 더 악화시키므로 몸을 따뜻하게 유지하도록 한다.

일랑일랑 2방울

클라리세이지 3방울

라벤더 4방울

밀랍 크림이나 시판용 무향료 크림 30g 또는 캐리어오일 30ml

만드는 방법 : 베이스에 에센셜오일을 넣고 잘 섞는다.

* 냉증이 심한 경우에는 위의 레시피에 오렌지 3방울을 추가한다.

월경 전 긴장증(부종)에 좋은 마사지 오일

월경 전 긴장증에는 아랫배의 불쾌감, 변비, 두통, 정서 불안, 유방이 붓는 증상 등이 있으며 부종도 그중 하나다. 배란 후에 증가하는 프로게스테론의 영향으로 몸의 수분이 쉽게 정체되기 때문이다.

로만 캐모마일 2방울

사이프러스 4방울

제라늄 2방울

밀랍 크림이나 시판용 무향료 크림 30g 또는 캐리어오일 30ml

만드는 방법 : 베이스에 에센셜오일을 넣고 잘 섞는다.

월경 전 긴장증에 좋은 보디샴푸

황체기에는 기분의 변화가 심해져서 쉽게 눈물이 나거나 침울해하거나 짜증을 내는 경향이 나타난다. 과식을 하는 경우도 흔하다. 이럴 때는 마음을 안정시켜주는 에센셜오일이나 자신의 취향에 맞는 향기를 선택해보자.

로즈 오토 또는 재스민 4방울

제라늄 3방울

로즈우드 6방울

베르가모트 8방울

무향료 보디샴푸 100ml

만드는 방법 : 베이스에 에센셜오일을 넣고 잘 섞는다.

* 위와 같은 에센셜오일로 마사지 오일을 만들고자 할 때는 에센셜오일의 방울 수를 절반으로 줄이고 식물성 오일 30ml에 잘 섞으면 된다.

호르몬 균형을 바로잡아주는 아로마 크림

향기 흡입법과 향기 목욕을 3개월 정도 계속해보자. 기본 오일로는 편안하게 긴장을 풀어주고 기분을 고양하는 에센셜오일을 사용한다. 짜증이 나고 정서가 불안하며 기분이 저조하고 스트레스를 받을 때는 사이프러스나 클라리세이지가 효과적이다.

유자 또는 오렌지 4방울

사이프러스 3방울

네롤리 또는 장미 2방울

클라리세이지 2방울

밀랍 크림이나 시판용 무향료 크림 30g

만드는 방법 : 베이스에 에센셜오일을 넣고 잘 섞는다.

* 오렌지는 스위트나 비터, 어느 쪽이든 좋다. 베이스로 밀랍 크림 대신에 식물성 오일 30ml를 섞어, 마사지 오일을 만들어 사용해도 좋다.

갱년기의 문제

개인차가 있겠지만 대개 45~55세 무렵이면 난소 기능이 서서히 퇴화하기 시작한다. 이에 따라 여성호르몬은 분비량이 감소하고 성선자극호르몬은 과잉 상태가 되는 등 호르몬 균형이 깨지게 된다. 이때 나타나기 쉬운 것이 안면홍조, 식은땀, 현기증, 질 건조증, 우울증, 정서불안, 두통 같은 부정형신체증후군 증상이다. 기본 오일르는 호르몬 분비를 조절하고 스트레스를 완화하며 가온 작용을 하는 에센셜오일을 사용한다. 환경을 편안하게 만드는 데에도 신경을 쓰도록 하자.

추천하는 에센셜오일

기본 오일 일랑일랑, 클라리세이지, 로만 캐모마일, 사이프러스, 재스민, 제라늄, 네롤리, 장미

보조 오일 팔마로사, 베르가모트, 만다린, 레몬, 로즈메리 버베논, 라벤더, 로즈우드

갱년기의 스트레스와 긴장 해소용 마사지 오일

마사지 오일을 만들어 사용하는 방법 외에도 클라리세이지, 네롤리, 베르가모트, 만다린, 라벤더, 장미 등을 선택해 향기 흡입법(3종류를 선택해서 합계 2~3방울을 휴지에 떨어뜨리고 향기를 흡입한다)이나 향기 목욕(욕조에 2~3방울을 떨어뜨린다)에 사용해도 좋다.

클라리세이지 3방울

사이프러스 3방울

로만 캐모마일 2방울

캐리어오일 30ml(또는 밀랍 크림이나 시판용 무향료 크림 30g)

만드는 방법 : 베이스에 에센셜오일을 넣고 잘 섞는다.

방광염과 질염 예방 입욕제

에스트로겐 분비량이 감소하면 질도 건조해지기 쉽다. 또 세균 저항력이 떨어져서 가려움증 등을 일으킬 가능성도 높아진다. 이 레시피에는 면역력을 높여주는 작용도 있다.

라벤더 2방울

티트리 2방울

천연 소금 40g

만드는 방법 : 천연 소금에 에센셜오일을 넣고 잘 섞는다.

* 195쪽도 참조한다.

식은땀, 열감, 안면홍조용 입욕제

갱년기의 안면홍조나 열감, 식은땀 증상을 완화해준다고 알려져 있는 사이프러스에 자신의 취향에 맞는 에센셜오일을 섞어서 사용해보자. 사이프러스가 많이 들어가면 피부에 자극을 줄 수 있으므로 2방울까지로 제한해서 사용하자.

사이프러스 1~2방울

자신의 취향에 맞는 에센셜오일 2방울

천연 소금 40g

만드는 방법 : 천연 소금에 에센셜오일을 넣고 잘 섞는다.

기분 좋은 고체 향수

갱년기에는 몸이 달라지고 나이를 먹는 것이 불안해지기도 하고, 기분이 저조해지거나 정서가 불안정해지며 짜증이 밀려오기도 한다. 이럴 때 사용하면 기분이 좋아지는 고체 향수를 만들어보자.

일랑일랑 또는 장미 3방울

제라늄 2방울

취향에 맞는 감귤류 에센셜오일 5방울

페티그레인 1방울

클라리세이지 2방울

샌들우드 5방울

밀랍 4g, 호호바 오일 16ml

만드는 방법 : 밀랍과 호호바 오일을 중탕하여 녹인 후에 크림 용기에 담는다. 표면이 굳기 시작하면 에센셜오일을 넣고 나무 꼬챙이로 잘 섞는다(80쪽 참조).

노년기의 문제

60대 중반 이후가 되면 생식 기능이 거의 없어지고 여성호르몬의 영향을 거의 받지 않게 된다. 피부에 주름살이 생기고 탄력이 없어지며, 무릎이나 관절 통증 또는 요통 등이 심해진다. 몸과 마음의 변화를 받아들이고 자신의 개성을 소중히 여기도록 하자. 인생의 지혜와 경험을 되살리면서 평화로운 삶을 살아가는 데 도움이 되는 향기는 아주 많다.

추천하는 에센셜오일

기본 오일 일랑일랑, 오렌지, 스코치파인, 로만 캐모마일, 캐럿시드, 파촐리

보조 오일 편백, 프랑킨센스, 만다린, 유자, 라벤더, 라빈트사라, 로즈우드

하루하루가 즐거운 마사지 오일

기분 좋은 향기는 하루하루를 평화롭게 지낼 수 있는 여유를 준다. 그리고 피부 접촉을 하는 것 자체가 신경을 통해서 뇌를 자극하여 면역 기능을 강화하고 활성화한다.

일랑일랑 2방울

멜리사 1방울

진저 3방울

캐럿시드 1방울

캐리어오일 30ml

만드는 방법 : 베이스에 에센셜오일을 넣고 잘 섞는다.

무릎과 허리 통증에 좋은 아로마 크림

나이가 들어감에 따라 근력이 떨어지고 관절의 연골이 닳아져 무릎이나 허리에 통증이 생기게 된다. 염증과 통증을 완화해주는 에센셜오일을 블렌딩하여, 목욕을 마친 후 무릎 주변 등에 발라보자.

스코치파인 4방울

사이프러스 3방울

유칼립투스 시트리오도라 2방울

유자 3방울

밀랍 크림이나 시판용 무향료 크림 30g

만드는 방법 : 베이스에 에센셜오일을 넣고 잘 섞는다.

* 베이스로 밀랍 크림 대신 캐리어오일 30ml를 섞어, 마사지 오일을 만들어 사용해도 좋다.

아로마 체험기

07 다리가 아플 때의 아로마 셀프케어

좌골신경통과 무릎 통증 때문에 늘 신경을 쓰고 있다. 아로마를 사용하면 다리가 가볍고 걷는 것이 수월해져서, 집에서 정기적으로 아로마 마사지를 하고 있다. 유자, 진저, 주니퍼, 스코치파인, 라벤더를 블렌딩한 오일을 무릎 주변과 오금, 넓적다리, 엉덩이, 허리 등 손이 닿는 곳은 다 바르고 있다. 오일을 바르면 곧바로 몸이 따뜻해져서 촉촉하게 땀이 배어 나온다.

전에는 종아리에 경련이 일어나거나 다리가 근질거리는 등의 불쾌한 증상이 있었는데, 그것도 많이 없어졌다. 아프지만 않으면 하루하루가 편안하게 잘 지나간다.

또 하나, 신기한 일이 있다. 아로마를 사용한 이후로 변비가 없어져서 그런지 모르겠지만, 체중이 감소한 것도 아닌데 작아서 입기 불편했던 치마가 지금은 잘 맞는다는 것이다. 예전보다 성격이 밝아졌고, 최근에는 정원 가꾸기도 시작했다. (60대 여성)

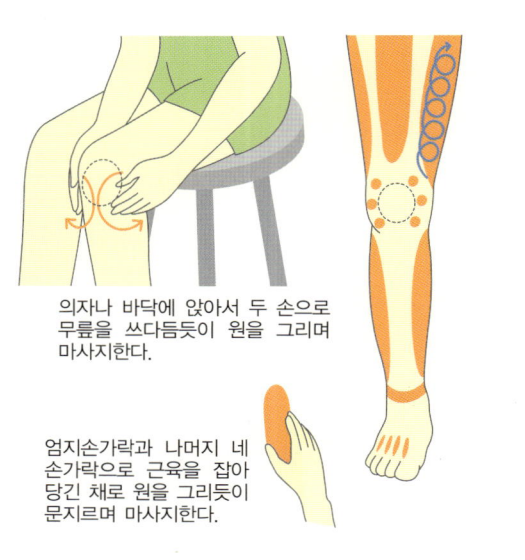

의자나 바닥에 앉아서 두 손으로 무릎을 쓰다듬듯이 원을 그리며 마사지한다.

엄지손가락과 나머지 네 손가락으로 근육을 잡아당긴 채로 원을 그리듯이 문지르며 마사지한다.

몸과 마음 편 **8** # 면역력과 생활습관병

좋아하는 책을 읽거나 음악을 듣거나 요가 또는 스트레칭으로 몸을 돌보면서, 우리는 가끔 몸과 마음을 활짝 열고 자신만의 특별한 시간을 즐긴다. 이러한 순간을 더욱 멋지게 연출해주는 것이 향기다. 몸과 마음이 충만해지는 가운데, 어느새 면역력까지 강화되는 것을 느끼게 될 것이다.

휴식을 위한 아로마 스프레이

그레이프프루트 12방울
티트리 6방울
라벤더 6방울
꽃이나 나무, 수지에서 얻는 에센셜오일 가운데 취향에 맞는 것 6방울
무수에탄올 10ml, 정제수 90ml
만드는 방법 : 무수에탄올에 에센셜오일을 희석한다. 정제수를 넣고 잘 흔들어서 사용한다

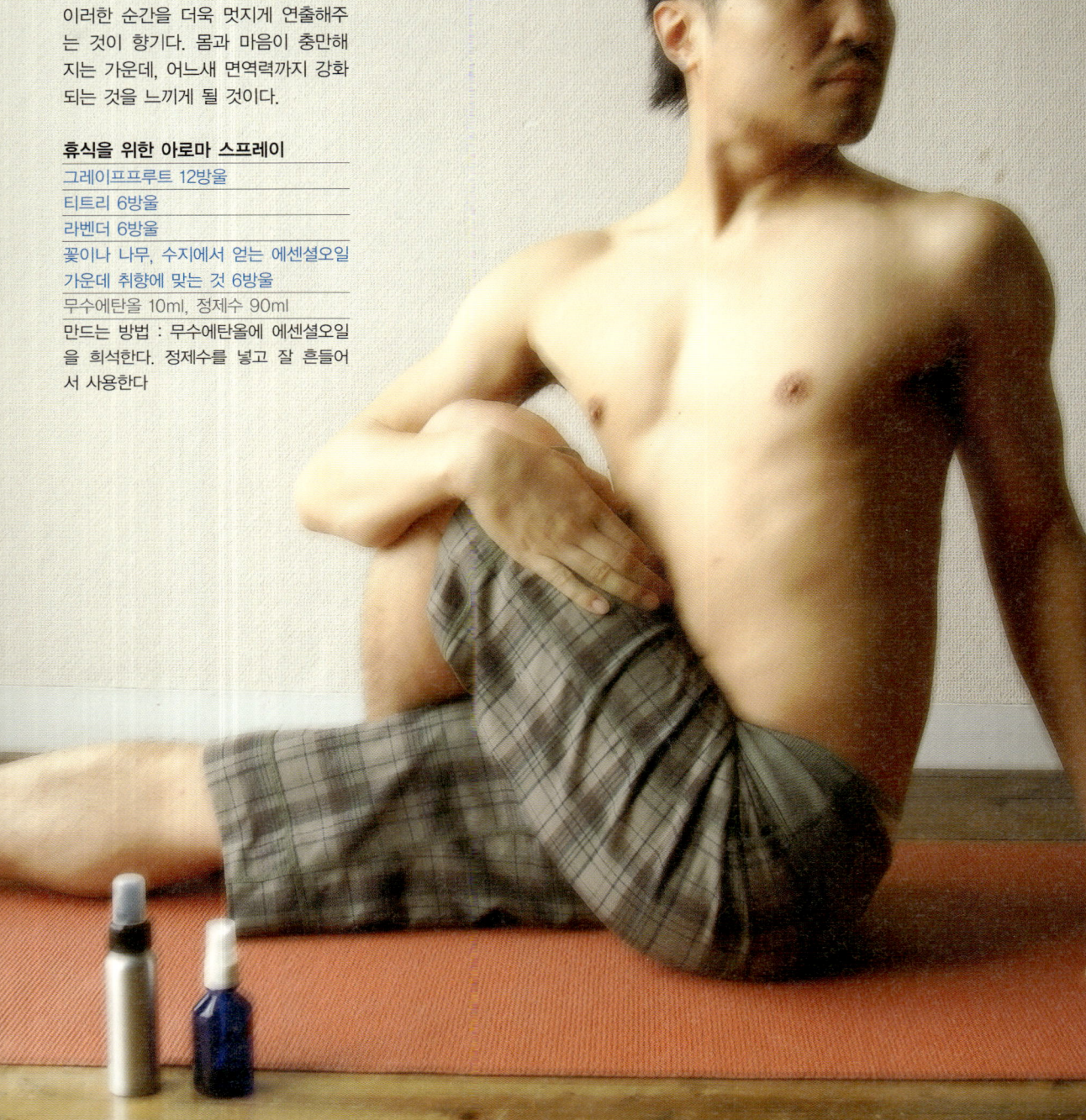

아로마테라피 포인트

긍정적인 마음은 면역세포의 기능을 활성화하지만, 부정적인 마음은 반대로 면역세포의 활력을 떨어뜨린다고 한다. 스트레스가 오랫동안 계속되면 우선 자율신경계와 내분비계가 민감하게 반응하여 면역 시스템이 균형을 잃게 된다. 비록 스트레스가 있다고 할지라도, 자신이 좋아하는 향기를 잘 이용하면 기분 좋은 느낌이나 즐거운 기분을 되살릴 수 있다. 물론 병적인 원인이 있는 경우라면 의사의 진료를 받도록 하자.

- 스트레스를 완화하고 편안하게 긴장을 해소한다(스트레스 완화, 자율신경 조절, 정신 안정, 진정).
- 장의 움직임을 활성화하여 배설 기능을 높인다(변비 해소, 장내 면역 기능 강화, 장내 세균 상태의 균형 조절).
- 백혈구나 림프구 같은 면역세포의 기능을 활성화한다(면역 기능 강화).

알아보자 01 면역이란?

우리는 세균이나 바이러스, 먼지 등에 둘러싸여 생활하고 있다. 그렇다고 해서 꼭 병에 걸리는 것은 아니다. 세균이나 바이러스, 먼지 같은 것의 독성을 제거해 우리 몸을 지키는 면역 시스템이 있기 때문이다. 림프구, 대식세포, 호중구 등의 면역세포 작용, 항체들의 작용, 피부나 점막의 방어 작용, 점액이나 눈물 속에 들어 있는 항균 물질의 작용, 위산이나 장내 세균들의 작용 등이 모두 여기에 속한다.

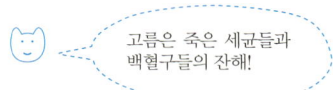
고름은 죽은 세균들과 백혈구들의 잔해!

알아보자 02 면역력을 높이려면 어떻게 해야 할까?

운동, 수면, 식사. 이 기본적인 생활습관을 바르게 지켜야 한다. 그래야 신경계의 기능이나 호르몬 균형 등이 바르게 유지되고 면역력도 향상되기 때문이다. 또 웃을 때나 마음이 즐거울 때는 림프구가 증가하여 그 기능이 더욱 활성화된다고 한다. 기분 상태에 따라 뇌 속의 신경전달물질이나 호르몬 분비가 변화하여 면역 기능에 직접 영향을 주는 것이다.

라벤더나 티트리, 로즈우드, 유칼립투스가 특히 좋다!

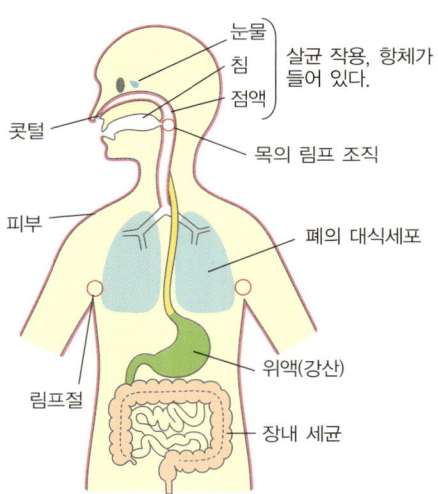

면역세포에는 세균이나 이물질에 대항하여 항체를 만들어내는 일에 관여하는 림프구, 세균이나 이물질을 붙잡아 소화하고 분해하는 대식세포와 호중구 등이 있다.

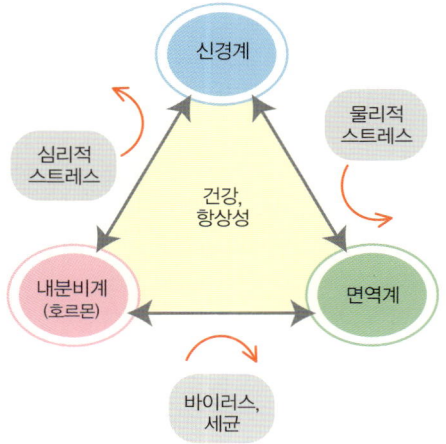

건강을 지켜주는 3요소

면역계, 신경계, 내분비계가 서로 밀접하게 연관되어 움직이면서 우리 몸을 지키고 있다. 아로마테라피는 이들의 균형을 바로잡고 일상적인 스트레스를 완화하며 건강과 항상성을 지키는 데 도움을 준다.

생활습관병 예방

개인이 스스로 노력해야 할 점을 꼽아보면 다음과 같다. ① 스트레스를 조절한다. ② 간장과 위장 기능을 높여 독소를 제거한다(디톡스). ③ 가벼운 마사지로 피부를 자극한다. ④ 식생활을 개선한다. ⑤ 운동한다. ⑥ 림프액과 혈액의 순환을 촉진한다. ⑦ 숙면과 쾌변에 주의를 기울인다. 이중에서 특히 ①, ②, ③, ⑥, ⑦에는 0 로마테라피를 효과적으로 적용할 수 있다.

추천하는 에센셜오일

기본 오일 스코치파인, 캐럿시드, 티트리, 유칼립투스, 로즈메리, 라빈트사라, 라벤더

보조 오일 오렌지, 진저, 제라늄, 팔마로사, 베티버, 머틀, 레몬, 로즈우드, 클로브

디톡스용 아로마 오일

알레르기나 생활습관병을 예방하거나 다이어트를 할 때, 가장 먼저 해야 할 일이 체내 독소를 제거하고 정화하는 것이다. 발한 작용과 이뇨 작용을 하는 에센셜오일을 선택하자. 발바닥이나 손목에 바른 다음 체액의 흐름이 원활해지도록 몸의 말단부에서 심장 쪽을 향해 쓰다듬는다.

스코치파인 4방울

주니퍼 3방울

제라늄 2방울

캐럿시드 2방울

캐리어오일 또는 무향료 로션 30ml

만드는 방법 : 베이스에 에센셜오일을 넣고 잘 섞는다.

면역력을 높이는 아로마 크림

유칼립투스와 같이 면역 기능을 높여주는 것으로 알려진 1,8시네올이 풍부한 에센셜오일을 사용한다. 면역세포가 많이 모여 있는 림프절, 흉선, 명치, 배 등에 바른다. 시간 여유가 있을 때는 등에 오일을 바른 다음, 척추를 따라서 엄지손가락으로 눌러가며 문지르기 방법으로 마사지한다(204쪽 참조).

티트리 3방울

유칼립투스 글로불루스 2방울

레몬 4방울, 라벤더 3방울

밀랍 크림이나 시판용 무향료 크림 30g

만드는 방법 : 베이스에 에센셜오일을 넣고 잘 섞는다.

* 베이스로 밀랍 크림 대신 캐리어오일 30ml를 섞어, 마사지 오일을 만들어 사용해도 좋다.

비만 예방

지방 연소를 도와주는 에센셜오일을 기본 오일로 선택한다. 스트레스 때문에 과식을 하게 되는 경우에는 식욕을 조절하고 충만한 행복감을 느끼게 해주며 스트레스를 완화하는 에센셜오일을 추가하자. 생리가 시작되기 전 시기는 식욕이 증가해 다이어트를 하기가 어렵다. 이 시기에는 편안하게 긴장을 풀고 느긋한 마음으로 지내도록 하자.

추천하는 에센셜오일

기본 오일 그레이프프루트, 샌들우드, 사이프러스, 아틀라스 시더우드, 블랙페퍼

보조 오일 베르가모트, 페퍼민트, 만다린, 로즈메리 버베논, 로즈메리 시네올

식욕 조절 향수

식욕이 왕성하게 솟아날 때는 손바닥에 스프레이를 하고 그 향기를 들이마시면서 일단 마음을 가라앉히자. 다이어트 스트레스도 함께 날려버릴 수 있을 것이다.

그레이프프루트 또는 베르가모트 6방울

블랙페퍼 3방울

라벤더 2방울

로즈메리(버베논 또는 시네올) 6방울

무수에탄올 20ml, 정제수 10ml

만드는 방법 : 무수에탄올에 에센셜오일을 희석한다. 정제수를 넣고 잘 흔들어서 사용한다.

지방 분해용 마사지 오일

지방이 많아 신경 쓰이는 부분에 바른다. 향기에 완전히 익숙해지면 효과가 감소하므로, 일정한 시간이 지나면 샌들우드를 사이프러스나 아틀라스 시더우드 등으로 바꾸어서 사용하자.

샌들우드 4방울

그레이프프루트 5방울

로즈메리 버베논 3방울

헤이즐넛 오일 10ml, 마카다미아너트 오일 20ml

만드는 방법 : 베이스에 에센셜오일을 넣고 잘 섞는다.

* 몸이 차고 냉증이 심한 경우에는 블랙페퍼나 유자를 3방울 추가한다.

고지혈증과 당뇨병 예방

비만, 지질 이상(LDL콜레스테롤 수치가 높을 때, HDL콜레스테롤 수치가 낮을 때, 중성지방 수치가 높을 때), 당뇨병, 고혈압, 동맥경화, 냉증과 같은 증상들은 여러 가지가 동시에 나타나는 경우가 많다. 지방을 분해하고 콜레스테롤 수치를 조절하며 혈액을 정화하는 에센셜오일을 중심 오일로 선택하고, 여기에 마음을 편안하게 해주는 에센셜오일을 추가하여 블렌딩하자.

추천하는 에센셜오일

- **기본 오일** 스코치파인, 캐럿시드, 진저, 페티그레인, 페퍼민트, 로즈메리 버베논
- **보조 오일** 로만 캐모마일, 제라늄, 유칼립투스(시트리오도라, 글로불루스), 라벤더

디톡스 오일 1

운동 습관이나 생활양식을 개선하고 아로마테라피를 실시해보자. 이 레시피는 캐럿시드의 독특한 향 때문에 블렌딩 오일의 전체적인 향기가 약간 의외일 수도 있으나, 냉증이나 체내 정화에는 꽤 효과가 있다.

페티그레인 3방울

캐럿시드 2방울

진저 2방울

로즈메리(시네올 또는 버베논) 3방울

캐리어오일 30ml

만드는 방법 : 베이스에 에센셜오일을 넣고 잘 섞는다.

디톡스 오일 2

췌장 기능을 강화하고 당뇨병 예방 효능을 강화한 레시피다. 제라늄은 가능하다면 이집트산을 구입하는 것이 좋다.

스코치파인 4방울

로즈메리 버베논 3방울

제라늄 2방울, 로만 캐모마일 1방울

캐리어오일 30ml

만드는 방법 : 베이스에 에센셜오일을 넣고 잘 섞는다.

고혈압과 동맥경화 예방

혈액 속에 중성지방이나 LDL콜레스테롤, 노폐물이 많아지면 혈액의 점성이 증가하고 혈관 벽이 노화하여 혈압이 올라가기 쉽다. 혈압 강하 작용을 하는 에센셜오일을 중심으로, 신경을 안정시키는 에센셜오일, 냉증과 비만 증상을 개선하고 체액을 정화하는 에센셜 오일을 블렌딩한다. 자신의 취향에 맞는 에센셜오일도 함께 사용해보자.

추천하는 에센셜오일

- **기본 오일** 일랑일랑, 페티그레인, 네롤리, 마저럼, 만다린, 멜리사, 라벤더
- **보조 오일** 스코치파인, 제라늄, 베르가모트, 유칼립투스 시트리오도라, 레몬, 장미

혈압 조절용 마사지 오일

이 오일이 약을 대신할 수 있는 것은 아니다. 하지만 스트레스, 긴장감, 피로, 수면 부족이 계속되는 등 혈압이 오를 수 있는 조건들이 겹칠 때 활용해보자. 아래의 레시피에 오렌지나 만다린을 2~3방울 추가해도 좋다.

일랑일랑 2방울

라벤더 4방울

마저럼 3방울

캐리어오일 30ml

만드는 방법 : 베이스에 에센셜오일을 넣고 잘 섞는다.

마음을 편안히 쉬게 해주는 향기 확산법

마사지할 시간을 내기 어려울 때 사용하자. 실내에 퍼지는 향기를 마시는 것만으로도 마음이 편안해지고 호흡이 느려지며 혈압과 맥박이 안정되는 경우가 많다.

라벤더 2방울

만다린 3방울

뜨거운 물(80°C 정도)

만드는 방법 : 뜨거운 물을 담은 그릇에 에센셜오일을 떨어뜨리고 향기를 확산시킨다.

* 위에서 추천한 에센셜오일이나 자신의 취향에 맞는 에센셜오일 가운데 두 가지 정도를 선택하여, 합계 4~5방울을 떨어뜨려 사용해도 좋다.

꽃가루 알레르기 예방과 대책

꽃가루 알레르기는 선천적 요인뿐만 아니라 식생활이나 스트레스의 유무에 따라 그 증상의 정도가 달리 나타난다. 스트레스가 심하면 면역 기능이나 자율신경계의 기능에 혼란이 일어나기 쉽고, 따라서 꽃가루의 영향도 더 많이 받게 된다. 면역 기능을 활성화하여 자연 치유력을 높여주는 에센셜오일을 중심으로 하고, 여기에 마음을 편안하게 해주는 에센셜오일을 추가하자. 충분히 휴식을 취해야 한다는 것도 잊지 말자.

추천하는 에센셜오일

기본 오일 티트리, 페퍼민트, 유칼립투스(글로불루스, 라디아타), 라빈트사라, 라벤더

보조 오일 캐모마일(로만, 저먼), 멜리사, 레몬, 로즈우드, 장미

꽃가루 알레르기용 입욕제

라빈트사라와 유칼립투스 라디아타 중 어느 한 가지간 사용해도 되며, 티트리를 써도 괜찮다. 라벤더를 1~2방울 추가하면 더욱 효과가 좋으며, 전체적으로 부드러운 느낌의 블렌딩 오일이 만들어진다.

유칼립투스 라디아타 2방울

라빈트사라 1방울

천연 소금 40g

만드는 방법 : 천연 소금에 에센셜오일을 넣고 잘 섞는다.

꽃가루 알레르기용 향기 확산법

코가 막히는 증상을 개선하고 코 점막에 생긴 염증을 완화해주는 에센셜오일을 골라서 블렌딩한다. 아로마 포트나 뜨거운 물을 담은 그릇에 에센셜오일을 떨어뜨리고 실내에 향기를 확산시키자. 이 레시피는 감기 예방에도 효과가 있다.

유칼립투스(글로불루스, 라디아타) 3방울

페퍼민트 2방울

레몬 2방울

뜨거운 물(80°C 정도)

만드는 방법 : 뜨거운 물을 담은 그릇에 에센셜오일을 떨어뜨리고 향기를 확산시킨다.

* 위에서 추천한 에센셜오일 가운데 두 가지 정도를 선택하여, 합계 4방울 정도를 떨어뜨려 사용해도 좋다.

코가 막힐 때 바르는 오일

콧방울 주변, 콧등, 귀 아래, 턱 밑 등에 오일을 바르고 살짝 문지른다. 막힌 코가 뚫리고 숨 쉬기가 한결 편해질 것이다.

유칼립투스 라디아타 4방울

페퍼민트 3방울

라벤더 또는 티트리 3방울

캐리어오일 30ml(또는 밀랍 연고 30g)

만드는 방법 : 베이스에 에센셜오일을 넣고 잘 섞는다.

코가 시원해지는 스프레이

1회용 마스크에 뿌리거나 실내에 스프레이한다. 마스크에 스며든 에센셜오일의 향기가 코를 시원하게 해주어, 무거웠던 머리도 한결 가벼워진다.

레몬 3방울

로즈메리 시네올 2방울

유칼립투스 라디아타 4방울

무수에탄올 20ml, 정제수 30ml

만드는 방법 : 무수에탄올에 에센셜오일을 희석한다. 정제수를 넣고 잘 흔들어서 사용한다.

천식 예방

천식 발작이 일어날 때는 기본적으로 진정 작용을 하는 에센셜오일은 사용하지 않는다. 부교감신경의 과잉 작용으로 발작이 일어났다고 보기 때문이다. 천식은 알레르겐의 유무뿐만 아니라 스트레스와도 관계가 있다고 알려져 있다. 자율신경계의 균형을 바로잡고 면역 기능을 강화하며 긴장 이완 효과가 있는 에센셜오일을 일상생활 속에 도입해보자. 천식 예방에 도움이 될 것이다.

추천하는 에센셜오일

기본 오일 사이프러스, 주니퍼, 프랑킨센스, 로즈메리 시네올, 유칼립투스 라디아타, 니아울리 시네올

보조 오일 일랑일랑, 비터 오렌지, 바질, 페티그레인, 머틀, 만다린, 마저럼

마사지 오일(어른용)

이 마사지 오일은 발작이 일어나지 않은 상태에서 사용한다. 스트레스를 느낄 때 등 전체를 쓰다듬기 방법으로 마사지하면서 오일을 바르고 문지른다. 마음이 편안해지면서 긴장이 풀릴 것이다.

사이프러스 3방울

페티그레인 2방울

유칼립투스 라디아타 2방울

로만 캐모마일 1방울

캐리어오일 30ml

만드는 방법 : 베이스에 에센셜오일을 넣고 잘 섞는다.

마사지 오일(어린아이용)

목 주변, 가슴, 등에 문질러 바른다. 본격적인 천식 치료는 반드시 의사의 지시를 따라야 한다.

라벤더 2방울

로즈메리 시네올 2방울

유칼립투스 라디아타 2방울

캐리어오일 30ml

만드는 방법 : 베이스에 에센셜오일을 넣고 잘 섞는다.

아로마 체험기 08

"에센셜오일을 기침과 감기를 예방하는 약으로 쓰고 있다"

숨 쉬기가 힘들어 도무지 누워서 잠을 잘 수 없는 날이 이어졌다. 집에 있던 유칼립투스와 티트리를 마스크에 떨어뜨려 써보기도 하고 목에도 발라보았지만 별로 효과가 있는 것 같지 않았다. 그런데 프랑킨센스, 페티그레인, 유칼립투스, 로즈메리를 사용해보니 숨 쉬기가 제법 편해지고 기침도 잦아들었다. 병원에 갔는데, 천식 같은 기관지염이라는 진단이 나왔고 기관지를 확장하는 약을 처방받았다.

30대 후반에 접어들면서 감기가 오래 가고 이런 증상이 자주 일어나고 있다. 매일같이 바쁜 일이 이어질 때나 환절기가 되면, 기침과 감기를 예방하는 약으로 늘 프랑킨센스, 유칼립투스 라디아타, 페티그레인 에센셜오일을 상비해두고 있다. (30대 여성)

아로마 체험기 09

"아로마 덕분에 활력을 얻었다"

알레르기 체질이라 꽃가루 알레르기, 천식, 비염이 있다. 어깨 결림이 심해서 아로마테라피 관리를 받은 지 2년이 되었는데, 가만히 생각해보니 나도 모르는 사이에 발작 횟수가 줄어들어 있었다. 피곤하거나 스트레스를 받으면, 아침에 기침이 나고 가슴이 답답하다. 그럴 때는 병원에서 받아온 천식 약을 한 알 먹기도 하는데, 예전에 비해서 빨리 회복된다. 평소에는 면역력을 높여주는 것 같은 티트리와 유칼립투스 그리고 내가 좋아하는 향인 레몬, 오렌지, 유자를 사용해 향기 목욕을 하기도 하고, 휴지에 떨어뜨려 베개 밑에 놓기도 한다. 특히 티트리는 감기에 걸렸을 때 꼭 사용한다. 라벤더는 그다지 좋아하지 않는 편이다. 아로마와 허브티를 사용하게 된 이후로 활력이 생긴 것 같다.

(40대 여성)

몸과 마음 편 **9** # 피부 관리

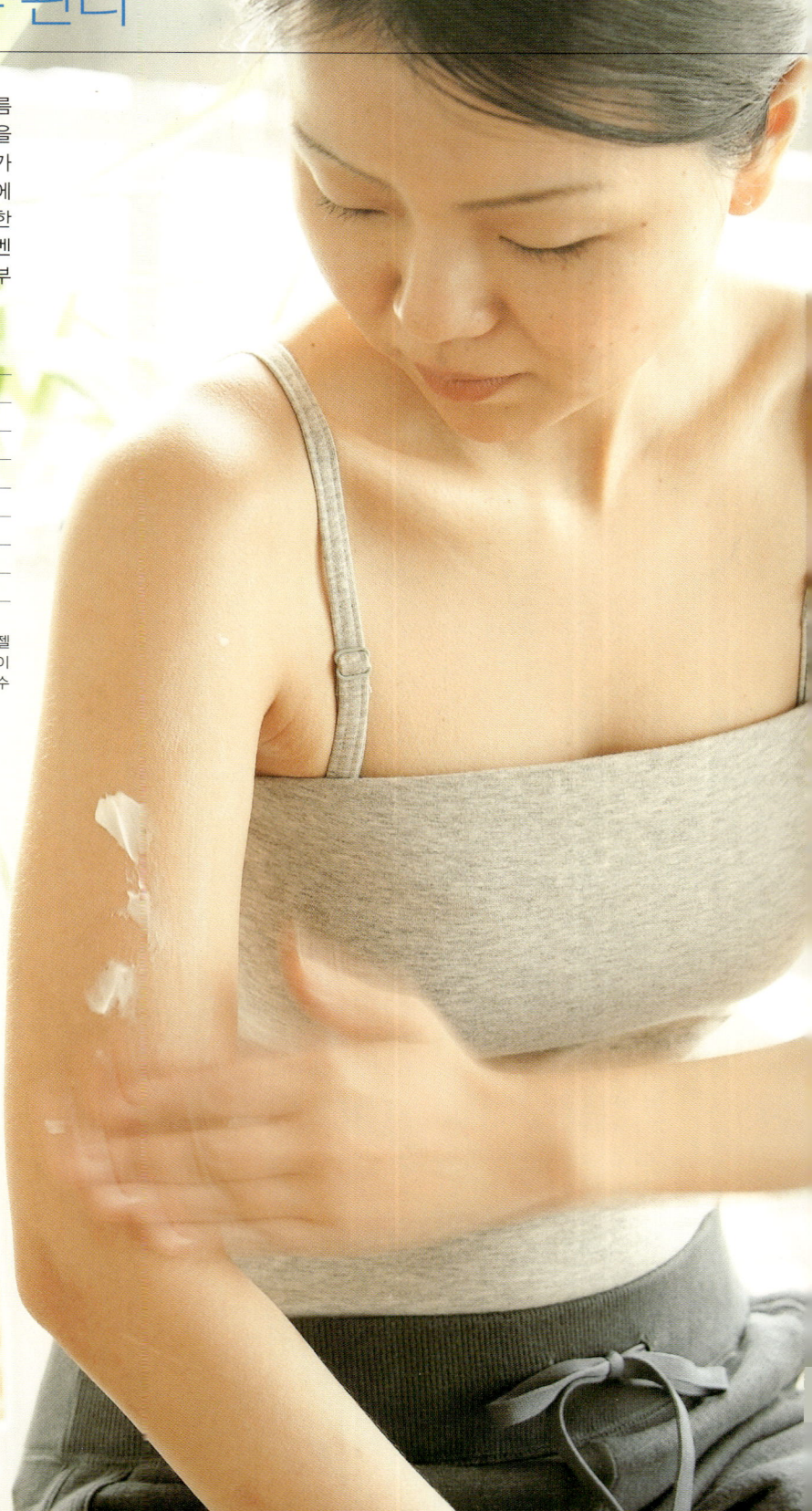

피부가 건조하고 색소 침착이나 주름살 등이 신경 쓰일 때 아로마 크림을 사용해보자. 눈가를 비롯해서 피부가 건조한 곳, 팔꿈치나 발뒤꿈치 등에 바르면 좋다. 아래의 레시피에 사용한 팔마로사나 로즈우드를 포함해 라벤더, 장미, 제라늄은 거의 모든 피부 유형에 잘 맞는 에센셜오일이다.

전신 관리용 크림

팔마로사 3방울
로즈메리 버베논 2방울
로즈우드 3방울
유화 왁스 8g
시어버터 10g
스위트아몬드 오일 10ml
호호바 오일 10ml
장미 방향 증류수 100ml

만드는 방법 : 82쪽을 참조한다.

* 위의 레시피로 만든 크림 20g에 알로에베라 젤 20g이나 허브 팅크처 5ml를 섞으면 사용감이 산뜻해진다. 또 장미 방향 증류수 대신 정제수를 사용해도 된다.

아로마테라피 포인트

피부 관리를 잘하는 방법에는 여러 가지가 있다. 우선 수분과 유분을 충분히 공급하고 클렌징을 깨끗이 해야 한다. 비타민 C와 칼슘도 충분히 섭취하고, 냉증 개선에도 신경을 써야 한다. 또 얼굴 표정 근육이나 림프액의 흐름에 적합하게 마사지를 하고, 피부에 쌓인 노폐물이나 오래된 각질을 제거하는 점토 팩을 실시하는 것도 좋다. 스트레스와 변비는 피부를 거칠어지게 만든다. 그러므로 몸속을 정화하고 스트레스를 풀어주는 전신 마사지와 함께 식생활 개선에도 주의를 기울이도록 하자.

- 피지 분비를 조절하고 신진대사를 촉진한다(피부 수렴, 피지 분비 조절, 피부세포 활성화).
- 체액 순환을 촉진하고 냉증을 개선하며 몸속의 노폐물 배출을 촉진한다(혈액순환 촉진, 울체 제거, 해독).
- 가려움증이나 염증을 가라앉히고 상처가 빨리 아물도록 한다(염증 억제, 살균, 피부 상처 치유, 반흔 형성 촉진, 피부를 부드럽게 하는 작용).

알아보자 01
피부가 깨끗한 사람은 건강해 보인다. 피부는 어떤 기능을 할까?

피부는 인체 최대의 장기로서, 몸의 가장 바깥 부분을 덮고 있다. 수분 증발을 막고, 외부의 충격이나 화학물질, 자외선 그리고 세균의 침입을 막아준다. 그 밖에 체온을 조절하고 배설 작용을 하며, 온도나 통증 등을 느끼는 감각기관의 역할도 하고 있다. 피부는 건강 상태를 반영하는 거울이기도 하다. 정신적으로 피로하거나 위장 상태가 안 좋으면, 피부색이 칙칙해지거나 기미, 여드름 같은 것이 나기도 한다.

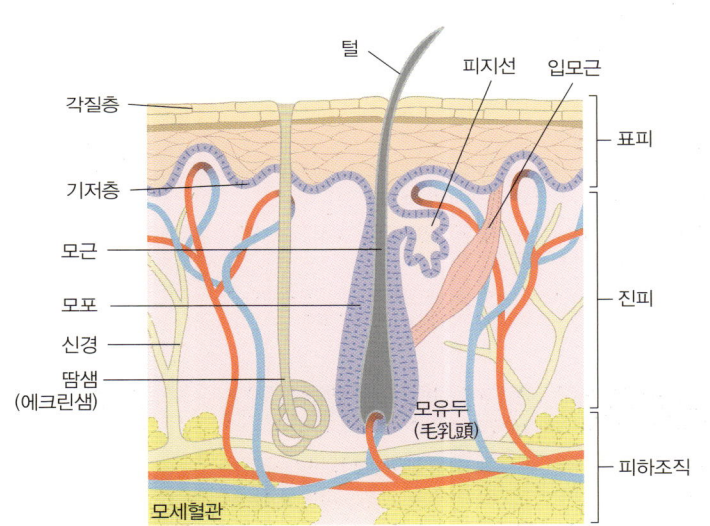

표피

표면은 약산성이며 살균 작용을 하는 피지로 덮여 있다. 표피에는 혈관, 림프관, 신경이 없다. 한 층 아래의 기저층은 세포 분열이 왕성하게 일어나는 곳이다. 기저층에서 생긴 새로운 세포는 위로 올라가서 각질이 되며, 마지막으로 때가 되어서 떨어져 나간다. 이 과정이 약 28일마다 되풀이되는데, 이를 피부 재생 주기라고 한다. 나이가 들면 피부 재생 주기가 점점 길어진다.

진피

혈관, 림프관, 신경, 입모근, 피지선, 땀샘이 있다. 진피의 기질은 보습성이 뛰어난 히알루론산 등이 가득 차 있는 젤리와 같은데, 여기에 콜라겐, 엘라스틴 등이 들어 있다. 스트레스, 자외선, 노화 현상 등으로 콜라겐이나 히알루론산 등이 감소하면, 피부가 탄력을 잃고 주름살이 생기게 된다. 얼굴의 혈액순환이 좋아지면, 피부세포에 영양 공급이 촉진되어 피부도 고와진다.

피하조직

대부분이 지방세포로 되어 있다. 외부의 충격으로부터 몸을 보호하고 단열 작용을 하며 영양소 저장고의 역할도 한다. 피하조직 다음에는 근육과 뼈 등으로 이어진다.

지성 피부

피부를 팽팽하게 당겨주고 피지 분비를 조절하는 에센셜오일이나 방향 증류수를 사용한다. 생리 전에는 피지 분비가 왕성해지는 경향이 있는데, 그렇다고 지나치게 세수를 하거나 과도하게 피지를 닦아내는 것도 좋지 않다. 이때는 감정의 기복이 심한 시기이기도 하니, 마음에 드는 향기를 골라 느긋한 시간을 보내도록 한다.

추천하는 에센셜오일
사이프러스, 주니퍼, 제라늄, 베르가모트, 만다린, 레몬, 로즈우드, 로즈메리 버베논, 라벤더

추천하는 방향 증류수
알로에 수, 네롤리 수, 하마멜리스 수, 페퍼민트 수, 로즈메리 수

지성 피부를 잡아당겨주는 화장수

얼굴에 기름기가 흐르고 모공이 커지는 것 같아서 소경이 쓰일 때 사용한다. 이마나 코 부위처럼 화장이 잘 망가지는 부분에 바른다. 피부를 잡아당겨주는 작용이 있는 에센셜오일과 방향 증류수를 선택한다. 에센셜오일을 넣으면 더 효과가 있지만, 방향 증류수만 두드리듯 발라도 좋다.

로즈메리 버베논 1방울

레몬 2방울

사이프러스 1방울

무수에탄올 10ml

네롤리 수 45ml, 하마멜리스 수 45ml

만드는 방법 : 무수에탄올에 에센셜오일을 희석한다. 증제수를 넣고 잘 흔들어서 사용한다.

* 알코올이 잘 맞지 않으면 무수에탄올을 5ml로 줄이고 그만큼 방향 증류수를 더 넣거나, 아니면 방향 증류수만으로 만들어도 좋다.

마사지 오일

얼굴을 3일에 한 번 정도 부드럽게 마사지한다. 마사지를 마친 후에는 휴지를 대고 살짝 눌러서 여분의 오일을 가볍게 제거하자. 피부가 처지면 모공이 커져서 눈에 더 잘 띄게 된다. 마사지를 하면 피부 탄력을 되찾을 수 있고, 피지 분비 상태도 어느 정도 조절할 수 있다.

레몬 1방울

주니퍼 1방울

제라늄 1방울

마카다미아너트 오일 10ml, 호호바 오일 10ml

만드는 방법 : 베이스에 에센셜오일을 넣고 잘 섞는다.

딥클렌징 팩

피부의 미세한 주름 사이에 노폐물이 쌓이거나 오래된 각질이 남아 있으면, 모공이 더욱 눈에 잘 띈다. 점토 팩으로 피부에 부담을 주지 않으면서 더러움을 제거해보자. 눈 주위를 제외한 얼굴 전체에 골고루 바르고 나서, 더러움이 흡착될 때까지 5분 정도 기다린 후에 부드럽게 물로 씻어낸다. 일주일에 2~3회 하면 좋다.

라벤더 1방울

오렌지 또는 제라늄 1방울

플레인 요구르트 1큰술

고령토 2큰술

꿀 1/2작은술

네롤리 수 또는 로즈메리 수 적량

만드는 방법 : 점토에 방향 증류수, 꿀, 에센셜오일, 요구르트를 조금씩 넣어가며 잘 섞는다.

* 보존 기간은 약 3주일이며, 냉장고에 보관한다.

얼굴용 스팀타올

얼굴에 수증기를 쐬어서 노폐물과 더러움이 잘 빠져나오도록 모공을 넓힌다. 그런 다음 미지근한 물로 얼굴을 씻고, 마지막엔 반드시 화장수나 크림 등으로 모공을 당겨주고 마무리한다. 기분 좋은 향기 덕분에 마음이 편안해지는 효과도 함께 얻을 수 있다. 에센셜오일을 1~2방울 뜨거운 물에 떨어뜨려 사용한다. 여드름 피부에도 사용해보자.

사이프러스 1방울

로즈메리 버베논 1방울

그레이프프루트 1방울

또는 말린 허브 한 줌(로즈메리, 페퍼민트, 저먼 캐모마일, 세이지 등)

뜨거운 물(80~90°C)

만드는 방법 : 대야에 뜨거운 물을 넣고 에센셜오일을 떨어뜨린다(또는 말린 허브를 넣고 뜨거운 물을 붓는다). 머리에서부터 목욕수건을 두르고 눈을 감은 후, 뜨거운 증기를 얼굴에 쏘인다.

여드름 피부

피지 분비 상태를 조절하고 여드름의 원인이 되는 세균을 억제하며 피부 수렴 효과가 있는 에센셜오일과 방향 증류수를 사용하여 깨끗한 피부를 만들어보자. 방향 증류수만을 화장수 대신 사용해도 상당히 효과가 있다. 피부가 민감해져 있을 때 사용하면 좋다.

추천하는 에센셜오일
제라늄, 티트리, 팔마로사, 페티그레인, 미르라, 유칼립투스 라디아타, 라벤더, 로즈우드, 로즈메리 버베논

추천하는 방향 증류수
타임 수, 티트리 수, 페퍼민트 수, 로즈메리 수

여드름 피부용 오일

면봉에 1~2방울을 적셔서 여드름이 난 부분에 찍어 바른다. 하루에 여러 차례 바른다. 염증이 생겼거나 곪았을 때는 아래의 레시피에 로만 캐모마일과 페퍼민트를 1방울 추가하는 것도 좋다.

티트리 4방울
라벤더 5방울
로즈우드 3방울
호호바 오일 30ml

만드는 방법 : 베이스에 에센셜오일을 넣고 잘 섞는다.

성인 여드름 피부용 화장수

스트레스 때문에 호르몬 균형이 깨짐으로써, 피지가 지나치게 분비되거나 여드름이 생기는 경우가 늘어나고 있다. 이럴 때는 피부를 살균 소독하는 작용뿐만 아니라 몸과 마음을 편안히 쉬게 해주는 에센셜오일을 사용하여 정신적으로 휴식을 취하는 것이 중요하다.

라벤더 또는 클라리세이지 2방울
만다린 3방울
샌들우드 2방울
무수에탄올 5ml, 장미수 50ml, 네롤리 수 50ml

만드는 방법 : 무수에탄올에 에센셜오일을 희석한다. 정제수를 넣고 잘 흔들어서 사용한다.

건성 피부

피부에 윤기와 탄력을 주고 피부세포를 활성화하는 에센셜오일 또는 피지 분비 상태를 조절하는 에센셜오일을 선택한다. 이와 함께 수분을 충분히 섭취하고, 비타민이 풍부한 과일이나 야채 그리고 적당히 기름기 있는 식사를 하도록 하자.

추천하는 에센셜오일
로만 캐모마일, 캐럿시드, 샌들우드, 프랑킨센스, 제라늄, 팔마로사, 장미, 로즈우드, 라벤더

추천하는 방향 증류수
알로에 수, 캐모마일 수, 제라늄 수, 팔마로사 수

건성 피부용 화장수

얼굴에 윤기를 주고 매끄러운 피부로 가꾸어주는 화장수다. 화장수를 화장솜에 적셔서 피부에 올려놓는다. 팩을 한 후 다음에 소개하는 '촉촉한 얼굴용 오일'을 골고루 펴 바르면 더 좋다.

로즈우드 1방울
제라늄 1방울
라벤더 2방울
글리세린 5ml, 무수에탄올 5ml
꿀 1/2작은술, 장미수 100ml

만드는 방법 : 무수에탄올에 에센셜오일을 희석한다. 글리세린, 꿀, 장미수를 넣고 잘 섞는다.

* 알코올 농도가 많이 낮은 편이지만, 그래도 알코올이 잘 맞지 않다면 무수에탄올을 빼고 만든다. 장미수 대신 정제수 100ml를 사용해도 된다.

촉촉한 얼굴용 오일

저녁에 화장수를 바른 다음에 사용한다. 마사지 오일로 사용해도 좋다. 마사지를 한 다음에는 휴지를 살짝 대고 눌러 여분의 오일을 가볍게 제거한다.

프랑킨센스 2방울
오렌지(스위트 또는 비터) 3방울
팔마로사 2방울
마카다미아너트 오일 10ml
로즈힙 오일 10ml
아보카도 오일 10ml

만드는 방법 : 베이스를 잘 섞은 다음에 에센셜오일을 넣고 다시 잘 섞는다.

민감성 피부

처음 시작할 때는 방향 증류수만을 사용하고, 점차 상태를 봐가면서 에센셜오일을 추가로 사용하도록 하자. 피부의 방어 기능이 많이 약해져 있을 때에는 방향 증류수나 캐리어오일도 자극이 될 수 있다. 이럴 때는 정제수를 사용하도록 하자.

추천하는 에센셜오일
캐모마일(로만, 저먼), 제라늄, 티트리, 팔마로사, 라벤더, 로즈우드, 장미

추천하는 방향 증류수
알로에 수, 캐모마일 수, 팔마로사 수, 페퍼민트 수, 멜리사 수, 라벤더 수, 장미수

민감성 피부용 화장수

캐모마일과 장미의 방향 증류수는 피부에 윤기를 주며, 가려움증이나 건조함을 완화하는 데 효과가 있다.

로만 캐모마일 1방울

라벤더 2방울

무수에탄올 5ml, 캐모마일 수 50ml, 장미수 50ml

만드는 방법 : 무수에탄올에 에센셜오일을 희석한다. 방향 증류수를 넣고 잘 흔들어서 사용한다.

* 방향 증류수 대신에 정제수 100ml를 사용해도 좋다. 방향 증류수는 여러 가지를 섞어서 사용할 수 있으며, 방향 증류수의 양을 절반으로 줄이고 그만큼 정제수를 추가하여 사용해도 좋다.

습진과 가려움증용 점토 입욕제

식물성 오일과 점토 입자가 피부 표면을 덮어 피부의 방어 능력을 높여준다. 에센셜오일은 피부의 신진대사를 돕고 가려움증을 가라앉히는 효능이 있는 것을 중심으로 블렌딩하자. 목욕하고 나서 다음에 소개하는 '가려움증용 화장수'를 사용하면 더 좋다.

라벤더 1방울

캐모마일(로만 또는 저먼) 1방울

로즈우드 1방울

천연 소금 20g, 몬모릴로나이트(점토) 15g

마카다미아너트 오일 또는 호호바 오일 1/2작은술

만드는 방법 : 천연 소금, 점토, 캐리어오일, 에센셜오일을 넣고 잘 섞는다.

가려움증용 화장수

피부가 건조하거나 피부염, 습진 등으로 가려움증이 있을 때 사용한다. 화장수를 손바닥에 덜어낸 다음에, 피부 상태를 봐가면서 호호바 오일이나 마카다미아너트 오일, 스위트아몬드 오일 등을 몇 방울 섞어서 얇게 펴 발라도 좋다.

라벤더 2방울

페퍼민트 1방울

로만 캐모마일 1방울

무수에탄올 5ml

알로에 수, 티트리 수, 장미수, 멜리사 수 가운데 한 가지 100ml(또는 블렌딩한 것)

만드는 방법 : 무수에탄올에 에센셜오일을 희석한다. 방향 증류수를 넣고 잘 흔들어서 사용한다.

* 피부의 방어 능력이 떨어져서 화장수가 자극적으로 느껴지면, 방향 증류수를 절반으로 줄이고 그만큼 정제수를 넣어 사용한다. 또한 호호바 오일이나 마카다미아너트 오일도 자극적으로 느껴지면 사용하지 않는다.

아로마 체험기

가려운 두드러기에는 아르간 오일이 잘 듣는다

피로와 수면 부족 등으로 마음의 여유가 없어지면 두드러기 같은 것이 생긴다. 일단 돋고 나면 가려움을 참을 수 없어 결국 상처로 이어지고, 화장수나 파운데이션을 쓸 수 없을 만큼 민감한 상태가 되곤 한다. 목욕을 하고 나오면 금세 피부가 건조해지고, 얼굴은 입을 움직이지 못할 만큼 피부가 당겨서 마치 가면을 쓴 것 같은 상태가 된다. 아로마테라피를 하는 것은 좋아하지만, 이럴 때는 무엇을 발라도 금방 건조해진다. 그런데 아르간 오일을 단독으로 발라보았더니 촉촉한 상태가 유지되고 당기는 느낌이 전혀 없었다. 4~5일 이후부터는 아르간 오일 10ml에 로즈우드와 라벤더를 1방울씩 섞어 사용했는데, 2주 정도 지나자 피부가 부드러워지고 두드러기 같은 것도 없어졌다. 그때부터 아르간 오일은 나의 필수품이 되었다. 최근에는 시판용 무향료 크림에 아르간 오일을 섞어서 사용한 적이 있다. (30대 여성)

햇볕에 탄 피부

피부가 햇볕에 탔을 때는 가벼운 화상을 입었다고 생각하고 에센셜오일을 선택한다. 햇볕에 탄 직후에는 염증을 억제하고 피부를 시원하게 해주는 에센셜오일과 방향 증류수를 사용한다. 미지근한 물로 향기 목욕을 하거나 화장수를 만들어 바르는 방법을 추천한다. 일단 피부가 진정되었으면, 가려움증과 건조함을 누그러뜨리고 피부의 신진대사를 촉진하는 효능이 있는 에센셜오일과 방향 증류수를 사용한다.

추천하는 에센셜오일
로만 캐모마일, 티트리, 페퍼민트, 라벤더, 장미

추천하는 방향 증류수
알로에 수, 페퍼민트 수, 라벤더 수, 장미수

햇볕에 탄 피부용 화장수

피부가 햇볕에 타서 목이나 등에 빨갛게 염증이 생겼을 때, 그래서 목욕도 못하고 눕지도 못하며 누가 만지지도 못하는 상태가 되었을 때 이 화장수를 사용해보자. 스프레이 용기에 화장수를 넣고 수시로 온몸에 분사한다.

라벤더 5방울, 티트리 3방울

페퍼민트 2방울

무수에탄올 10ml, 글리세린 10ml

알로에 수 100ml, 장미수와 페퍼민트 수를 합해서 100ml

만드는 방법 : 무수에탄올에 에센셜오일을 희석한다. 글리세린과 방향 증류수를 다시 넣고 잘 흔들어서 사용한다.

* 알코올이 몸에 잘 맞지 않으면 무수에탄올을 사용하지 말고, 글리세린에 에센셜오일을 잘 섞은 다음에 방향 증류수를 넣는다.

햇볕에 탄 피부용 젤

빨갛게 되었던 피부가 어느 정도 가라앉으면, 이번에는 급격히 건조한 상태로 이어진다. 이때는 보습 효과가 있는 아로마 젤을 만들어 바르도록 하자.

로만 캐모마일 2방울

로즈우드 3방울

라벤더 3방울

알로에 젤 80g, 호호바 오일 20ml

글리세린 10ml

만드는 방법 : 베이스를 모두 잘 섞은 후 다시 에센셜오일을 넣고 잘 섞는다.

* 알로에 젤 대신 젤 베이스(70쪽 참조)를 사용해도 된다.

흉터, 색소 침착, 기미 등의 예방

나이가 들면 28일이었던 피부 재생 주기에 혼란이 일어난다. 이 때문에 멜라닌 색소가 들어 있는 피부세포가 쉽게 떨어져 나가지 않고 표피에 계속 머물러, 이것이 기미나 색소 침착의 원인이 된다.

추천하는 에센셜오일
오렌지, 캐럿시드, 캐모마일(로만, 저먼), 제라늄, 파출리, 프랑킨센스, 네롤리, 라벤더, 레몬, 장미

추천하는 방향 증류수
오렌지플라워 수, 라벤더 수, 장미수

피부 미백용 오일

장미수를 화장솜에 적셔 5분 정도 팩을 한 다음, 색소 침착이 걱정되는 부분에 아주 소량을 바른다. 로즈힙 오일만 발라도 효과가 있다. 그러나 향이 독특하기 때문에 에센셜오일을 섞어서 쓰는 경우가 많다.

제라늄 또는 로즈우드 3방울

레몬 4방울

로만 캐모마일 2방울

캐럿 오일 10ml, 로즈힙 오일 15ml, 호호바 오일 25ml

만드는 방법 : 베이스를 모두 잘 섞은 후에 다시 에센셜오일을 넣고 잘 섞는다.

피부 미백용 점토 팩

네롤리와 라벤더는 피부 표피의 기저층 세포를 활성화하여 새로운 피부세포를 만들어낸다. 가을이 되면서 희고 깨끗한 피부를 되찾고 싶을 때 또는 중요한 날을 앞두고 특별히 피부 관리를 하고 싶을 때 사용하자. 눈 주변을 피해서 얼굴에 골고루 바른 후 5분 정도 있다가 씻어낸다.

네롤리 1방울, 라벤더 1방울

점토(고령토 또는 몬모릴로나이트) 40g

네롤리 수 또는 정제수 적당량, 꿀 1/2~1작은술

만드는 방법 : 점토에 방향 증류수, 에센셜오일, 꿀을 넣고 잘 섞는다. 흘러내리지 않을 정도의 묽기로 반죽한다.

안티에이징(노화 방지)

피부 노화가 걱정되기 시작했다면, 피부 탄력을 되찾아주고 주름과 색소 침착을 막아주는 장미, 네롤리, 로즈메리 버베논, 로즈우드, 만다린 같은 에센셜오일을 사용해보자. 팔마로사나 제라늄처럼 게라니올 성분이 많이 들어 있는 에센셜오일도 좋다.

추천하는 에센셜오일
일랑일랑, 캐럿시드, 제라늄, 네롤리, 팔마로사, 라벤더, 로즈우드, 장미, 로즈메리 버베논, 만다린

추천하는 방향 증류수
알로에 수, 캐모마일 수, 제라늄 수, 팔마로사 수, 장미수

특별한 날의 보디오일

장미를 사용한 최고의 오일이다. 계속해서 사용하면 5년 후 또는 10년 후에 그 차이가 피부로 나타날 것이다.

오렌지 또는 취향에 맞는 에센셜오일 4방울

샌들우드 3방울

로즈 오토 3방울

호호바 오일 20ml, 마카다미아너트 오일 20ml

아보카도 오일 또는 아르간 오일 10ml

만드는 방법 : 베이스에 에센셜오일을 넣고 잘 섞는다.

* 오렌지는 스위트나 비터, 어느 쪽이든 상관없다.

노화 방지 화장수

피부의 탄력과 윤기를 되찾아줄 뿐 아니라, 밝고 즐거운 기분으로 내면의 아름다움을 이끌어낼 수 있게 도와주는 화장수다.

장미 또는 네롤리 2방울

프랑킨센스 1방울

만다린 2방울

팔마로사 1방울

무수에탄올 10ml, 장미수 또는 알로에 수 80ml

글리세린 10ml

만드는 방법 : 무수에탄올에 에센셜오일을 희석한다. 글리세린과 방향 증류수를 넣고 잘 흔들어서 사용한다.

아이크림

눈 주위가 건조해지고 잔주름이 생기는 듯할 때 사용해보자. 장미수를 화장솜에 적셔 5분 정도 팩을 한 다음에 넓게 펴 바른다.

로즈우드 2방울

제라늄 1방울

라벤더 1방울

밀랍 6g, 시어버터 5g

호호바 오일 10ml, 로즈힙 오일 10ml, 장미수 3ml

만드는 방법 : 81쪽의 밀랍 크림 만드는 법을 참조한다.

아로마 체험기

아로마는 남성에게도 좋다

수세미오이 로션 60ml에 장미와 라벤더 에센셜오일을 2방울씩 섞어서 온몸에 바르고 있다. 보습 효과가 뛰어나고, 신선한 인상을 줄 수 있어서 좋다. 아내도 "노인 냄새가 아니라 장미나 라벤더 향기가 나니까 좋다"고 한다. 피부가 건조해서 로션만큼은 예전부터 쓰고 있었지만, 지금은 늘 에센셜오일까지 섞어서 사용하고 있다. 에센셜오일은 아내가 사용하고 있는 것 중에서 선택한다. 처음에는 "남자가 장미라니……"라는 생각에 망설였는데, 향기도 좋고 상쾌하고 기분이 좋아서 그냥 쓰기로 했다. 아로마에 흥미가 생겨서, 시칠리아에 여행을 갔을 때는 오렌지 꽃을 소금에 절여서 만든 입욕제를 선물로 사오기도 했다. 가끔 레몬그라스를 휴지에 1방울 떨어뜨려서 베개 밑에 놓고 자기도 한다. 30년 전 태국에서 근무한 적이 있는데, 그 시절이 아련하게 떠오르는 향기다. (70대 남성)

모발 관리

모발이 건강하려면 모공에 쌓여 있는 더러움을 제거하고 두피의 혈액순환을 촉진하는 등 두피 관리를 잘해야 한다. 매일 모발과 두피를 손질할 때, 다음에 소개하는 에센셜오일을 중심으로 점토와 방향 증류수를 함께 사용해보자.

추천하는 에센셜오일

- **비듬, 가려움증 제거** 티트리, 제라늄, 샌들우드, 아틀라스 시더우드, 라벤더, 유칼립투스
- **머리카락을 잘 자라게 하는 효과** 편백, 아틀라스 시더우드, 페퍼민트, 오렌지, 유자, 레몬, 로즈메리
- **기름기 많은 두피** 클라리세이지, 제라늄, 레몬그라스, 티트리, 머틀, 만다린
- **민감성 두피** 라벤더, 로만 캐모마일, 로즈우드
- **손상된 모발** 일랑일랑, 팔마로사, 제라늄, 로즈우드, 샌들우드, 레몬그라스

추천하는 식물성 오일 올리브 오일, 동백 오일, 참깨 오일, 호호바 오일

방향 증류수 알로에 수, 나한백수, 페퍼민트 수, 로즈메리 수

부스스한 모발용 오일

샴푸를 하기 전에 손가락 끝에 오일을 묻혀 두피와 머리카락에 잘 바른 다음, 스팀타올을 두르고 랩을 씌워둔다. 10분 정도 지난 후에 따뜻한 물로 헹구고, 평소와 같이 샴푸를 한다. 이때 린스는 하지 않아도 된다.

팔마로사 3방울, 일랑일랑 2방울, 제라늄 3방울

호호바 오일 50ml

만드는 방법 : 베이스에 에센셜오일을 넣고 잘 섞는다.

* 호호바 오일 대신에 참깨 오일이나 동백 오일, 올리브 오일을 사용해도 된다.

브러싱용 스프레이

브러싱을 하기 전에 이 스프레이를 뿌리면 머리를 빗기가 쉬워진다. 모근 가까이 뿌리면 헤어토닉 효과도 얻을 수 있고, 머리카락이 눌려 있을 때는 모양도 바로잡을 수 있다.

로즈메리(버베논 또는 시네올) 3방울

제라늄 2방울, 레몬그라스 1방울

무수에탄올 10ml, 알로에 수 90ml, 호호바 오일 5ml

만드는 방법 : 무수에탄올에 에센셜오일을 희석한다. 알로에 수를 넣고 잘 흔들어서 사용한다. 알코올이 맞지 않으면 무수에탄올 대신 알로에 수를 100ml로 맞춘다.

찰랑거리는 아로마 린스

샴푸용 비누를 쓰고 난 후, 머리카락의 상태를 부드럽게 만들어주는 린스다. 에센셜오일에 린스 효과가 있어 머리카락이 찰랑찰랑해진다. 식초와 에센셜오일이 머리카락의 pH 균형을 바로잡아준다.

제라늄 6방울, 오렌지(스위트 또는 비터) 8방울

일랑일랑 4방울, 레몬그라스 3방울

사과식초 500ml, 호호바 오일 10ml, 글리세린 10ml

만드는 방법 : 호호바 오일에 에센셜오일을 희석한다. 글리세린과 사과식초를 넣고 잘 섞는다.
사용법 : 머리를 감고 대야에 따뜻한 물을 받아 아로마 린스 20ml 정도를 넣은 뒤 머리카락을 골고루 헹구고 나서 씻어 낸다.

* 식초 냄새가 싫다면, 구연산 50g에 글리세린 20ml과 정제수 500ml를 섞어서 만들어보자. 정제수 대신 세이지, 로즈메리, 레몬그라스 같은 허브티를 진하게 우려내어 사용해도 좋다.

딥클렌징 샴푸

2주일에 한 번 정도 사용하자. 점토는 모공 깊숙한 곳에 남아 있는 더러움이나 피지, 스타일링 제제 등을 확실하게 제거해주고, 에센셜오일 성분이 잘 스며들게 도와준다. 모근을 활성화하고 머리카락을 잘 자라게 하는 에센셜오일을 블렌딩하여 만든다.

로즈메리(버베논 또는 시네올) 3방울

만다린 4방울, 페퍼민트 2방울

무향료 샴푸 20ml, 점토(가슬 또는 몬모릴로나이트) 10g

정제수 적당량

만드는 방법 : 점토를 용기에 담고 정제수를 넣어 잘 갠다. 여기에 샴푸와 에센셜오일을 넣고 다시 잘 섞는다.

* 사용하기에 편한 정도의 묽기가 되도록 정제수와 샴푸의 양을 조절하여 섞는다. 보존 기간은 2주일이며 냉장고에 보관한다. 곰팡이가 생기기 쉬우므로 주의한다.

몸과 마음 편 10 응급처치

아로마 구급상자를 마련해두면, 넘어졌다든지 손가락을 칼에 베었다든지 하는 사소한 상처에 요긴하게 사용할 수 있다. 필요할 때 재빨리 응급처치에 쓸 수 있도록 에센셜오일과 소독용 에탄올을 비롯해 멸균 거즈와 용기, 가위 등을 준비해놓도록 하자.

아로마 구급상자 준비해두면 좋은 것을 소개하면 다음과 같다.
에센셜오일 : 커모마일, 티트리, 페퍼민트, 헬리크리섬, 라벤더, 장미, 유칼립투스 라디아타 등
캐리어오일 : 아르니카 오일, 칼렌둘라 오일, 세인트존스워트 오일
기타 : 소독용 에탄올, 멸균 거즈, 붕대, 탈지면, 면봉, 마스크, 가위, 핀셋, 반창고, 스프레이 용기, 크림 용기 등

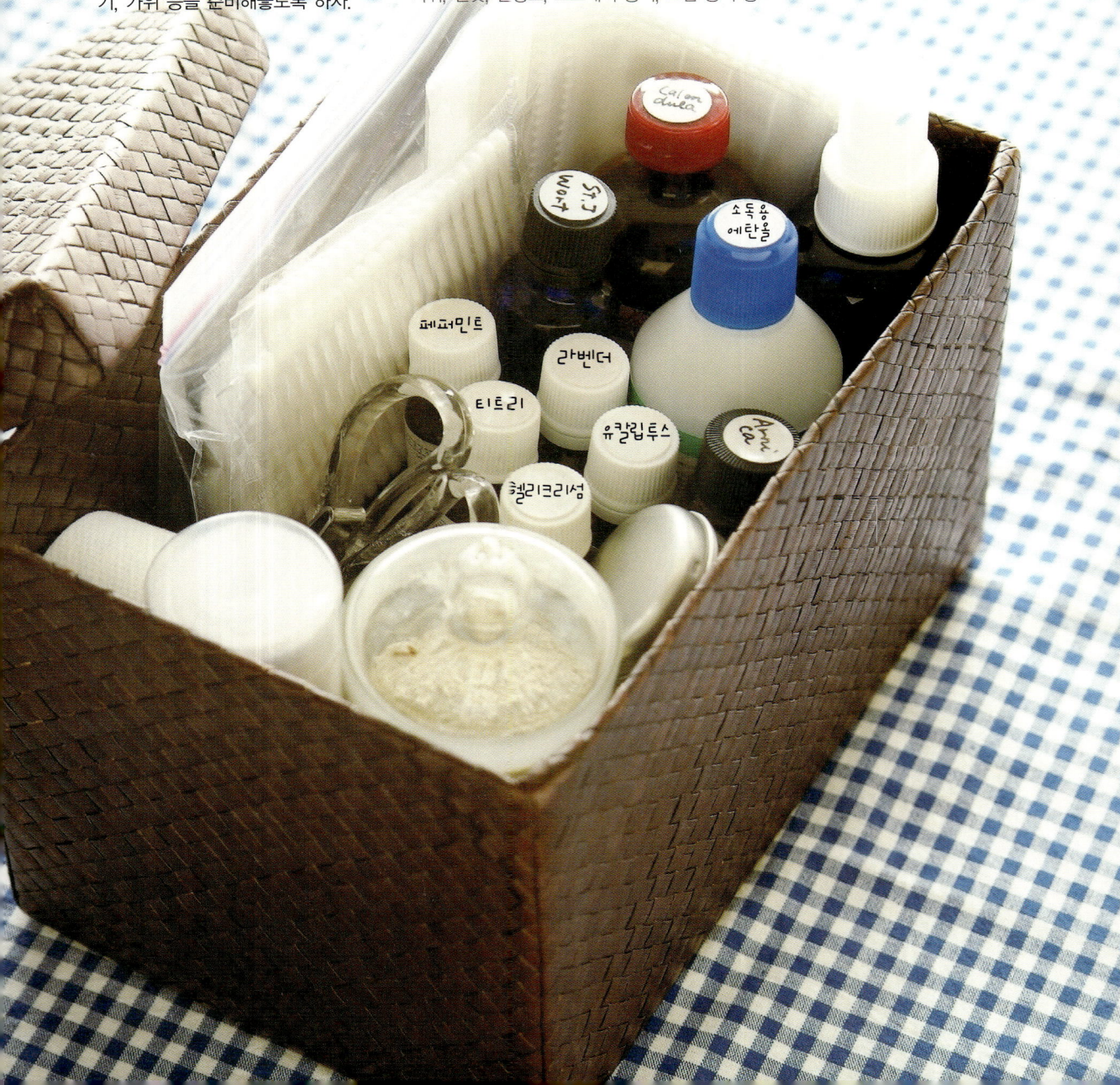

아로마테라피 포인트

가능한 한 빨리 에센셜오일을 바른다. 에센셜오일은 정신 진정 작용, 통증과 염증을 완화하는 작용, 상처에 세균이 감염되는 것을 방지하는 작용, 피부세포 재생을 촉진하여 상처를 빨리 아물게 하는 작용, 면역 기능을 활성화하는 작용이 있는 것을 선택한다. 가장 포괄적으로 효과를 발휘하는 것으로는 트루 라벤더(True Lavender)라고 부르는 라벤더 앙구스티폴리아를 들 수 있다. 그러나 심한 통증이나 고열이 있을 때, 상처 부위가 크거나 중증 화상의 경우에는 의사의 진료를 받아야 한다. 아로마테라피에는 한계가 있다는 것을 항상 잊지 말자.

- 상처를 살균 소독하고 세균이나 바이러스에 감염되는 것을 예방한다(항균, 항바이러스).
- 통증과 염증을 완화하고 상처가 빨리 아물게 한다(항염증, 상처 치유 촉진, 반흔 형성 촉진, 혈종 억제).
- 불안감을 덜어주고 충격을 가라앉힌다(항불안, 진정, 정신 안정, 유사 코티손 작용).

알아보자 01

구급상자에 티트리와 라벤더 에센셜오일을 상비해두는 경우를 보았다. 에센셜오일이 응급처치 수단으로 사용될 수 있을까?

아로마테라피는 의료 행위 대신 사용할 수 없다. 그러나 갑자기 부상을 당했거나 타박상, 열상 등을 입었는데 아무것도 없어서 곤란할 때는 소염진통제, 지혈제, 소독약 역할을 대신할 수 있다. 또 아로마 향기는 정신적인 안정을 되찾아주고 당장 벌어진 일에 침착하게 대응할 수 있는 마음의 여유를 가져다주는 부차적인 효과를 발휘한다.

자주 일어나는 증상과 그때 사용하면 좋은 오일

메스꺼움, 구토, 멀미
어른 : 바질, 페퍼민트, 레몬, 로즈메리 버베논
어린아이 : 로만 캐모마일, 페티그레인, 만다린

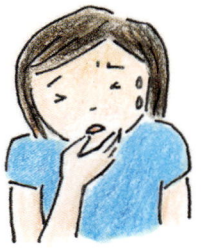

치통
클로브, 티트리, 페퍼민트
* 가능한 한 빨리 치과에 가자. 아로마테라피로는 치료할 수 없다.

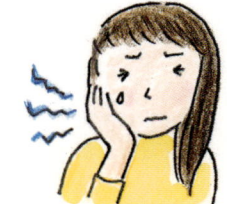

한두 가지 준비해놓으면 아주 요긴하게 쓰인다!

충격, 정신적인 동요
사이프러스, 로만 캐모마일, 베르가모트, 라벤더

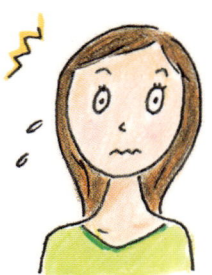

두통
멜리사, 라벤더, 페퍼민트, 로즈메리, 장미
* 심한 두통은 심각한 병일 수도 있으니 주의하자.

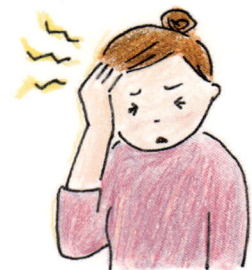

부상을 당했거나 상처가 생겼을 때, 타박상이나 화상을 입었을 때의 응급처치에 유용한 에센셜오일과 레시피는 232쪽과 233쪽을 참조할 것!

다치거나 상처가 났을 때의 응급처치

항균 작용, 항바이러스 작용, 반흔 형성 촉진 작용을 하는 에센셜오일과 물로 상처를 씻어낸다. 상처 부위의 감염을 예방하고 세포를 활성화하여 빨리 아물도록 도와준다. 피가 날 때는 지혈 작용과 피부 수렴 작용을 하는 에센셜오일과 방향 증류수를 사용한다. 라벤더는 트루 라벤더를 사용한다.

추천하는 에센셜오일

- 출혈이 있을 때 : 제라늄, 라벤더, 레몬, 사이프러스, 록로즈, 하마멜리스 방향 증류수
- 소독, 상처 치유 촉진 : 라벤더, 티트리, 칼렌둘라 팅크처

상처 소독

소독약이 없을 때 응급처치용으로 사용할 수 있는 레시피다. 용기를 잘 흔들어서 상처를 씻어낸다.

라벤더 5방울

생수 500ml

만드는 방법 : 페트병의 생수에 라벤더를 넣고 잘 흔들어서 사용한다.

찰과상과 열상용 스프레이

상처에 라벤더 에센셜오일 1방울을 직접 떨어뜨려 바른다. 칼 같은 것에 베여 피가 날 때는 레몬, 사이프러스, 하마멜리스 방향 증류수를 섞어서 환부에 직접 스프레이한다. 상처에 붙이는 반창고에도 라벤더를 1방울 떨어뜨린다.

라벤더 6방울

티트리 4방울

레몬 또는 로즈우드 3방울

무수에탄올 5ml

정제수(또는 하마멜리스 방향 증류수) 45ml

만드는 방법 : 무수에탄올에 에센셜오일을 희석한다. 정제수를 넣고 잘 흔들어서 사용한다.

* 어린아이한테 쓸 경우에는 에센셜오일을 라벤더와 티트리만 넣고, 에탄올과 물의 양은 두 배로 늘려서 만든다.

지혈용 거즈

상처가 작은 경우에는 에센셜오일을 떨어뜨린 거즈나 칼지면을 상처에 붙인다. 상처가 넓은 경우에는 장미수나 하마멜리스 수에 에센셜오일을 섞어서 환부 전체에 스프레이한다.

제라늄 2방울

라벤더 1방울

록로즈 1방울

만드는 방법 : 거즈나 탈지면에 에센셜오일을 떨어뜨리고 상처에 붙인다.

* 장미수나 하마멜리스 수 100ml(각각 50ml씩 섞어도 좋다)에 위의 에센셜오일을 섞은 후 잘 흔들어서 환부에 스프레이해도 좋다.

코피가 날 때의 냉찜질과 마사지 오일

코피가 멎지 않을 때는 코뼈 위쪽을 냉찜질하고, 코 안쪽으로는 오일을 발라 안팎으로 응급처치를 한다.

제라늄 1방울

라벤더 1방울

록로즈 1방울

찬물 적당량

아르니카 오일(또는 다른 식물성 오일) 5방울

탈지면

만드는 방법 : 대야에 찬물을 넣고 에센셜오일을 떨어뜨린 다음, 탈지면에 적셔서 냉찜질을 한다. 아르니카 오일을 면봉이나 휴지에 묻혀 코 안쪽에 바른다.

* 에센셜오일은 가지고 있는 것만 사용해도 된다.

화상, 타박상, 염좌의 응급처치

화상, 타박상, 염좌의 경우에는 부종, 통증, 염증이 동반된다. 환부를 차게 식혀서 염증을 억제하고 통증을 완화해주는 에센셜오일을 사용하자. 화상을 입었을 때는 항균 작용과 반흔 형성 촉진 작용을 하는 것을 함께 사용한다. 상처가 빨리 아물고, 덧나거나 흉터가 생기는 것을 최소화할 수 있다. 타박상에는 마취 작용이 있는 페퍼민트, 소염 진통 효과가 뛰어난 자작나무, 헬리크리섬을 사용하자.

추천하는 에센셜오일

- **화상, 햇볕에 탔을 때** : 라벤더, 티트리, 페퍼민트, 장미수
- **부종, 내출혈, 통증** : 라벤더, 자작나무, 헬리크리섬, 페퍼민트, 유칼립투스(시트리오도라, 글로불루스)

화상 응급처치

화상을 입었을 때는 즉시 찬물 등으로 차게 식힌 후 에센셜오일 원액을 바른다. 화끈거리는 통증이 완화되고 물집이 심하게 생기는 것을 막을 수 있다. 이 응급처치는 음식을 만들거나 다림질을 하다가 입은 작은 화상, 피부 표면이 빨갛게 되었거나 작은 물집이 생기는 정도의 화상에 한한다. 에센셜오일은 사용하기 전에 반드시 트루 라벤더인지 확인한다. 어른의 경우에는 스파이크 라벤더(Spike Lavender)도 효과가 있다.

라벤더 1방울

만드는 방법 : 원액 1방울을 환부에 바른다.

* 어린아이에게는 라벤더 10방울을 식물성 오일이나 장미수 5ml(1작은술 정도)에 희석하여 바른다.
* 얼음물에 라벤더를 2방울 떨어뜨리고 환부를 담가, 직접 열을 식히는 방법도 좋다.

타박상과 염좌용 오일

타박상이나 염좌가 생긴 직후에는 라벤더나 헬리크리섬 원액을 1방울씩 떨어뜨려 펴 바른다(어린아이는 라벤더만 사용한다). 이어서 얼음물이나 보냉 팩 등으로 환부를 차게 식힌 후, 아래 레시피의 오일을 여러 차례 바른다. 내출혈로 인한 멍, 통증, 부종을 방지하는 데 효과가 있다.

헬리크리섬 2방울

라벤더 2방울

유칼립투스 라디아타 2방울

아르니카 오일(또는 다른 식물성 오일) 20ml

만드는 방법 : 식물성 오일에 에센셜오일을 넣고 잘 섞는다.

* 어린아이에게 사용하는 경우에는 에센셜오일의 양을 절반으로 줄인다.

벌레에 물렸을 때

벌레에 물리는 것을 미리 예방하려면 피부나 옷에 벌레가 싫어하는 향기를 묻혀놓는다. 일단 벌레에 물렸을 때는 곧바로 독을 해독하고 중화하며 염증과 가려움증을 억제하는 에센셜오일을 사용한다. 상처가 부어오르는 것을 최소화하고 가려움도 크게 줄일 수 있다. 라벤더는 트루 라벤더를 사용한다.

추천하는 에센셜오일

클로브, 제라늄, 티트리, 페퍼민트, 유칼립투스 시트리오도라, 라벤더, 장미

벌레 물린 데 바르는 젤

모기, 진드기, 날벌레 같은 것에 물렸을 때는 아래의 레시피로 만든 젤 또는 티트리나 라벤더 원액을 1방울 바르자. 가려움이나 염증이 심해지는 것을 막을 수 있다. 야외에 나갈 때 가지고 다니면 매우 편리하다.

라벤더 10방울, 티트리 10방울

제라늄 또는 유칼립투스 시트리오도라 2방울

호호바 오일 10ml, 알로에 젤 20g

만드는 방법 : 알로에 젤과 호호바 오일을 함께 넣고 거의 흰색이 될 때까지 잘 섞는다. 여기에 다시 에센셜오일을 넣고 잘 섞는다.

* 6세 이하의 어린아이용을 만들 때는 에센셜오일의 양을 절반으로 줄인다.
* 베이스로 밀랍 연고 30g을 사용해도 좋다.

벌레 퇴치용 스프레이

모기나 벌레가 싫어하는 향기를 블렌딩한다. 긴 소매에 긴 바지를 입어도 옷소매로 벌레가 들어올 수 있으니, 손목이나 발목에 여러 차례 잘 뿌리자. 말라리아 모기가 있는 더운 지방을 여행하는 사람들에게 환영받는 레시피다.

유칼립투스 시트리오도라 8방울, 라벤더 8방울

제라늄 4방울, 클로브 3방울

무수에탄올 10ml, 정제수 90ml

만드는 방법 : 무수에탄올에 에센셜오일을 희석한다. 정제수를 넣고 잘 흔들어서 사용한다.

* 클로브를 줄이고 다른 에센셜오일을 1방울씩 늘려서 만들어도 좋다.

가족과 생활 **편**

1 아기와 아이의 아로마

불면, 불안, 스트레스

환경의 변화를 비롯해서 친구관계나 일상생활에서 일어나는 일들에 잘 적응하는 아이들도 뭔가 표현하지 못하고 마음에 쌓인 것이 있게 마련이다. 그것이 복통이나 불면, 발작적인 신경질 등으로 드러나는 경우가 있다. 이럴 때는 만다린이나 로만 캐모마일 등이 유용하게 쓰인다.

추천하는 에센셜오일

오렌지(스위트, 비터), 로만 캐모마일, 네롤리, 만다린, 벤조인, 라벤더, 로즈우드, 장미

마음을 편안하게 해주는 오일

충격받은 일이 있었거나 스트레스를 받고 있는 듯이 보일 때 사용한다. 천천히 이야기를 들어주면서 배를 어루만져주면 더 좋다. 아기에게는 식물성 오일만 사용한다.

만다린 3방울

로즈우드 2방울 또는 장미 1방울

캐리어오일 50ml(또는 식물성 오일 25ml, 무향료 로션 25ml)

만드는 방법 : 베이스에 에센셜오일을 넣고 잘 섞는다.

변비나 설사에 좋은 약손 처방

변비가 있을 때는 배에 손을 대고 시계 방향으로 원을 그리며 부드럽게 마사지를 한다. 설사를 할 때는 뜨거운 물에 에센셜오일을 떨어뜨린 다음 수건에 적셔, 배에 올려놓고 따뜻하게 해준다.

라벤더 2방울

로만 캐모마일 또는 네롤리 1방울

호호바 오일 50ml

만드는 방법 : 베이스에 에센셜오일을 넣고 잘 섞는다.

밤에 갑자기 울 때, 투정을 부릴 때

긴장과 불안을 가라앉히는 향기를 부드럽게 확산시켜보자. 아이에게 본래의 밝고 명랑한 모습을 되찾아줄 것이다. 밤에 갑자기 아기가 울 때 또는 아이가 투정을 부릴 때 써보면 좋다. 그림책을 읽어주면서 은은하게 향기를 띄우는 것도 좋은 방법이다.

로만 캐모마일 또는 라벤더 1방울

만다린 또는 오렌지 2방울

만드는 방법 : 전기식 아로마 라이트로 향기를 확산시키거나, 휴지나 화장솜 등에 에센셜오일을 떨어뜨려 방 안에 둔다.

* 아이들이 직접 만지지 않도록 주의한다.

아로마 체험기

"아이가 족욕으로 활기를 되찾았다"

아이(4세)가 아침마다 배가 아프다면서 어린이집에 가지 않으려 했다. 실제로 변이 묽고 설사 기운이 있었다. 억지로 보내려 하면 울고불고 난리를 쳐서 어떻게 할 도리가 없는 날도 있었다. 어린이집에서 밥을 먹기 싫다고도 하고, 선생님이 무섭다고도 했다. 어느 날 어린이집에서 족욕을 한다고 하기에 스코치파인으로 족욕을 할 수 있게 준비해주었다. 밤에는 아이와 함께 라벤더, 로만 캐모마일, 만다린 등으로 마사지도 하고 향기 목욕도 했다. 얼마 후에는 아이가 씩씩하게 어린이집에 다니게 되었다. 어느새 아이는 야구를 좋아하는 초등학교 4학년이 되었다. 지금도 몸 상태가 안 좋다 싶을 때는 아로마와 허브를 활용하고 있다.

(30대 여성)

아로마테라피 포인트

휴식과 예방 중심으로 실시한다. 아이들에게는 에센셜오일보다 부드럽게 작용하는 방향 증류수가 피부에도 자극이 없고 좋다. 유칼립투스 글로불루스나 로즈메리 캠퍼처럼 자극성이 강한 에센셜오일은 사용하지 않는다. 희석 농도도 어른용에 비해 더 묽게 해서 사용한다. 또 어린아이가 혼자서 에센셜오일을 만지는 일이 없도록 보관 장소에도 신경 써야 한다.

- 세균이나 바이러스에 감염되지 않도록 보호하고, 기침이나 가래를 가라앉힌다(항균, 항바이러스, 거담, 진해).
- 몸을 따뜻하게 하고 면역 기능을 활성화하여 자연 치유력을 높인다(면역력 강화, 소화 촉진, 혈액순환 촉진).
- 불안과 긴장을 가라앉히고 안정감을 준다(진정, 항불안, 행복감 증진, 정신 안정).

감기

티트리와 머틀 그리고 유칼립투스 중에서도 자극성이 적은 라디아타를 중심으로 블렌딩한다. 향기 확산법과 함께 아로마 크림이나 연고를 사용하면, 심한 기침이나 가래를 가라앉힐 수 있고 회복도 앞당길 수 있다. 페퍼민트는 자극성이 강해서 아이에게는 사용하지 않는다.

추천하는 에센셜오일
로만 캐모마일, 티트리, 머틀, 유칼립투스 라디아타, 라빈트사라, 로즈우드, 라벤더, 만다린

감기용 아로마 연고

목과 가슴에 바른다. 아이들은 귀가 아프다고 하는 경우가 많으니 귀 아래쪽에도 발라준다. 열이 날 때는 유칼립투스 라디아타를 찬물에 떨어뜨리고 수건에 적셔서 닦아준다. 몸을 살짝 일으켜 등을 가볍게 두드려주면 가래를 배출하는 데에도 도움이 된다.

유칼립투스 라디아타 6방울, 티트리 2방울, 로만 캐모마일 1방울 또는 라벤더 2방울

밀랍 연고 50g

만드는 방법 : 베이스에 에센셜오일을 넣고 잘 섞는다.

* 베이스로 시판용 무향료 크림 50g을 사용해도 좋다.

실내 공기 정화용 향기 확산법

실내 공기를 정화해주는 향기 좋은 레시피다.

만다린 2방울

머틀 2방울

로즈우드 2방울

만드는 방법 : 전기식 아로마 라이트로 향기를 확산시키거나 휴지나 화장솜 등에 에센셜오일을 떨어뜨려 방 안에 둔다.

* 아이들이 직접 만지지 않도록 주의한다.

코와 목에 바르는 젤

젤은 로션이나 오일보다 사용감이 가볍고 산뜻하다. 바르면 바로 보송보송해지므로, 잠옷 등을 입고 있을 때 코 주위나 목에 바르기가 편리하다.

머틀 3방울

로즈우드 또는 라벤더 2방울

라빈트사라 1방울

젤 베이스 22g, 호호바 오일 3ml

타임 리날로올 방향 증류수 3ml

만드는 방법 : 베이스에 에센셜오일을 넣고 잘 섞는다.

* 타임 리날로올 방향 증류수가 없으면, 호호바 오일의 양을 두 배로 늘리거나 가지고 있는 다른 방향 증류수를 사용한다. 베이스로 밀랍 연고 30g을 사용해도 좋다.

아로마 체험기

티트리와 유칼립투스의 뛰어난 양치 효과

아이가 둘(각 6세, 10세) 있다. 우리 가족은 목이 아플 때면 언제나 티트리와 유칼립투스 라디아타를 1방울씩 떨어뜨린 물로 양치를 하는 습관이 있다. 남편은 편도선이 약해서 포비돈요오드액으로 양치를 해왔다. 아로마 마니아인 나의 의견을 반신반의하더니, 아이들이 아로마로 양치하는 것을 보고 그 효과를 인정하게 되었다. 지금은 남편도 아로마로 양치를 한다. 감기 예방 효과도 있어서 작년에는 우리 가족 모두 감기에 걸리지 않고 지나갔다. (30대 여성)

가족과 생활 편 **2**

입원 중의 아로마

자기 자신은 물론이고 가족 중에 누군가 병원에 입원하게 되었다면, 병실에서 편안히 쉴 수 있는 향기를 사용해보자. 침대 주변을 소독하거나 발 마사지를 할 수 있는 정도의 간단한 아로마 세트를 소개한다.

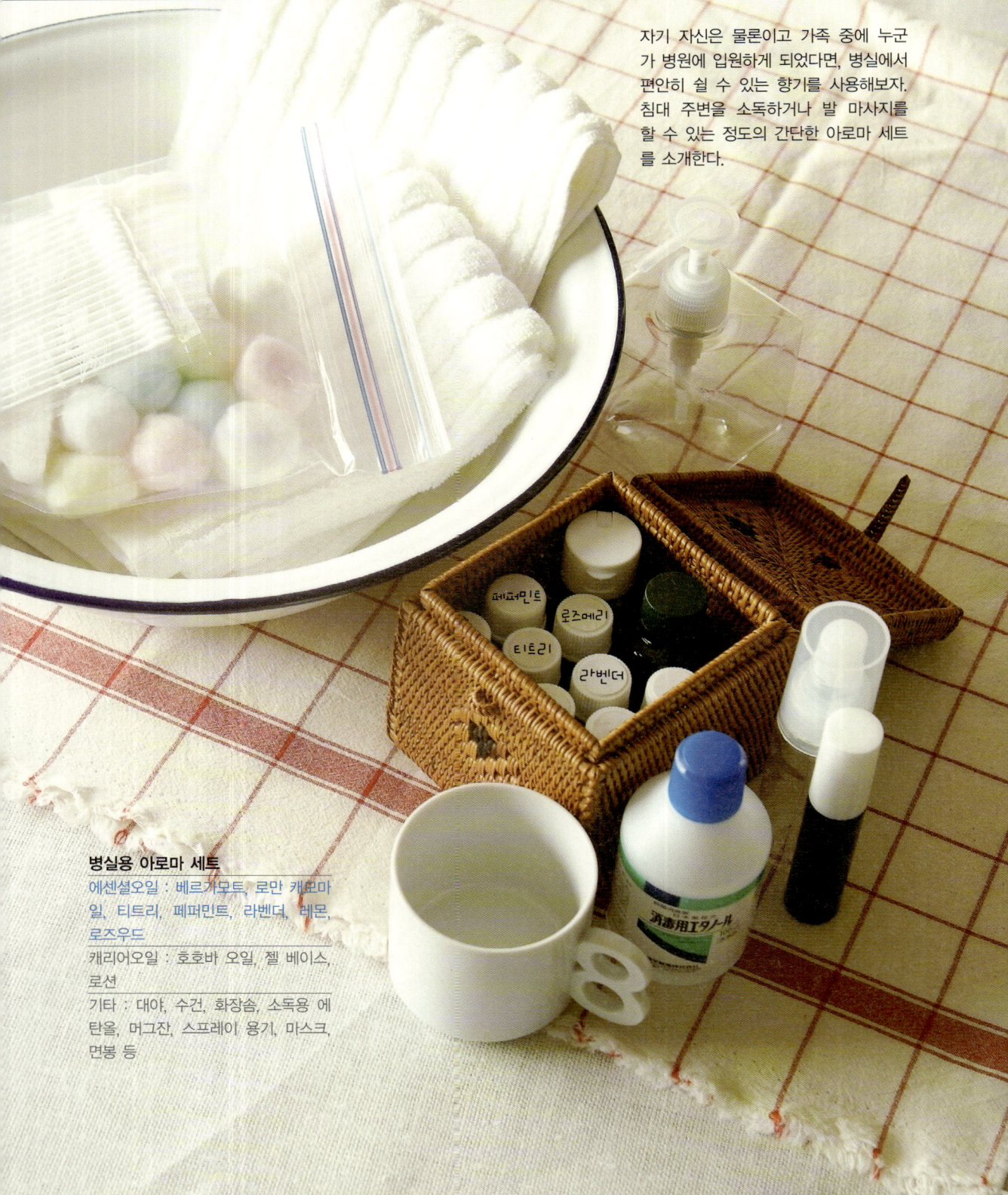

병실용 아로마 세트
에센셜오일 : 베르가모트, 로만 캐모마일, 티트리, 페퍼민트, 라벤더, 레몬, 로즈우드
캐리어오일 : 호호바 오일, 젤 베이스, 로션
기타 : 대야, 수건, 화장솜, 소독용 에탄올, 머그잔, 스프레이 용기, 마스크, 면봉 등

아로마테라피 포인트

기분 좋은 향기는 환자뿐만 아니라 돌봐주는 사람의 마음도 편안하게 만들어준다. 만다린이나 베르가모트, 라벤더는 조금만 떨어뜨려도 무겁게 가라앉아 있던 분위기가 가볍게 살아나고, 유칼립투스나 티트리는 병실의 공기를 깨끗하게 정화해준다. 다인실인 경우에는 다른 환자를 고려하여, 향기가 오래 남지 않고 가볍게 쓸 수 있는 에센셜오일을 고르도록 하자.

- 세균, 바이러스, 진균 등의 감염을 막는다(항균, 항바이러스, 항진균).
- 면역 기능을 활성화하여 자연 치유력을 높인다(면역 기능 강화, 소화 기능 촉진, 혈액순환 촉진, 가온).
- 마음 편히 쉴 수 있는 시간을 만든다(진정, 진통, 행복감 증진, 정신 안정).

편안한 마음으로 기분 전환을 할 때

병실에서 기분 전환을 할 때 아로마를 사용하는 것은 도움이 되지만, 이때는 담당 의사나 간호사에게 미리 알리는 것이 좋다. 또 다인실일 때는 다른 환자도 배려해야 한다. 에센셜오일은 기분 전환에 도움이 되는 것, 피부 관리에 좋은 것, 항균 작용을 하는 것 등을 추천한다.

추천하는 에센셜오일

병실용 아로마 세트에 소개한 것들, 오렌지, 네롤리, 만다린, 유자, 팔마로사, 유칼립투스(글로불루스, 라디아타), 사이프러스

향기 목욕, 족욕, 수욕

목욕, 족욕, 수욕을 할 때 에센셜오일을 사용하면 기분 전환은 물론이고 스트레스 해소에도 도움이 된다. 또 데오도란트 효과나 항균 작용으로 몸을 더욱 청결하게 유지할 수 있다. 그 밖에 몸을 따뜻하게 유지할 수 있어서 숙면을 취하는 데에도 도움이 된다.

라벤더 또는 만다린 2방울

로즈우드 2방울

에센셜오일 희석용 유화제(배스밀크 등) 2~3ml

만드는 방법 : 유화제에 에센셜오일을 넣고 잘 섞은 다음 뜨거운 물에 잘 푼다.

* 에센셜오일의 양은 합계 3~4방울로 한다.
* 물의 온도는 족욕과 수욕이 40~42°C, 목욕은 39~40°C가 적당하다.

몸을 닦을 때 쓰는 아로마 물수건

물수건으로 몸을 닦을 때, 가끔은 기분 전환 삼아서 에센셜오일을 사용해볼 것을 권한다. 취향에 맞는 에센셜오일을 뜨거운 물에 떨어뜨리고 수건에 적셔서 몸을 닦는다.

라벤더 2방울

스위트 오렌지 또는 티트리 2방울

뜨거운 물

만드는 방법 : 대야에 뜨거운 물을 담고 에센셜오일을 떨어뜨린 후 수건을 적셔서 몸을 닦는다.

* 에센셜오일은 합계 3~4방울로 한다. 물수건으로 몸을 닦을 때는 수건의 온도가 금세 떨어져 차가워질 수 있으므로 물의 온도를 약간 뜨겁게 하는 것이 좋다.

이럴 때도 아로마는 쓸모가 있다!

병원에 있을 때는 아로마가 도움이 되는 경우가 의외로 많다. 방법도 초간단! 휴지에 2방울 정도 떨어뜨려서 향기를 맡으면 된다.

- 진료나 처치를 받기 전에 긴장을 풀 때
스위트 오렌지, 로만 캐모마일, 라벤더 등이 효과가 있다.
- 식욕이 별로 없고 속까지 안 좋고 메스꺼울 때
오렌지, 그레이프프루트, 레몬 등의 감귤류가 좋다.
- 가래가 심할 때
가래 배출을 도와주는 것으로는 유칼립투스(글로불루스, 라디아타), 티트리, 라벤트사라, 페퍼민트가 있다.

가족과 생활 편 **3** # 동물의 아로마

보통 때는 입욕제 대신에 보온 작용, 냄새 제거 작용, 더러움을 씻어내는 작용을 하는 점토만을 사용한다. 피부염이나 상처가 있을 때는 에센셜오일을 1방울 추가하자. 애완동물의 배를 받쳐주고 다리만 따뜻한 물에 잠기도록 한다.

따뜻한 점토 입욕제
라벤더, 티트리, 만다린 가운데 한 가지 1방울
점토 1~1.5큰술(약 30g), 따뜻한 물
만드는 방법 : 따뜻한 물에 점토를 풀고 잘 섞는다. 다른 증상이 있으면 에센셜오일도 추가한다.
* 대야를 사용한다.
* 귀가 따뜻해지면 꺼내서 물기를 잘 닦아준다.

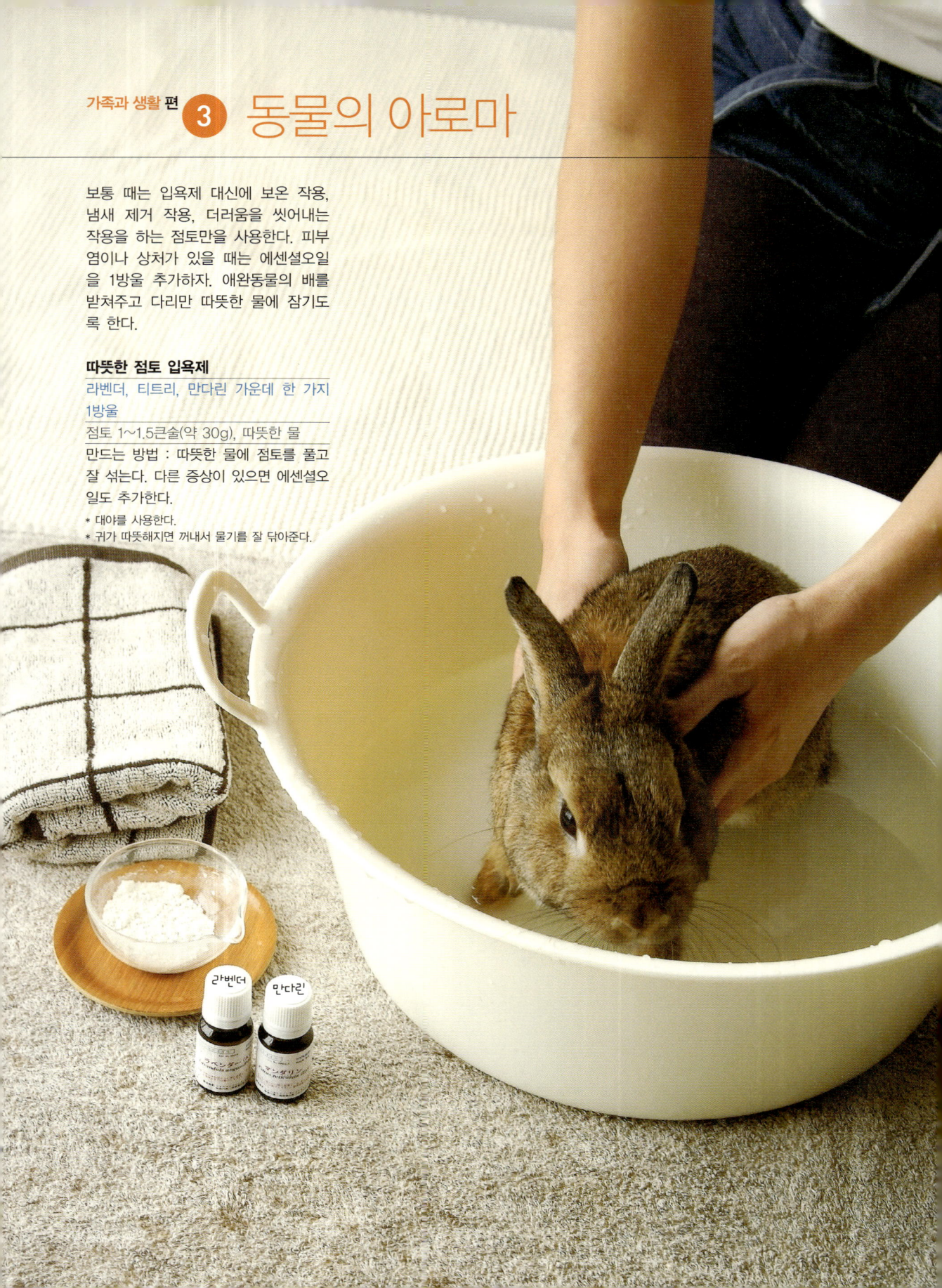

아로마테라피 포인트

개나 고양이, 토끼 등은 후각이 인간에 비해 훨씬 발달되어 있다. 환기를 충분히 하고, 향을 갑자기 코에 들이대거나 하지 않는다. 동물에게 사용할 경우에는 낮은 농도에서 시작해, 반응을 봐가면서 조절하도록 한다. 집이나 우리, 배변 용기를 청소하면서 에센셜오일을 사용했을 때도 마찬가지다. 동물이 스스로 안으로 들어가려 하면 문제가 없지만, 대개는 향이 다 사라진 다음에 들여보내는 것이 좋다.

- 세균, 바이러스, 진균 등의 감염을 막는다(항균, 항바이러스, 항진균).
- 몸의 기능을 활성화하여 자연 치유력을 높인다(스트레스 완화, 면역 기능 강화, 혈액순환 촉진, 소화 기능 촉진).
- 진드기, 벼룩, 모기를 퇴치하고 피부 건강을 지킨다(곤충 퇴치, 상처 치유, 피부를 부드럽게 하는 작용, 보온).

동물에게 아로마를 행할 때 주의할 점

진한 농도의 에센셜오일은 동물에게 오히려 스트레스가 된다. 농도는 기본적으로 0.1~0.3%(특히 새끼이거나 몸집이 작은 동물은 더 민감하므로 0.05% 이하로 한다)로 조절하고, 코 쪽이 아니라 등부터 적용하도록 한다. 보통 때는 식물성 오일, 허브 팅크처, 방향 증류수를 중심으로 사용한다. 증상에 따라서는 에센셜오일도 사용하며, 종류와 농도를 바꿔가면서 다양한 방식을 시도해보는 것이 좋다.

추천하는 에센셜오일

오렌지, 그레이프프루트, 제라늄, 티트리, 네롤리, 편백, 파출리, 페티그레인, 벤조인, 만다린, 레몬, 레몬그라스, 라벤더, 로즈우드, 로즈메리

* 동물에 따라 좋아하는 향기가 다 다르다.
* 고양이에게는 티트리, 감귤류, 침엽수 쪽 에센셜오일을 사용하지 않는 것이 좋다는 의견도 있다.

벌레 퇴치 스프레이

벌레 종류를 완전히 퇴치할 수는 없지만 모기가 싫어하는 향을 섞어서 만들어보자. 얼굴을 피해서 몸 쪽에 스프레이를 하고 가볍게 브러싱을 해준다.

시트로넬라 또는 레몬그라스 2방울, 라벤더 2방울

제라늄 1방울, 클로브 1방울

무수에탄올 10ml, 물 90ml

만드는 방법 : 무수에탄올에 에센셜오일을 희석한다. 물을 넣고 잘 흔들어서 사용한다.

* 에센셜오일은 합계 6방울(에센셜오일 농도 0.3%)로 한다. 농도를 묽게 할 경우에는 무수에탄올과 물의 양을 두 배로 늘린다.
* 동물을 기르는 사람이 사용할 때는 에센셜오일의 방울 수를 두세 배로 하면 적당하다.

벌레, 알레르기, 피부 트러블이 있을 때 쓰는 샴푸

진드기나 벼룩이 있을 때, 알레르기나 습진, 할퀸 상처 등이 있을 때 사용한다. 진드기나 벼룩을 예방하고 피부 재생을 도와주는 아로마 샴푸. 털을 정리해주고 윤기가 나도록 호호바 오일을 넣는다. 린스는 하지 않는다.

라벤더 1~2방울, 티트리 또는 마누카(Manuka) 1~2방울

로만 캐모마일 1방울, 제라늄 또는 오렌지 1방울

호호바 오일 20ml, 칼렌둘라 팅크처 10ml

무향료 샴푸 70ml

만드는 방법 : 호호바 오일에 팅크처와 에센셜오일을 넣고 희석한다. 무향료 샴푸를 넣고 다시 잘 섞는다.

발바닥 크림

습진이 있거나 발바닥이 건조해서 갈라진 경우에 사용한다. 여름에는 아스팔트가 상당히 뜨겁다. 산책을 한 후에 살짝 발라주자. 시어버터의 보습 효과로 발바닥이 촉촉하고 부드러워진다. 에센셜오일을 쓰지 않아도 충분히 효과가 있다.

만다린 또는 오렌지 1~2방울

로즈우드 1~2방울

라벤더 1~2방울

시어버터 50g, 밀랍 20g, 호호바 오일 30ml

만드는 방법 : 시어버터와 밀랍을 중탕하여 녹이고 호호바 오일을 넣는다. 뜨거운 열기가 한풀 꺾이면 에센셜오일을 넣고 나무 꼬챙이 같은 것으로 잘 섞는다.

위생 관리용 청소 스프레이

동물의 집이나 우리, 배변 용기를 청소한 다음에 마무리할 때 또는 냄새를 제거할 때 스프레이를 한다. 남아 있는 물기는 휴지로 닦아낸다. 우리나 배변 용기가 청결하지 않으면 동물의 피부에 문제가 생기기 쉽다.

페퍼민트 1~2방울

편백 또는 자작나무 2~3방울

무수에탄올 10ml

정제수(또는 자작나무 증류수) 90ml

만드는 방법 : 무수에탄올에 에센셜오일을 희석한다. 정제수를 넣고 잘 흔들어서 사용한다.

* 시중에서 판매하는 애완동물용 냄새 제거제 또는 중조를 6~7%로 희석한 물 100ml를 베이스로 대신 사용해도 된다.

가족과 생활 편 **4**

청소·세탁의 아로마

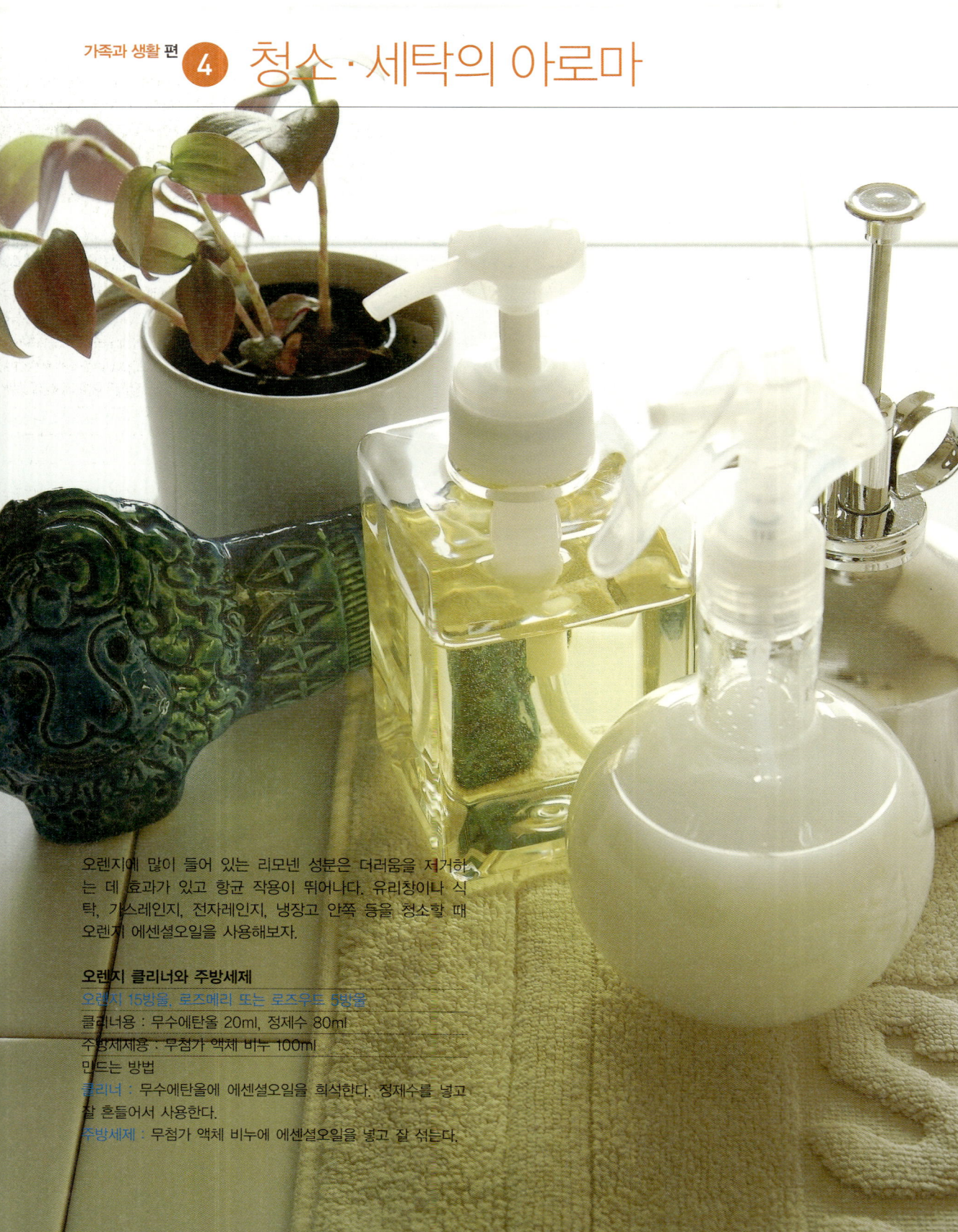

오렌지에 많이 들어 있는 리모넨 성분은 더러움을 제거하는 데 효과가 있고 항균 작용이 뛰어나다. 유리창이나 식탁, 가스레인지, 전자레인지, 냉장고 안쪽 등을 청소할 때 오렌지 에센셜오일을 사용해보자.

오렌지 클리너와 주방세제
오렌지 15방울, 로즈메리 또는 로즈우드 5방울.
클리너용 : 무수에탄올 20ml, 정제수 80ml
주방세제용 : 무첨가 액체 비누 100ml
만드는 방법
클리너 : 무수에탄올에 에센셜오일을 희석한다. 정제수를 넣고 잘 흔들어서 사용한다.
주방세제 : 무첨가 액체 비누에 에센셜오일을 넣고 잘 섞는다.

아로마테라피 포인트

기본적으로 더러움을 잘 제거하고 진드기나 곰팡이를 억제하는 효능이 있는 것으로, 감귤류나 허브, 나무에서 얻는 에센셜오일을 사용한다. 사용 장소에 따라 항균 작용이나 항진균 작용이 더 강한 에센셜오일을 선택할 수도 있다. 변기 안쪽이나 욕조의 물때, 비누 찌꺼기 같은 묵은 때는 잘 닦이지 않는다. 이럴 때는 식초를 두 배로 희석한 물이나 구연산을 희석한 물(구연산 1~2작은술, 물 200ml)을 끼얹은 다음에 연마제 성분이 들어 있는 세제나 중조로 닦는 것이 좋다.

- 부엌, 욕실, 화장실에는 냄새를 없애주고 항균 작용을 하는 것을 사용한다(항균, 데오도란트).
- 세탁기를 두는 곳이나 욕실에는 곰팡이를 없애주는 것을 쓰고, 거실 카펫 등에는 진드기 퇴치 효과가 있는 것을 사용한다(항진균, 벌레 퇴치, 항균).
- 더러움을 중화하는 효과가 있는 것으로 미리 전처리를 하면, 청소를 더 쉽게 할 수 있다(산성인 식초와 알칼리성인 중조의 중화 작용과 용해 작용).

알아보자: 중조나 식초 같은 천연 재료와 에센셜오일의 사용 방법은?

청소할 때 사용할 수 있는 것에는 더러움을 녹여서 없애는 에탄올, 유화 작용으로 기름때를 없애는 비누, 산성의 때를 중화하는 중조, 알칼리성 비누때나 변기의 더러움을 중화해서 없애는 식초 등이 있다. 단단히 눌어붙은 때는 소금이나 중조로 문질러 제거하자. 각 재료들을 적절히 함께 사용하면 세정력이 훨씬 좋아진다. 특히 중조와 비누, 중조와 식초를 함께 쓰면 효과가 매우 크다. 점토와 중조는 냄새 흡착력이 뛰어나기 때문에 탈취제로도 쓸 수 있다. 처음에는 탈취제로 신발장 같은 곳에 그대로 두고 쓰다가, 냄새 제거 효과가 떨어지면 청소용으로 사용한다.

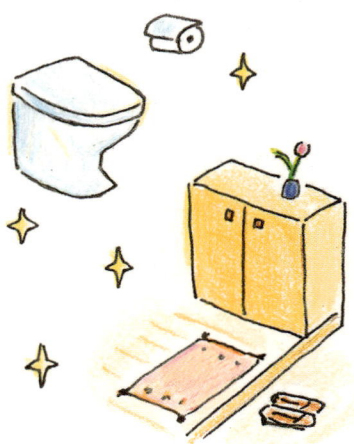

중조, 식초, 구연산, 에센셜오일의 특징

중조(탄산수소나트륨 $NaHCO_3$)
연마 작용, 중화 작용, 냄새 제거 작용, 발포 작용.
주로 기름 성분의 때(산성)를 중화한다. 청소할 때는 공업용 중조를 사용해도 된다. 가루 상태로 그냥 써도 되고, 물이나 액체 비누에 섞어서 쓰거나 물에 녹여 스프레이로 쓸 수도 있다. 싱크대, 세면대, 욕조를 청소할 때 사용한다. 단 나무 제품이나 알루미늄 제품에 쓰면 색이 변할 수 있으므로 주의한다.

식초, 구연산
용해 작용, 중화 작용, 항균 작용, 냄새 제거 작용.
식초 속의 산 성분이 알칼리성 때를 중화하고 용해해 더러움을 쉽게 제거할 수 있다. 욕실의 비누때, 주전자나 커피메이커의 물때, 배수구나 변기 안쪽의 더러움을 제거하는 데 유용하다. 중조와 함께 사용하면 더 효과적으로 청소할 수 있다.

에센셜오일
항균 작용, 용해 작용, 방충 작용.
청소할 때 사용하는 중조나 식초 등에 에센셜오일을 추가하면 청소 효과가 훨씬 커진다. 대표적인 것이 스위트오렌지인데, 주성분인 리모넨이 더러움을 녹여주기 때문이다. 티트리의 테르피넨4올이나 페퍼민트의 L-멘톨도 항균 작용이 뛰어나, 청소용으로 적합하다.

핵심 정리
- 리모넨, 시트랄, 히노키티올이라는 에센셜오일 성분은 항균 작용, 세정 작용, 방충 효과가 뛰어나다. 시판되는 세제 중에도 이런 성분이 들어간 제품이 있다.
- 에탄올, 식초, 에센셜오일을 쓰면 냄새의 원인이 되는 세균의 번식을 억제할 수 있다. 또 에센셜오일의 향기가 나쁜 냄새를 억제하고 막아준다.
- 중조, 점토, 숯은 냄새를 흡착하는 성질이 있어서 냄새를 없애준다.

구석구석 집 안 청소에

은은한 향기가 흘러 기분도 상쾌하고 청소가 즐겁다! 창이나 마루를 닦을 때, 물 위에 에센셜오일을 2~3방울 떨어뜨려보자. 진드기도 예방하고 살균 효과도 얻을 수 있으며, 안 지워지던 때가 깔끔하게 떨어진다. 에센셜오일과 중조, 에탄올을 함께 쓸 것을 권한다.

추천하는 에센셜오일
오렌지, 클로브, 타임, 티트리, 편백, 페퍼민트, 유칼립투스 글로불루스, 라벤더, 레몬, 로즈메리 시네올, 로즈우드

카펫과 자동차 내부 청소

더러움과 냄새를 없애주는 중조와 소금을 사용한다. 자동차에는 졸음 운전을 예방하는 효과가 있는 상쾌한 향을 선택하자.

레몬그라스 또는 로즈메리 10방울

티트리 10방울

소금 200g, 중조 200g

만드는 방법 : 재료를 모두 한데 섞어 만들고, 밀폐 용기에 넣어 보관한다. 소금 없이 중조만 400g을 사용해도 좋다.

* 더러워진 곳에 뿌려놓고, 한참 후에 청소기로 제거한다. 마지막에는 물기를 꼭 짠 수건으로 닦아낸다.
* 로즈메리는 시네올도 좋고 버베논도 좋다.

세면대, 싱크대, 욕조 청소

피지나 기름기 있는 때를 중화하고 연마 작용도 하는 중조를 연마제 대신에 사용한다. 집에 있는 세제와 함께 써도 좋다. 볶거나 굽는 요리를 하고 난 뒤, 프라이팬이나 그릴을 닦을 때도 효과가 좋다.

스위트 오렌지 또는 레몬 10방울

티트리 6방울

클로브 또는 타임 3방울

A 중조 200g(또는 중조 120g과 가루비누 80g)

B 중조 150g, 액체 비누 40ml, 식초 10ml

만드는 방법 : A 또는 B의 재료를 한데 섞어 만들고, 밀폐 용기에 넣어 보관한다.

* 에센셜오일은 약간 오래된 것이어도 상관없다.

부엌용 세균 제거 스프레이

장마철이나 식중독을 조심해야 할 때 도마나 칼, 손 등에 스프레이한다. 페퍼민트는 살균 작용, 소독 작용을 한다. 마늘이나 냄새가 나는 요리를 하고 나서 손에서 냄새가 날 때, 손에 소금을 묻히고 스프레이를 뿌린 다음에 손을 비비면 냄새가 없어진다.

페퍼민트 8방울

레몬 12방울

무수에탄올 20ml, 정제수 80ml

만드는 방법 : 무수에탄올에 에센셜오일을 희석한다. 정제수를 넣고 잘 흔들어서 사용한다.

* 위의 레시피에 월도나 타임 등을 5방울 정도 추가하면, 항균 작용이 더욱 강력해진다. 살균 효과와 냄새 제거 효과가 뛰어난 스프레이로, 쓰레기통이나 배수구 등에 유용하게 쓸 수 있다.

화장실 냄새 제거 스프레이

변기나 그 주변을 청소할 때 또는 화장실을 사용한 후에 변기 안쪽에 스프레이한다. 은은하게 향이 남아, 화장실을 사용할 때도 기분이 좋다.

페퍼민트 10방울

로즈우드 또는 라벤더 5방울

베르가모트 또는 타임 10방울

무수에탄올 60ml, 정제수 140ml

만드는 방법 : 무수에탄올에 에센셜오일을 희석한다. 정제수를 넣고 잘 흔들어서 사용한다.

* 식초와 물을 1:1로 섞은 것 200ml를 베이스로 사용해도 좋다.

의류 관리와 빨래에

항균 작용과 더불어 옷을 폭신폭신하고 향기롭게 해주는 에센셜오일을 사용해보자. 저먼 캐모마일이나 재스민처럼 색깔이 진한 에센셜오일은 피하는 것이 좋다. 중세 유럽에서는 침대 시트를 세탁한 다음에 라벤더나 로즈메리 나무 위에 널어 향기가 스며들게 했다고 한다.

추천하는 에센셜오일

페퍼민트, 박하, 유칼립투스(글로불루스, 라디아타), 티트리, 라벤더, 로즈메리 시네올

수건이나 시트, 침구류의 아로마

면이나 마로 만든 수건이나 시트 같은 것을 세탁할 때, 중조와 에센셜오일을 사용하면 세제량을 20~30% 줄일 수 있다. 이때 중요한 점은 세제를 넣기 전에 중조와 에센셜오일을 먼저 넣어야 한다는 것이다. 이렇게 하면 눅눅하고 찜찜한 냄새도 없앨 수 있고, 빨래가 더 폭신폭신하게 마른다. 빨래에 향기를 더하고 싶다면, 아로마 스프레이를 만들어서 빨래가 마른 후에 또는 다림질을 할 때 뿌린다.

티트리, 유칼립투스, 라벤더, 로즈메리 가운데 1~2종류를 선택하여 합계 10방울

중조 50g, 세탁 세제 적당량

만드는 방법 : 에센셜오일과 중조를 먼저 넣어 물에 녹인 다음에 세제를 넣는다.

* 에센셜오일만 넣어도 된다.
* 마른 빨래에 뿌리는 아로마 스프레이는 에센셜오일 10방울, 무수에탄올 10ml, 정제수 40ml를 스프레이 용기에 넣고 섞어서 만든다.

세탁기 청소용 아로마

비누때나 곰팡이로 더러워진 세탁조에는 식초와 중조를 사용한다. 1개월에 한 번 정도 세탁기 청소를 하자.

티트리 10방울, 유칼립투스 글로불루스 10방울

중조 200g 또는 식초 200ml

만드는 방법 : 세탁조에 물을 받은 후에 중조 또는 식초와 함께 에센셜오일을 넣는다. 세탁기를 잠시 돌리다가 세운 다음, 몇 시간 정도 그대로 두었다가 배수한다.

의류용 아로마 방충제

에센셜오일을 화장솜 등에 떨어뜨려 의류용 방충제로 사용한다. 옷에 은은한 향기가 스며드는 효과도 얻을 수 있다(사진 위). 화장솜 대신에 말린 허브를 사용해도 좋다(사진 아래). 향기가 점점 약해지므로 정기적으로 에센셜오일을 떨어뜨려준다.

시더우드(레드 또는 아틀라스) 3방울

라벤더 2방울, 파출리 1방울

손수건 또는 레이스 주머니, 화장솜

만드는 방법 : 손수건이나 작은 주머니에 에센셜오일을 떨어뜨린 화장솜을 넣고 옷장이나 서랍 안에 넣는다.

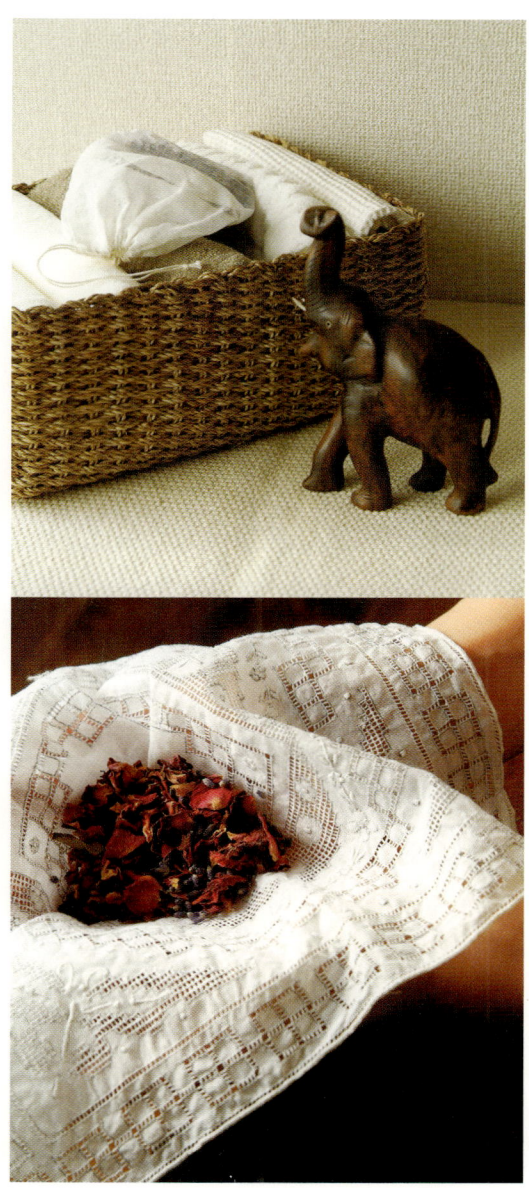

column 04 임신 중의 아로마테라피

임신 중에 아로마테라피를 할 때는 반드시 지켜야 할 사항들이 있다. 예를 들면 에센셜오일 중에는 임신 개월 수에 따라서 절대 사용하면 안 되는 것이 있으므로 반드시 확인해야 하고, 배가 당길 때는 실시하지 말아야 하는 등 세심한 주의가 필요하다. 그러나 이런 부분만 확실히 한다면, 입덧이나 부종, 요통, 변비를 비롯해서 깊은 잠을 못 이룬다거나 등에 통증을 느낀다거나 하는 임신 트러블 증상들을 완화하는 데에 아로마가 도움이 될 수 있다.

아래의 표는 임신 중에 아로마테라피를 행할 때 주의할 점을 정리한 것이다. 몸 상태나 각각의 경우에 따라서 주의해야 할 점이 다르므로, 담당 의사나 조산사, 아로마 전문가와 상담해가면서 실시해야 한다.

가정에서는 감귤류 에센셜오일을 중심으로, 방향욕이나 향기 목욕 등에 활용해보자.

첫 임신 때 아로마 관리를 받은 사례

임신 7개월 때부터 정기적으로 마사지를 실시했다. 집에서는 매일 배와 허리 주변 그리고 무겁고 피곤한 다리를 마사지했다. 또 욕조에 몸을 담그고 느긋한 마음으로 몸을 따뜻하게 하려고 노력했다. 아로마를 시작한 이후로 저리는 증상도 없어졌다고 한다. 본인은 "전에는 회사 일만으로도 힘들었는데, 요즘에는 오히려 더 많이 움직인다. 피곤함도 덜 느낀다. 본래 보디크림 바르는 것을 좋아했는데, 그것이 몸 관리에도 도움이 되니까 더 좋다"고 한다. 늘 밤에 자다가 두세 번씩 깼는데, 아로마 마사지를 받은 날과 그다음 날은 아침까지 푹 잔다고 한다. 효과가 눈에 보이니까 더욱 열심히 하게 되었다고.

얼마 후에 예쁜 딸을 낳았다. 걱정하던 임신선은 생기지 않았다. 출산 후에도 아기 마사지나 모유 수유와 관련해 허브티 등을 이용하고 있다고 한다.

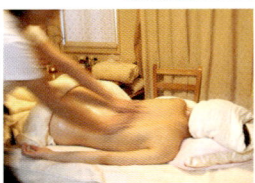

임신 중에는 심스 체위 자세를 하고 마사지를 한다.

	개월 수	주 수	담당하는 역할
임신 초기 11주 6일까지	3개월	8~11주	• 임신 초기에는 에센셜오일을 사용하지 않는다. • 개인차가 있으나 감귤류 향을 흡입하면 입덧 증상이 완화되는 경우도 있다.
임신 중기 12주 0일~ 27주 6일	4개월 5개월 6개월 7개월	12~15주 16~19주 20~23주 24~27주	① 임신 기간 전체 임신 기간 중에는 절박유산이나 조산을 할 위험이 늘 도사리고 있다. 배가 당길 때는 절대로 아로마 마사지를 하지 않는다. 마사지를 할 때마다 배가 당기는지 확인하고, 안정기에 접어든 이후에 마사지를 실시한다. 안정기는 16~20주 정도다. 임산부에게 스트레스와 찬 기운은 절대 금물이다. 집에서는 몸을 따뜻하게 하고, 편안하게 긴장을 풀어주는 에센셜오일을 기본 오일로 쓴다. 트루 라벤더, 스위트 오렌지, 로즈우드, 만다린, 유자, 레몬 등으로 방향욕, 향기 목욕, 부분 마사지를 한다.
임신 후기 28주 0일~ 41주 6일	8개월 9개월 10개월	28~31주 32~35주 36~41주	② 임신 후기 수면 부족, 피로, 다리 경련, 부종, 요통을 비롯해 등 쪽의 통증이 심해진다. 따라서 등 부분과 다리, 배 주변을 마사지한다. 임신선 예방에도 주의를 기울인다. 앙와위 저혈압 증후군에 주의한다. 임산부에게 편한 심스 체위를 권한다. ③ 37주 0일부터 사용할 수 없었던 에센셜오일을 몇 가지 시도할 수 있다. 출산을 앞두고 몸과 마음을 준비하는 단계에 이르면, 아로마 전문가의 지도와 관리를 받으면서 클라리세이지, 클로브, 재스민, 주니퍼, 팔마로사 등을 쓰는 경우가 있다. ④ 출산을 앞두고 향기가 편안하고 익숙한 것, 분만 촉진 효과가 있는 에센셜오일을 준비한다. 진통이 길어질 때를 대비하여, 긴장을 풀어줄 수 있는 방향욕이나 허브티를 준비해두는 것도 좋다.

* **앙와위 저혈압 증후군** : 오랫동안 똑바로 누운 자세로 있으면 등 쪽의 혈관이 압박을 받게 되는데, 이 때문에 식은땀이 나고 숨 쉬기가 힘들어지며 혈압이 떨어지는 등 빈혈 비슷한 증상이 일어나는 것을 가리킨다. 몸을 옆으로 돌려 누우면 금세 좋아진다.

* **심스 체위** : 왼쪽으로 누운 경우라면, 오른쪽 팔과 다리를 구부려 베개를 끌어안는다. 아래쪽에 있는 왼쪽 팔과 다리는 뒤로 뺀다. 이때 자세가 편하도록 베개나 쿠션을 적절히 사용한다. 오른쪽으로 누울 때는 팔과 다리 위치를 앞의 경우와 반대로 한다.

아로마테라피의 현황과 전망

편안한 휴식에서
의료 영역으로,
의료 영역에서
다시 편안한 휴식으로

자신의 전문 분야에 아로마테라피를 접목시키고 있는
사람들을 만나 장래의 전망과 현황에 대해 들어보았다

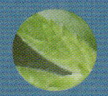

식물의 향기를 이용하여 편안한 휴식과 치유 효과를 기대하는 아로마테라피가 도입된 지도 20여 년이 지났으며, 이제 아로마테라피는 해당 분야에 그치지 않고 더 넓게 확산되고 있다.
현재 아로마테라피는 다양한 미용 관련 전문점에서 치유의 개념과 함께 도입되고 있으며, 병원이나 요양원, 조산원 등에도 널리 확산되고 있다. 또한 편안한 휴식에서 의료 영역으로, 다시 의료 영역에서 편안한 휴식으로 양방 소통이 이루어지고 있다. 치유와 치료의 세계가 서로 보완하고 융합하면서, 고객(환자)의 몸과 마음의 건강 수준을 높이려는 쪽으로 새로운 흐름을 만들어가고 있는 것이다.
식물성 오일에 에센셜오일을 희석하여 마사지를 하고 향기를 흡입하며 향기 목욕을 하는 기본적인 에센셜오일 사용법에는 변함이 없다. 그러나 희석 농도나 마사지 방식 등은 아로마를 받아들이고 있는 분야에 따라서 조금씩 변형이 이루어지고 있다. 어떤 관점에서 에센셜오일을 이용하느냐에 따라서 가족 아로마테라피, 미용 아로마테라피, 총체적 아로마테라피, 스포츠 아로마테라피, 의료 아로마테라피, 임산부 아로마테라피, 힐링 아로마테라피 등 새로운 용어도 생겨나고 있다. 같은 아로마테라피라고 해도 그 용어가 의미하는 내용은 조금씩 다른데, 이는 국내 환경에 맞게 독자적으로 발전한 결과라 하겠다. 뿐만 아니라 지금까지는 별다른 관련성이 없었던 농업이나 원예, 복지, 교육 등의 분야에서도 아로마테라피와 새로운 접점을 마련해 나가려는 시도가 점점 늘어나고 있다.

의료 01

현대 의학과 대체의학을 융합해 더욱 높은 수준의 간호를 제공하고 싶다

요코타 미에코(도쿄 경찰병원 산부인과 조산사, 영국 IFA 인정 아로마테라피스트)

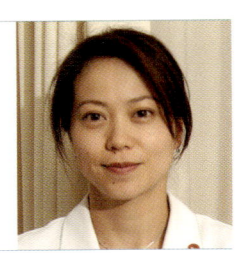

요코타 조산사가 아로마테라피를 공부하게 된 것은 간호의 질을 더욱 향상시키고 싶었기 때문이다. 아기를 낳은 친구를 만나러 갔을 때, 피곤에 지친 친구의 모습을 보고 뭔가 느낀 바가 있었다고 한다. 임신 트러블을 비롯해서 일상생활 속에서 도움을 줄 수 있는 것이 있지 않을까 하는 생각이 들었던 것이다. 그런 고민 끝에 만난 것이 아로마테라피였다. 육아에 지쳐 몸과 마음이 스트레스로 가득한 아기 엄마에게 마사지를 해주면서 고민을 들어주다 보면 젖도 잘 나오고 어두웠던 얼굴에 다시 웃음이 찾아온다고 한다.

요코타 조산사는 병원에서 아로마 세미나를 열고 간호 현실을 연구하면서 어떤 확신을 갖게 되었다. 그리하여 산부인과에 아로마테라피 체제를 만들고자, 간호부장을 통해서 원장에게 기획안을 제출하였다.

산부인과에 아로마테라피를 도입하는 과정은 비교적 순조롭게 진행되었다. 출산을 의료 보험이 적용되지 않는 자유진료로 한 것 그리고 구체적인 출산 과정의 프로그램을 임산부가 직접 짜는 '임산부 주체의 출산'을 요구하는 사람이 늘어난 것이 그 이유라고 생각된다.

현재 상근 조산사와 간호사 가운데 아로마테라피 자격증을 가진 사람은 4명이다. 아로마테라피스트이자 의료인으로서 양쪽의 평가에 귀를 기울이면서, 임산부 검진과 어머니교실에서 임신 트러블을 비롯해 분만과 산후 회복기에 유용한 아로마테라피 방법을 지도하고 있다.

"출산할 때 처음으로 에센셜오일을 사용하는 것보다 임신했을 때부터 조금씩 접하는 것이 좋다. 그 연장선에서 출산을 맞이하게 되면, 아로마테라피 효과를 최대한 이끌어 낼 수 있다. 지나치게 긴장하고 불안해하면, 분만 과정이 순조롭게 진행되기 어렵다. 분만 초기에는 늘 쓰던 향이나 취향에 맞는 향을 은은하게 띄워 마음을 가라앉힌다. 그러다 진통이 심해지면 에센셜오일을 사용해 온찜질을 한다. 몸과 마음을 이완시키고 휴식을 취할 수 있도록 도우면서, 자연스럽게 분만이 이루어지도록 이끌어주는 것이다. 나는 만족스러운 출산 경험이 이후의 바람직한 육아 활동으로 이어진다고 생각한다."

* 임신 트러블 : 순조로운 임신 과정에 동반되는 것이지만, 많은 임산부들이 호소하는 불쾌한 증상들을 가리킨다. 의학적으로는 '치료'의 대상이 아니다. 허리와 등의 통증, 입덧, 부종, 부정맥, 얕은 잠 등이 있다. 아로마 마사지로 증상이 상당히 완화된다고 한다.

> 요코타 미에코 : 조산사로서 아로마테라피를 도입해 임신, 출산, 산후 육아까지 시야를 넓히고 있으며, 총체적인 간호 활동과 보건 지도에 힘을 쏟고 있다. 2003년에 영국 IFA 인정 아로마테라피스트 자격을 취득했다. 도쿄 경찰병원에는 아로마테라피 외래가 개설되어 있다.

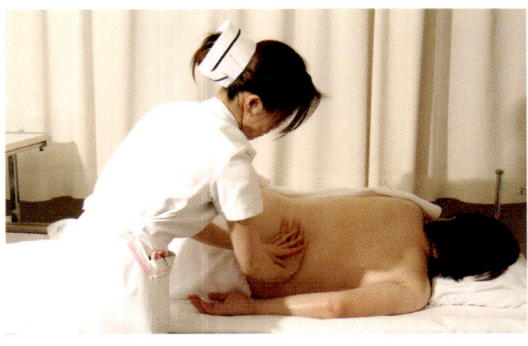

왼쪽 팔과 다리로 베개를 끌어안는 심스 체위 상태에서 임신부에게 아로마 마사지를 하고 있다. 통증과 피로가 많이 몰리는 어깨, 허리, 다리를 특히 꼼꼼하게 마사지한다. 등 마사지는 편안하고 긴장 이완 효과가 뛰어나 임신부들에게 인기가 높다.

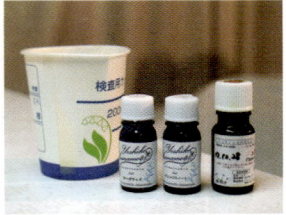

아로마 외래에서 주로 사용하는 에센셜오일은 클라리세이지, 로즈우드, 라벤더, 스위트 오렌지 등이다.

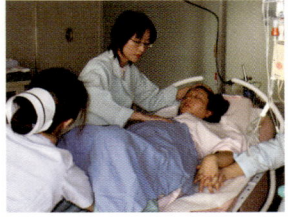

출산 프로그램에 남편과 아로마테라피스트가 함께 입실해줄 것을 희망한 사례. 산모를 둘러싸고 남편, 아로마테라피스트, 조산사가 각자 역할을 맡아 분만을 돕고 있다. 분만 과정에서 체위는 산모가 편한 대로 수시로 바꾸어간다.

의료와 자연 치료를 연결해주는 코디네이터

나카무라 히로에 (토털힐링센터 동종요법가, 힐링 요법가, 의사)

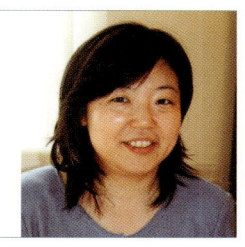

나카무라 선생은 동종요법, 아로마테라피, 힐링 요법 등의 자연 치료법을 받아들여, 일반적인 의료기관에서는 좀처럼 실현하기 어려운 요법들을 실천하고 있다.

10여 년 전, 병원의 종합진료과에서 일반내과의사로 근무하고 있던 나카무라 선생은 과로 때문에 알레르기가 심했다. 그때 기분 전환 삼아 아로마 교실을 찾은 것이 아로마테라피와 처음 만난 계기다.

우리의 몸과 마음은 하나로 연결되어 있다고 보는 통합의료를 접하면서, 몸과 마음을 통합하는 기(생명 에너지)의 존재를 깨닫기 시작했다. 우선 입원한 환자들에게 보완 요법으로서 아로마테라피를 적용했으나, 동료 의사들은 그리 달갑게 여기지 않았다.

"병을 앓고 있는 환자는 물론이고 환자의 가족을 포함해 환자를 둘러싸고 있는 모든 주변 환경과 의식을 변화시키는 의료, 자신이 건강하지 않다고 느끼는 사람에게 자신감을 갖게끔 도와주는 의료를 지향하겠다고 결심"한 나카무라 선생은 곧 근무지를 병원에서 클리닉으로 옮겼다. 그리고 아로마테라피스트와 연계하여 아로마 마사지를 의뢰하고 환자들에게 자연요법을 제공했다.

나카무라 선생은 이런 형태의 치료를 수년간 해오면서 지역 의료계에서 조금씩 성과를 거두어왔다.

나카무라 선생의 목표는 세 가지다. 하나는 환자와 일반인에게 일반론으로서 질병의 지식과 자기관리법을 지도하는 것, 또 하나는 생명 에너지 그 자체를 강화하여 심신의 불안정 상태를 개선하도록 하는 것, 그리고 의사이자 힐링 요법가, 테라피스트로서 건강과 치료에 관련된 활동을 실천하는 것이다.

나카무라 선생은 "의료만으로는 부족한 부분을 자연요법으로 보완하는 통합 의료를 행할 때 내가 중요하게 여기는 것은, 의료 전문가로서 또 동종요법가이자 힐링 요법가로서 각각 전문가의 눈으로 바라보는 것"이라고 말하면서 각 개인에게 알맞은 자연요법을 추천하고 전문 테라피스트들과 연계하여 환자 또는 고객의 자기관리를 도와주는 코디네이터 같은 의사가 되고 싶다는 소망을 밝혔다.

> **나카무라 히로에** : 1992년에 의사가 되었다. 동종요법, 아로마테라피, 힐링 요법 등을 공부하고 그것을 도입한 통합 의료에 힘을 쏟고 있다. 일반 병원, 진료소, 클리닉 근무를 거쳐 2007년 에너지의학 연구와 실천을 바탕으로 하는 토털힐링센터를 열었다.

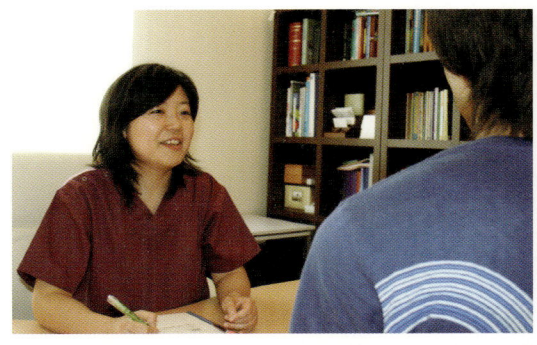

건강 상담을 하고 있다. 고객이 호소하는 증상을 통합적으로 판단하여 당사자에게 맞는 자연요법을 제시한다. 경우에 따라서는 의학적 치료를 받도록 조언하기도 한다. 상담을 할 때는 족욕을 실시하면서 고객이 긴장을 풀고 몸과 마음을 편안히 하도록 배려하고 있다.

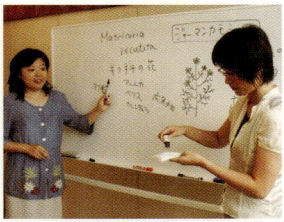

일반인을 대상으로 아로마테라피나 자연요법 관련 강좌를 열어, 환절기의 건강관리 등을 지도하기도 한다. 또 전문가를 대상으로 더 수준 높은 자연요법 세미나를 열기도 한다.

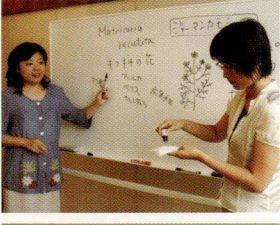

다양한 자연요법 중에서 각 개인에게 맞는 방식의 요법을 실시한다. 사진은 자연요법에 쓰이는 여러 도구들과 재료들, 에센셜오일 등이다.

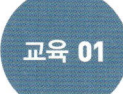

교육 01

식물과 인간을 연결할 줄 아는 인재를 키우고 싶다

기무라 마사노리(도쿄 농업대학 농학부 바이오테라피학과 인간식물관계학 연구실 준교수)

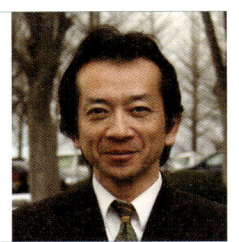

시대의 흐름에 따라 인간과 식물의 공생을 키워드로 하는 새로운 학문이 생겨나고 있다. 자연 환경 보호, 건강, 복지, 마음의 치유라는 분야에 이르기까지, 식물이 갖고 있는 힘을 재평가하고 인간과 식물의 관계를 새로운 관점에서 연구하려는 움직임이 나타난 것이다. 기무라 교수는 일찍이 이 분야의 연구에 뛰어들어, 원예와 농업과 관련된 강의나 실습 이외에 아로마테라피를 받아들였다.

"도시 사람들의 생활의 질을 높이고 도시 환경을 개선하는 문제를 연구하고 있는데, 여기에 식물이 가지고 있는 다양한 가능성을 도입하여 사람과 사회를 연결하는 방식에 활용하고자 한다. 학생들이 학교에서 배운 지식을 구체적으로 활용하는 방식에는 여러 가지가 있다. 아로마테라피스트나 정원 디자이너라는 직업도 그중 하나다. 식물을 직접 가꾸고 키우는 재배 활동과 거리가 먼 분야에서도 다양하게 재능을 발휘할 수 있다는 사실을 이해했으면 좋겠다."

이런 생각이 아로마테라피를 강의에 도입한 계기였다고 한다. 기무라 교수가 지향하는 것은 생활을 더욱 풍요롭게 만들고 지역 사회를 활성화하는 데 원예나 아로마테라피를 활용하는 것이다. 예를 들어 초등학교나 아파트 옥상에서 야채를 재배하는 방법도 있다. 그러면 그 과정 자체가 사람들의 교류가 이루어지는 장소이자 기회가 될 수 있다. 어린이들은 자신이 직접 씨를 뿌리고 기르고 수확하여 먹는 과정을 체험함으로써 정서 발달에 도움이 될 것이고, 나아가 먹을거리 교육과 환경 문제로까지 주제를 확대할 수 있을 것이다. 원예업자들은 관리하기 쉬운 조경을 목표로 하겠지만, 가정에서는 손이 많이 가는 일을 함께 즐기는 쪽으로 발상을 전환하는 것이다. 이때 그 과정을 이끌어주는 역할을 담당할 인재, 전문 지식을 살려서 사람과 식물을 이어주는 코디네이터를 양성하는 것이 기무라 교수의 꿈이다.

"사람과 식물의 파트너십, 사람과 사람을 한데 이어주는 계기나 구체적 장소를 실현할 수 있는 가능성이 바로 아로마테라피에 있다고 본다. 넓은 의미에서는 아로마테라피도 인간 식물 관계학의 연구 대상에 포함된다."

사람들이 정원 가꾸기와 아로마테라피를 원하는 것은 도시에서 점점 사라져가고 있는 녹음을 그리워하는 마음 때문일지도 모른다. 아무리 생활이 편리해지더라도 인간은 결코 자연과 떨어져 살 수 없다.

> **기무라 마사노리** : 전공 분야는 도시원예학이다. 주요 연구 주제는 도시에 필요한 원예의 역할, 기술 개발, 옥상 녹화, 건물 녹화, 식물을 이용한 도시 쾌적성 향상 등이다. 자신의 담당 과목인 '허브를 기르는 방법', '분야별 실험, 실습'에 아로마테라피를 도입하고 있다.

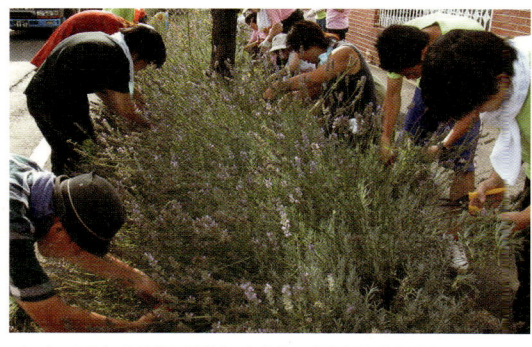

가로수 아래에 라벤더를 심었다. 라벤더는 더위와 습기에 약하기 때문에 여름에는 빽빽하게 자란 것을 솎아주어야 한다. 라벤더 관리는 학생들과 시민들이 함께하며, 라벤더 꽃은 허브 소품으로 가공한다. 학생들이 졸업 후에도 지역 사회에서 활동할 수 있도록 학교에서 시민 강좌 등을 열 때는 학생이 강의를 진행한다.

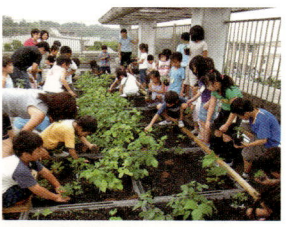

초등학교 옥상에서 어린이들이 당근, 콩, 방울토마토 등을 재배하고 있다. 기무라 교수는 어린이들이 가꾸기만 할 것이 아니라 직접 수확하여 먹고 만드는 기쁨을 느낄 수 있어야 한다고 강조한다.

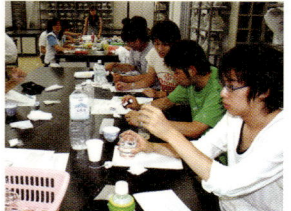

아로마 실습 후의 모습. 학생들은 마사지를 하면서 친구들과 더 많은 이야기를 나누게 되었으며, 가족에게도 마사지를 해주고 싶다고 한다.

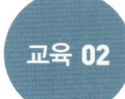

교육 02
환자에게 더 가까이 다가가는 간호학을 지향하며

차엔 미카(게이오 대학 간호의료학부 준교수 임상간호학 담당)

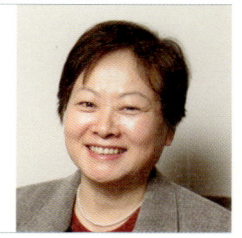

간호학은 의학적 지식, 심리학, 사회학 등의 학문을 토대로 한 실천적이고 통합적인 학문이다. 차엔 교수가 다루는 가장 큰 주제는 환자의 모든 것(신체, 심리 사회, 정신적인 측면)을 이해하고 환자가 안고 있는 고통을 덜어주는 '완화 케어'다.

"통증 완화에는 기본적으로 약을 사용하면 되지만, 마음의 통증이나 정신적인 아픔(삶의 의미를 잃어버리는 것)처럼 약으로 달랠 수 없는 고통도 있다. 간호를 통해 그런 고통을 조금이라도 덜어줄 수 있도록, 완화 케어의 입장과 방법론을 다루는 과목을 개설하게 되었다."

학생에게 가르치는 완화 케어 방법론 중에 몇 가지 보완요법이 있는데, 거기에 아로마테라피를 도입하게 된 이유를 차엔 교수는 이렇게 설명했다.

"요즘에는 직접 손을 움직여서 환자를 돌보는 간호 방식이 점차 줄어드는 경향이 있다. 그러나 완화 케어 입장에서는 직접 손을 사용하는 것을 대단히 중요하게 여긴다. 아로마는 향기만이 아니라 마사지를 통해서 환자에게 좀 더 가까이 다가갈 수 있다. 아로마를 사용하면 사람과 직접 접촉할 수 있다. 그뿐만 아니라 마음을 편안하게 해주고 기분을 누그러뜨리며 상대방의 마음을 여는 효과까지 얻을 수 있다. 또 아로마테라피를 배우면 진통제를 사용하는 방법 이외에 환자의 고통을 덜어주는 또 다른 방법을 선택할 수 있는 여지가 생긴다."

아로마를 배우고 병원에 실습을 나온 학생이 레몬과 진저 에센셜오일로 환자에게 마사지를 실시한 사례가 있었다. 이때 환자는 화학 치료를 받고 있어서 메스꺼움 때문에 고생을 하고 있었는데, 구토 증상이 가라앉자 외출까지 할 수 있었다고 한다. 또 아로마테라피를 실시하고 있는 동안에 환자가 자신의 이야기를 한없이 늘어놓아, 담당 간호사가 깜짝 놀라는 경우가 많다고 한다. 이것은 신체적으로 기분 좋은 편안함을 느끼면서 자신의 괴로움을 표현할 수 있게 되었음을 뜻한다. 또 아로마테라피가 환자의 괴로움으로 바로 다가가는 출입구 또는 계기가 되었기 때문일 수도 있다.

"대학병원에서도 간호사들이 환자에게 더 가깝게 다가가고, 환자가 원하는 것을 더 많이 충족시켜주고, 더 밀접한 관계를 만들 수 있으면 좋겠다. 아로마테라피가 그렇게 이끌어줄 수 있는 계기가 되었으면 한다."

> **차엔 미카** : 전공 분야는 완화 케어다. 간호학과 학생들이 완화 케어에 관심을 갖기를 바라면서 강의, 강연, 실습을 필수과목으로 정해놓았다. 완화 케어와 관련한 훈련이나 실습을 필수과목으로 개설하고 있는 간호대학은 아직 많지 않다. 직접적인 접촉을 통해서 환자를 보살필 수 있는 방법의 하나로 완화 케어에 도입한 것이 아로마테라피다.

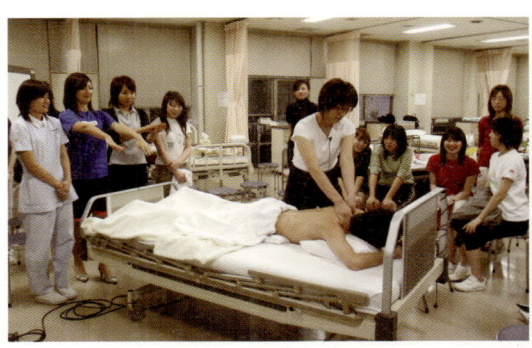

아로마 실습 중에 마사지 방법에 대해 시범을 보이고 있다. 그다음에 학생들이 둘씩 짝을 지어 마사지 실습을 한다. 이때 마사지 오일은 각자 선택한 에센셜오일을 블렌딩해서 사용한다.

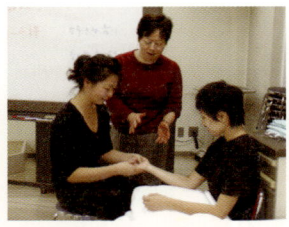

마사지 수업에서는 마사지의 기술적인 면뿐만 아니라 마사지를 받으면 어떤 기분이 되는지 그리고 어떻게 해야 상대방의 기분이 좋아지는지를 실습을 통해 습득할 수 있도록 지도한다.

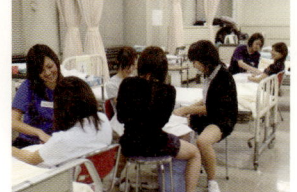

족욕을 하면서 손 마사지를 실습하고 있다. 족욕에는 각자 취향에 따라 블렌딩한 입욕제를 사용한다.

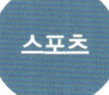

스포츠

선수 입장에 서서 현장에서 바로 대응할 수 있는 아로마테라피를 제공하고 싶다

가루베 노리코(스포츠 아로마 컨디셔닝센터 책임 트레이너)

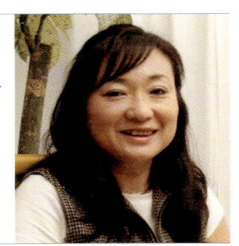

향기를 맡고 휴식을 취하는 일반적인 아로마테라피와 가루베 씨가 행하는 아로마테라피는 전혀 다르다. 유명한 자전거 레이스인 투르 드 프랑스 참가자들이 아로마테라피 관리를 받고 있는 것처럼, 최근에는 일본에서도 스포츠와 아로마를 결합한 형태가 자주 등장하고 있다. 일본 최대의 자전거 레이스인 투어 오브 재팬에 참가하는 그룹에 가루베 씨 팀도 매년 참가하고 있다. 이 레이스는 하루에 100~200km씩 8일 동안 달리는 강행군의 연속으로, 경기 후 선수들의 근육 피로 정도는 상상을 뛰어넘는다고 한다. 따라서 이들이 사용하는 블렌딩 오일은 에센셜오일의 농도도 일반적인 희석 농도인 1~2%를 훨씬 웃돌아 보통 5% 정도이고, 경우에 따라서는 농도를 더 진하게 할 때도 있다고 한다. 물론 사전에 피부 상태를 충분히 점검하지만, 이때 농도는 별문제가 되지 않는다고 한다. 선수들의 운동량이나 대사량이 보통 사람들과 현격히 다르고, 경기 중에 섭취하는 수분량도 1시간에 1~1.5L에 이르며, 땀이나 소변으로 빨리 배출되기 때문에 큰 문제는 없다는 것이다. 발을 삐었을 때는 페퍼민트, 자작나무, 헬리크리섬을 넣은 점토 팩으로 재빨리 얼음찜질을 한다.

"선수들은 시합을 앞두고 혹독한 훈련을 감내하고 있다. 그러다 부상으로 참가하지 못하게 되면 굉장히 힘들어한다. 나도 선수였기 때문에 그 마음을 잘 안다. 에센셜오일을 쓰면 쓰지 않았을 때보다 더 빨리 근육을 풀 수 있고 활성화할 수 있다. 선수에게는 얼마나 빨리 부상을 치료하고 피로를 회복해 다음 시합을 준비할 수 있느냐가 가장 중요하다."

가루베 씨에게 아로마테라피를 받고 있는 40대 자전거 레이스 참가자는 정기적으로 아로마테라피를 받으면서 부상이 줄어들었고 도전해볼 의욕도 향상되었다고 한다. "피로 회복 정도가 예전과 크게 다르다. 경기 다음 날이면 통증이 상당히 감소하고 거의 회복이 된다. 근육도 많이 부드러워졌다. 1개월에 1~2회 시술을 받고 그 외에는 스스로 오일 마사지를 하고 있다. 나로서는 정신적인 측면을 관리하는 것도 매우 중요하다. 몸과 마음 양쪽으로 관리를 받을 수 있는 아로마는 내게 중요한 무기이기도 하다."

> 가루베 노리코 : 스포츠용품 회사에 근무하면서 부상이나 스트레스로 힘들어하는 선수들을 만나게 되었다. 자신의 선수 경험을 되살려, 프로 스포츠 선수들과 일반 경기자들을 대상으로 스포츠 아로마를 실시하고 있다. 선수 개인의 특성에 따라 알맞은 시술을 행할 수 있는 트레이너를 육성하는 데도 힘을 쏟고 있다.

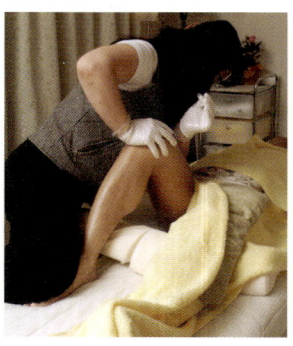
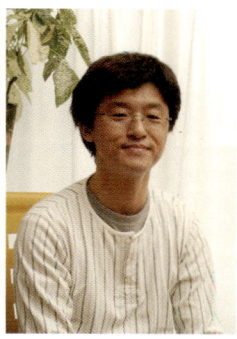

스포츠 아로마는 운동 전에는 근육을 더 빨리 워밍업시키고 운동 후에는 피로에 지친 근육과 힘줄 등을 빨리 회복하도록 도와준다. 에센셜오일의 희석 농도도 일반적인 수준보다 높은 2.5~5%를 기준으로 하며, 마사지는 어깨 등을 사용해 강하게 힘을 가하며 시술한다. 사진은 경직된 장경인대를 풀어주고 있는 모습이다.

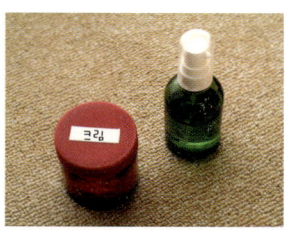

스포츠 아로마에 사용하는 크림과 오일. 자전거 레이스에 참가하는 선수들도 일상적으로 사용하는 것이다.

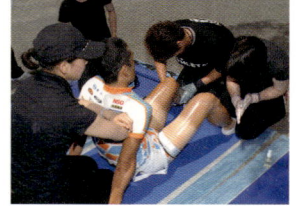

자전거 레이스에 참가한 선수들이 아로마테라피를 받고 있는 모습. 평소의 트레이닝 못지않게 운동 후의 관리도 매우 중요하다.

책을 마치며

이 책은 아로마테라피와 관련된 내용을 정리한 것이다. 아로마테라피가 도입된 지도 20여 년이 지나 지금은 과학적인 검증이 이루어지고 있는 단계다. 가능한 한 최신 정보를 담고자 했다. 또 아직 과학적으로 입증되지는 않았지만 전통적인 민간요법으로 알려져 있는 효능 또는 불가리아나 마다가스카르, 파푸아뉴기니, 독일 등에서 듣고 조사한 내용, 임상에서 느낀 점도 함께 기술했다. 원료 식물 72종의 학명을 라틴어로 읽고 표기하는 데에 완벽하지 못한 부분이 있을 수도 있고, 내용의 오류가 있을지도 모르겠다. 기탄없이 지적해주기를 바란다.

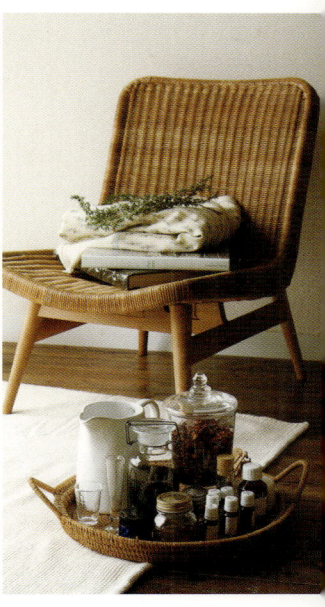

이 책이 나오기까지 많은 분들의 도움이 있었다. 흔쾌히 사진을 제공해준 사이토 마코토 씨, 리에 워켄팅 씨, 페루 IIAP의 엘사 선생, 오노 세실리아 씨, 도쿄농업대학의 미야타 마사노부 선생, 기무라 마사노리 선생, 이토 겐 선생은 흔쾌히 사진을 제공해주었다. 오쓰키 신이치로 선생은 귀중한 자료를 제공해주고 식물요법에 관해 지도해주었다. 여러 번 원고를 읽어주신 미카미 쿄헤이 선생, 나카무라 히로에 선생, 취재에 협력해주신 많은 분들, 마다가스카르 IMRA의 돌핀 선생, 홋카이도 의료대학의 세키자키 하루오 선생, 기타미 박하박물관의 사토 도시아키 씨, 재팬허브스쿨의 오가미 유타카 씨에게 깊이 감사드린다. 또 나에게 아로마테라피를 처음으로 가르쳐주신 하버드하우스의 구리사키 고타로 선생, 나를 테라피스트로 길러주시고 지금도 격려해주시는 비원셀프의 가와이 나오키 선생, 가와이 유미 선생, 아카데미 오브 홀리스틱 스터디의 기타지마 에이코 선생에게도 감사 드린다.

내가 아로마테라피의 길로 들어서게 된 계기는 아주 사소한 것이었다. 어린 시절 꽃과 풀의 표본을 만들거나 어머니와 함께 장미 정원에서 스케치를 하면서 처음으로 식물에 흥미를 느꼈다. 그 뒤 "21세기에는 원예 치료의 시대가 온다"는 말을 듣고 깊은 인상을 받았다. 이런 일들이 없었다면 아로마테라피스트가 되지 않았을지도 모른다. 흥미로운 것을 향해서 멈추지 않고 자유롭게 나아갈 수 있게 해주신 부모님, 격려해준 친구와 가족에게도 감사한다. 그리고 출판사의 여러 직원들, 코디네이터인 신타니 사치코 씨에게도 많은 도움을 받았다. 디자이너인 이노 아케미 씨, 사진가인 이치노세 치히로 씨, 스타일리스트인 미야타 마키코 씨, 일러스트레이터인 사토 시게루 씨, 오니시 리에코 씨가 이 책을 아름답고 알아보기 쉽게 꾸며주었다. 진심으로 감사드린다.

와다 후미오

색인

ㄱ

가래 … 183
가려움증 … 226
가루 녹차 … 72, 76
가슴 두근거림 … 199
간장 강화 … 190
감기 … 181, 182, 235(아이)
갱년기의 문제 … 214
건성 피부 관리 … 225, 226
건초염 … 178
게이트콘트롤 이론 … 36
고지혈증 예방 … 219
고혈압 예방 … 219
과일 식초 … 71
관절통 … 178
광독성 … 55
구연산 … 71, 241
구토 … 231
근심 걱정 … 205
근육 열상 … 179
근육통 … 176
글리세린 … 71
기관지염 … 183
기립성 저혈압 … 199
기미 예방 … 227
기분 전환 … 208, 237
기침 … 181, 183
꽃가루 알레르기 … 220
꿀 … 72, 76

ㄴ

냉증 … 198
냉찜질 … 179
냉침법 … 43
너클링 … 92
노년기의 문제 … 215
눈의 피로 … 177

ㄷ

당뇨병 예방 … 219
돌발성 요통 … 179
동맥경화 예방 … 219
동물의 아로마 … 238, 239
두통 … 206, 231
디톡스(해독) … 218, 219

ㄹ

로버트 티저랜드 … 24
류머티즘 … 178
르네 모리스 가트포스 … 23
림프절 … 198

ㅁ

마그리트 모리 24
마사지 … 89, 90, 94(등), 95(허리·엉덩이), 96(다리), 97·102(배), 98·100(손과 팔), 99(머리), 99(두피를 움직이며 자극하는 법), 101(무릎 아래, 발바닥), 102(얼굴), 102(명치), 104(데콜테, 목, 어깨)
마사지 기본 자세 … 93
마사지 포인트 … 89
마음을 진정시키고 싶을 때 … 204
말린 허브 … 70
멀미 … 231
메스꺼움 … 190, 231
면역 … 217
모발 관리 … 229
목의 통증 … 183
몸속 정화 … 192
무거운 몸 … 177, 184
무기력 … 207
무수에탄올 … 71
무첨가 비누 … 71
문지르기 … 92
미들 노트 … 65
민감성 피부 관리 … 226
밀랍 … 70

ㅂ

발바닥의 반사구 … 170
발열 … 184
발작성 복통 … 189
방광염 … 193, 195, 214
방향 식물 … 38
방향 증류수 … 72
배변 리듬 … 189
벌레 물린 데 … 233
베드 세팅 … 91
베이스 노트 … 65
변비 … 189, 234(아이)
복부 팽만 … 191
부상 응급처치 … 232
부종 … 200
불면 … 205, 234(아이)
불면, 얕은 잠 … 205
불안 … 205, 234(아이)
블렌드 팩터 … 64
블렌딩 … 62, 63, 64
비만 예방 … 218
빈뇨 … 194
빈맥 … 199

ㅅ

사용 금지 에센셜오일 … 55
사춘기의 문제 … 212
상처 응급처치 … 232
색소 침착 예방 … 227
생리통 … 212, 213
생활습관병 예방 … 218
설사 … 187, 188, 189, 234(아이)
성숙기의 문제 … 213
세탁의 아로마 … 240, 243
셀프케어 … 172
소염 … 178
소화불량 … 188
속쓰림 … 188
속이 거북할 때 … 188

손을 사용하는 방법 … 93
수증기 증류법 … 42
숙취 … 190
스트레스 해소 … 204
스트레스성 문제 … 202, 234(아이)
시어버터 … 70
식중독 … 188
식초 … 241
신장 기능 강화 … 194
쓰다듬기 … 92

ㅇ

아로마 소품 … 61, 74, 88
아로마테라피의 작용 … 34
안티에이징 … 228
압착법 … 43
어깨 결림 … 175, 176, 206
에센셜오일 … 38, 40, 42, 44, 52, 53, 106, 241
에센셜오일 방울 수 계산 … 57
에센셜오일 성분 … 48, 49, 50, 51
에센셜오일의 주요 효능들 … 45
에센셜오일의 화학 … 48
에센셜오일의 흡수와 배설 … 46, 47
에센셜오일의 희석 농도 … 57, 58
여드름 … 225
여성호르몬 … 211
열을 식힐 때 … 174
염좌 … 179, 233
오일 마사지 … 61
오일 바르는 법 … 37, 89
요통 … 175, 176, 215
우울 … 207
위통 … 187, 189
유기용제법 … 43
유화 왁스 … 71
유화제(에센셜오일 희석제) … 71
의기소침 … 207
이뇨 … 194

2차 대사 … 39
인플루엔자 … 182
임신 출산의 아로마 … 54, 244
입원 중의 아로마 … 236, 237

ㅈ

장 발네 … 23
장내 가스 … 191
저혈압 … 199
전립선 비대 … 195
점토 … 70, 76, 83
정맥류 … 200
정신적 동요 … 231
정신적인 피로 … 207
정제수 … 71
젤 … 70
종아리에 쥐가 날 때 … 176
좌골신경통 … 178
주무르기 … 92
중조 … 71, 241
지성 피부 관리 … 224
진통 … 178
집중하고 싶을 때 … 208

ㅊ

차크라 … 68
천식 예방 … 221
천연 소금 … 70
청소의 아로마 … 240, 242, 243
충격 … 207, 231
치질 … 200
치통 … 231

ㅋ

카리테버터 … 70
캐리어 … 56, 70
캐리어오일 … 71, 160
케모타입(화학종) … 41
코막힘, 콧물, 코감기 … 184

ㅌ

타박상 … 179, 233
톱 노트 … 65

ㅍ

파우더류 … 72
푸로쿠마린 … 55
피로감 … 177
피부 접촉 … 34, 35, 36

ㅎ

하반신의 피로 … 177
햇볕에 탄 피부 … 227
향기 확산법 … 59
향기의 강약 … 67
향기의 노트 … 64
향조 … 66
허브 … 38
홀딩 … 92
화상 … 233
효용 사례 … 185, 201, 209
후각 … 30, 31, 32, 33
흉터 예방 … 227

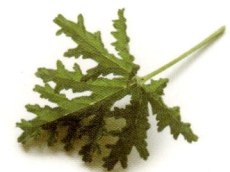

아로마 소품과 레시피

*소품별로 증상이나 용도에 따라 구분했다. 파란 숫자는 기본 소품을 만드는 페이지다.

ㄱ
고체 향수 … 87, 갱년기 214

ㄴ
냄새 제거, 데오도란트 스프레이 … 79
냉찜질 응급처치 … 179
냉찜질(다친 직후) … 179,
발열 184, 코피 232

ㄷ
더러움 제거(카펫, 자동차 실내) … 242
두피용 토닉 → 로션 참조
딥클렌징 팩(지성 피부용) … 224

ㄹ
로션 … 88

ㅁ
마사지 오일 …
요통 / 쥐가 날 때 · 근육통 176,
이뇨 194, 전립선 비대 195,
방광염 195, 냉증 198,
부종 · 정맥류 예방 200,
스트레스 204, 정신 피로 · 무기력 207,
나 자신을 되찾는 오일 208,
생리통(사춘기) 212,
생리 주기 문제(사춘기) 212,
생리통(성숙기) 213,
부종(월경전 증후군) 213,
긴장 · 스트레스 완화(갱년기) 214,
하루하루를 즐겁게(노년기) 215,
비만 예방 218, 고지혈증 예방 219,
당뇨병 예방 219, 혈압 조절 219,
천식(어른/ 아이) 221, 지성 피부 224,
부스스한 모발 229,
마음을 편안하게(아이) 234,
변비와 설사(아이) 234
마우스 스프레이 … 85, 183
모발 관리 스프레이 … 88

목욕 소금 … 75
각 레시피는 온욕제 · 족욕 · 수욕 참조
몸을 닦을 때 쓰는 아로마 물수건 … 입원 237
미백 오일 … 227
밀랍 연고 … 81, 감기 182,
인플루엔자 182, 피부가 얼거나 트는 것을
예방하는 연고 198,
치질 200,
감기(아이) 235
밀랍 크림 … 8 , 어깨결림 176,
소염 · 진통 178, 염좌 · 타박상 · 돌발성 요통
/ 인대 · 근육 열상 179,
속쓰림 · 속 거북함 188, 변비 189,
간장 기능 강화 190, 장내 가스 191,
신장 기능 강화 194,
기분을 풀어주는 크림 207,
집중력 향상 203,
호르몬 균형 조절 213,
무릎 · 허리 통증(노년기) 215,
면역 기능 강화 218,
발바닥 관리(동물) 239

ㅂ
바르는 오일 … 병후 회복 184,
식중독 188, 위통 · 발작성 복통 189,
빈뇨 194, 꽃가루 알레르기(코) 220,
여드름 225, 건성 피부 225, 코피 232,
타박상 · 염좌 233
반신욕용, 좌욕용 입욕제 …
방광염 195
방충제 … 243
병실용 아로마 세트 … 236
보디샴푸 … 근심 걱정 205,
월경전 긴장증 213
보디오일 … 노화 방지 228

ㅅ
세안용 비누 … 정신적 피로 · 무기력 207
세탁기 청소 · 살균 … 243

소독 … 232
수건이나 침구류의 아로마 … 243
수분 크림 … 82, 전신 관리용 크림 222
수욕 … 불면 · 얕은 잠 205,
아침 수욕 208, 입원 237
스팀타월(지성 피부) … 224

ㅇ
아로마 구급 상자 … 230
아로마 꿀 … 메스꺼움 190
아로마 린스 … 88, 모발 관리 229
아로마 마스크 … 감기 182,
꽃가루 알레르기 220
아로마 샴푸 … 88, 딥클렌징 샴푸 229,
동물 239
아로마 스프레이 … 84,
열을 식힐 때 174, 다친 직후 179,
감기 182, 가슴 두근거림(빈맥) 199,
저혈압 · 기립성 저혈압 199,
불면 · 얕은 잠 205, 공기 청정제 208,
꽃가루 알레르기 220,
상처가 났을 때 232,
벌레 퇴치 233, 벌레 퇴치(동물) 239,
청소(동물) 239, 살균(부엌) 242,
화장실(변기 · 냄새 제거) … 242
아로마 젤 … 82, 눈의 피로 177,
코감기 184, 응급처치 202,
햇볕에 탄 피부 227,
벌레에 물렸을 때 233,
목과 코(아이) 235
아로마 향초 … 소화기관의 문제 186
양치액 … 180, 183
에센셜오일의 확산 … 스트레스 204,
스트레스성 어깨결림 · 두통 206,
고혈압 · 동맥경화 예방 219,
꽃가루 알레르기 220,
밤에 갑자기 울 때 · 투정을 부릴 때(아이) 234,
실내 공기 정화(아이) 235
오드콜로뉴 … 86, 감기 182

입욕제 … 74

입욕제 · 감기 예방 180,
습진 · 가려움증 226

입욕제(목욕 소금) … 피로 회복 177,
통증 178, 숙취 190, 빈뇨 194,
방광염 195, 냉증 198,
저혈압 · 기립성 저혈압 199,
불안 205,
스트레스성 어깨결림 · 두통 206,
우울 207,
정서 안정 · 스트레스 해소(사춘기) 212,
꽃가루 알레르기 220

입욕제(배스밀크) … 입원 237

ㅈ

전신용 샴푸 … 88

점토 팩 … 83, 84, 미백 227

족욕 … 하반신의 피로 177, 부종 200,
냉증 210, 입원 237, 동물 238

주방 세제 … 240

지혈용 거즈 … 232

ㅊ

청소용 세제 … 242

ㅋ

크림 → 밀랍 크림 참조

클렌징 크림 … 88

클리너 … 240

ㅎ

향 파우더 … 87

향수 … 87, 사랑의 향수 87,
식욕 조절 218

허브 비누 … 76

허브 크림 … 79

허브 팅크처 … 78, 79

허브티 … 소화 촉진 188, 복부 팽만 191,
몸을 정화하는 차 192

화상(응급 처치) … 233

화장수 … 77, 두통 206,
데오도란트(사춘기) 212, 지성 피부 224,
여드름(어른) 225, 건성 피부 225,
민감성 피부 226, 가려움증 226,
햇볕에 탄 피부 227, 노화 방지 228

화장수 → 로션 참조

흡입 … 59, 기침 183

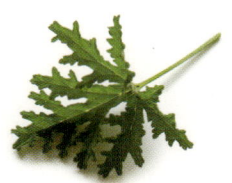

누구나 쉽게 배우는
아로마테라피 교과서

초판 10쇄 발행_ 2024년 1월 10일

지은이_ 와다 후미오
옮긴이_ 임정희
펴낸이_ 명혜정
펴낸곳_ 도서출판 이아소

등록번호_ 제311-2004-00014호
등록일자_ 2004년 4월 22일
주소_ 04002 서울시 마포구 월드컵북로5나길 18 1012호
전화_ (02)337-0446 팩스_ (02)337-0402

책값은 뒤표지에 있습니다.
ISBN 978-89-92131-73-5 13510

도서출판 이아소는 독자 여러분의 의견을 소중하게 생각합니다.
E-mail: iasobook@gmail.com